JAHRESBERICHT

über die Fortschritte der

PHARMAKOTHERAPIE.

EIN NACHSCHLAGEBUCH

für

Lehrer der medicinischen Wissenschaften, Aerzte und Apotheker

HERAUSGEGEBEN

VON

DR. EDUARD RUDOLF KOBERT
ASSISTENTEN DES PHARMAKOLOGISCHEN INSTITUTES DER UNIVERSITÄT STRASSBURG.

ERSTER BAND. FÜR DAS JAHR 1884.

STRASSBURG.
VERLAG VON KARL J. TRÜBNER.
1885.

Motto:

Pharmacology has undoubtedly a brilliant future before it, and great credit is due to those who have devoted their time and energies to promoting and popularising this subject.

The Lancet 1884, II, Nr. 7, p. 281.

Vorrede.

Mit Riesenschritten ist in letzter Zeit die Pharmakotherapie vorwärts gegangen, und wer nicht bestrebt ist ihre Errungenschaften sich anzueignen, der wird bald nicht mehr auf der Höhe seiner Zeit stehen.

Bei der Abfassung dieses die Fortschritte der Pharmakotherapie im Jahre 1884 enthaltenden Buches hat mich der Gedanke geleitet, Anderen die Mühe zu ersparen oder wenigstens zu erleichtern, welche ich selbst beim Zusammentragen der betreffenden Literatur gehabt habe. Ein Nachschlagebuch für die in den letzten Jahren üblich gewordenen Neuerungen auf dem Gebiete dieses Faches ist schon längst für jeden wissenschaftlichen Arzt ein unumgängliches Erforderniss gewesen. Ein solches zu schreiben ist aber sehr schwer, ja fast unmöglich, denn der Compilator muss sich durch mehr als zweitausend Publicationen pro Jahr hindurcharbeiten, welche noch dazu in den verschiedensten zum Theile recht seltenen Monographien und Journalen versteckt sind und zu deren Verständniss nicht nur grosse Sprachkenntnisse sondern auch eine hohe wissenschaftliche Ausbildung nöthig ist, denn die experimentell-pharmakologischen Arbeiten der letzten Jahre sind durchaus nicht mehr so einfach, dass jeder Arzt dieselben ohne Weiteres begreifen könnte. Umgekehrt wird es dem Compilator, wenn er Theoretiker ist, recht schwer, sich in die Literatur der einzelnen Specialitäten der praktischen Medicin hineinzuarbeiten, da dieselben für ihn meist nur wenig Interesse bieten und durch eine Fülle von neuen Begriffen und Ausdrücken schwer verständlich geworden sind. Wenn ich trotzdem ein solches Wagniss unternommen habe, so geschah es, weil ich lange genug in der praktischen Medicin thätig war, um die Bedürfnisse des Arztes zu kennen und lange genug Theoretiker bin, um auch die am schwersten verständlichen theoretischen Arbeiten richtig wiedergeben zu können. Endlich darf ich vielleicht mich noch deshalb als zur Anfertigung einer solchen Zusammenstellung besonders geeignet ansehen, weil ich an der Herausgabe der letzten 25 Bände von Schmidt's Jahrbüchern wesentlich mit betheiligt gewesen bin und also das Referiren sozusagen gelernt habe.

Ich kann nicht verhehlen, dass die vorliegende Zusammenstellung nicht vollständig ist. Um absolute Vollständigkeit zu erreichen, würde das Buch 50 Bogen stark werden müssen und so theuer werden, dass nur Wenige es kaufen könnten. Ich habe daher Vollständigkeit nur für die wichtigsten Abschnitte der Pharmakotherapie, besonders für die Muskel- und Nervengifte angestrebt, während ich manche andere Gruppen ganz übergehen musste. Dieser Uebelstand wird vermuthlich in späteren Jahren nicht wieder vorkommen, da nicht anzunehmen ist, dass die abnorm reichliche Production auf pharmakotherapeutischem Gebiete, welche das Jahr 1884 charakterisirt, lange anhalten wird.

Infolge der Auffassung der Pharmakotherapie als einer Wissenschaft habe ich es für unwürdig gehalten, im Folgenden ein Sammelsurium von Recepten zu geben. Mein Jahresbericht soll beim Arzte das Denken nicht überflüssig machen, sondern ihn dazu anregen. Aus eben diesem Grunde habe ich auch die althergebrachte Eintheilung der Arzneimittel in Stopfmittel, Expectorantien, Evacuantien etc. nicht gewählt, sondern die entschieden wissenschaftlichere in die Buchheim'schen natürlichen Gruppen, wobei ich mich einigermassen an das von Schmiedeberg[1]) benutzte System angelehnt habe. Wenn ich bei vielen Arbeiten nur den Titel und nicht den Inhalt angeführt habe, so geschah es, weil der Titel die Inhaltsangabe überflüssig macht, oder weil letztere keinen allgemeinen Werth gehabt hätte. Endlich will ich auch gar nicht leugnen, dass eine ganze Anzahl von Publicationen mir eben nur dem Titel nach bekannt geworden sind. Wo ich wirklich Wichtiges vergessen habe, da werde ich es im nächsten Jahre nachholen und ersuche ich alle Leser höflichst, mich auf derartige Lücken und Unrichtigkeiten aufmerksam machen zu wollen.

Die Zusammenstellung ist im Januar 1885 geschlossen. Es ist selbstverständlich, dass auch nach dieser Zeit noch viele Publicationen erschienen sind, welche dem Titelblatt nach in's verflossene Jahr gehören. Diese werde ich aber in dem Jahre aufführen, in welchem sie wirklich bekannt geworden sind.

Strassburg, im Januar 1885.

Der Verfasser.

---

[1]) Grundriss der Arzneimittellehre Leipzig, F. C. W. Vogel, 1883.

Inhalts-Verzeichniss.

I. Allgemeines.

1. ***Albert Eulenburg,*** *Realencyklopädie der gesammten Heilkunde. Mit zahlreichen Illustrationen. 2. Auflage. Wien 1884 bis 1885, Urban & Schwarzenberg.*

War schon die erste Auflage dieser Encyklopädie ein in vielen Fällen sehr bequemes Nachschlagebuch für therapeutische Fragen, so wird es die eben erst begonnene zweite Auflage, an welcher ausgezeichnete Gelehrte mitarbeiten, hoffentlich in noch höherem Grade sein. Die pharmakologischen Capitel sind durchweg von Fachpharmakologen geschrieben. Bis jetzt liegen erst wenige Hefte der neuen Auflage vor.

2. ***v. Ziemssen,*** *Handbuch der allgemeinen Therapie. Bd. IV. Allgemeine Therapie der Kreislaufsstörungen. Von M. J. Oertel. Leipzig 1884, F. C. W. Vogel.*

Ziemssen, *Handbuch der allgemeinen Therapie. Bd. I, Abtheilung 4: Oertel, Inhalationstherapie, in's Russische übersetzt von W. A. Manasseïn. Petersburg 1884, C. Ricker.*

Mit dem Oertel'schen Buche über Kreislaufsstörungen erreicht dieses sehr breit angelegte Ziemssen'sche Werk seinen Abschluss. Im Kreise der praktischen Aerzte darf dasselbe kaum auf Verbreitung rechnen; immerhin ist es für manche therapeutische und pharmakologische Fragen ein bequemes Nachschlagebuch.

3. ***A. Strümpell,*** *Lehrbuch der speciellen Pathologie und Therapie der inneren Krankheiten. 3 Bde. Leipzig 1883—1884, F. C. W. Vogel. Mit vielen Holzschnitten.*

Adolfo Strümpell, *trattato di Patologia speciale medica e terapia ecc. Unica traduzione autorizzata del Dott. Angelo Scambelluri. Bibl. med. contemp. 1884.*

Strümpell, *traité de pathologie interne, traduit par le docteur Joseph Schramme. Paris 1884, Davy.*

Die schnelle Uebersetzung des Strümpell'schen Buches in's Italienische und Französische beweist am besten, dass man auch im Auslande über dasselbe ebenso günstig urtheilt als bei uns. Sein Erscheinen muss in der That, trotz einiger kleinen Ausstellungen, welche ich daran zu machen habe (siehe unter Morphin und unter Blei), als ein Fortschritt der Therapie begrüsst werden. Man erkennt in diesem Buche auf jeder Seite, dass der Verfasser eine gute physiologische und pathologische Schule durchgemacht hat.

4. ***F. v. Niemeyer,*** *Lehrbuch der speciellen Pathologie und Therapie mit besonderer Rücksicht auf Physiologie und pathologische Anatomie. Neu bearbeitet von E. Seitz. 11. Auflage. Berlin 1884, Hirschwald.*

In seiner elften Auflage seit seinem Erscheinen, in der dritten seit seiner Umgestaltung durch Eug. Seitz liegt das berühmte Werk über specielle Pathologie und Therapie vor uns, welches seit seiner ersten Publication wie kein anderes frühere verstanden hat, sich das Wohlwollen der Studirenden und die Achtung der Aerzte in gleichem Masse zu erwerben, und welches, in fast sämmtliche Cultursprachen übersetzt, den Studirenden aller Nationen als Wegweiser gedient hat.

Die Niemeyer'sche Art der Therapie ist eine allgemein anerkannte, wenn auch jetzt vielleicht in mancher Hinsicht veraltete.

5. ***H. Eichhorst,*** *Handbuch der speciellen Pathologie und Therapie für praktische Aerzte und Studirende. Schlussheft. Bd. II, XVIII und pp. 1009—1274. Wien 1884, Urban & Schwarzenberg.*

Dasselbe in's Russische übersetzt von N. E. Krusenstern. Petersburg 1884, C. Ricker.

Wenn ich mir einen Vergleich mit dem soeben besprochenen Werke von Niemeyer-Seitz gestatten darf, so hat es den Vortheil vor jenem voraus, dass es in seiner ganzen Anlage moderner ist und mehr den heutigen Anschauungen entspricht, als jenes, welches erst allmälig — den Errungenschaften der Wissenschaft folgend — auf seinen heutigen Standpunkt gekommen ist. Ausserdem ist es in den einzelnen Details ungleich vollständiger, namentlich mit Bezug auf den pathologisch-anatomischen Theil und die Symptomatologie. Nothwendigerweise ist es dadurch schematischer und in der Darstellung weniger frei und ungezwungen, als jenes. Die therapeutischen Capitel sind klar und präcis gehalten.

6. **C. F. Kunze,** *Compendium der praktischen Medicin. 8. Auflage. Stuttgart 1884, Enke.*

7. **Schüssler,** *Abgekürzte Therapie. Biochemische Behandlung der Krankheiten. Elfte, theilweis umgearbeitete Auflage. Mit einem Anhang, Krankengeschichten enthaltend. Oldenburg 1884, Schulze.*

8. **Virchow-Hirsch,** *Jahresbericht über die Leistungen und Fortschritte in der gesammten Medicin. XVIII. Jahrgang pro 1883. 2 Bde. Berlin 1884, Hirschwald.*

Der pharmakologische Theil dieses als Nachschlagebuch überaus schätzenswerthen Werkes ist von Th. Husemann bearbeitet.

9. **P. Börner's** *Jahrbuch der praktischen Medicin. Jahrgang 1884, erste Hälfte. 320 pp. Stuttgart 1884, Enke.*

10. **W. Roth,** *Jahresbericht über die Leistungen und Fortschritte auf dem Gebiete des Militär-Sanitätswesens. Suppl. zur Deutschen militärärztlichen Zeitschrift 1884.*

11. **H. Beckurts,** *Jahresberichte über die Fortschritte der Pharmakognosie, Pharmacie und Toxikologie. XVI. und XVII. Jahrgang, 1881 und 1882. Zweite Hälfte. VII und pp. 401—986. Göttingen 1884, Vandenhöck & Ruprecht.*

12. **Ellenberger und Schütz,** *Jahresbericht über die Leistungen auf dem Gebiete der Veterinär-Medicin. III. Jahrgang. Berlin 1884, Hirschwald.*

13. **Axel Winkler,** *therapeutisches Lexikon. Leipzig 1884, F. C. W. Vogel.*

Eine Zusammenstellung von Recepten.

14. **G. Beck's** *therapeutischer Almanach. II. Jahrgang. 87 pp. Bern 1884, Dalp.*

In diesem kleinen Almanach werden die Krankheiten der verschiedenen Organe der Reihe nach angeführt; bei denselben wird die Behandlungsweise, nicht nur die medicamentöse, in Kürze angegeben. Bei den Medicamenten ist, wie es scheint, besondere Sorgfalt darauf verwendet, dass keines der neuesten Mittel fehle. Die beigefügten Literaturangaben ermöglichen es denjenigen, die weitere Information wünschen, dieselbe leicht zu finden.

15. **Julius Grosser,** *therapeutische Notizen der Deutschen Medicinalzeitung 1880—1883. Berlin 1884. Verlag der Deutschen Medicinalzeitung.*

16. **C. Binz,** *Vorlesungen über Pharmakologie für Aerzte und Studirende (in drei Abtheilungen) 1. und 2. Abtheilung. 273 pp. Berlin 1884, Hirschwald.*

Dieses Buch hat den Zweck, abgerundete, möglichst demonstrative Bilder der pharmakologischen Dinge zu geben. Es schliesst sich in Gang, Form und Inhalt an eine Vorlesung an und ist für Studirende und Aerzte bestimmt. Die Abrundung ist dem Verfasser ausgezeichnet gelungen und Jeder, der dies Buch zur Hand nimmt, wird es mit Vergnügen durchlesen. Es erinnert in vielen Stücken an Billroth's berühmte Vorlesungen über allgemeine Chirurgie. Difficile Streitfragen sind nicht behandelt; ebenso ist die Zahl der Citate auf das nothwendigste beschränkt.

17. **H. Nothnagel** *und* **M. J. Rossbach,** *Handbuch der Arzneimittellehre. 5. Auflage. Berlin 1884, Hirschwald.*

H. Nothnagel *and* **M. J. Rossbach,** *a treatise on materia medica including therapeutics and toxicology, translated from the fourth enlarged edition by H. N. Heineman, H. W. Berg and F. C. Valentine. 12⁰. 836 pp. New York 1884, Bergmingham & Co.*

Hirschfeld, *Ergänzungen zur vierten russischen Auflage des Handbuches von Nothnagel & Rossbach. Nach der fünften deutschen Auflage. Petersburg 1884.*

In diesem Buche werden die Arzneimittel lediglich vom Standpunkte des Klinikers aus beleuchtet, und gerade dies hat dazu beigetragen, dem Buche in den Kreisen der Aerzte Eingang zu verschaffen.

18. **W. Bernatzik** *und* **A. E. Vogel,** *Lehrbuch der Arzneimittellehre. Erste Hälfte. Wien 1884, Urban & Schwarzenberg.*

Dieses Buch nimmt sowohl auf die österreichische als auf die deutsche Pharmakopoe Rücksicht und mag aus diesem Grunde Vielen willkommen sein. Es berücksichtigt ferner die Pharmakognosie der Droguen eingehender als andere Lehrbücher der Pharmakologie.

19. **H. Köhler's** *ärztliches Recepttaschenbuch; zugleich eine gedrängte Uebersicht der gesammten Arzneimittellehre. Für Kliniker und praktische Aerzte. 2. Auflage, auf Grund der Pharmacopoea Germ. edit. alt. umgearbeitet von Arthur Jaenicke. kl. 8⁰. 292 pp. Leipzig 1884, L. Voss.*

Bekanntlich starb H. Köhler schon vor der Herausgabe der vorigen Auflage dieses, ursprünglich Radius'schen, Recepttaschenbuches. Die neue Auflage ist von keinem Pharmakologen besorgt, und verfolgt das Buch lediglich praktische Zwecke.

20. ***O. Liebreich*** *und* ***A. Langaard,*** *medicinisches Recepttaschenbuch. Berlin 1884—1885, Theodor Fischer.*

Die Herausgeber sagen über dieses Buch:

Es existiren zwar eine grössere Anzahl von Werken, durch welche dem ärztlichen Publicum die Vorschriften zur Verordnung von Recepten zugänglich gemacht werden; auch mangelt es nicht an Lehrbüchern, in welchen die Heilmittel in ausführlicher Weise besprochen und die Indicationen für die Anwendung derselben gegeben werden. Dagegen fehlt es an Werken, welche dem Arzte neben einer grösseren Anzahl bewährter Heilformeln, „Eigenschaften, Wirkung und Anwendung der einzelnen Heilmittel" in Kürze darbieten und es ihm so ermöglichen, in kurzer Zeit sich über diejenigen Punkte, welche für die praktische Benutzung eines Receptes oder Anwendung einer Substanz als Heilmittel von Wichtigkeit sind, leicht zu orientiren. Das vorliegende Werk, indem es diese Lücke auszufüllen bestrebt ist, soll Alles, was für die Praxis von Bedeutung ist, behandeln, ohne diejenigen Punkte in Betracht zu ziehen, welche als Theoreme weiterer Bestätigung bedürfen.

Auf die Angabe der Darstellung, Zusammensetzung und Eigenschaften einer Substanz folgt die Besprechung der Wirkung und Anwendung möglichst kurz, soweit es für den praktischen Arzt von gewissem Interesse sein muss. Daran schliesst sich die Dosirung, Angabe der officinellen Präparate, zu welchen die betreffende Substanz benutzt wird; den Schluss bildet eine Auswahl von Receptformeln. Unter letzteren sind auch die in der englischen, französischen und Vereinigten-Staaten-Pharmakopoe enthaltenen wichtigsten Vorschriften aufgenommen und meistens in solche Form gebracht, dass sie vom Arzte direct als Recepte benutzt werden können.

Aufgenommen in das Werk sind ferner, neben den in der Ph. Gm. Ed. II und I aufgeführten Arzneisubstanzen, alle diejenigen Mittel, welche von bewährten Praktikern empfohlen sind, oder die in anderen Ländern sich eines besonderen Ansehens erfreuen.

Die Anordnung ist eine alphabetische; ausserdem soll durch ein ausführliches Sach- und Krankheitsregister das Aufsuchen noch erleichtert werden.

21. *Wiener Recept-Taschenbuch für Aerzte. VIII. Jahrgang 1885. Wien 1884, Urban & Schwarzenberg.*

22. **L. Lewin,** *die Arzneimittel und ihre Dosirung. Zum Gebrauche für Vorlesungen und die ärztliche Praxis bearbeitet. 47 pp. Berlin 1884, Grosser.*

23. *Formulae magistrales Berolinenses in usum pauperum, nebst Anleitung zum billigen Receptschreiben und den Handverkaufspreisen. 16 pp. Berlin 1884, Gärtner.*

24. **Th. Husemann** *und* **A. Hilger,** *die Pflanzenstoffe in chemischer, physiologischer, pharmakologischer und toxikologischer Hinsicht. Zweite völlig umgearbeitete Auflage. 2 Bände. Berlin 1884, J. Springer.*

Dieses Buch hat bereits in erster Auflage den Beifall der medicinischen Presse aller Länder geerntet und verdient ihn in der zweiten Auflage in noch höherem Grade. Es ist das vollständigste Nachschlagebuch für Pflanzenstoffe, welches überhaupt existirt, und vertritt eine fehlende neue gute Toxikologie. Die z. B. von Harnack gerügten Fehler des Buches kommen gegen die Vorzüge desselben nicht in Betracht.

25. **R. Boehm,** *Lehrbuch der allgemeinen und speciellen Arzneiverordnungslehre für Studirende, Aerzte und Apotheker auf Grundlage der Pharmacop. Germ. edit. alt., sowie der übrigen europäischen Pharmakopoen und der Pharmacopoea of the United States VI bearbeitet. 676 pp. Jena 1884, Fischer.*

Die sehr grosse Zahl von Einzelheiten, welche die Arzneiverordnungslehre in sich vereinigt, und deren vollständige und sichere Beherrschung nur einem bevorzugten Gedächtnisse möglich ist, bringt es mit sich, dass nicht nur Studirende, sondern auch Aerzte auf diesem Gebiete mehr wie auf anderen der Beihilfe von Büchern bedürfen, welche dem unmittelbaren praktischen Bedürfnisse entgegenkommen. Solche Bücher gibt es nun zwar, aber keines derselben hat den richtigen Mittelweg zwischen der wissenschaftlichen Theorie und der Praxis des ärztlichen Lebens so gut getroffen als das vorliegende. Da ich selbst lange Zeit in Halle junge Mediciner in die Arzneimittel- und Arzneiverordnungslehre einzuführen hatte, habe ich für alle Bücher, welche dieses Gebiet streifen, ein grosses Interesse und habe das Fehlen eines Buches wie das vorliegende schon damals bitter empfunden. Dem Buche von C. A. Ewald und E. Lüdecke gegenüber hat das Boehm'sche den grossen Vortheil, dass es nur halb so theuer ist, dass der Leser durch die Unzahl der Recepte nicht erdrückt wird, und dass die Anordnung des Stoffes nicht alphabetisch ist, sondern einem pharmakologischen Systeme folgt.

26. **Bruno Hirsch,** *Universalpharmakopoe. Eine vergleichende Zusammenstellung der zur Zeit in Europa und Nordamerika giltigen Pharmakopoen. Leipzig 1884—1885, E. Günther.*

Dieses Buch entspricht wie das Boehm'sche dem Bedürfniss des internationalen Verkehrs; 15 bis 16 Pharmakopoen sind dabei berücksichtigt. Die Artikel folgen einander in lexikalischer Anordnung unter Zugrundelegung der lateinischen Bezeichnung als Ueberschrift. Vorhandene wesentliche Abweichungen der Pharmakopoen von einander hinsichtlich der Zusammensetzung sind leicht übersichtlich in Tabellen zusammengestellt.

27. **H. Hager,** *Commentar zur Pharmacopoea Germanica edit. alt. Mit zahlreichen in den Text gedruckten Holzschnitten. Berlin 1884, J. Springer.*

Dieses mit unendlichem Fleisse zusammengestellte Buch, welches zunächst für Apotheker bestimmt ist, enthält sehr vieles Wissenswerthe auch für den Arzt, und eine weitere Verbreitung desselben in medicinischen Kreisen würde gewiss die besten Folgen haben.

28. **H. Hager,** *Technik der pharmaceutischen Receptur. 4. Auflage mit 137 Holzschnitten. Berlin 1884, J. Springer.*

Aus diesem Buche möchte ich den Aerzten besonders die Capitel über explosive und gefährliche Arzneicompositionen zur Lectüre dringend empfehlen, welche leider eine kurze Wiedergabe nicht gestatten. Wer sich dafür interessirt, den verweise ich ausserdem noch auf P. T. Giovanetti, dei medicamenti esplosivi. Gazz. degli ospit. 1884, pp. 652.

Aber auch die anderen Capitel des Hager'schen Buches sind für Jeden, der für Arzneiverordnungslehre Interesse hat, von hohem Werthe.

29. **O. Schlickum,** *Bereitung und Prüfung der in der Pharmacopoea Germanica edit. alt. nicht enthaltenen Arzneimittel. Zugleich ein Supplement zu allen Ausgaben und Commentaren der deutschen Reichspharmakopoe. Mit zahlreichen Holzschnitten. Leipzig 1883 bis 1884, Ernst Günther.*

Wer sich über die vielen in der neuen Pharmakopoe nicht enthaltenen Präparate (z. B. des Eisens und Quecksilbers) orientiren will, dem kann dieses Buch empfohlen werden.

30. **C. F. Capaun-Karlowa,** *medicinische Specialitäten; eine Sammlung aller bis jetzt bekannten und untersuchten medicinischen Geheimmittel, mit Angabe ihrer Zusammensetzung nach den bewährtesten Chemikern, gruppenweise angeordnet. Chemisch-technische Bibliothek Bd. XXXVI. Zweite, vielfach vermehrte Auflage. Wien, Pest, Leipzig 1884, A. Hartleben.*

Ein sehr sorgfältig zusammengestelltes Nachschlagebuch.

31. **H. Kornfeld,** *Handbuch der gerichtlichen Medicin, in Beziehung zu der Gesetzgebung Deutschlands und des Auslandes etc. Mit 50 Holzschnitten. 611 pp. Stuttgart 1884, Enke.*

Das Buch enthält die gesammte Toxikologie, entspricht jedoch nicht dem jetzigen Stande der Wissenschaft.

32. *Revue bibliographique universelle des sciences médicales avec tables alphabétiques annuelles des matières et des auteurs, publiée par fasc. mensuels par* **Meyners d'Estrey.** *Paris 1884.*

Diese Revue ist demjenigen, welcher sich in der sonst schwer zu übersehenden französischen therapeutischen Literatur orientiren will, zu empfehlen.

33. *Dictionnaire encyclopédique des sciences médicales. Paris 1884, G. Masson. Complet.*

34. *Dictionnaire de médecine, de chirurgie, de pharmacie, de l'art vétérinaire et des sciences qui s'y rapportent, par* **E. Littré.** *15e édition, avec 550 fig. Fascic. 2—4. Paris 1884, Baillière et fils.*

35. *Nouveau dictionnaire de médecine et de chirurgie pratiques, rédigé sous la direction de* **Jaccoud.** *Paris 1884, Baillière et fils.*

36. *Dictionnaire encyclopédique des sciences médicales, publiée sous la direction de M. le docteur* **A. Dechambre.** *Tome XXX de la 1re série (diurétique à dynamogénie); Tome XX fasc. 2 de la 2e série (paon à paralysie); Tome XIV de la 3e série (sympathique à sysomiens). Paris 1884.*

37. **F. Bouchut** *et* **A. Desprès,** *dictionnaire de méd. et de thérap. médicale et chirurgicale comprenant la matière médicale etc. etc. 4e édition, très-augmentée, 1660 pp. avec 918 fig. et 3 cartes. Paris 1884, ancienne librairie Germer Baillière et Cie, Felix Alcon, éditeur.*

Bouchut *e* **Desprès,** *dizionario di medicina e terapeutica medicochirurgica con un formulario speciale di ciascuna malattia; traduz. da* **C. Hajec** *sull' ultima ediz. francese. Napoli 1884, L. Vallardi.*

38. **Dujardin-Beaumetz,** *dictionnaire de thérapeutique, de matière médicale, de pharmacologie, de toxicologie et des eaux minérales. Paris 1884—1885, Doin.*

Die Franzosen sind von jeher das Volk der Encyklopädisten gewesen, und darum muss man auch die Schätze ihrer pharmakologisch-therapeutischen Literatur in solchen Compilationen aufsuchen.

39. **P. Godin** et **H. Barbaret,** *notes de thérapeutique et de matière médicale. 188 pp. Paris 1884, Ollier.*

40. **J. B. Fonssagrives,** *Principes de thérapeutique générale. 2e édit. Paris 1884, Baillière et fils.*

Das Buch enthält einzelne Capitel, welche in sich ein geschlossenes Ganze bilden, so eines über die physiologische Wirkung der Stoffe, eines über die verschiedenen Methoden der Application, eines über die Elimination der Arzneikörper, eines über den Skepticismus in der Arzneibehandlung etc. etc.

41. **P. Jousset,** *traité élémentaire de matière médicale expérimentale et de thérapeutique positive. 1560 pp. Paris 1884, Baillière et fils.*

Das Buch zerfällt in zwei Volumina. Vol. I umfasst A—D, Vol. II E—Z.

42. **O. Dubois,** *la médecine nouvelle. Traité de médecine et de pharmacie théoriques et pratiques. In-18 jésus. 358 pp. Paris 1884.*

43. **A. Rabuteau,** *traité élémentaire de thérapeutique et de pharmacologie. 4e édition. 1344 pp. avec 58 fig. Paris 1884, Delahaye et Lecrosnier.*

Schon die vorhergehenden drei Auflagen dieses Buches haben in Frankreich und auch im Auslande einen durchschlagenden Erfolg erzielt. Diese neue Auflage unterscheidet sich von der vorhergehenden aber noch sehr wesentlich. Sie enthält Mittheilungen über Carica papaya, Caricin, Pelletierin, die Pyridinbasen, die Salicylsäure, Jequirity, über Metallotherapie, Elektrotherapie, Magnetismus etc. Ich werde in dem Capitel über Curare (Nr. 183) noch auf dieses Buch zu sprechen kommen.

44. **A. Bouchardat,** *nouveau Formulaire magistral, précédé d'une Notice sur les hôpitaux de Paris, de généralités sur l'art de formuler, suivi d'un Précis sur les eaux minérales naturelles et artificielles, d'un Mémorial thérapeutique, de Notions sur l'emploi des contrepoisons et sur les secours à donner aux empoisonnés et aux asphyxiés. 25e édition, revue, corrigée d'après le nouveau Codex. 1 vol. in-18. 694 pp. Paris 1885, Alcan.*

Das bekannteste französische therapeutische Buch, welches auch im Auslande viel benutzt wird.

45. ***E. Bouchut,*** *compendium annuaire de thérapeutique française et étrangère pour 1884. 228 pp. Paris 1884, Baillière et fils.*
46. ***Bourneville,*** *l'année médicale (sixième année pour 1883), résumé des progrès réalisés dans les sciences médicales. 515 pp. Paris 1884, Delahaye et Co.*
47. ***F. Roubaud,*** *annuaire médical et pharmaceutique de la France pour 1884. 36e année. 18⁰. 536 pp. Paris 1884, Agence des publ. méd.*
48. ***Lutaud,*** *nouveau formulaire de thérapeutique, précédé d'une note sur les poisons et leurs antidotes et suivi d'un vade-mecum des injections hypodermiques et d'un mémorial thérapeutique. 18⁰. 268 pp. Paris 1884, Davy.*
49. *Agenda-formulaire des médecins praticiens et carnet de poche réunis pour 1884. 260 pp. 18⁰. Paris 1884, Delahaye & Lecrosnier.*
50. *Codex medicamentarius, Pharmacopée française. Rédigée par ordre du Gouvernement rendue obligatoire pour tous les pharmaciens, par décret en date du 13 février 1884. 1 vol. gr. in-8⁰. Paris 1884, Masson.*

In Frankreich ist das Apothekenhalten kein concessionirtes Gewerbe. Jeder diplomirte Pharmaceut darf eine Apotheke eröffnen, und daher gibt es in Frankreich viel mehr Apotheken als bei uns; so z. B. in Paris allein deren 650. Der in Frankreich herrschende Gebrauch, beim leisesten Unwohlsein ein Medicament zu nehmen und die vom Publicum dem Arzte gemachte Zumuthung, jederzeit zu verschreiben, erklärt diese grosse Zahl von Apotheken. Da ferner keine Taxe existirt, so ist der Concurrenz viel Spielraum gelassen. Aus alledem erklärt es sich aber auch, warum eine französische Pharmakopoe anders aussehen muss als eine deutsche. Die in diesem Jahre zur Ausgabe gelangte ist die vierte, welche überhaupt unter gesetzlicher Autorität in Frankreich entstanden ist. (In Nordamerika gibt es gar keine von staatswegen eingeführte Pharmakopoe, sondern nur eine von dem Apothekerverein selbst redigirte, übrigens recht gute.) Diese Pharmacopée française wurde durch ein Decret vom 13. Februar 1884 genehmigt und bereits am 15. März überall eingeführt. Sie zerfällt in vier Haupttheile, welche auch äusserlich durch verschiedenfarbigen Schnitt markirt sind. Der erste Theil enthält die aus dem Thier- und Pflanzenreiche stammenden, in ihrer natürlichen

Beschaffenheit zur Verwendung gelangenden Mittel (Matière médicale) und hat weissen Schnitt.

Der zweite Theil, mit blauem Schnitt, behandelt die Chemicalien (Pharmacie chimique), denen auch die Mineralien und manche Producte unzweifelhaft organisirter Abstammung, wie Asphalt, Bernstein, Kampher, Thier- und Pflanzenkohle, Theer, Petroleum etc. eingereiht sind.

Der dritte Theil, mit rothem Schnitt, enthält die galenischen Heilmittel (Pharmacie Galénique).

Der vierte Theil enthält die in der Thierarzneikunde gebräuchlichen und ihr eigenthümlichen Mittel (Pharmacie vétérinaire). Dann folgen noch ein Auszug aus dem die Apotheken betreffenden Gesetze sowie ein lateinisches und ein französisches Register.

Das ganze Buch ist nicht etwa, wie der Titel Codex medicamentarius anzudeuten scheint, lateinisch, sondern französich geschrieben. Selbst die wenigen vorkommenden lateinischen Namen sind zum Theil sehr unlateinisch gebildet, z. B. Syrupus de Digitale, Alcoolatura de Aconito, Succus è Cerasis etc.

Die vorige Ausgabe der französischen Pharmakopoe stammte aus dem Jahre 1866. Aus derselben sind etwa 100 ganz veraltete Mittel gestrichen. Von den neu einführten Mitteln des ersten Theiles seien genannt: Arenaria rubra, Coca, Eucalyptus, Hydrocotyle, Jaborandi, Podophyllum. Beinahe 100 Mittel dieses ersten Theiles kommen in keiner anderen Pharmakopoe vor.

In den zweiten Theil wurden 80 neue chemische Körper aufgenommen, von denen ich beispielsweise anführe die Salicylsäure und ihre Salze, Eserin, Narceïn, Pilocarpin, Chinidin, Cinchonidin, Chloralhydrat, Jodoform, das krystallisirte Digitalin.

In den dritten Theil, also unter die galenischen Präparate, wurde neu aufgenommen: jodirte Baumwolle, einige Crayons médicamenteux (Tannin- und Jodoformstifte), Extracte aus Coca, Cubeben, Convallaria majalis, Zahnkitt aus Mastix und aus Benzoë, Pillen aus Jodeisen und Bromeisen, eine Salbe aus gefälltem Quecksilberoxyd mit Vaseline, das Podophyllin und viele andere Präparate.

Im Ganzen enthält die französische Pharmakopoe beinahe 2000 Mittel, während die spanische und belgische 1650, die russische 1080, die griechische und schweizerische 1040, die nordamerikanische 1010, die englische 815, die schwedische 740, die dänische 720, die niederländische 665, die deutsche 600, die österreichische 560, die ungarische und rumänische 545 und die norwegische 530 Mittel enthalten. Von den Substanzen der französischen Pharmakopoe, welche sich in keiner anderen Pharmakopoe der Welt sonst finden, seien genannt Apomorphinum purum, Brucinum purum, Digitalinum crystallisatum, Eserinum purum, Hyoscyaminum purum, Aconitinum nitricum, Chininum hydrobromicum neutrale, Cinchonidinum hydrobromicum basicum und neutrale, Coniinum, Morphinum und Eserinum hydrobromicum, Pilocarpinum nitricum, Ammonium bichromicum, Baryum bromatum, Calcium benzoicum, Hydrargyrum chlorojodatum und nitricum basicum, Natrium sulfo-aethylicum, Arsenium sulfuratum citrinum arteficiale, Ferrum sulfuratum humidum, Acidum hydrobromicum in Gasform etc. etc. Ob wohl ein vernünftiger Arzt jemals auch nur eines dieser Präparate verschreiben wird? Ueberhaupt scheinen die gelehrten Herren Akademiker, welche diese Pharmakopoe ausgearbeitet haben, nicht allzuviel Nachdenken darauf verwandt zu haben, denn sonst wäre es kaum möglich gewesen, dass dieselbe wegen zahlloser kleiner Unrichtigkeiten und sogenannter Druckfehler das Erscheinen eines grossen Druckfehlerverzeichnisses nöthig machte und selbst umgedruckt wurde. Aber auch diese umgedruckte Ausgabe ist noch keineswegs fehlerfrei, wie B. Hirsch (Pharmaceutische Centralhalle, 1884, Nr. 37, pag. 429) zur Evidenz nachgewiesen hat.

51. ***Catillon,*** *remarques sur le Codex de 1884. Bullet. gén. de thérap. 15 et 30 avril, 15 et 30 mai et 15 juin 1884.*

52. ***A. Gubler*** *et* ***E. Labbée,*** *Commentaires thérapeutiques du codex medicamentarius, ou histoire de l'action physiologique et des effets thérapeutiques des médicaments inscrits dans la pharmacopée française. Paris 1884. J. B. Baillière et fils.*

53. *Formulaire pharmaceutique des hôpitaux militaires. Approuvé par le Ministre de la guerre. Paris 1884, Imprimerie nationale.*

Unter diesem Titel ist soeben in Frankreich eine neue Militär-Pharmakopoe erschienen, die von einer Commission von Militärärzten und Militärapothekern, und zwar 3 Aerzten und 5 Apothekern, zu denen später noch ein Militärthierarzt trat, ausgearbeitet worden ist.

Das Werk zerfällt nach einer in Form eines Rapports an den Kriegsminister gehaltenen und von dem Vorsitzenden der Commission, dem Pharmacien-Inspector Coulin, unterzeichneten Vorrede in 5 Abschnitte, und zwar: I. Materia medica, *a)* Substanzen, welche zur Ausrüstung der Hospitäler gehören; *b)* Substanzen, die nur in der Pharmacie centrale und in der Medicamentenreserve gebraucht werden; II. officinelle Präparate, d. h. Medicamente, welche in den Militärapotheken stets vorräthig sein müssen und deren Bereitungsvorschriften unter keinen Umständen abgeändert werden dürfen. Ein Theil derselben mit P. C. bezeichnet, wird in den Garnisonsspitälern nicht selbst dargestellt, sondern von der militärischen Centralapotheke fertig geliefert. Ausser der Darstellungsvorschrift ist bei jedem Medicament die Art der Anwendung, und wenn es zum inneren Gebrauch bestimmt ist, die Dosis, bei den wichtigeren die Prüfungsmethode und ausserdem unter „Bemerkungen" alles sonst Wissenswerthe angegeben. Abschnitt III befasst sich mit den ex tempore zu bereitenden Medicamenten, als welche Bäder, Kataplasmen, Collyrien und Collutorien, Latwergen, Gargarismen, Limonaden, Tränke, überhaupt die der galenischen Pharmacie angehörenden Mittel, aufgeführt werden. Abschnitt IV enthält „Allgemeine Bemerkungen". Es werden hier zum Theile sehr eingehend behandelt: 1. Die Wahl und Aufbewahrung der Medicinalsubstanzen: Einsammlung von Vegetabilien; 2. die Bereitung und tägliche Vertheilung der Medicamente; 3. die Führung der Visitenbücher in den Lazarethen; 4. der Giftschrank, der Schrank der Gegengifte und der Arzneischrank; 5. Instruction für Vergiftungsfälle (Tabelle, umfassend 136 Gifte und Gegengifte); 6. Verzeichniss der zu chemischen und histologischen Experimenten erforderlichen Reagentien (99). Der V. Abschnitt betitelt sich: „Allgemeine Instructionen und Vorschriften über den Sanitätsdienst in der Armee."

54. *Index Catalogus of the Library of the Surgeon general's Office United States Army. Authors and Subjects. Vol. I—V. Washington 1880—1885, Government printing Office.*

Von diesem grossartigen Unternehmen ist auch in diesem Jahre wieder ein Band fertig geworden, so dass dasselbe jetzt bis H (hearth) reicht. Dasselbe ist ein ausgezeichnetes Nachschlagebuch für die gesammte medicinische Literatur und für die therapeutische insonderheit, namentlich was die uns sehr schwer zugängliche ältere amerikanische Literatur anlangt.

55. *Index medicus, a monthly classified record of the current medical literature of the world, compiled under the supervision of* **J. S. Billings** *and* **R. Fletcher.** *Vol. VI pro 1884. New York 1884, F. Leypoldt.*

Dieser Index medicus ist das vollständigste nach Rubriken geordnete Verzeichniss der laufenden medicinischen Literatur (einschliesslich aller Journalartikel), welches es gibt. Es ist sehr zu bedauern, dass dies ausgezeichnete Unternehmen, welches für Forschungen auf dem Gebiete der Pharmakotherapie unschätzbar ist, wegen Mangel an Abonnenten eingehen wird.

56. *The Analectic. A monthly periscop summary of the progress of medical science ed. by* **W. S. Wells.** *Vol. I. 8mo. New York 1884, Putnam's Sons.*

57. **R. W. Amidon,** *a year-book of therapeutics for 1883. VIII, 250 pp. New York 1884, Putnam's Sons.*

58. **J. U. Lloyd** *and* **C. G. Lloyd,** *drugs and medicines of North America. Cincinnati 1884, Clarke & Co.*

Dieses Buch ist die erste Nummer einer Vierteljahrsschrift, welche für wissenschaftliche Erörterungen auf dem Gebiete der Pharmakologie, Pharmacie, Therapie, pharmaceutischen Botanik und Chemie bestimmt ist. Das erste Capitel enthält eine Abhandlung über amerikanische Ranunculaceen (Clematis Virginiana und Anemone patens) mit guten botanischen Abbildungen.

59. **R. Meade Smith,** *methods of studying the physiological action of drugs. The therap. Gaz. VIII, aug., sept., nov. 1884.*

60. **J. J. Reese,** *Text-book of medical jurisprudence and toxicology. 606 pp. Philadelphia 1884, P. Blakiston Son & Co.*

Der toxikologische Theil ist knapp, aber präcis und durchweg richtig.

61. **Wharton** *and* **Stillé's** *Medical Jurisprudence. 4th edit. Edited by Robert Amory and Edward Wood. Vol. III: Poisons. Philadelphia 1884, Kay & Brother.*

62. **William Murell,** *what to do in cases of poisoning. 4th edition. London 1884, H. K. Lewis.*

Die Gifte sind alphabetisch aufgezählt; auch die selteneren sind berücksichtigt. Das Buch ist nicht dick und enthält doch viel.

63. **Benjamin Ward Richardson,** *the field of disease, a book of preventive medicine 737 pp. Philadelphia 1884, Henry C. Lea's Son & Co.*

Dieses Buch enthält auch ein Capitel über die Verhütung von Vergiftungen und die Beschreibung von Vergiftungen durch organische und unorganische Substanzen. Dem ihm von der amerikanischen Kritik zu Theil gewordenen Lobe schliesse ich mich durchaus an.

64. **A. Stillé** *and* **J. M. Maisch,** *the national dispensatory. Containing the natural history, chemistry, pharmacy, actions and uses of medicines, including those recognized in the pharmacopoeas of the United States, Great-Britain etc. 3d edition. Philadelphia and London, 1884.*

65. **F. H. Lescher,** *recent materia medica; notes on their origin and therapeutics. 64 pp. London 1884, Churchill.*

66. **J. M. Bruce,** *materia medica and therapeutics. An introduction to the rational treatment of diseases. 550 pp. 12mo. London 1884, Cassell and Co.*

Eine systematische Aufzählung der üblichen Arzneimittel, ihrer physiologischen Wirkungen und der sich daraus ergebenden Indicationen.

67. **Frederick T. Roberts,** *the theory and practice of medicine. With illustrations. 5th american edition. 1008 pp. Philadelphia 1884, P. Blakiston & Co.*

68. **R. Bartholow,** *a practical treatise on materia medica and therapeutics. 5th edit. 738 pp. New York 1884, D. Appleton & Co., and London, Lewis.*

In diese neue Auflage wurde z. B. Convallaria aufgenommen.

69. **W. A. Guy and J. Harley,** *Hooper's physician's vademecum: a manual of the principles and practice of physic with an outline of general pathology, therapeutics and hygiene. 10th edit. Vol. II. 358 pp. New York 1884, William Wood & Co.*

70. **W. Whitla,** *elements of pharmacy, materia medica and therapeutics. 2d edit. London 1884, Henry Renshaw.*

Das Buch ist eine totale Umarbeitung der ersten Auflage und berücksichtigt nicht nur die officinellen englischen, sondern auch viele andere Präparate.

71. **A. L. Loomis,** *a text-book of practical medicine, designed for the use of students and practitioners of medicine. 15°. 1102 pp. New York 1884, William Wood & Co.*

72. ***John Syer Bristowe,*** *a treatise on the theory and practice of medicine. 5th edition. 1240 pp. London 1884, Smith, Elder & Co.*

Eng concentrirt findet sich in diesem Buche die ganze praktische Medicin einschliesslich der Therapie.

73. ***W. B. Kilner,*** *a compendium of modern pharmacy and druggists' formulary. 5th edition, with supplements. London 1884, Henry Kimpton.*

Wer Vorschriften über die Bereitung von Pomaden, Pillen, Pulvern, Harfärbemitteln, Toilettenseifen, Mundwässer etc. sucht, findet hier genug davon. Das Capitel über Gifte und Gegengifte ist dafür umso spärlicher ausgefallen.

74. *The German Pharmacopoeia. Second Edition. Translated by C. L. Lochmann. New York 1884, J. H. Vail & Co.*

75. *New York and Brooklyn formulary of unofficinal preparations, publ. by a joint comm. of delegates from the College of Pharmacy of the city of N. Y. &c. 2d edition. 12mo. 46 pp. New York 1884.*

76. ***W. Martindale,*** *the extra-pharmacopoeia of unofficinal drugs and chemical and pharmaceutical preparations. 3d edition. 18°. 330 pp. London 1884, Lewis.*

Auf 330 Seiten wird eine musterhafte Zusammenstellung aller neuen und in die englische Pharmakopoe noch nicht eingeführten alten Präparate gegeben, sowie die Nachweise, wo die betreffenden Arbeiten darüber zu finden sind. Beispielsweise seien angeführt: Jequirity, Paraldehyd, Cathartinsäure, Milchsäure, Pyrogallussäure, Aconitin, Agaricin, Aloïn, Apiol, Apocynum cannabinum, Homatropin, Baptisin, Bebeerin, Coffeïnum hydrobromicum und natrosalicylicum, Cannabin, Caulophyllin, Cimicifugin, Cocaïn, Convallamarin, Curarin, Gelsemin, Hamamelin, Hydrastin, Iridin, Juglandin, Leptandrin, Menispermin, Myricin, Pelletierin, Podophyllin, Aspidospermin, Rumicin, Scutellarin etc. etc.

77. ***George Watt,*** *preliminary list of the economic products of India. Calcutta 1883—1884.*

Dieses noch nicht vollständige Buch soll eine lückenlose Uebersicht sämmtlicher Droguen Indiens enthalten. Dasselbe wird für die Pharmakologie, wie man schon jetzt sieht, von hohem Werthe sein. Es bildet eine willkommene Ergänzung zu Dymock's vegetable materia medica of Western India (welche 1883 in London bei Trübner erschien) und zu Edward Wawing's bazaar medicines and common medicinal plants of India (ein Buch, das 1883 bei Churchill in London erschien).

78. **G. Dragendorff,** *plant analysis, qualitative and quantitative; translated from the german by Henry G. Greenish. London 1884, Baillière, Tindall and Cox.*

79. **A. W. Blyth,** *on old an modern poison lore. Medic. Times and Gaz. II, 1884, p. 139.*

80. *The therapeutics of the future. New York med. Journ. 1884, p. 265.*

81. **G. T. Welch,** *many drugs, few remedies. New York med. Rec. p. 661. 1884.*

82. *Dosimetria, periodico mensile, diretto da S. Laura con la libera collaborazione dei medici italiani. Anno I. 1884. 8vo Torino, Bruno & C.*

83. **A. Luton,** *studii di terapia generale e speciale con aplicazioni alle malattie più communi. Prämie zu Rivista internazionale di med. e chir. Napoli 1884, N. Jovene & Comp.*

84. *Rivista annale delle scienze mediche diretta da A. Cantani, red. E. Martinez. Anno I. 1882. Milano 1884, F. Vallardi.*

85. **G. Th. Hoffmann,** *Indicaçoes Pharmacologicas sobre Alguns Medicamentos da Therapeutica moderna. Sao Paulo 1884.*

86. **Rogowicz,** *Jahresbericht über die vaterländische Medicin. VI. Jahrgang 1884 (für Juli 1882 bis Juni 1883). Warschau. Russisch.*

87. **Lunin,** *Receptsammlung, bei A. Wassiljew, Moskau 1884. Russisch.*

88. *Repetitionscursus der Receptur und Pharmakologie. Petersburg 1884, ibid. Russisch.*

89. **Nussbaum,** *die Hausapotheke. Warschau 1884. Polnisch.*

90. **A. Vomaîka** *und* **F. Detsinyi,** *Handbuch der Receptur. Wien 1884, M. Perles. Ungarisch.*

91. **J. Berendes,** *über die Trennung der Pharmacie von der Medicin. Arch. der Pharmacie. Bd. 222, p. 403. Juni 1884.*

Für die Geschichte der Pharmakologie bildet dieser Artikel eine kleine Vorstudie.

92. **J. Blake,** *on the connection between physiological action and chemical constitution. Journ. of physiol 1884. Vol. V. p. 35.*

Die von Bl. vertretene Ansicht über den Zusammenhang der physiologischen Wirkung der Chemikalien mit ihrer Stellung im Mendelejeff'schen System und mit ihrer chemischen Zusammensetzung wird von der neueren Pharmakologie nicht getheilt.

93. **J. W. Young,** *some remarks upon therapeutic action and kindred subjects. Med. and surg. Rep. 1884, p. 454.*

94. **H. M. Field**, *six generic drug modifications. Boston, med. and surg. Journ. 1884, CX, p. 601.*

95. **H. Leffmann**, *criticisms, from a chemical point of view, on some favorite prescriptions. New Orleans med. and surg. Journ. 1883—1884, XI, p. 920,* und *Boston med. and surg. Journ. 1884, p. 411.*

96. **W. G. Smith**, *the antagonism of drugs. Dubl. Journ. of med. science 1884, p. 33.*

97. **A. Puistienne**, *élements d'anatomie, de physiologie et d'hygiène, suivi de l'art de donner les premiers secours dans les accidents, empoisonnements. 18°. 227 pp. Paris 1884, Delagrave.*

98. **Droixhe**, *notice sur l'alcaloïdo-therapie rationelle. 24°. 22 pp. Beanraing 1884, Longly-Collard.*

99. *Ueber Farbenreactionen der Alkaloide. Zeitschr. für analyt. Chem. Bd 23, p. 228. 1884.*

Die Arbeiten von Karl Hock, Carl Arnold und K. F. Mandelin werden besprochen.

100. **G. Capus**, *médecins et médecine en Asie centrale. Rev. scientif. 1884, p. 168.*

101. **Joh. Dogiel**, *zur Physiologie der Lymphkörperchen. Du Bois-Reymond's Arch. d. Phys. 1884, Heft 4—5, p. 372.*

Dogiel glaubt, dass durch bestimmte Gifte die weissen Blutkörperchen des Frosches in ihrer Form in bestimmter und für jede Substanz verschiedener Weise verändert werden. Er gibt Abbildungen für Veränderungen, welche er durch Sublimat, Säuren, Alkaloide etc. erzielt haben will.

102. **Valentin Juhl**, *über das Absorptionsvermögen der menschlichen Haut für zerstäubte Flüssigkeiten. Deutsches Arch. für klin. Med. 1884, Bd. 35, Heft 5, p. 514.*

Juhl nahm die Versuche von Röhrig (1876), Fleischer (1877) und von v. Wittich (1881) über den Durchgang von Lösungen durch die intacte Haut wieder auf und fand mit Hilfe einer scheinbar einwurfsfreien Methode, dass bei Besprühung der Haut mittelst Sprayapparat folgende Substanzen aufgenommen werden und nachher im Harn nachgewiesen werden können: Gelbes Blutlaugensalz, Tannin, Salicylsäure, Jodkalium, Jodtinctur. Lösungsmittel war theils Wasser, theils Spiritus.

Es sei hier darauf hingewiesen, dass die Versuche von Ad. Ritter über die Resorptionsfähigkeit der normalen menschlichen Haut (Deutsches Arch. für klin. Med. 1883, Bd. 34, p. 143) gerade das umgekehrte Resultat ergeben haben. Untersucht wurden Salicylsäuresalben, Natronsalicylat, Jodtinctur, graue Quecksilbersalbe etc. Im Grossen und Ganzen erwies sich die intacte, normale Haut als nicht resorptionsfähig, gleichviel ob die betreffenden Substanzen in flüssigem Zustande, in Salbenform, oder fein zerstäubt auf dieselbe applicirt wurden. Alle Stoffe jedoch, welche die Haut reizten, waren bei hinlänglich intensiver Einwirkung im Stande, die Continuität derselben zu trennen, um dann von der veränderten Haut aus resorbirt zu werden.

103. **L. Blanc,** *contribution à l'étude expérimentale des lésions du foie dans quelques empoisonnements aigus. 4°. 57pp. Lyon 1884, Pitrat ainé.*

104. **S. Badia,** *accion fisiológica de alcunos medicamentos sobre el hígado é intestinos. Enciclop. méd.-farm. 1884, p. 322.*

105. **Morell Mackenzie,** *die Krankheiten des Halses und der Nase, übersetzt und mit Zusätzen versehen von Felix Semon. II. Band: Oesophagus, Nase und Nasenrachenraum. 838 pp. Berlin 1884, Hirschwald.*

Das Buch hat auch ein rein pharmakologisches Capitel, welches in folgende Abtheilungen zerfällt: Buginaria, Collunaria Lotiones, Nebulae, Gossypia medicata, Olfactoria, Glyco-Gelatinepastillen, Insufflationes, Schnupfmittel.

106. **Kormann,** *Behandlung der Diphtherie. Eine Zusammenstellung. Schmidt's Jahrbücher, Bd. 201, 1884, p. 177.*

Da bei Diphtheritis so ziemlich alle nur existirenden Arzneimittel gerade in den letzten Jahren wieder von neuem probirt worden sind, so findet sich in dieser überaus fleissigen Zusammenstellung fast der gesammte Arzneischatz aufgeführt.

107. **Moebius,** *Therapeutisches über Tabes. Schmidt's Jahrbücher, Bd. 203, 1884, p. 304.*

Eine sorgfältige und ausführliche Zusammenstellung.

108. **v. Ziemssen's** *Handbuch der speciellen Pathologie und Therapie. Vierzehnter Band. Handbuch der Hautkrankheiten. — Bearbeitet von Prof. H. Auspitz in Wien, Dr. V. Babes in Budapest, Prof. E. Geber in Klausenburg, Prof. E. Lesser in Leipzig, Dr. P. Michelson in Königsberg, Prof. A. Neisser in Breslau, Prof. E. Schwimmer in Budapest, Dr. P. S. Unna in Hamburg, Dr. E. Veiel und Dr. Th. Veiel in Cannstatt, Dr. A. Weyl in Berlin und Prof. H. v. Ziemssen in München. Herausgegeben von Prof.* **H. v. Ziemssen** *in München. — Zweite Hälfte. Mit 55 Abbildungen. Leipzig 1884, F. C. W. Vogel*

Seitdem Hebra am Anfang der sechziger Jahre durch sein classisches Lehrbuch der Hautkrankheiten der deutschen Dermatologie neue Wege gebahnt hat, sind, meist aus der Feder seiner directen Schüler, eine ganze Reihe von Compendien dieser Disciplin hervorgegangen, welche, sich streng auf dem Boden seiner Anschauungen haltend, vorwiegend dem Lehrzweck und dem Bedürfniss des praktischen Arztes angepasst waren. Das Werk, dessen zweiter und letzter Band uns hier zur Besprechung vorliegt, kann schon seiner ganzen Anlage und seinem Umfange nach beanspruchen, mit einem anderen Masse gemessen zu werden; es bezweckt offenbar, gleichsam eine neue Etappe auf dem von der Wissenschaft durchlaufenen Wege markirend, eine erschöpfende Uebersicht über den jetzigen Standpunkt unserer Kenntnisse und Erfahrungen auf dem Gebiete der Hautkrankheiten zu geben. Gut sind besonders die Capitel von Auspitz über allgemeine Pathologie und Therapie.

109. ***P. C. Jensen,*** *remarks on cutaneons therapeutics. Med. and surg. Reporter II, 1884, p. 402 and 428.*

110. ***H. G. Piffard,*** *amerik. dermatologische Arzneimittel aus dem Pflanzenreiche. Monatsschrift für prakt. Dermat. 1884, p. 102.*

111. ***H. v. Hebra,*** *die krankhaften Veränderungen der Haut und ihrer Anhangsgebilde mit ihren Beziehungen zu den Krankheiten des Gesammtorganismus. Wreden's Sammlung kurzer medic. Lehrbücher. Bd. VII. 542 pp. 35 Holzschn. Braunschweig 1884.*

Eines der wenigen Bücher der Wiener Schule, in welchem das therapeutische Capitel weder ein Ausfluss des Nihilismus ist, noch alter Schablone folgt, sondern auf der Höhe der Zeit steht.

112. ***J. Dell' Orto,*** *clinical observations on the use of the respiratory stimulants. New Orleans med. and surg. Journ. 1883—1884, XI, p. 907.*

113. ***H. Leffmann,*** *what are the reasons for the general use of stimulants? Polyclinic. (Philadelphia) 1883—1884, p. 117.*

114. ***Fehling,*** *über Anwendung von Arzneimitteln bei Stillenden. Chir. Centralbl. 1884, Nr. 42, p. 659.*

Bei Einpinselung der Vulva der Wöchnerinnen mit Jod tritt im kindlichen Harn Jod auf. Narcotica den Müttern gereicht, schaden den Säuglingen nicht. Natron salicylicum, Jodkalium und Atropin gehen schnell von Mutter auf Kind über. Versuche mit Quecksilber gaben manchmal ebenfalls positives Resultat.

115. ***Thomas M. Dolan,*** *on defective lactation, its causes and how far it may be influenced by drugs. Brit. med. Journ. 2 Febr. 1884, Nr. 1205.*

Dolan's Versuche über den Einfluss verschiedener Substanzen auf die Milchabsonderung haben folgende Resultate ergeben: Arzneimittel aus den Familien der Liliaceen, Cruciferen, Solanaceen, Umbelliferen etc. gehen in das Blut und von da aus in die Milch über und müssen daher der Mutter oder Amme vorsichtig verordnet werden, damit sie dem Säugling nicht schaden. Jaborandi vermehrt nur für Augenblicke die Milchsecretion; dagegen kann dieselbe durch Belladonna herabgesetzt werden.

116. ***Stadler,*** *die Therapie des Keuchhustens; eine Ueberschau. Mitth. des Vereines der Aerzte in Niederösterreich (Wien) 1884, X, p. 106, 123 und 137.*

117. ***L. D. Bulkley,*** *eczema and its management a practical treatise based on the study of 3000 cases of the disease. 2d edition. 344 pp. New York 1884, Putnam's Sons.*

118. ***C. Brame,*** *notes de thérapeutique; traitement des névros. 8 pp. Paris 1884, Davy.*

119. ***Ph. J. Mays,*** *the external therapeutics of pulmonary consumption. Medic. news 1884, p. 267.*

120. ***M. Hallowell,*** *a summary of remedies for the relief of symptoms in the advanced stage of phthisis. Med. and surg. Rep. 1884, p. 165.*

121. ***H. Macnaughton,*** *practical manual of diseases of women and uterine therapeutics. 410 pp. London 1884, Baillière, Tindall & Cox.*

122. ***A. Semple,*** *the diseases of children; a handbook for practitioners and students. 354 pp. post 8°. London 1884, Baillière.*

123. ***E. Ellis,*** *a practical manual of the diseases of children with a formulary. 4th edition. 218 pp. New York 1884.*

124. ***Oscar Silbermann,*** *Recepttaschenbuch für Kinderkrankheiten. Breslau 1884.*

125. ***A. d'Espine*** et ***C. Pirot,*** *manuel pratique des maladies de l'enfance; 3e édition. 792 pp. Paris 1884, Baillière et fils.*

Dieses Handbuch der Kinderkrankheiten machte bereits in erster Auflage solches Aufsehen, dass es in's Deutsche übertragen wurde. Die jetzt vorliegende dritte Auflage ist vermehrt und verbessert; die darin sehr ausführlich behandelte Therapie der

Kinderkrankheiten, besonders die arzneiliche, ist für französische Anschauungen typisch; in Deutschland wird sie wenig Boden finden.

126. **G. Sée,** *de la tolérance médicamenteuse. Bulletin générale de thérap. 30 novembre 1884, p. 433.*

Vorliegender Artikel bildet einen Abschnitt des zweiten Bandes von Sée's maladies du poumon.

127. **G. Sée,** *de la phthisie bacillaire des poumons. Mit 2 chromolithogr. Tafeln, 627 pp. Paris 1884, Delahaye & Lecrosnier.*

Die therapeutischen Capitel sind mit warmer Hingebung geschrieben, müssen aber in extenso gelesen werden, da ein Referat nur Bekanntes enthalten würde.

128. **P. Binet,** *étude sur la sueur et la salive dans leurs rapports avec l'élimination. Thèse de Paris 1884, 28 février.*

Niemals finden sich im Schweiss Harnsäure oder Galle oder Eiweiss; Harnstoff in beträchtlicheren Mengen nur in der Agone. Leicht gehen in den Schweiss über Zucker, Jod, Brom, Salicylsäure, Arsenik, Quecksilber. Eisen geht niemals in den Schweiss über, wahrscheinlich auch nicht Blei.

129. **Paolo Pellacani,** *di alcune sostanze attive sui muscoli della vesica urinaria degli animali e dell' uomo. Reale accad. dei Lincei CCLXXXI, 1883—1884, Sep.-Abdr. 33 pp. 4⁰. Roma 1884, Salviucci. Mit vielen Abbildungen.*

Pellacani untersuchte den Einfluss von Curare, Strychnin, Amylnitrit, Secale cornutum, Chinin, Nicotin, Chloralhydrat, Chloroform, Morphin, Alkohol, Kaffee, Pilocarpin und Adstringentien auf die Contractionen der Blase. Strychnin, Mutterkorn, Kaffee, Pilocarpin, Nicotin und Alkohol sollen nach diesen Versuchen den Druck in der Blase steigern, Curare ihn intact lassen und Chloral, Chloroform, Amylnitrit und Morphin ihn selbst nach medicinalen Dosen herabsetzen.

130. **H. C. Wood,** *the principles of modern therapeusis. Philad. med. Times XIV, 1884, p. 633.*

131. **P. C. Plugge,** *über Zusammensetzung und Wirkung der Heilmittel. Nederl. Weekbl. 1884, Nr. 37.*

132. **R. Meade Smith,** *an inquiry on the effect of remedies. Therap. Gaz. VIII. 9 sept. 1884.* Vergl. Nr. 59.

133. **D. W. Buxton,** *on the methods of demonstrating the physiological actions of drugs on the frogs heart. Brit. med. Journ. 1884, II, p. 710.*

II. Die Nerven- und Muskelgifte.

I. Die Gruppe des Strychnins.

1. Strychnin.

a) Vergiftungen.

134. **Faucon** et **Debierre**, *un cas d'empoisonnement par strychnine. Journal de méd. de Paris 1884, Nr. 10; Arch. gén. 7 S., XI, p. 74 et 153, 1883.*

Ein Mädchen von 23 Jahren nahm in suicidialer Absicht 400 Milligramm Strychnin innerlich Mittags 2 Uhr. Nach 15 Minuten Krämpfe. Brechmittel und Tannin erfolglos, vielmehr völlige Anästhesie, Störung des Bewusstseins und zahllose Anfälle von Tetanus. Patientin bekam deshalb binnen 59 Stunden 58 Gramm Chloralhydrat theils subcutan, theils innerlich und wurde gerettet. Eine am elften Tage, wo endlich alle Vergiftungserscheinungen aufhörten, vorgenommene Wägung ergab, dass Patientin während dieser Zeit 50 Pfund an Körpergewicht abgenommen hatte. Die Details dieser interessanten Krankengeschichte siehe in meinem Referat in Schmidt's Jahrbüchern, Bd. 203, p. 20.

135. **Leslie Ogilvie**, *an extraordinary case of strychnia poisoning. Brit. med. Journ. 28 June 1884; the Lancet I, 1884, p. 1039.*

Eine gewisse Isabella Todd gab ihren Eltern statt Calomel irrthümlicherweise Strychninpulver ein, welches zum Tödten eines Hundes bestimmt war. Da die Eltern den Magen voll hatten, traten die Vergiftungserscheinungen nicht unmittelbar ein. Als ein Arzt zukam, war der Vater bereits todt; die Mutter lag noch in Krämpfen, die jedoch durch Bromkalium beseitigt werden konnten. Im Magen des Verstorbenen fanden sich reichliche Strychninmengen neben viel Speise.

136. *Death from strychnia poisoning. The Lancet 1884, I, p. 561.*

Ein kleines Mädchen bekam Strychnin, welches einer Dosis Epsomsalz beigemischt war. Tod unter Krämpfen. Im Magen war Stychnin nachweisbar. Vergl. Nr. 139.

137. **C. F. Eichler** *and* **H. G. A. Wright,** *a remarkable case of poisoning by strychnia. Austral. med. Gaz. III, p. 147. Sydney 1883—1884.*

138. **M. Notta,** *a case of strychnia poisoning. Brit. med. Journ. 1884, p. 1251.*

139. **E. B. Truman,** *a case of stychnia poisoning. The Lancet 1884, II, p. 189.*

Ein 10jähriges Mädchen erhielt wegen Zahnschmerzen vom Vater einen Theelöfel Epsomsalz ein und bekam sehr bald darauf Krämpfe und Starre der unteren Extremitäten. Nach 20 Minuten trat Brechen auf, und die Krampfanfälle liessen nach; nur leichte Zuckungen in den Gliedern hielten noch stundenlang an. $1^1/_2$ Monate später bekam das Kind wegen Zahnschmerzen einen halben Theelöffel desselben Salzes und bekam binnen 15 Minuten wieder Krämpfe und Muskelstarre. Der sofort gerufene Arzt fand das Kind bereits pulslos, constatirte aber noch mehrere Anfälle von Krämpfen der Arme, Beine und der Rumpfmusculatur. Gleich darauf erfolgte der Tod. Die Section ergab keinerlei anatomische Veränderungen, wohl aber im Magen, 0·21 Gran Strychnin. Ebenso enthielt das Epsomsalz ausser Magnesiumsulfat im Theelöffel $1^1/_2$ Gran Strychnin.

Das Gift schien von der Ziehmutter absichtlich beigemischt zu sein, um das Kind, dessen Leben versichert war, aus dem Wege zu räumen. Das Strychnin hatte als Rattengift dienen sollen.

140. **G. Bell,** *Malaria- oder Strychninvergiftung. Memorabilien 1884, p. 396.*

141. *Taking poison in joke with fatal results. Philad. med. Times 1884, XIV, p. 830.*

Vier Personen, welche bei Tisch sassen, nahmen aus Scherz Pillen, von denen jede 3 Milligramm Strychnin enthielt. Jeder nahm mindestens 5 Pillen, der eine sogar 9 ein. Kurze Zeit darauf bekamen sie Alle Krämpfe und Tetanus, und eine Frauensperson starb binnen 3 Stunden daran.

b) Physiologisches.

142. ***Paul Bongers,*** *über die lähmenden Wirkungen des Strychnins. Du Bois-Reymond's Arch. d. Physiol. 1884, p. 330.*

Bekanntlich wirkt das Strychnin in grossen Dosen curareartig lähmend auf die Enden der motorischen Nerven. Diese Wirkung, welche schon 1844 von Johannes Müller festgestellt worden ist, hat Bongers neu untersucht und in jeder Beziehung bestätigt.

143. ***C. Heinemann,*** *Historisches und Kritisches über Sinusreizung, diastolischen Stillstand nach mechanischer Reizung und Strychninwirkung am Froschherzen. Pflüger's Arch. für d. ges. Phys. B. XXXIV, 1884, p. 279—286.*

144. ***F. A. Falck,*** *Beitrag zum Nachweis des Strychnin. Vierteljahresschrift für gerichtliche Medicin. Bd. 41, 1884, p. 345.*

Falk empfiehlt zum physiologischen Nachweis des Strychnins junge Mäuse oder kleine Kaninchen, welche emfindlicher sind als Frösche. Trotzdem ist der chemische Nachweis des Alkaloids immer noch mindestens ebenso fein als der physiologische.

F. A. Falck, *über den Einfluss des Alters auf die Wirkung der Arzneimittel. Pflüger's Arch. Bd. XXXIV, 1884, Sep.-Abdruck.*

Falck untersuchte das Verhalten ganz junger Kaninchen bei der Strychninvergiftung und fand, dass neugeborne Thiere im hohen Grade unempfindlich gegen dieses Gift sind. Die auf das Kilogramm Thier bezogene Krampfdose beträgt für das

neugeborne Thier		0·419	Milligramm	Strychninnitrat,
für ein 1tägiges	„	0·415	„	„
„ „ 2½ „	„	0·347	„	„
„ „ 5 „	„	0·250	„	„
„ „ 7½ „	„	0·218	„	„
„ „ 10 „	„	0·210	„	„

Später nimmt die Empfindlichkeit wieder ab, so dass die Krampfdosis für 10tägige Kaninchen (immer pro Kilogramm berechnet) nur 52,7% von der Dosis der erwachsenen, resp. der neugebornen Thiere beträgt.

Zur Erklärung dieses Factums ist erstens anzuführen, dass die Entwicklung der Ganglienzellen des Gehirns und Rückenmarks bei Neugebornen aller Thiere und Menschen, besonders aber bei Kaninchen noch auf einer sehr niedrigen Stufe steht.

So fand Soltmann, dass durch elektrische Reizung der Grosshirnrinde des neugebornen Thieres (Kaninchen, Hund) Muskelbewegungen noch nicht ausgelöst werden können, wohl aber vom 10. Tage ab. Diese Angaben wurden von Tarchanoff bestätigt und von Albertoni dahin ergänzt, dass die Erregbarkeit der Grosshirnrinde vom 10. Tage ab rasch wächst. Weiter entstehen nach Flechsig in den hinteren Abschnitten der Seitenstränge des Rückenmarkes ebenso wie in den inneren Abschnitten der Vorderstränge und in den Goll'schen Keilsträngen die Markscheiden erst später im extrauterinen Leben, und könnte die Empfindlichkeit der Nerven mit der Bildung dieser Scheiden wohl zunehmen.

Zweitens aber wissen wir, dass an dem Zustandekommen der letalen Strychninvergiftung die durch die Krämpfe bewirkte Asphyxie einen hohen Antheil hat, dass neugeborne Thiere jedoch die Asphyxie (z. B. bei Erstickung) viel, viel länger aushalten als erwachsene. So erklärt es sich auch, warum 22—24 Tage alte Kaninchen durch forcirte künstliche Athmung dieselbe Immunität gegen Strychnin erhalten wie 5 Tage alte.

Die Form des Opisthotonus kommt bei ganz jungen Thieren nicht vor; sie kommt erst nach dem zehnten Lebenstage zur Entwicklung.

145. ***Peter v. Rautenfeld,*** *über die Abscheidung des Strychnins. Inaugural-Dissertation. Dorpat 1884.*

146. ***Dragendorff*** *und* ***v. Rautenfeld,*** *die Abscheidung des Strychnins. Pharmac. Zeitschrift für Russland, 1884, XXIII, p. 765.*

Rautenfeld zeigte zunächst, dass mit Hilfe der Dragendorff'schen Methode noch 0·05 Milligramm Strychnin in 100 Kubikcentimeter Flüssigkeit (z. B. Harn) sich nachweisen lassen. Zum physiologischen Nachweis eignet sich die Rana esculenta besser als Rana temporaria. Während nämlich bei ersterer die tödtliche Dose 2,1 Milligramm pro Kilogramm Thier beträgt, lebten Thiere der zweiten Sorte selbst nach 50 Milligramm pro Kilogramm noch tagelang.

Im Harn von Menschen, welche 2 Milligramm Strychnin bekommen hatten, liess sich das Alkaloid bereits nach einer Stunde deutlich nachweisen. Das mit dem Harne ausgeschiedene Alkaloid hat auf Frösche die charakteristische tetanisirende Wirkung.

147. ***Gad,*** *über Leitungsbahnen und Centren im Rückenmark des Frosches. Sitzungsberichte der physikalisch-medicinischen Gesellschaft zu Würzburg 1884, Nr. 4, p. 52.*

Pinselt man auf das von hinten her freigelegte Rückenmark eines Frosches im Bereich der ersten bis dritten Spinalwurzel Strychnin, so entstehen zunächst intensive reflectorische Beugekrämpfe der hinteren Extremitäten und erst später die üblichen Streckkrämpfe. Durchschneidet man jetzt im Bereich der vierten Wurzel das Rückenmark, so verschwinden die Reflexkrämpfe wieder. Gad schliesst daraus auf die Existenz langer Reflexbögen im Rückenmarke und auf das Vorwiegen der die Beugung der Hinterextremitäten vermittelnden Reflexapparate im Bereich der ersten bis dritten Spinalwurzel.

148. **G. Pugliatti,** *contribuzione allo studio dell'azione fisiologica di alcune sostanze tossiche (stricnina, cloralio e curare). Giorn. internaz. d. sc. med. Napoli 1884, VI, p. 54, 209 und 546.*

149. **V. Cervello,** *la paraldéhyde comme antagoniste de la strychnine. Arch. ital. de biol. T. IV, pp. 39, 1884.*

150. **Dujardin-Beaumetz,** *sur l'antagonisme de la paraldéhyde et de la strychnine. Progrès médic. 1884, Nr. 7, p. 137.*

151. **E. Peiper,** *über die Resorption durch die Lungen. Ztschr f. klin. Med. VIII, 1884, p. 293.*

Peiper bestätigt die bekannte Thatsache, dass die Resorption leichtlöslicher Stoffe, wie Kali nitricum, Strychnin und Curare, von der Lungenoberfläche aus fast momentan vor sich geht, während zähflüssige Substanzen, wie Haemoglobin, Hühnereiweiss, Rindergalle, etwas langsamer resorbirt werden. Einen Einfluss experimentell erzeugter pathologischer Veränderungen (wie Durchschneidung der Vagi, Sympathici, von Fieber, Asphyxie, Pneumonie) auf die Resorption vermochte er nicht zu constatiren.

Vergl. endlich über die Physiologie des Strychnins auch noch Nr. 129, 179 und 181.

c) Therapeutisches.

152. **G. Brugnoli,** *sull' uso terapeutico delle noce vomica nelle nevrosi della vita organica. Bologna 1884, Gamberini e Parmeggiani. 4°. Mem. dell'Accad. delle Scienze dell'Istituto di Bologna 1884.*

Brugnoli sah sehr gute Erfolge von Strychninpräparaten bei Phthise, Typhus, Diabetes.

153. **S. Wilks,** *cases of diabetes, treated with Nux vomica (and mineral acids). Med. Times and Gaz. 1884, 8 march.*

Bei drei Fällen von schwerem Diabetes bei jugendlichen Individuen glaubt Wilks durch den Gebrauch von Tinct. strychni neben geregelter Kost und Darreichung von Schwefelsäure vorübergehende Besserung erzielt zu haben.

154. ***Nieden,*** *Strychnin gegen neuroparalytische Hornhautentzündung. Arch. f. Augenheilkunde, XIII, Heft 2—3, 1884.*

Bei zwei Fällen von Keratitis neuroparalytica wirkten Subcutaninjectionen von 2 Milligramm Strychnin in der Schläfengegend sehr gut, nachdem vorher alle anderen Mittel im Stiche gelassen hatten.

155. ***Cl. Ferreira,*** *do emprego da estrychinina no alcoolismo. Uniao medica (Rio de Janeiro), Aprile 1884, Nr. 4.*

156. ***Dujardin-Beaumetz,*** *du traitement de l'alcoolisme par la strychnine. Bull. gén. de thérap. 1884, jan., p. 1.*

Die Strychninbehandlung des Alkoholismus (in allen Stadien) ist von Luton erfunden, der sogar soweit geht zu verlangen, dass allen alkoholischen Getränken Strychnin beigemischt werden soll. Amagat glaubt durch Versuche an Kaninchen diesen Antagonismus erwiesen zu haben. Dujardin-Beaumetz hat durch eigene Untersuchungen gleichfalls die Ueberzeugung gewonnen, dass das Strychnin in der That das beste Mittel zur Bekämpfung der nervösen Manifestationen des Alkoholismus, der Trunkenheit und des Delirium tremens sei. Es verhüte die Berauschung und wirke dem acuten Delirium der Säufer entgegen, während es allerdings gegen die Alterationen der verschiedenen inneren Organe nichts helfe.

d) Chemisches.

157. ***E. E. Sundwik,*** *über den Nachweis von Strychnin in Leichen. Commentar zur Pharmacopoea fennica, Edit. quarta. Helsingfors 1884, Edlund.*

Bekanntlich hält sich das Strychnin in Leichen monatelang unverändert; S. vermochte dasselbe in einer Leiche sechs Monate nach dem Tode chemisch und auch physiologisch nachzuweisen.

158. ***H. Focke,*** *Versuche über die Abscheidung von Strychnin (und Morphin) aus fettreichen thierischen Massen. Arch. d. Pharmacie,* Bd. 222. *April 1884, p. 307.*

Bekanntlich löst sich Strychnin in Fett und kann daher daraus mit Wasser nicht extrahirt werden. Focke empfiehlt unter solchen Umständen die Anwendung von Baryumsuperoxyd zur Entfernung der Fette.

159. *Ueber die Abscheidung von Strychnin aus thierischen Massen. Zeitschr. f. analyt. Chem. Bd. XXIII, Heft 4, 1884, p. 604.*

Die Versuche von H. Focke und von R. C. Woodcock (1883) werden besprochen.

160. ***Th. Chandelon****, neues Verfahren zur Ausmittelung des Strychnins, sowie einiger anderer Alkaloide in Vergiftungsfällen. Zeitschr. f. physiol. Chem. IX, 1884, p. 40.*

Beim Ausziehen von Leichentheilen mit Chloroform kommt man häufig deshalb nicht zum Ziel, weil die schmierige Masse sich nicht absetzt Chandelon vermeidet dies dadurch, dass er sie mit Gyps zu einer festen Masse eintrocknen lässt, welche jetzt sehr bequem zerkleinert und mit Alkohol extrahirt werden kann. Nach dem Verjagen des Alkohols und Abscheidung des Fettes wird dann nochmals ein Gypskuchen gebildet, der nach dem Trocknen und Pulverisiren mit Chloroform ausgezogen wird. Mit Hilfe dieses Verfahrens können die meisten Alkaloide bequem isolirt werden, nur Morphin, Narkotin und Colchicin nicht.

161. ***W. R. Dunstan*** *und* ***F. W. Short****, über den Alkaloidgehalt der Tinctura Strychni. Arch. d. Pharmacie, Bd. 222, 1884, Jan., p. 42 (nach Pharmac. Journ. and Transact. III S. Nr. 660, p. 665).*

Bekanntlich ist der Alkaloidgehalt der Krähenaugen ein sehr schwankender; auch der Gehalt der Tinct. nuc. vom. schwankt daher sehr, und zwar für das Präparat der englischen Pharmakopoe von 0·124—0·360% Strychnin; für das Präparat unserer deutschen Pharmakopoe sind die Verhältnisse natürlich nicht besser, und es wäre daher wünschenswerth, dass dieses Mittel von den Aerzten lieber ganz gemieden würde.

162. ***H. Hager****, über die Einheitlichkeit des Strychnins. Pharm. Centralhalle, 1884, p. 181 und 254.*

Bekanntlich hat Schützenberger behauptet, das Strychnin sei ein Gemisch dreier Substanzen. Hager glaubt dem entsprechend beim Auskrystallisiren von Strychninnitrat drei verschiedene Krystallsorten gefunden zu haben; E. Dannenberg dagegen erklärt diese drei Krystallarten für identisch, wie dies auch bereits Zimmermann (Inaug.-Dissert. Freiburg 1882) gethan hat.

163. ***Hanriot****, de la strychnine. Bullet. Pharmac., T. 41, p. 333, mars 1884.*

164. ***H. Beckurts****, zur Kenntniss des Strychnins. Tagebl. d. Naturf.-Vers. zu Magdeburg 1884, p. 311.*

Das Ferrocyanstrychnin, welches die Zusammensetzung $(C_{21} H_{22} N_2 O_2)_4 H_4 Fe C_6 N_6 + 4 H_2 O$ besitzt, wird durch Fällung einer Strychninsalzlösung mit einer Lösung von Ferrocyankalium in Form eines gelblich weissen Niederschlags erhalten und krystallisirt entweder in gelblichweissen Nadeln oder soliden vierseitigen Prismen.

Es wurden weiter folgende Salze dargestellt und analysirt: Bromstrychnin $C_{21} H_{21} Br N_2 O_2$; chlorwasserstoffsaures Bromstrychnin $C_{21} H_{21} N_2 O_2 Br H Cl$; bromwasserstoffsaures Bromstrychnin $C_{21} H_{21} Br N_2 O_2 Br$; salpetersaures Bromstrychnin $C_{21} H_{21} Br N_2 O_2 H N O_3$; schwefelsaures Bromstrychnin $(C_{21} H_{21} Br N_2 O_2)_2 H_2 S O_4 + 7 H_2 O$; bromwasserstoffsaures Dibromstrychnin $C_{21} H_{20} Br_2 N_2 H Br$ und salzsaures Dibromstrychnin $C_{21} H_{20} Br_2 N_2 O_2 H Cl$.

2. Brucin.

165. ***W. R. Dunstan und F. W. Short,*** *quantitative Trennung von Strychnin und Brucin. Arch. d. Pharmacie, Bd. 222, Jan. 1884, p. 41 (nach Pharm. Journ. and Transact. III S., Nr. 634, p. 290).*

Die Verfasser fanden, dass das Ferrocyanat des Strychnins in saurer Lösung unlöslich ist, während das entsprechende Salz des Brucins sich darin löst. Diese Entdeckung hat ein gewisses pharmakologisches Interesse, denn bisher konnten diese beiden Alkaloide nicht genau von einander geschieden werden und sind namentlich alle über Brucin gemachten Untersuchungen aus diesem Grunde falsch und der Wiederholung dringend bedürftig.

166. ***A. Hanssen,*** *Beiträge zur Kenntniss des Brucins. Ber. d. deutsch. chem. Ges. XVII, 1884, p. 2266.*

Beim Erhitzen von Brucin mit Salzsäure resultirte ein in gelben Nadeln krystallisirendes Spaltungsproduct. Seiner Zusammensetzung nach hat Hanssen das Brucin als Dimethyloxystrychnin erkannt.

167. ***W. A. Shenstone,*** *zur Kenntniss des Brucins. Ber. d. deutsch. chem. Ges. XVII, 1884, p. 2740.*

Shenstone weist nach, dass er schon vor Hanssen das Brucin als Dimethyloxystrychnin $C_{21} H_{20} (O. CH_3)_2 N_2 O_2$ erkannt hat.

168. ***O. Lindt,*** *mikrochemischer Nachweis von Brucin (und Strychnin). Zeitschr. f. wissensch. Mikrosk. I, 1884, Heft 2, p. 237 und the Lancet 1884, II, p. 288.*

Zum Nachweis von Brucin wird ein Gemisch von Selensäure mit Salpetersäure empfohlen. Die entfetteten Schnitte von Strychnos nux vomica und Strychnos Ignatii färben sich damit schnell hellroth, dann gelbroth. Wirft man die mit Petroläther und Alkohol extrahirten Schnitte in eine Auflösung von Ceroxydsulfat in Schwefelsäure, so färben sie sich bei Anwesenheit von Strychnin blauviolett. Diese Färbung geht allmälig in Blau und dann in Rothviolett über.

169. ***Oechsner de Coninck,*** *contribution à l'étude de la brucine. Compt. rend. de l'acad. des sc. T. 99, 1884, Nr. 24, p. 1077.*

170. ***Oechsner de Coninck,*** *über die Constitution der aus dem Brucin stammenden Pyridinbasen. Bull. soc. chim. Bd. 42, 1884, p. 100.*

3. Loganin.

171. ***W. R. Dunstan and F. W. Short,*** *a new glycosid in Strychnos nux vomica. Pharmac. Journ. and Transact. III S. T., XIV, 1884, p. 1025.*

Die Pulpa, in welche die Samen des Brechnussbaumes eingebettet sind, ergab bei der Extraction mit Chloroformalkohol Krystalle von der Formel $C_{26} H_{36} O_{14}$ oder $C_{15} H_{34} O_{14}$. Verfasser nennen den neuen Stoff Loganin. Er ist in Wasser und Alkohol leicht löslich. Beim Erhitzen mit verdünnten Säuren spaltet er sich in Zucker und Loganetin. Das Loganin findet sich zu 4—5% in der Pulpa, in kleinerer Menge auch in den Samen der Pflanze. Es ist nicht unwahrscheinlich, dass dasselbe ebenfalls in die Strychningruppe gehört.

Die Annahme eines dritten Alkaloides in den Strychnossamen ist übrigens nicht neu, wenngleich ein exacter Beweis dafür bisher nicht geliefert worden war. Man hat auch einen Namen, Igasurin, dafür schon früher eingeführt.

4. Tetano-cannabin.

172. ***Matthew Hay,*** *a new alkaloid in Cannabis indica. Pharmaceutical Journal, June 2, 1883 (aus Schmiedeberg's Laboratorium).*

Mit Phosphorwolframsäure konnte Hay aus einem Infusum Cannab. indicae ein Alkaloid ausfällen, welches auf Frösche genau wie Strychnin wirkte und daher den Namen Tetano-cannabin haben soll. Chemisch hat es mit Strychnin nichts gemein.

Die Zahl der zur Gruppe des Strychnins gehörigen Stoffe ist damit durchaus noch nicht erschöpft, nur fehlt es an neuen

Arbeiten darüber. Genannt mögen hier sein als in diese Gruppe gehörig das Akazgin, das Hoang-nan, das Calabarin und das Methylkyanäthin, welches von Walton untersucht ist.

Ueber das Hoang-nan sei Folgendes bemerkt. Es ist eine von Strychnos Gautheriana aus Japan oder China stammende Rinde, welche mit der unechten Angostura viel Aehnlichkeit hat. In derselben wurde Strychnin und Brucin nachgewiesen. Therapeutisch dient sie als Mittel gegen Schlangenbiss (so in Tonquin in Indien) und bei Wuthkrankheit. Letztere Anwendung hat F. Barthélemy 1881 im Journ. d. méd. d. l'ouest beschrieben. Seine Arbeit ist neuerdings auch als Monographie (du traitement préventif de la rage par le hoang-nan. Nantes 1884, Mellinet et Comp., 12 pp.) erschienen und berichtet über mehrere geheilte Fälle. — Ob das Gift, welches die Bacterien des Wundtetanus nach Carle und Rattone hervorbringen, in die Strychningruppe gehört, ist noch nicht ausgemacht.

II. Die Gruppe des Codeïns.

Diese Gruppe wurde von W. v. Schroeder 1883 aufgestellt, von Husemann aber nicht anerkannt. Vergl. darüber Arch. f. exp. Path. und Pharmakol., Bd. XVII, p. 96. Zu derselben gehören das Papaverin, Codeïn, Narkotin, Thebaïn, Hydrocotarnin, Laudanosin und Cryptopin. Alle diese Stoffe gehörten früher zur Morphingruppe. v. Schröder trennte sie davon ab, weil dem durch diese Alkaloide erzeugten Vergiftungsbilde ein tetanisches Stadium das charakteristische Gepräge gibt und narkotische Erscheinungen in den Hintergrund gedrängt sind. Vergl. auch Nr. 192.

1. Narkotin.

173. ***David Brown Dott,*** *über die Salze des Narkotins. Pharm. Journ. and Trans. XIV, p. 581, 1884.*

2. Thebaïn.

174. ***W. C. Howard,*** *über Thebaïn. Berl. chem. Ber. XVII, 1884, p. 527.*

Von Howard sind sehr zahlreiche Derivate des Thebaïns dargestellt worden, von denen angeführt werden mag Bromthebaïn, chlorwasserstoffsaures und bromwasserstoffsaures Morphothebaïn, Acethylmorphothebaïn, Thebaïnmethyljodid etc.

3. Codeïn.

175. ***L. Raby,*** *neue Reactionen des Codeïns und Aeskulins. Journ. Pharm. Chim. (5) Bd. 9, p. 402, 1884.*

Man befeuchtet Codeïn in einem Uhrglase mit zwei Tropfen Natriumhypochloritlösung und setzt vier Tropfen concentrirte Schwefelsäure hinzu; nach dem Umrühren mit einem Glasstabe tritt eine prächtig himmelblaue, sehr beständige Färbung auf. Aeskulin wird mit vier Tropfen Schwefelsäure befeuchtet und das etwas gefärbte Gemenge allmälig mit der Hypochloritlösung versetzt. Hierbei tritt eine intensive violette Färbung ein, welche im Laufe einer Stunde nach und nach verschwindet.

176. ***Beurmann,*** *Note sur l'action thérapeutique du* ***chlorhydrate de codéine.*** *Bull. gén. de thérap. 1884, 15 juin, p. 496.*

Dosen von 80 Milligramm eines besonders reinen Präparates subcutan Menschen injicirt, waren absolut ohne Wirkung.

III. Die Gruppe des Curarins.

Unter Curarin versteht man ein noch nicht genauer analysirtes, von Boussingault und Roulin entdecktes, dann von Preyer und von Sachs untersuchtes, in Wasser sehr leicht lösliches Alkaloid, welches in dem Curare des Handels enthalten ist. In den vor 20 Jahren nach Europa gekommenen Proben dieses Pfeilgiftes war es, wie die classischen Versuche von Bidder (1868) und von anderen Autoren zeigen, in erheblich grösserer Menge erhalten als in den neuerdings zu uns gekommenen Proben. Eine von Buntzen im Schmiedeberg'schen Laboratorium analysirte Curaresorte enthielt 4 Procent Curare. Die beste Bezugsquelle für Curare ist jetzt Thomas Christy in London, welcher am Rio negro dauernd einen Agenten gerade für diese Drogue stationirt hat. Das, was man im Handel als Curarin bezeichnet, ist noch kein reines, einheitliches Alkaloid. Es wäre jedoch sehr wünschenswerth, ein solches reines und stets gleichmässig zusammengesetztes Präparat zu bekommen, da ohne dieses das Mittel sich sehr schlecht in die Praxis einführt und in wässeriger Lösung durch Entwicklung von Colonien von Botrylis interrupta schnell verdirbt. Ueber das von Crevaux im Hardy'schen Laboratorium zu Paris dargestellte krystallisirte Curarin sind zuverlässige Details nicht bekannt geworden. Um übrigens die Collegen in der

Praxis vor Verwechslungen zu bewahren, sei hiermit darauf aufmerksam gemacht, dass neuerdings unter dem Namen Curare ein amerikanischer Arzt ein aus diversen bei den Eingebornen im Gebrauch befindlichen Pflanzen bereitetes Heilmittel als Specialität in den Handel bringt und es als „vegetabilisches Mittel gegen den Biss giftiger Schlangen, Hydrophobie und Malaria" bezeichnet. Nach seinem und anderer amerikanischer Aerzte Urtheil soll es nahezu unfehlbar bei den genannten Krankheiten wirken. Derselbe stellt auch deutschen Aerzten davon bereitwilligst zur Verfügung; doch ist von letzterer Seite noch nichts über die Wirksamkeit des Mittels veröffentlicht worden.

a) Physiologisches.

Obwohl über den Angriffspunkt des Curare unter den Specialpharmakologen schon längst absolut kein Streit mehr existirt, erscheinen darüber doch immer noch neue Arbeiten.

177. **Judée**, *mode d'action du curare. Compt. rend. gén. I, 1884, Nr. 19, p. 193.*

Nach Judée wirkt das Curare nicht auf die motorischen Endplatten, sondern „sur les cellules nerveuses dites motrices ou grosses cellules". Seine Beweisführung dafür ist durchaus ungenügend.

178. **Onimus**, *de l'action du curare. Compt. rend. gén. I, 1884, Nr. 21, p. 215.*

Die Curarewirkung ist nach Onimus nicht in den pheripheren Enden der motorischen Nerven localisirt zu denken, sondern in den Nervenstämmen.

179. **L. Hermann**, *Beiträge zur Resorption. Pflüger's Arch., Bd. 34, 1884, p. 506.*

H. zeigt von neuem, dass Curare vom Magen aus wirksam wird, wenn man die Nieren unterbindet, und dass Strychnin beim Frosch von der Haut der hinteren Extremitäten aus langsamer aufgesogen wird nach Ischiadicus-Durchschneidung als ohne diese.

180. **Enrico Stassana**, *l'action du curare dans la série animale. Compt. rend. de la soc. de biol. 1884, p. 57.*

St. sah bei den Vertretern der verschiedensten Thierclassen schliesslich nach Curare-Application Lähmung eintreten, sagt aber nicht, dass er die von ihm supponirte periphere Wirkung wirklich für alle bewiesen hat.

181. ***A. v. Gendre,*** *über den Einfluss des Nervensystems auf die Todtenstarre. Pflüger's Arch. Bd. 35, Heft 1—2, 1884, p. 45.*

Curare und Strychnin schieben an Fröschen den Eintritt der Todtenstarre hinaus; ebenso Nervendurchschneidung oder Zerstörung des Rückenmarkes.

182. ***N. Zuntz,*** *über die Benützung curaresirter Thiere zu Stoffwechseluntersuchungen. Du Bois-Reymond's Arch. d. Phys. 1884, Heft 4—5, p. 380.*

Diese Arbeit, welche eigentlich zu physiologisch-chemischen Zwecken angefertigt worden ist, hat auch ein hohes pharmakologisches Interesse. In derselben wird gezeigt, dass curaresirte Thiere, wenn man sie vor Abkühlung und venösen Stauungen in der Lunge schützt, keinen diabetischen Harn produciren, selbst wenn der Versuch einen halben Tag lang fortgesetzt wird. Im Uebrigen genüge es, vom Detail der Arbeit hier Folgendes mitzutheilen.

Die Grösse des Sauerstoffverbrauches und der Kohlensäureausscheidung der Thiere wird bekanntlich in hervorragendster Weise beeinflusst durch die Thätigkeit der Muskeln. Bei allen an Thieren angestellten Respirationsversuchen machte sich das häufig in störender, leicht eine Täuschung in den Ergebnissen herbeiführender Weise geltend. Es ist daher wünschenswerth, ein Mittel zu besitzen, welches die willkürliche Muskelaction des Thieres bei Stoffwechseluntersuchungen ausschliesst und dadurch den Respirationsuntersuchungen an Thieren eine ähnlich zuverlässige Unterlage, ähnlich constante Normalwerthe sichert, wie sie Speck bei seinen Selbstversuchen durch die vollständige Beherrschung seiner Muskeln, welche er durch langjährige Uebung sich angeeignet hat, zu liefern im Stande war. Ein solches Mittel lehrt uns der Verfasser im Curare kennen. Man kann, wie er gefunden hat, durch die Curarenarkose viele Stunden lang absolute Muskelruhe herbeiführen, ohne dass der Kreislauf und die übrigen Functionen des Körpers, abgesehen von der willkürlichen Bewegung, merklich leiden. Die entgegenstehenden Angaben von Traube, Kölliker, Cl. Bernard, welche den Kreislauf durch Curare gestört fanden, erklärt Verfasser in Uebereinstimmung mit Couty und de Lacerda durch die Verwendung verschiedenartiger Pfeilgiftsorten, welche ja nach den zur Darstellung benutzten Pflanzenarten und Pflanzentheilen auch verschiedene

Wirkung zeigen. Er betont deshalb die Nothwendigkeit, jedes Curare speciell auf seine physiologischen Qualitäten zu prüfen, ehe man es bei Gaswechseluntersuchungen, welche ein normales Fortbestehen des Kreislaufes voraussetzen, verwendet. Die vom Verfasser benutzten Curaresorten liessen, subcutan injicirt, in den verwendeten Dosen die Circulationsverhältnisse absolut ungestört, wie sich das durch die gleichbleibende Höhe der Pulswelle bei Constanz der Pulsfrequenz und des Blutdruckes documentirte. Dass die Gewebe curarisirter Thiere ihre normalen Eigenschaften und damit ihren normalen Stoffwechsel unversehrt erhalten — was neben dem Fortbestehen eines normalen Blutkreislaufes nothwendig ist, wenn die an solchen Thieren angestellten Versuche zu brauchbaren Schlüssen auf das Verhalten in der Norm verwerthet werden sollen —, ist durch die Untersuchungen verschiedener Forscher (Pflüger, v. Bezold, Colasanti, Voit) bereits dargethan und wird durch Zuntz von neuem bestätigt.

183. ***Bochefontaine***, *note sur un curare curarisant et produisant en même temps l'arrêt systolique du cœur. Compt. rend. de la soc. de biolog. 1884, Nr. 7, u. Compt. rend. gén. I, Nr. 8, p. 67.*

B. beobachtete, dass einige Curaresorten schon in minimalen Mengen systolischen Herzstillstand machen. Die auf das Herz wirkende Substanz liess sich abscheiden und wird von B. für Krötengift erklärt, da nach vielen Angaben Krötengift dem Curare bei der Bereitung zugesetzt wird.

Ausser dem Krötengift kommen offenbar noch andere Verunreinigungen im Curare vor, so z. B. das zuerst von Couty und de Lacerda erwähnte Extract von Cocculus toxiferus, welches Pulsverlangsamung durch Vagusreizung macht. Auch ein in vielen Curaresorten vorkommendes, das vasomotorische Centrum lähmende Gift ist bei physiologischen Versuchen sehr störend.

Das Curare ist übrigens nicht das einzige curarinartig wirkende Gift, es gibt vielmehr noch viele andere, theils künstlich dargestellte, theils in Pflanzen fertig vorgebildete Stoffe, welche wenigstens auf Kaltblüter ebenso wirken. Es empfiehlt sich aber, zur Curaringruppe nur solche Stoffe zu zählen, welche auch am Warmblüter eine deutliche Lähmung der peripheren Enden der motorischen Nerven als erste und hauptsächlichste Wirkung hervorbringen. Solche Körper sind das Cotarnin, das Ditaïn, die wirksamen Bestandtheile von Cynoglossum, Anchusa,

Echium. Weiter gehört hierher das von Sachs aus Südamerika mitgebrachte und von Schiffer untersuchte Guachamacà-Gift, welches gewiss in der Therapie später eine Rolle spielen wird. Ihm schliesst sich nach Harnack die wirksame Substanz von Erythrina corallodendron, vielleicht einige Ptomatine (vergl. darüber unten) sowie die Reihe der darauf hin zuerst von Buchheim untersuchten Ammoniumbasen an.

Mit Bezug auf diese erheischt ein besonderes Interesse in dem sub Nr. 43 angeführten Buche von Rabuteau das Capitel über die quaternären Ammoniumverbindungen, welche von Rabuteau eingehend studirt sind. Sie unterscheiden sich von den primären, secundären und tertiären durch eine deutliche Curarewirkung. Die Zahl der curareartig wirkenden Substanzen beträgt jetzt nach Rabuteau mehr als 18.000. Ich werde auf diese Körper weiter unten bei Gelegenheit des Muscarins nochmals zu sprechen kommen, da die Curarinwirkung bei denselben niemals rein ist. Aus diesem Grunde werden diese Mittel auch nicht therapeutisch statt Curare verwandt werden können.

184. **Dragendorff** *und* **H. Spohn,** *über Lycaconitin. Pharmac. Zeitschrift f. Russland 1884. XXIII, p. 732.*

Lycaconitin wirkte auf Frösche, Fische, Katzen und Vögel curareähnlich. Ein Milligramm genügt, um einen Frosch für 30—48 Stunden zu curarisiren. Bei Reizung des Ischiadicus bleiben die Muskeln unerregt, während sie bei directer Reizung zucken. Der Herzvagusstamm wird wie durch grosse Curaredosen gelähmt. Blutdruck und Puls fallen erst allmälig, steigen dann aber wieder an. Der Harn der Katzen erhält nach dem Eingeben per os kein unverändertes Lycaconitin, wohl aber nach Subcutanapplication.

b) Therapeutisches.

Es ist natürlich, dass man mit einem Mittel, welches auf die motorische Sphäre einen so mächtigen Einfluss ausübt, in Krampfkrankheiten schon seit längst therapeutische Versuche gemacht hat. Dies geschah nach Binz (Nr. 16) besonders in Frankreich und in Italien gegen Wundstarrkrampf, Lyssa und Epilepsie. Von deutschen Aerzten war es W. Busch, welcher zuerst (1866) die Tetanuskranken der böhmischen Verwundeten damit behandelte. Binz kann die guten Erfolge durch Autopsie bestätigen. Es liegen jetzt schon eine ganz stattliche Anzahl solcher therapeutischen Publicationen über Curare vor, von denen ich hier zunächst eine zwar schon ältere, aber in Deutschland noch nicht referirte, anführen möchte.

185. ***B. Ochs**, Curare bei Lyssa. Wratsch 1882, Nr. 32.*

Ein 40jähriger Bauer, der von einem wuthkranken Wolf gebissen worden war, erkrankte an Lyssa. Zwei andere gebissene Bauern starben schnell. Er wurde mit Subcutan-Injectionen von Curare (mehrmals täglich 30 Milligramm) behandelt und es wurden die Respirations- und Glottiskrämpfe davon sehr günstig beeinflusst. Trotzdem der Tod eintrat, empfiehlt Ochs diese Behandlungsweise dringend.

186. ***Karg**, die Behandlung des Tetanus mit Curare. Arch. f. klin. Chir. 1884. XXXIX, p. 338.*

In vier Fällen wurde bei Wundtetanus Curare subcutan in Dosen bis zu 50 Milligramm auf einmal injicirt, und wenn auch keine Heilung, so doch Besserung beobachtet. Manchmal war es nöthig, künstlich zu respiriren. Schon vor den Respirationsstörungen trat auffallende Pulsbeschleunigung auf. — Sehr vorvortheilhaft war es, andere Narcotica mit zu Hilfe zu nehmen.

187. ***Korinfski**, ein Fall von durch Curare geheiltem Tetanus. Medicinskoje Obosrenije 1884, Nr. 31 (Russische medic. Rundschau).*

188. ***Georg Lehmann**, zur therapeutischen Wirkung des Curarinum sulfuricum. Laehr's allgem. Zeitschr. für Psychiatrie 1884, Bd. 41, Heft 3, pag. 338.*

L. verwandte das sogenannte Curarinum sulfuricum von Gehe & Comp. Da dasselbe in physiologischen Laboratorien viel benützt wird, so kann ich die von Lehmann an Kaninchen, Hunden und Katzen gemachten Beobachtungen übergehen. Das Mittel hat eben typische Curarewirkung und wirkt etwa eben so stark als die besten Curaresorten. Die Lösung desselben hält sich gut, wenn ihr Aqua Laurocerasi zugesetzt wird.

Zunächst spritzte Lehmann sich selbst 10 Milligramm subcutan ein und beobachtete Ansteigen des Pulses von 74 auf 90, Undeutlichkeit des Sehens, Schwindelgefühl, allgemeine Mattigkeit und Schlaffheit. Nach zwei Stunden war Alles vorüber. Ein anderesmal machte dieselbe Dosis überhaupt keine Erscheinungen. — Fünf gesunde Menschen erhielten 20—50 Milligramm Curarinsulfat per os; aber nur bei zwei derselben kam es zu verschwommenem Sehen, Benommenheit des Kopfes und Abgeschlagenheit. Selbst bei sieben Personen, denen 5—20 Milligramm subcutan eingespritzt wurden, waren die Wirkungen sehr gering, ja theilweise gleich Null. Nach 40 Milligramm subcutan traten bei einzelnen Personen nur geringe Lähmungserscheinungen ein, bei einer jedoch vollständiges Gefühl von Trunkenheit, Schwere des Kopfes, Gefühl des Angeschwollenseins der Augen, Undeutlichkeit des Sehens, Taumeln und dann Parese der Extremitäten. Nach fünf Stunden war Alles vorüber.

An aufgeregten Geisteskranken wurde das Mittel 58mal subcutan und 92mal per os applicirt, und zwar in Dosen von 5—40 Milligramm subcutan und 10—50 Milligramm per os. Die Wirkungen bestanden in Abgeschlagenheit, Mattigkeit, verschwommenem Sehen, Benommenheit des Kopfes; Gefühl von Trunkenheit; auch Ptosis und Verlangsamung des Ganges kamen vor, Schlaf wurde jedoch nur zweimal constatirt. Bedrohliche Erscheinungen kamen niemals vor. Auffallend war eine beträchtliche Inconstanz der Wirkung, so dass nur in einem Fünftel der Fälle bei der subcutanen und nur in einem Siebentel der Fälle bei der stomachalen Application ein deutlicher Effect wahrnehmbar war. Selbst beim Experimentiren mit scheinbar demselben Präparate an demselben Individuum war die Wirkung überaus different. Lehmann kann daher das Mittel zu therapeutischen Versuchen nicht empfehlen.

Immerhin sind aber diese Versuche doch interessant und steht zu erwarten, dass bei Verwendung eines gleichmässigeren Präparates die Resultate ebenfalls gleichmässig ausfallen werden.

IV. Die Gruppe des Morphins.

I. Morphin.

a) Physiologisches.

189. **R. F. Fristedt,** *om den farmakologiska gruppen morphin. Upsala läkare för. forhandl. 1884, p. 182.*

190. **F. Cremer,** *über die Einwirkung der Narcotica auf den Raumsinn der Haut. Pflüger's Archiv, Bd. 33, 1884, p. 271.*

Morphin, Cannabinum tannicum, Chloralhydrat, Alkohol und Bromkalium setzten den Raumsinn der Haut herab; Coffeïn erhöhte ihn deutlich.

Beim Morphin liess sich deutlich zeigen, dass die Wirkung keine locale ist, sondern durch Beeinflussung des Centrums zu Stande kommt (p. 282).

Dass die schmerzstillende Wirkung des Morphins ebenfalls nicht peripher, sondern central zu Stande kommt, gilt schon seit Jahren pharmakologischerseits als völlig ausgemacht; nichtsdestoweniger fahren die Praktiker fort, nach wie vor von einer localen Wirkung des Morphins zu reden und, was schlimmer ist, dieselbe in gelehrten Abhandlungen zu vertheidigen. Siehe darüber unten (sub Nr. 251).

191. ***H. Nothnagel,*** *Beiträge zur Physiologie und Pathologie des Darmes. 249 pp., 2 lith. Tafeln. Berlin 1884, Hirschwald.*

Darin die Einwirkung des Morphins auf den Darm. Ferner ein (neues) Capitel über normale Darmbewegung. Ich gebe die Nothnagel'schen Ansichten, da mir das Original nicht zur Verfügung steht, nach Binz wieder, soweit sie uns hier interessiren.

Die Bauchhöhle eines Kaninchens wird im Wasserbade geöffnet und dann die äussere Darmwand mit einem Kochsalzkrystall berührt. Dadurch wird ein Reiz gesetzt, der sich als aufsteigende Zusammenziehung des Darmrohres äussert. Sie ist charakteristisch für Natronsalze. Werden jetzt 2 Centigramm Morphin subcutan beigebracht und reizt man dann nochmals mit dem Kochsalzkrystall, so erfolgt keine aufsteigende Zusammenziehung mehr, sondern es bleibt die Contraction ganz örtlich auf die Berührungsstelle beschränkt, ebenso wie das Natronsalz bei einem absterbenden Darme sie gibt. Das normale Phänomen ist nun als eine Nervenwirkung, nicht als eine unmittelbare Muskelreizung, erkannt worden. Wird nämlich dem Thier statt jener 2 Centigramm etwa das Dreifache beigebracht, so zeigt sich Folgendes: Die kurz vorher bei der kleineren Morphingabe auf Kochsalzberührung eintretende nur örtliche Zusammenziehung ist jetzt wieder durch eine aufsteigende ersetzt, ganz so wie zu Anfang des Versuches, als noch gar kein Morphin gegeben worden war. Ja in der Regel steigt die energische Constriction noch viel weiter empor als im Beginn und zuweilen geht sie abwärts gegen die Bauhin'sche Klappe zu, was sonst unter Kochsalz allein nie geschieht. Jene Localisirung des Natronreizes durch die kleinere Morphingabe kann also nicht durch Lähmung nervöser Apparate bedingt gewesen sein, denn die grössere Gabe des Giftes könnte die Lähmung nicht wieder aufheben, müsste sie im Gegentheil noch steigern. Es bleibt nur übrig, dass die Localisirung des Natronreizes bedingt war durch Erregung von Nervenfasern, welche die Wirkung der die aufsteigende Zusammenziehung vermittelnden nervösen Apparate hemmen. Grössere Morphingaben lähmen diese hemmenden Nerven, und nun erscheint die aufsteigende Zusammenziehung noch bedeutender als ganz zu Anfang.

Dass die Splanchnici hauptsächlich (in ihrem Verlaufe) die hemmende Einwirkung des Morphins erfahren, wurde aus folgender Versuchsanordnung erschlossen:

Bei dem ätherisirten Thier wird zuerst das Vorhandensein der aufsteigenden Natronreizung festgestellt, sodann nach der Morphineinspritzung die jetzt rein örtliche. Darauf wird die Darmstrecke doppelt unterbunden und ihr Mesenterium mit allen ab- und zutretenden Nerven losgetrennt. Jetzt erzeugt in dieser isolirten Darmschlinge die Berührung mit Natron wieder eine kräftige aufsteigende Einschnürung, während sie im ganzen übrigen Darm immer nur noch die durch das Morphin bedingte ganz örtliche Zusammenziehung erzeugt. Morphin wirkt danach wie Binz und N. behaupten, ebenso auf die Hemmungsnerven des Darmes, den Splanchnicus, wie Digitalis auf den des Herzens, den Vagus — in kleineren Gaben erregend, in grösseren lähmend.

Man hat sich demgemäss auch die schmerzstillende Wirkung des Morphins bei heftiger entzündlicher Peristaltik wahrscheinlich so zu denken, dass sie abhängt von der Ruhigstellung in Folge von Reizung der Hemmungsnerven.

Aehnlich scheint die Sache bei der Blase zu liegen. Die gewöhnliche schlafmachende Gabe zeigt zwar in der Regel keine Wirkung auf die Entleerung des Harns, grössere Gaben jedoch machen oft Harndrang, den man sich theils durch Reizung des Detrusor, theils durch Lähmung der vom Rückenmark herkommenden eröffnenden Innervation des Sphincter vesicae entstanden denkt. Noch grössere Gaben lähmen auch die den Detrusor versorgenden Nerven, woraus sich die Harnverhaltung im Leben und die gefüllte Blase in der Leiche erklären.

192. **Stolnikow,** *über die Bedeutung der Hydroxylgruppe in einigen Giften. Zeitschr. für physiologische Chemie. 1884, VIII, p. 235.*

In Dosen, in welchen das Morphin auf Frösche bereits tödtlich wirkt, erwies sich die Morphinätherschwefelsäure noch absolut wirkungslos. Wurde die drei- bis fünffache Menge davon eingespritzt, so traten Krämpfe, ja Tetanus auf, so dass die Morphinätherschwefelsäure der Codeïngruppe Schröder's zugezählt werden muss. Auf Puls- und Blutdruck übt die Säure keine Wirkung aus (bei Kaninchen); für Hunde und Menschen ist sie kaum giftig. Bei Einführung von Morphin in den Organismus geht dasselbe nicht in gepaarte Schwefelsäure über; die per os verfütterte gepaarte Säure erscheint im Harn nicht wieder.

193. **Th. Rumpf,** *Untersuchungen über die Wärmeregulation in der Narkose und im Schlaf. Pflüger's Arch. 1884, Bd. 33, p. 538.*

Rumpf zeigt, dass die Narcotica (Morphin, Chloral) neben der Einwirkung auf die Psyche und die Sensibilität auch noch eine solche auf die Wärmeproduction üben, und zwar setzen sie diese Production beträchtlich herab und führen somit zu einer Temperaturabnahme des Körpers.

194. **H. Nicolas,** *quelques recherches sur les effets physiologiques du chandoo (opium des fumeurs).* 4⁰. *Montpellier 1884, Cristin.*

195. **Georg Diedrich,** *über Oxydimorphin und seine Wirkungen auf den thierischen Organismus. 43 pp. Inaug.-Dissert. Göttingen 1883.*

Nach Marmé und D. kann im Organismus aus Morphin Oxydimorphin entstehen.

b) Acute Vergiftungen.

196. **A. B. Hirsch,** *Notes on a case of poisoning from Mrs. Winslow's soothing syrup. Polyclinic. 1884—1885, p. 62.*

197. **L. Queyrat,** *empoisonnement par l'opium; glycosurie et albuminurie. France méd. 1884, p. 30.*

198. **A. Severi,** *breve osservazione sopra un caso di avvelenamento acuto per morfina. Boll. d. Soc. tra i cultori delle sc. med. 1884, No. 2, febbraio.*

199. **Hamann,** *plötzliche Herzlähmung nach subcutanen Morphiuminjectionen bei Angina pectoris. Allgem. med. Central-Zeitung 1884, p. 432.*

200. **D. W. Finlay,** *a case of opium poisoning. The Lancet 1884, I, p. 561.*

Ein Mann nahm irrthümlicherweise eine Pferdemixtur, welche 0·8 Gramm Opium enthielt, sowie etwas Kampher. Er wurde bewusstlos, reactionslos und die Respiration setzte fast ganz aus. Pupillen sehr eng. Therapie: Faradisation, künstliche Respiration, Magenpumpe, subcutane Injection von Aether und Atropin. Völlige Heilung.

201. **H. P. B. Barfod,** *über Verhütung von Vergiftung durch Verwechslung von Medicamenten. Ugeskr. f. Läger. 4 R. 1884, X, 20.*

Barfod ist mehrmals so unglücklich gewesen, durch Verwechslung zweier Arzneien acute Morphinintoxicationen eintreten zu sehen. Es wäre wünschenswerth, dass differente Arzneien immer als solche äusserlich gekennzeichnet werden.

202. **H. H. Taylor,** *case of opiumpoisoning; subcutaneons injection of atropia; rapid recovery; relapse; ultimate recovery. Lancet 1884, p. 937.*

203. *Deat from morphia poisoning. The Lancet 1884, I., p. 228.*

Nach einer zu grossen subcutanen Injection trat der Tod ein.

204. **Krouss,** *eine Morphiumvergiftung. Friedreich's Bl. f. gerichtl. Med. 1883, XXXIV.*

Nach 0·3 Morphin, innerlich genommen, trat fast unmittelbar Narkose, aber erst nach 34 Stunden der Tod ein. Der Fall betraf eine 83jährige Frau. Section: Anämie des Gehirns, keine Stauungsleber, keine Füllung der Harnblase; im Magen und Duodenum zahlreiche Ecchymosen.

205. *Case of opium poisoning &c. The Lancet 1884, I., p. 937.*

Nach Einnehmen einer sehr grossen Menge Opium wurde ein 28jähriger Mensch soporös. Magenauspumpung und Aetherinjectionen sowie Elektricität nützten nichts; er wurde sogar comatös. Da injicirte man 25 Milligramm Atropin subcutan, worauf Patient nach 5 Minuten sich aufrichtete und sagte, es gehe ihm ganz gut. Später trat ein Relaps ein, der jedoch vorüberging.

206. **Manby,** *a case of Morphia poisoning. The Lancet 1884, II., 23 aug., p. 320.*

Bei einer Carcinomatösen war nach einer starken Morphininjection schnell Bewusstlosigkeit und Reflexlosigkeit eingetreten, Pupillen sehr eng, Puls 120 pro Minute. Therapie: 12 Milligramm Atropin wurden subcutan eingespritzt; trotzdem erfolgte der Tod in der vierten Stunde der Vergiftung. Pupillendilatation war nicht eingetreten.

207. ***Alexander Wynter Blyth,*** *Poisons, their effects and detection. A manual for the use of analytic chemists and experts. London 1884, Charles Griffin & Co.*

Dieses Buch enthält unter Anderem eine Tabelle über 1000 Fälle von Selbstmord, welche in England von 1871—1880 vorkamen. In mehr als 40% derselben, soweit sie Gifte betreffen, war Opium das Mittel. Kein anderes Land Europas stellt weiter einen so hohen Procentsatz von Opiumvergiftungen.

208. ***Woltering,*** *eine Morphiumvergiftung. Allgem. med. Centralzeitung 1884, LIII, Nr. 65–67, p. 973.*

Ein zweijähriges Kind erhielt 80 Milligramm Morphinum muriat. in Aq. amygdal. am. gelöst und mit einigen Tropfen Opiumtinctur gemischt als Clysma. Nach 3 Stunden starke Myose und Delirien sowie Harndrang. Auf Eingeben von 4 Tropfen Belladonnatinctur verbunden mit Ausspülung des Darmes trat am anderen Tage Genesung ein.

209. *Death from the effects of morphia. The Lancet 1884, II, p. 1071.*

Ein junger Mensch erhielt wegen einer Verletzung der Hand durch eine Maschine Abends eine subcutane Morphininjection von 15 Milligramm. Morgens wurde er unter allen Erscheinungen einer Morphinvergiftung moribund vorgefunden und starb bald. Weiteres ist nicht bekannt.

210. ***Thad. Reamy,*** *poisoning by one-fourth grain of morphia. Philad. med. Times 1884, XV, p. 259.*

Bei einer 28jährigen kräftigen Person war eine kleine Operation am Cervix uteri und am Perineum gemacht worden, die hinterher etwas schmerzte, und es wurden daher 15 Milligramm Morphin subcutan injicirt. Darauf liess der Schmerz nach, aber es trat nach drei Viertelstunden Coma, Myose, Respirationsverlangsamung und Schwachwerden des Pulses ein. Trotz aller angewandten Mittel erfolgte nach 8 Stunden der Tod. Unter den Mitteln befand sich auch Atropin, welches jedoch, wie Nickles vermuthet, in zu kleiner Dose gegeben worden ist.

c) Chronische Vergiftungen.

211. ***L. Rambaud,*** *morphine et morphiomanes. Journ. de la santé publ. 1884, Nr. 49—52.*

212. ***R. Ball,*** *la morphiomanie. Rev. scient. 1884, XXXIV. 1—5, p. 449.*

213. **A. P. Meylert,** *notes on the opium habit. 2th edition. 16°. 37 pp. New York 1884, Putnam's Sons.*

214. **S. W. Dana,** *delirium closely resembling mania a potu, following the free use of morphine. New York med. Rec. 1884, XXVI, p. 64.*

215. **D. Jonet,** *le morphinisme chronique et l'amorphinisme. Gaz. des hôp. 1884, Nr. 35.*

216. **J. P. Groth,** *über Wiederholung von Recepten, besonders Opiumrecepten. Ugeskr. f. Läger. 4 R., X, 1884, Nr. 17 und 18.*

217. **Mayet,** *über Wiederanfertigung von Recepten ohne besondere ärztliche Verordnung. Ann. d'Hyg. 3 S., XII, 2, p. 179, Août 1884.*

Es ist eine alte Erfahrung, dass durch ein einziges Morphiumrecept Jemand zum Morphinisten werden kann, wofern der Apotheker der Iterirung desselben kein Hinderniss in den Weg legt. Es ist sehr zu bedauern, dass die darüber bestehenden gesetzlichen Verordnungen so wenig beachtet werden.

218. **L. S. Hinkley,** *a remarkable case of the excessive use of morphine. New York med. Journ. 1884, p. 354.*

219. **F. Lussana,** *un caso di morfinismo cronico. Rivista di chimica med. e farmac. 1884, p. 446.*

220. **R. Dohrn,** *angeborne Morphiumsucht. Virchow-Hirsch, Jahresbericht XVIII, Bd. 2, 1884, p. 588.*

221. **S. A. K. Strahan,** *treatment of morphia habitués by suddenly discontinuing the drug. Lancet 1884, p. 561.*

Strahan beobachtete in seiner Praxis einen einzelnen Fall, wo das Morphin (0·4 Gramm pro die) plötzlich entzogen wurde. Heilung sehr fraglich.

222. **M. Notta,** *la morphine et la morphiomanie. Arch. gén. de méd. oct. et nov. 1884, p. 385 und Paris, Asselin & Houzeau, 44 pp.*

223. **Lancereaux,** *du morphinisme chronique. Semaine méd. 1884, 25., IV. p. 233.*

224. **Benjamin Ward Richardson,** *on Morphia-habitués and their treatment. The Asclepiad I, 1, 1884, january.*

Von den drei möglichen Formen der Behandlung des Morphinismus, des Ersatzes durch andere Narcotica, der plötzlichen Entziehung und der allmäligen Entziehung hält er die letzte für die einzig brauchbare.

225. **J. St. Thomas Clarke-Leicester,** *treatment of the habit of injecting morphia by suddenly discontinuing the drug. The Lancet 20 sep. 1884, II, p. 491.*

Clarke hält die plötzliche und absolute Entziehung des Morphins für das einzig Richtige und sucht dies durch eine Krankengeschichte zu beweisen.

226. **Obersteiner**, *die Morphiumsucht und ihre Behandlung. Psych. Centralbl. 1884, VII, Nr. 17, p. 391.*

Manchmal ist plötzliche, manchmal allmälige Entziehung vorzuziehen. Bei der Entziehungscur kann Cocaïn 0·05 pro dosi nützlich sein. Müller-Blankenburg bestreitet letzteres (cf. Cocaïn).

227. **Obersteiner**, *further observations on chronic morphinism. Brain XIX, 1884, p. 323.*

Aus drei weiteren Fällen von chronischem Morphinismus, die er behandelt hat, zieht er den Schluss, dass die Entziehungscur gefährlich ist und nie dauernd hilft.

Der chronische Morphinismus führt zu psychischen Alterationen, ja zu Geistesstörungen.

228. **R. Burkart**, *über Wesen und Behandlung der chronischen Morphiumvergiftung. Volkmann's Sammlung klinischer Vorträge. Nr. 237, 1884, p. 2159.*

Das grösste Tagesquantum von Morphin, welches Burkart bei seinen Patienten constatirt hat, betrug 3·5 Gramm; das geringste, bei dessen dauerndem Gebrauche er chronische Vergiftung eintreten sah, betrug 0·02 pro die. Für das Zustandekommen der Angewöhnung ist es naturgemäss von grösster Bedeutung, wie ein Individuum auf die erste Morphineinspritzung reagirt, denn die Wirkung des Alkaloides äussert sich bei verschiedenen Personen in völlig differenter Weise, wechselnd zwischen den unangenehmsten Vergiftungserscheinungen und der eminent wohlthuendsten Wirkung.

Die Wirkung des Morphins erstreckt sich ausser auf das motorische, sensible und trophische Nervensystem bei der chronischen Intoxication ganz besonders auf das Herz, die Blutgefässe und die gesammte Blutvertheilung. Bei den Sectionen der an chronischer Morphinvergiftung Gestorbenen fanden sich übereinstimmend Circulationsstörungen in fast allen Organen, bedingt durch Stauungen im kleinen Kreislauf.

Mehrfach hatte Burkart Gelegenheit, die Endstadien des chronischen Morphinismus am Lebenden genauer zu beobachten; es fanden sich bei solchen Individuen zunächst verbreitete Circulationsstörungen: mässig verbreitete Herzdämpfung, abgeschwächter

Spitzenstoss, kleiner unregelmässiger Puls, Cyanose, Hydrops und Athembeklemmung. In solchen Fällen, welche meist 50- bis 60jährige Individuen zu betreffen pflegen, die seit langen Jahren Morphinabusus treiben, handelt es sich zuweilen auch um die Entscheidung, ob jene Störungen durch völlige Entziehung oder weitere Beschränkung der gewohnten Morphinmenge zu beseitigen seien. Verfasser räth hier dringend zur Beibehaltung, respective sogar Steigerung des gewohnten Reizmittels, aus der Erfahrung, dass in solchen Fällen völlige Entziehung dauerndes Siechthum oder plötzlichen Tod zur Folge hat, während erneute Zufuhr des Giftes eine nicht unwesentliche Kräftigung selbst sehr elender Individuen herbeiführt.

Ueber die Art der Wirkung des Morphins innerhalb des Organismus gehen die Ansichten bekanntlich noch weit aus einander. Auch darüber, inwieweit chemische Umsetzungen des Alkaloides im Körper stattfinden, ist noch keine völlige Einigkeit erzielt. Burkart hat eine Reihe neuer Versuche angestellt, aus denen hervorgehen soll, dass das in den Organismus eingeführte Morphin nicht als solches, sondern in einer besonderen, nicht genau bis jetzt zu bestimmenden Modification den Körper im Harn wieder verlasse. Bekanntlich steht diese Ansicht der von Marmé sub Nr. 195 geäusserten schroff gegenüber. Marmé behauptet, dass sich Morphin im Harne gesunder und kranker Menschen, wenn es in Dosen von mindestens 0·1 Gramm intern oder subcutan einverleibt wird, mit Sicherheit nachweisen lasse, falls die Nierenfunction nicht alterirt ist. Ein anderer Theil des Giftes soll nach Marmé im Organismus zu Oxydimorphin oxydirt werden. Während also nach Marmé's Ansicht die Controle über die in einer Entziehungscur befindlichen Morphinisten durch die Harnuntersuchung wesentlich erleichtert würde, liegt nach Burkart's Ansicht das Verhältniss nur so, dass im Falle des Vorhandenseins von Morphin im Urin der Nachweis der Morphinaufnahme gesichert ist, während umgekehrt ein morphinfreier Urin durchaus nicht beweist, dass das betreffende Individuum kein Morphin genommen habe.

Der zweite Theil des Vortrages ist der Behandlung der Morphinvergiftung gewidmet. Burkart gehört zu den energischesten Vertretern des Principes der allmäligen Morphinentziehung; er schildert im Beginn dieses Theiles der Arbeit die durch Levinstein's Schilderung bekannten Abstinenzerscheinungen, welche in den ersten Tagen der plötzlichen Morphinentziehung auftreten und gibt ein in vielleicht etwas allzu grellen Farben gemaltes Bild der Levinstein'schen Behandlungsmethode.

Er selbst hat bei seiner Methode, welche nur moralischen, keinen physischen Zwang den Kranken auferlegt, 71% momentane Heilungen erzielt. Allerdings sagt B. auch von seiner Methode, dass „sie nicht frei ist von unangenehmen und plagevollen Begleiterscheinungen, und dass die Kranken sich während der Morphinentziehung tagelang in einem elenden und bejammernswerthen Zustande befinden". Zur Ausführung der Entziehung gebraucht Burkart im Durchschnitt 14—21 Tage; es werden zu den Einspritzungen im Allgemeinen diejenigen Zeiten des Tages gewählt, an welche der Kranke während des Morphinmissbrauches sich gewöhnt hatte, und die tägliche Tagesdosis wird consequent um 0·3—0·2—0·1—0·005 vermindert, indem anfangs grössere, später kleinere Quantitäten täglich entzogen werden. Neben der subcutanen Morphininjection erhalten die Kranken per os 1—2—4mal täglich 0·03—0·04—0·07—0·09 Opium purum oder entsprechende Quantitäten Tinct. op. simplex. Diese Opiumzufuhr bietet den grossen Vorzug, dass die Verdauungsorgane in einem wesentlich besseren Zustande bleiben, als es ohne Opiumgebrauch bei der Morphinentziehung bekanntlich der Fall ist.

Ein wichtiges Agens zur Linderung der Beschwerden und zur Hebung und Erhaltung des Kräftezustandes während der Entziehungscur sind Bäder, die jedoch in sehr verschiedener Weise ertragen werden. Als Stimulantien verwendet B. ausserdem alten Rheinwein und Cognac.

Ferner hat Verfasser auf Grund der Beobachtung, dass die Entziehung des Morphins bei solchen Kranken, die dasselbe per os zu nehmen gewohnt sind, leichter von statten geht, als unter gleichen Bedingungen bei Morphinspritzern, versucht, die Spritzer zunächst zu Morphiophagen zu machen und ihnen dann das Gift langsam zu entziehen. Als schlimmste Zeit für die Entstehung von Rückfällen gibt Burkart die ersten vier Wochen nach beendigter Cur an, doch sind sie natürlich auch später nicht ausgeschlossen. Die Zahl der rückfälligen Morphinisten ist, wie B. offen einräumt, eine unverhältnissmässig grosse.

Sie würde eben nur klein werden, wenn man die Patienten jahrelang unter Schloss und Riegel halten könnte.

d) Therapeutisches.

229. **A. Mühe (Erbisdorf),** *wie soll man Morphium zu subcutanen Injectionen aufbewahren? Bayr. ärztl. Intell. Bl. XXXI, Nr. 28, 1884, p. 312.*

Man soll es nicht in Lösung, sondern in Kügelchen aufbewahren (aus Morphin, Gummi arab. und Glycerin) von bekanntem, aber geringem Gewicht, die dann zu subcutaner Verwendung frisch zu lösen sind.

230. **O. Gourgues,** *sur les injections de morphine. Journ. de méd. de Paris 1884, Nr. 4.*

Man koche vorher die Lösung, um Bacterien etc. zu vernichten.

231. **P. Altvater,** *die Morphiumeinspritzungen (subc. Inj.), deren Wesen und Wirkungen etc. für Jedermann fasslich dargestellt. 3. Aufl. Neuwied 1884, Henser.*

232. **Pierre Vigier,** *Laudanum Sydenhamii. Gaz. hebdom. 2 S. XXI, Nr. 27, 28, 32, 36, 1884.*

233. **D. de Armas,** *las inyecciones hipodérmicas de morfina, tienen ó no influencia desfavorable para el producto de la concepción? Ensayo méd. (Caracas) 1883—1884, p. 126.*

234. **Rennert,** *Extrauterinschwangerschaft im fünften Monate; Tödtung des Fötus mittelst Morphininjection; Heilung. Arch. f. Gynäkol. XXIV, 1884, p. 266.*

235. **Martyn Scudder,** *treatment of cholera in India. New York med. Rec. 6 sept. 1884, p. 255.*

Opiate und Excitantien in den verschiedensten Formen werden empfohlen.

236. **Tunisi,** *cura specifica del cholera. Vicenza, 1884.*

Tunisi hat als Militärarzt viele Cholera-Epidemien mitgemacht und gefunden, dass grosse Opiumdosen im Stadium der sogenannten prömonitorischen Diarrhoe die Krankheit meist coupiren. Er gibt Tinctur. opii crocata, halbstündlich 15—20 gtts.

237. **H. Lippert,** *quelques considérations sur la pathologie et la thérapie du cholera. Conseiller médical, 1884, 15 sept. p. 345.*

Gegen das Erbrechen und die Wadenkrämpfe sind von Zeit zu Zeit kleine subcutane Morphininjectionen zu machen, und zwar an verschiedenen Körperstellen. Wenn der Magen es verträgt, so empfiehlt sich auch Pulvis Doweri innerlich in Dosen von 0·3 Gramm. Nebenbei angesäuerte Eislimonade; ferner Eingiessungen von lauwarmem Wasser mit Opiumtinctur, Chinin und Carbolsäure in den Mastdarm.

238. ***J. Murray,*** *remarks on the treatment of cholera-epidemics in India. Med. Times 1884, 23 aug.*

Das gebrauchteste Choleramittel in Indien sind die auch von den Behörden empfohlenen Carminativpillen, welche bei den ersten Anzeichen der Krankheit sofort gegeben werden. Jede Pille enthält 0·05 Opium + 0·10 Asa foetida + 0·15 Piper nigrum. Höchst komisch ist die von Murray gegebene Erläuterung über die Wirkung dieser Pillen. Dieselben sind nicht etwa ein directes Gegengift gegen die Krankheit, sondern ein kräftiger Reiz für den Magen, dessen Function durch die Cholera lahmgelegt wird. Gelingt es frühzeitig dessen Secretion wieder anzuregen, so werden dadurch (wie?) die Mikroben getödtet. Auf dieser Theorie fussend, will Murray bereits Zehntausende vom sichern Tode gerettet haben.

239. ***A. Netter,*** *effets pernicieux de l'opium administré dans la choléra contre la diarrhée initiale. Nancy 1884, Berger-Levrault & Comp.*

240. ***G. Cornoldi,*** *del colèra e dei suoi rimedii: lettera. 8 edizione riveduta. Venezia 1884, tipogr. Emiliana.*

241. ***Petronio Costetti,*** *contributo alla cura del colèra: appunti pratici. 16°. 13 pp. Bologna 1884, Gamberini e Parmeggiani.*

242. ***Luigi Brucchietti,*** *nozioni sul colèra, modo di preservarsene e prime cure da apprestarsi ai malatti. Risti 1884, Trinchi.*

243. ***A. Cantani,*** *il colèra. 20 pp. Milano 1884. Casa editrice dott. Fr. Vallardi.*

244. ***Viand-Grand-Marais,*** *note sur le choléra asiatique et les soins y opposer. 8 pp. Nantes 1884, Mellinet & Co.*

245. *Istruzioni popolari sul modo di preservarsi dal colèra. Società Fiorentinà d'igiene. 24 pp., 32°. Napoli 1884, G. Civelli.*

246. *Der weitere Verlauf der Cholera in Italien. Deutsche med. Wochenschr. X, 1884, Nr. 45, p. 739.*

Beim Beginn der Krankheit, das geben alle angeführten Autoren über Cholera zu, empfiehlt sich Opiumtinctur innerlich. Gegen das Erbrechen wirken Morphininjectionen sehr gut.

247. ***J. E. Olavide.*** *Sydenham'sche Opiumtinctur bei Diarrhoe. El Genio medico-quirurgico, 7 oct. 1884.*

Olavide hält die Tinct. opii crocata für eins der besten Mittel bei Cholera und glaubt, dass ihre Wirkung durch Abtödtung der Cholerabacillen zu Stande kommt. Daraufhin mit den einzelnen Bestandtheilen dieser Tinctur angestellte Versuche ergaben, dass diese Wirkung nicht dem Opium oder Morphin, sondern vielmehr dem Safran zukomme.

248. **Fr. Th. von Frerichs**, *über den Diabetes. Mit 5 Tafeln. 292 pp. Berlin 1884, Hirschwald.*

Darin pag. 262: Unter den Arzneimitteln des Diabetes steht obenan das Opium, welches in sehr grossen Dosen sehr lange vertragen wird und keine üble Nachwirkungen hervorbringt. Morphin und Codeïn nützen nichts, noch weniger Belladonna, Cannabis ind., Calabar; auch Chinin ist ohne Erfolg.

249. **Bäumler**, *einige Fragen aus der Pathologie und Therapie der Hysterie. Deutsche med. Wochenschr. 1884, Nr. 36, p. 589.*

Bäumler warnt vor der Anwendung der Narcotica bei der Hysterie, besonders vor subcutanen Morphininjectionen, empfiehlt dagegen Massage und Elektricität.

250. **E. Leyden**, *über die Sclerose der Coronararterien und die davon abhängigen Krankheitszustände. Zeitschr. für kl. Med. VII, 1884, p. 459 und 539.*

Morphininjectionen sind im stenocardischen Anfall von zauberhafter Wirkung, wenn die Ursache der schweren Erscheinungen in der Intensität des Schmerzes und der Beklemmung liegt, bei fadenförmigem Puls sind sie jedoch contraindicirt. Amylnitritathmungen sind gefährlich für das Herz und deshalb zu unterlassen.

251. **Tenneson**, *sur la médication aethereo-opiacée. Bullet. gén. de thérap. 1884, 30 juillet, p. 62.*

Nach dem Vorgange von Ducastel behandelte Tenneson Blatternkranke mit Opium (0·15—0·20 extr. opii pro die) innerlich und Aether subcutan (zmeimal täglich 1 cc.) und sah davon, wie er meint, glänzende Erfolge. Die Pusteln kamen nur rudimentär zur Entwicklung oder fielen bald ab; das Fieber war von sehr kurzer Dauer.

252. **G. Pollock**, *an address on the use of opium as an aid to surgery. Brit. med. Journ. 24 april 1884, p. 799.*

Pollock, welcher seit vielen Jahren in London ein sehr beschäftigter Chirurg ist, glaubt, dass das Opium ausser den bekannten noch viele andere Vortheile für den Chirurgen biete.

Es soll bei Ulcerationen und Verschorfungen tonisirend und bei Gangrän und Mortification der Extremitäten direct „heilend auf das Nervensystem" wirken. Auch die locale Anwendung des Opiums sei vortrefflich; die Geschwürsfläche reinige sich, die Granulationen würden kräftiger und es komme zu Epithelumsäumung.

Bei Verschwärung innerhalb der Mundhöhle, wie sie namentlich bei armen verwahrlosten Kindern vorkommt, sah Pollock vom Opium vorzügliche Resultate.

253. **B. Edson,** *Morphia in cardiac disease. New York med. Record 1884, II, p. 401.*

254. **J. B. Yeo,** *lecture on the treatment of acute nasal catarrh Med. Times and Gaz. 1884, 7 june.*

Bei der Behandlung des acuten Schnupfens unterscheidet Yeo eine allgemeine und eine locale Therapie. Zu ersterer rechnet er die Darreichung kleinerer Dosen von Opium „wegen ihres günstigen Einflusses auf die capilläre Circulation"; ferner gibt er bei trockner Nase und Druck in den Stirnhöhlen ebenfalls Opiate neben diaphoretischen Mitteln.

Der von Yeo angenommene günstige Einfluss der Opiate auf die Nase ist der Pharmakologie unbekannt. Dasselbe gilt von der von den folgenden Autoren angenommenen localen Einwirkung des Morphins auf einzelne Schleimhautpartien.

255. **H. V. Bills,** *sulphate of morphia locally in acute coryza. Physician and surgeon. Ann. Arbor. Mich. 1884, VI, Nr. 103.*

Einblasungen von Morphin in die Nase werden gegen Schnupfen empfohlen.

256. **Bresgen-Frankfurt,** *über Behandlung von Pharyngitis und Laryngitis. Deutsche med. W. 1884, X, Nr. 38, p. 621.*

Auf dem internationalen Congress zu Kopenhagen erklärte Bresgen-Frankfurt, besonders gut wirke der kalte Spray (Zink mit Morphin) bei acuter Pharyngitis und Laryngitis im Initialstadium sowie bei den sogenannten Indispositionen der Sänger und Schauspieler.

Dieselbe falsche Ansicht von der localen Wirkung des Morphins theilen Mackenzie (cf. Nr. 105) und Strümpell (cf. Nr. 3), in gewisser Beziehung auch Pollock (cf. Nr. 252).

Mackenzie empfiehlt das Morphin als Schnupfmittel bei Coryza, zu Einblasungen bei nervösem Niesen und bei Tuberculose der Nasenschleimhaut.

Strümpell sagt: Bei Larynxtuberculose empfiehlt es sich, den Larynx mit starken Morphinlösungen auszupinseln, Morphinpulver einzublasen oder Lösungen von Morphin inhaliren zu lassen.

e) Chemisches.

257. ***Maurice Notta,*** *de la recherche de la morphine dans l'urine des morphiomanes. L'Union méd. 1884, Nr. 128.*

258. ***Lugan et Notta,*** *de la recherche de la morphine dans l'urine des morphiomanes. Rev. méd. franc. et étr. 25 oct. 1884, Nr. 43, p. 594.*

Eingenommenes oder eingespritztes Morphin wird grösstentheils unverändert mit dem Harn wieder ausgeschieden, wo es mit Hilfe des Mayer'schen Reagenz leicht nachzuweisen ist.

Derselben Ansicht, dass das Morphin zum Theil leicht in den Harn übergeht, ist auch Krukenberg-Jena. Einen theilweisen Uebergang nimmt, wie wir oben sahen, auch Marmé an. Im pharmakologischen Institute zu Strassburg wurde der Harn einer meiner Patientinnen, welche pro Tag nie unter 1·2 Gramm Morphin subcutan sich einspritzt, vier Monate lang aufgesammelt und verarbeitet. Wenn auch nur ein Procent Morphin in unveränderter Form in den Harn überginge, so hätte sich bei der Verarbeitung mindestens ein Gramm Morphin finden müssen. Es gelang aber selbst Schmiedeberg nicht, mehr als Spuren darin nachzuweisen.

259. ***H. Beckurts,*** *Versuche über die Abscheidung der Alkaloide aus Leichentheilen. Tagebl. d. Naturf.-Vers. zu Magdeburg 1884, p. 313.*

Beckurts machte Versuche zur Abscheidung des Morphins, respective Narceïns ohne Benutzung von Amylalkohol.

260. ***D. B. Dott,*** *über den Verbindungszustand des Morphins im Opium. Deutsch-amerik. Apoth.-Zeitung. Bd. 4, 1884, 571.*

261. ***C. E. Jennings,*** *the subcutaneous injection of morphia. The Lancet 1884, I, p. 562.*

In alten Morphinlösungen bildet sich nach J. und Bedson leicht etwas Apomorphin. Man erkennt dies, wenn man die Lösung mit Kalilauge kocht, wobei die geringsten Spuren von Apomorphin eine Braunfärbung bedingen. Vergl. Nr. 229 und 230.

262. ***H. Ost,*** *die stickstoffhaltigen Derivate der Mekonsäure. 3 Abh. Journ. für prakt. Chem. Bd. 29, 1884, p. 57.*

Die stickstoffhaltigen Derivate der Meconsäure sind als Pyridinderivate aufzufassen, wie bekanntlich auch die der Chelidonsäure.

263. ***Victor Meyer,*** *über Chelidonsäure und Meconsäure. Berl. chem. Ber. XVII, 1884, p. 1061.*

f) Anhang: Das Opiumrauchen.

264. ***George Shearer,*** *the opium habit and its cure. The american Journ. of the med. sciences, oct. 1884, p. 510.*

Schon seit 1880 beschäftigt sich Shearer mit der Opiumfrage, namentlich was das Opiumrauchen anlangt. Ueber die ungeheure Verbreitung dieses Lasters machen wir Deutsche uns ganz falsche Vorstellungen. Besonders China verbraucht ganz ungeheure Mengen Rauchopium, die theils im Lande producirt, theils aus Indien eingeführt werden. Der jährliche Import von Opium von Indien nach China beträgt beinahe 6000 Tonnen. In der Stadt Ningpo, welche etwa 400.000 Einwohner hat, gibt es 2700 Opiumläden. Aus diesen wenigen Angaben kann man sich berechnen, dass auch die Zahl der Opiumvergiftungen keine kleine ist, und man hat sich daher genöthigt gesehen, besondere Krankenhäuser für Opiumvergiftete einzurichten. Eins derselben gibt sogar eigene Krankenberichte heraus, welche Foochow Opium Asylum Reports heissen und jährlich erscheinen. Der Bericht für 1883 und 1884 ist leider noch nicht erschienen.

Die Behandlung der acuten Rauchopiumvergiftung geschieht wie die der Opiumvergiftung überhaupt mit Injection von Atropin. Die chronische Vergiftung wird mit plötzlicher Entziehung behandelt. Vergl. übrigens auch Nr. 194.

Treten dann Inanitionserscheinungen ein, so wird mit gutem Erfolge Cocaïn in Form von Extr. Erythroxyl. Cocae gegeben; vom Coffeïn hat man auch Erfolge gesehen, aber geringere. Die Zahl der rückfälligen Patienten zum Opiumrauchen ist nach den Beobachtungen in Ningpo nur gering. Vergl. auch sub Cocaïn.

Der beim Opiumrauchen in der Pfeife zurückbleibenden Asche schreibt Sh. eine besonders giftige Wirkung zu. Er sagt, dass sie zum Zwecke des Selbstmordes oft benutzt wird.

Bekanntlich hat Thudichum neuerdings (1883) das Opiumrauchen als therapeutisches Mittel auch den deutschen Aerzten anempfohlen. Ich kann dies durchaus nicht billigen. Wir sehen leider, wie in England das Laster des Opiumrauchens trotz aller dagegen ergriffenen Massregeln rapid um sich greift. Bis jetzt ist Deutschland noch davon frei. Warum sollen wir die Gefahr selbst herbeischwören, noch dazu da über die physiologischen Wirkungen des Opiumrauches und die dabei in Betracht kommenden flüchtigen Substanzen zur Zeit absolut noch nichts bekannt ist?

265. *J. C. Lucas, opium-smoking dens of Bombay. The Lancet 1884, I, p. 208.*

2. Ormosin.

Ormosin ist ein nach Harnack in pharmakologischer Hinsicht dem Morphin sehr nahestehender Alkaloid. Es wurde von E. Merck aus den von Holmes botanisch bestimmten Früchten der Papilionacee, Ormosia dasycarpa, welche aus Venezuela kommen und grosse rothe Bohnen darstellen, gewonnen. Diese Ormosia ist nicht zu verwechseln mit den ihr botanisch nahestehenden Species O. coccinea und O. maculata, welche ebenfalls narkotische Gifte enthalten. Früher wurde die Ormosia dasycarpa irrthümlicherweise für eine Erythrina-Art gehalten. Rey und Bochefontaine (1881) fanden die Morphinwirkung derselben. 1883 machte Rey auch Versuche an Patienten, und zwar an Geisteskranken mit Aufregungszuständen und Insomnie, welche ein befriedigendes Resultat lieferten. Auch in dem Heimathlande Brasilien wird der Pflanze allgemein eine hypnotische Wirkung zugeschrieben und sie in diesem Sinne therapeutisch verwandt. Rey gab nach dem Vorgange von Martius Costa vom Extract der Pflanze Dosen bis 1·0 Gramm und sah, von vorübergehender Nausea und Frösteln abgesehen, keine Nebenerscheinungen und neben Ruhe constant Verlangsamung des Pulses. Irrthümlich bezeichnet Harnack die Ormosia als Armosia. Im Jahre 1884 scheint man das Interesse für diese Drogue wieder verloren zu haben, und ich habe gerade aus diesem Grunde dieselbe hier mit aufgeführt, um zu neuen Versuchen darüber anzuregen.

3. Piscidia erythrina.

Der gelehrte Dominicaner Jean Baptiste Labat, welcher 1663—1738 lebte, und der uns unter dem Titel Nouveau voyage aux isles de l'Amérique, contenant l'histoire naturelle de cet pays (Paris 1722, Griffart) ein sechsbändiges schätzenswerthes Werk hinterliess, beschreibt auf p. 432 des ersten Bandes zum erstenmale die Piscidia unter dem Namen bois ivrant, bois à enivrer und gibt an, dass die Eingebornen der Antillen ihre Pfeile damit vergiften. Die von diesen giftigen Pfeilen getroffenen Thiere fallen um und sind wie todt, können aber ohne Schaden gegessen werden. Der Name Piscida erythrina stammt von Lamarque. Dieser Autor benannte noch eine zweite, unserer Piscidia sehr nahestehende Pflanze, die Piscidia carthaginiensis. Diese hat dieselben physiologischen Wirkungen wie die Erythrina.

Hamilton, welcher als Arzt lange auf den Antillen in den zwanziger Jahren dieses Jahrhunderts lebte, berichtete 1830 in einem Londoner Journale über die stark narkotischen Eigenschaften der von ihm als Jamaica Dogwood bezeichneten Piscidia erythrina. Seine Mittheilung erschien vervollständigt im Pharmac. Journal vom 1. August 1844. Als er einst auf den Antillen an einem cariösen, sehr schmerzen Zahne litt, nahm er von der selbstbereiteten Tinctur und verfiel in eine tiefe Narkose, aus der er ohne unangenehme Nachwirkungen erwachte. Später nahm er immer nur nur einige Tropfen der Tinctur auf Watte in den hohlen Zahn.

266. ***E. A. Jones**, Jamaica Dogwood. The therap. Gaz. VIII, 1884, febr., p. 63.*

Mit dem Namen Jamaica Dogwood wird seit alter Zeit eine westindische Leguminose bezeichnet, welche zum Betäuben von Fischen dient. Wann sie zum erstenmale ärztlich verwendet worden ist, hat Jones nicht feststellen können; soviel steht jedoch fest, dass 1845 dieselbe bereits von Hamilton als Narcoticum bei aufgeregten Geisteskranken in Anwendung gezogen und empfohlen worden ist. Jones lernte das Mittel 1847 in St. Vincent in Westindien näher kennen. Es war dort beim Fischfang im allgemeinen Gebrauch; der Geschmack und die Zuträglichkeit der Fische werden durch das Betäubungsmittel nicht beeinträchtigt. Die Piscidia ist ein Baum, welcher an den Ufern der Ströme in Menge wächst, besonders im Osten der Insel. Die Eingebornen benutzen denselben (welchen Theil?) als Schmerzstillungsmittel in Krankheiten. Jones erklärt die Piscidia für eine werthvolle Bereicherung unseres Arzneischatzes, welche wohl im Stande ist, dem Opium Concurrenz zu machen.

267. ***George W. Winterburn**, on the physiological action of Piscidia erythrina. Hahnemannian Monthly, may 1884.*

Im Jahre 1879 wurde von Parke, Davis & Comp. in Detroit ein Präparat auf den medicinischen Markt gebracht, welches als Ersatzmittel des Opiums dienen sollte. Es war ein Fluidextract aus der Wurzelrinde der Piscidia, welches bald sehr häufig gebraucht wurde, und auf welches sich fast alle amerikanischen Angaben über Jamaica Dogwood beziehen.

Winterburn war der Erste, welcher mit dem Extract Versuche an sich selbst, an Thieren und Menschen anstellte. Seine erste Publication erfolgte 1879, eine zweite 1882; die vorliegende ist die dritte. Nach wie vor hat er über das Mittel folgende Ansicht. Die Piscidia ist ein „Cerebrospinalmittel", d. h. sie wirkt hauptsächlich, ja vielleicht ausschliesslich auf das Nervensystem. Sie ist aber kein reines Narcoticum, denn ihre erste Wirkung ist vermehrte Thätigkeit und Leistungsfähigkeit des Gehirns. Darauf folgt ein eigenthümliches Gefühl der Benommenheit; die Gedanken verwirren sich. Dazu kommt eine heftige juckende Empfindung im oberen Theile der Medulla oblongata (? Kobert) und allgemeines nervöses Zittern.

Das erste Stadium, d. h. das der Anregung des Gehirns, fehlte in keinem der sehr zahlreichen Versuche Winterburn's. Er bekam dabei immer das Verlangen, schriftstellerisch thätig zu sein, während Alkohol diesen stimulirenden Einfluss auf ihn nie ausgeübt hat. Etwa eine Stunde später trat das zweite, narkotische Stadium ein, begleitet von Brennen in den Augen, Thränenabsonderung, innerer Hitze, wildem Blick, Niesen und Schnupfen. Dazu gesellt sich Schmerz in den Schläfen und im Ohr, sowie brennende Empfindung im Munde. Weiter ist zu nennen prickelnde Empfindung an der Wurzel des Penis und heftige Erectionen. Dann wird die Athmung mühsam und Schmerz im Sternum, im fünften Intercostalraum, in den Nieren und in den Lenden macht sich geltend. Später kann es zu Opisthotonus und Schmerzen im Rückgrad kommen. Endlich tritt angenehme Ruhe ein.

Moore (ibid.) sah die strychninartigen Spasmen nach einem Theelöffel des Präparates bei einer Frau eine Stunde lang anhalten.

Isaak Ott sah an Thieren Steigerung der Respirationsfrequenz, incoordinirte Bewegungen, Mydriasis, Abstumpfung der Sensibilität, Speichelfluss, Narkose und endlich Verlangsamung der Herzthätigkeit und Tod eintreten. An Fröschen erzeugte das Mittel Abnahme der Sensibilität, Pupillenerweiterung, Narkose, Bewegungslosigkeit. Darauf aber folgte wie beim Morphin ein Excitationsstadium mit Hyperästhesie und Tetanus. Eine curareartige Wirkung findet in keinem Stadium statt.

A. C. Nagle in Philadelphia stellte 1881 fest, dass bei Warmblütern der Tod durch Respirationslähmung eintritt.

Aus seinen eigenen und den Beobachtungen aller anderen Autoren schliesst Winterburn, dass das Mittel in die Codeïngruppe (er sagt in eine Gruppe zwischen Strychnin und Morphin) gehört. Soweit folge ich Winterburn. Ueber die Drogue und die in derselben enthaltenen Substanzen ist weiter Folgendes zu merken.

Mit dem Namen Piscidin wird ein Glycosid und ein Alkaloid der Piscidia bezeichnet. Zur gewöhnlichen Anwendung kommen bei uns jedoch nur die Rinde, ein Fluidextract und ein trockenes Extract (Merck). Ob eines der zwei Piscidine wirklich der wirksame Stoff oder wenigstens der einzige wirksame Stoff ist, ist nicht ausgemacht. Gehe's Handelsbericht sagt über die Drogue:

„Cortex Piscidiae erythrinae (Jamaica Dogwood-Rinde) wurde seit Mitte des verflossenen Jahres viel begehrt, und man bezeichnete sie als wirksames Narcoticum, welches mit gutem Erfolge gegen uterine Kolik, Harnleiden, Krampf, Asthma und gegen Kopfschmerz Anwendung finde. Die Pflanze, welche auch Erythrina piscipula genannt wird, wächst auf den Antillen, und die Rinde soll daselbst zum Fischfange benutzt werden, indem sie in Säcken oder Körben in's Wasser gehängt wird, wodurch nach einiger Zeit die Fische betäubt werden, so dass sie sich leicht fangen lassen. Nach dem British Medical Journal vom 3. November 1883 haben die Drs. James Scott und Mac Grath, Directoren einer Irrenanstalt, diese Drogue erfolgreich gegen nervöse Aufregungen angewandt; Mr. Landowski, der in verschiedenen Richtungen mit Piscidia gute Resultate erzielte, meint, dass dieselbe die Eigenschaften von Opium, ohne dessen Mängel, besitze. Nach neueren Versuchen dürften diese Ansichten wohl zu optimistisch sein; in Breslau soll man wenigstens durchaus nur negative Erfolge gehabt haben."

Die in Deutschland noch wenig bekannte Landowski'sche Arbeit führt den Titel: Effets narcotiques et sédatifes de la Piscidia erythrina. Assoc. française, Rouen 1883.

Das von Hart 1883 dargestellte Piscidin hat die Formel $C_{29} H_{24} O_8$ und bildet farblose sechsseitige Krystallprismen. Es ist in Wasser unlöslich und ist kein Glycosid. Näheres über die Darstellung siehe in meinem Referat in Schmidt's Jahrbüchern Bd. 202, 1884, p. 18.—Firth (1883) sah nach Verabreichung des Fluidextracts bei einem Alkoholisten Schlaf eintreten, bei dem Chloral vergeblich versucht war. Seifert (1883) verwandte ein ähnliches Präparat und beobachtete wie Ott nach 0·2—0·5 Gramm sehr festen Schlaf, am nächsten Morgen leichte Benommenheit, wie nach Morphin, geringe Erweiterung der Pupillen, aber keine Einwirkung auf Puls und Temperatur. Phthisiker, auch solche, bei denen Morphin schliesslich unwirksam blieb, bekamen danach Ruhe.

268. **J. B. Andrews,** *on Jamaica Dogwood. Americ. Journ. of insanity XLI, oct. 1884, p. 199.*

Das Mittel ist keineswegs neu, indem William Hamilton bereits 1844 dasselbe chemisch untersuchte und beschrieb. Auch die narcotischen Wirkungen desselben kennt man längst. 1880 wurde es von James Scott von neuem, und zwar als Ersatz des Opiums empfohlen. Andrews machte mit dem Fluidextract einige Versuche an Geisteskranken und kam zu folgendem Resultate. Die hypnotische Wirkung des Mittels ist ganz unsicher und tritt nur nach sehr hohen Dosen auf, welche Brechen erregen. Zur Behandlung Geisteskranker ist es ganz unbrauchbar.

269. **L. Erede,** *sulla Piscidia erythrina. Riv. di chim. med. e farm. p. 114, Torino 1884.*

270. **Limousin,** *sur l'écorce de Piscidia erythrina. Journal de Pharmacie et de Chimie X, 1884, p. 352.*

271. **Legoy,** *recherches sur les propriétés physiologiques et thérapeutiques du Piscidia erythrina. Thèse de Paris 1884, Nr. 311.*

272. **O. Berger,** *Extr. Piscidiae als Hypnoticum. Breslauer ärztl. Zeitschr. VI, 1884, Nr. 2, p. 17.*

Berger benutzte zu seinen Versuchen ein Fluidextract von Parke, Davis & Co., ein ebensolches von Gehe und zwei trockene Extracte, erzielte damit aber nur negative Resultate an 80 Kranken, denen bis zu ein Gramm Extract gegeben wurde. Uebrigens trat auch keine Pupillenerweiterung ein.

273. **Pribram,** *über die Behandlung der Tuberculose mit Extr. Piscidiae. Compt. rend. gén. I, 1884, Nr. 25, p. 256.*

Weder der Husten noch die Schmerzen wurden durch das Extract. Piscidiae fluidum gemindert, selbst wenn es in Dosen von 2—12 Gramm täglich verabfolgt wurde. Es traten danach überhaupt keine Wirkungen ein.

274. ***Richter (Pankow)***, *über Piscidin. Deutsche med. Wochenschr. X, 1884, Nr. 51, p. 834.*

Richter's Erfahrungen über das Mittel sind ungleich; in einigen Fällen half es, in anderen liess es im Stiche.

275. ***H. K. Wells*** *(Erie, Illin.), Jamaica Dogwood. The therap. Gaz. VIII, june 1884, p. 286.*

Wells berichtet über einen Fall von hysterischer Manie, in dem das Fluidextract von Piscidia erythrina, Abends genommen, Ruhe schaffte, während kein anderes Mittel gewirkt hatte. — Elmore Palmer in Boulder (Colorado) behandelte seine an hartnäckigen ererbten Kopfschmerzen leidende Frau mit dem Mittel, nachdem alle anderen Mittel vergeblich probirt waren. Gleich der erste Theelöffel half. Patientin kann sich auf diese Weise dauernd von den Schmerzen frei erhalten, indem sie von Zeit zu Zeit von dem Mittel nimmt.

276. ***H. Senator***, *über einige neue Arzneimittel. Berl. kl. W. 1885, Nr. 1.*

Senator hat im Jahre 1884 das alkoholische Extract der Piscidia in Dosen von 0·3—0·5 oft gegeben und es besonders bei Migräne nützlich gefunden. Die Patienten, welche mit den heftigsten Kopfschmerzen zu Bett gehen, werden danach ruhiger, wenn sie auch nicht fest schlafen, und sind am anderen Tage von Schmerzen frei. Auch bei anderen Patienten, und zwar Phthisikern, wirkte es beruhigend, aber ohne festen Schlaf zu machen. Das Mittel verdient entschieden weiter geprüft zu werden.

277. ***Jos. Ziteke***, *Jamaica Dogwood. Therap. Gaz. VIII, 1884, p. 159.*

Ziteke theilt mehrere Krankengeschichten mit, in denen das Fluidextract von Piscidia schwache schmerzstillende und einschläfernde Wirkung in Dosen von mehrmals täglich einem Theelöffel gehabt zu haben scheint.

278. ***J. Harley***, *Jamaica Dogwood. Therap. Gaz. VIII, April 1884, p. 162.*

Weder an sich noch an Patienten konnte Hurley irgend eine narkotische Wirkung von Piscidia wahrnehmen.

279. ***C. H. Woodcox,*** *a case of chorea treated with Jamaica Dogwood. The therap. Gaz. VIII, 1884, febr., p. 56.*

Ein elfjähriges Mädchen, welches an heftigem Veitstanz litt, wurde vergeblich wochenlang mit Bromkalium, Chloral etc. behandelt. Ein mehrtägiger Gebrauch von Extr. Pisc. minderte die choreatischen Bewegungen; schon nach acht Tagen konnte Patientin wieder stehen und gehen, und nach 12 Tagen war sie geheilt.

280. ***J. Trueman Davis,*** *Jamaica Dogwood. The therap. Gaz. VIII, 1884, febr., p. 62.*

Ein 48jähriger Mann mit Facialisneuralgie, welcher erfahrungsgemäss Opium gar nicht vertrug, erhielt Piscidia mit sehr gutem und schnellem Erfolg.

281. ***W. T. Thackeray,*** *Jamaica Dogwood. The therap. Gaz. VIII, 1884, jan., p. 17.*

In einem Falle von heftiger Neuralgie des Ram. supra- und inframaxillaris trigemini wurde äusserlich und innerlich Extr. Piscid. angewandt und binnen wenigen Tagen Heilung erzielt, nachdem der Fall vielen anderen Behandlungsweisen vorher getrotzt hatte.

282. ***S. Shepherd.*** *Jamaica Dogwood as an application to burns. The therap. Gaz. VIII, oct. 1884, p. 461.*

Ein in das Fluidextract von Piscidia getauchtes Läppchen wird auf Combustionen zu legen empfohlen. Der Schmerz soll schnell schwinden.

283. ***Otto Seifert,*** *Extractum Piscidiae. Centralbl. f. klin. Med. V, 1884, Nr. 15, p. 237.*

S. (cf. Nr. 267) hat weitere Versuche angestellt und an Phthisikern die morphinartigen Wirkungen des Mittels von neuem bestätigt gefunden. Versuche einiger anderer Aerzte besonders an Phthisikern fielen in demselben Sinne aus. Die Dosis betrug nicht über 0·5 Gramm des trockenen und nicht über 5·0 des flüssigen Extractes. Nebenerscheinungen störender Art kamen nicht vor.

Ich selbst hatte das von Merck dargestellte, in Wasser leicht lösliche glycosidische Piscidin sowie die echte Piscidiarinde und ein Fluidextract von Gehe zur Verfügung, konnte aber 1883 mit keinem dieser Präparate an Thieren oder Menschen narkotische Wirkungen hervorrufen.

4. Cannabin.

Im indischen Hanf (Cannabis indica) sind mindestens vier physiologisch wirksame Körper zu unterscheiden. Ueber einen derselben, das Tetanocannabin, habe ich schon oben (sub Nr. 172) berichtet. Ein zweiter, von Martius 1855 entdeckter, neuerdings Cannabinon genannter, ist im ausgeschwitzten Harz enthalten. Der dritte ist das von L. Siebold und Broadbury 1881 analysirte flüchtige Alkaloid Cannabinin (siehe bei Nicotin), und der vierte das von Merck gefundene Glycosid Cannabin.

284. **August Flörchinger,** *die Cannabis indica in ihrer früheren und heutigen therap. Verwendung. Inaug.-Diss. München 1884, 31 pp.*

285. **Julius Denzel,** *Analyse des indischen Hanfes. Tagebl. der Naturf.-Vers. zu Magdeburg. p. 87. Magdeburg 1884, Faber.*

286. **Bombelon,** *über Cannabin. Pharmaceut. Zeitung 1884, Nr. 38.*

Bombelon stellte aus dem gerbsauren Salze das reine Cannabin dar in Gestalt eines grünlich-braunen, lufttrockenen, nicht klebenden Pulvers, welches geschmacklos und in Wasser ganz unlöslich ist, während es sich in Alkohol leicht löst. Es soll in Dosen von 0·05—0·10 Gramm sicher schlafmachend wirken.

Zu den meisten bisherigen Versuchen wurde das gerbsaure Salz verwandt, für dessen schlafmachende Wirkung in leichten Fällen von Insomnie 1883 Fronmüller und Hiller eintraten. Fronmüller ist für das Mittel enthusiasmirt, während Hiller es kühler empfiehlt und Eickholt selbst nach Dosen von 0·5 Gramm nur in leichten Fällen Schlaf erzielte.

287. **Pusinelli** *(Dresden), Gerbsaures Cannabin als Hypnoticum. Berl. klin. Wochenschr. 1884, Nr. 1, p. 7.*

Dosen von 0·4—1·0 Gramm wirkten als mildes Hypnoticum ohne Nebenerscheinungen. Das Mittel ist indicirt bei der rein nervösen habituellen und neurasthenischen Schlaflosigkeit, sowie bei derjenigen Schlaflosigkeit, welche bei chronischen schmerzlosen Krankheiten mit langdauernder Bettlage vorkommt.

Ein Anodynon ist es entschieden nicht. Fronmüller's emphatische Lobeserhebungen sind unrichtig; Hiller beurtheilt das Mittel richtig.

288. **Pusinelli,** *Versuche mit Cannabinum tannicum und Paraldehyd. Jahresber. d. Ges. f. Natur- und Heilkunde. Dresden 1884.*

Von 63 Kranken, bei denen Cannabinum tannicum versucht wurde, litten 9 an nervöser Schlaflosigkeit und 54 an Schlaflosigkeit nach Apoplexie, Myelitis, bei Carcinomen, Phthise, Herzfehler etc. Der Erfolg war 34mal befriedigend, 29mal gering oder fehlend. Die angewandte Dosis war 0·5—1·5 Gramm. Von Nebenerscheinungen wurden beobachtet Aufregung, Erbrechen, Trockenheit im Halse. Mit Morphin kann das Mittel nicht concurriren.

289. **Richter**, *die therapeutische Wirkung verschiedener Cannabispräparate. Neurol. Centralbl. 1884, Nr. 21, 1. Nov., p. 486, und Deutsche med. Wochenschr. X, 1884, Nr. 51, p. 834.*

Richter verwendete drei von Bombelon dargestellte Präparate, Cannabinum purum, Cannabinon und Haschisch genannt. Letzteres Präparat besteht nach Bombelon aus Cannabin, Cannabinon und Tetanin (gemeint ist wohl Tetanocannabin).

Das Cannabinon wurde bei 14 Kranken verwandt. Bei fünf Frauen bewirkte es in Dosen von 0·05—0·10 mehrstündigen ruhigen Schlaf ohne üble Folgen. Einmal trat danach bei Weibern Collaps und zweimal gar keine Wirkung auf. Bei Männern war ebenfalls die Wirkung sehr gering.

Nach Anwendung des Bombelon'schen Haschisch, 0·05 pro Dosi, traten nur Erregungszustände auf, die jedoch mit dem Haschischrausch nichts gemein haben.

Dieses Bombelon'sche Haschischpräparat ist nicht zu verwechseln mit dem chemisch davon ganz verschiedenen Haschischpräparat, welches 1883 v. Mering zu einer Reihe von Versuchen verwendete (cf. Arch. f. Psychiatrie XV, 1883): Dasselbe führt in Indien den Namen Churrus und fliesst aus den in einer Höhe von 2000 Meter gebauten Hanfpflanzen spontan als harzige Masse aus. Es ist in Wasser auch nach dem Ansäuren unlöslich und ist frei von alkaloidischen Beimischungen; dagegen enthält es geringe Mengen eines ätherischen, aber wirkungslosen Oeles. In Alkohol ist es nur zu $^2/_3$ löslich. Das vom ätherischen Oele befreite Harz rief in Dosen von 0·05—0·15 Gramm bei Menschen nach 1—5 Stunden folgende Erscheinungen hervor: Eingeschlafensein der Glieder, Muskelzuckungen, Ohrensausen, Schwerhörigkeit, Schwindel, Flimmern vor den Augen, dann Lachen, Anregung der Phantasie, Hallucinationen, manchmal zum Schluss mehrstündigen Schlaf. Manche Personen wurden für einige Stunden scheinbar irrsinnig. Ueble Nachwirkungen wurden nicht beobachtet; der Appetit wurde gesteigert, der Stuhlgang nicht beeinflusst. Der Puls ist anfangs beschleunigt, die Pupillen erweitert.

Manche Personen geriethen durch das Mittel in einen Zustand von Flexibilitas cerea. Ich selbst konnte bei zwei Versuchen mit dem Mittel an mir keine rechte Wirkung wahrnehmen. Das Cannabin von Bombelon wirkte in Richter's ersten Versuchen in Dosen von 0·1 beruhigend. Später hat Richter mit den genannten drei Mitteln neue Versuche gemacht, besonders aber über das Cannabinon. Nach diesen neuen Versuchen ist das Cannabinon als ein gutes neues Mittel zu betrachten, um auf Kranke beruhigend einzuwirken. Die Dosis, in der es angewendet wird, beträgt gewöhnlich 0·1 Gramm (in Pulverform), doch kann man in vielen Fällen auch 0·2 und 0·3 geben. Man muss unterscheiden, ob es sich um Geistesgesunde oder Geisteskranke handelt. Bei 0·1 schlafen nicht geisteskranke Individuen immer in guter und angenehmer Weise ohne Nachempfindungen am folgenden Tage, wie Richter einmal an sich selber erprobt. In dem einen oder anderen Falle blieb auch der Erfolg aus; es traten aber keine störenden Nachwirkungen ein. Wie bei allen anderen innerlich gereichten Mitteln kommt es auch bei diesem auf die Zeit an, in welcher es genommen wird. Nimmt man es am Abend, so schläft man uno continuo fort und wacht ohne Belästigung auf. Diese Erfahrung machte R., als er kürzlich Cannabinon nach dem Abendessen nahm. Am Morgen früh genommen, traten bei ihm Erscheinungen ein, wie sie vom Gebrauch von Haschisch bekannt sind. Er hörte (nach 0·1) nur undeutliche Töne, sah undeutlich Licht, war jedoch im Stande, diese Wirkung zu eliminiren. Es trat Schwirren im Kopfe ein und das Bedürfniss zu lachen; dabei hatte er das Gefühl, dass er sich auffallend betrage. — Genau dieselbe Empfindung hatte eine Dame, die das Mittel Abends genommen hatte. Von Bedeutung ist es, ob man beim Gebrauche des Mittels umhergeht oder liegt. Bei einer Dame, die umhergegangen war, trat nach Cannabinon ein förmlicher Collaps ein. Als sie einige Wochen später liegen blieb und die doppelte Dosis nahm, wurde keine derartige Störung entdeckt. — R. kann das Mittel nur empfehlen, da es besser wirkt als andere Schlafmittel.

Gleichzeitig machte R. auf das Piscidin aufmerksam, das in einzelnen Fällen geholfen hat, in anderen aber nicht.

In der Discussion, welche sich an diesen Vortrag anschloss, bemerkte Vogelsang, er habe das Cannabinon auf der Frauenabtheilung in Dalldorf angewandt. Es wurde Cannabinon 0·1 auf 9·0 aq. amygd. am. und dann auch 1·0—2·0 : 150·0 Flüssigkeit gegeben. Die subcutane Dosis betrug 0·1.

Das Mittel kam bei den verschiedenartigsten Erregungszuständen, wie Hysterie, Melancholie etc. in Anwendung. Eine einigermassen wahrnehmbare Wirkung wurde nur in zwei Fällen beobachtet. Das Mittel ist demnach nach V. ganz unzuverlässig. Als unangenehme Nebenwirkung wurde Erbrechen beobachtet. Von der subcutanen Anwendung musste bald Abstand genommen werden, da das Cannabinon irritirend auf das Unterhautzellgewebe wirkte.

Blumenthal (ibid.) hat dasselbe Mittel in vier Fällen versucht. Zweimal sah er nach 0·1—0·2 ziemlich guten Erfolg; in einem dritten trat Schwere in den Beinen, Druck im Epigastrium und Störung im Sprechen ein. Dieser Zustand dauerte 20 Stunden. Bei dem vierten Patienten kam es nach 0·1 Cannabinon zu Schwere in den Extremitäten, Zuckungen, Schwindel, erschwerter Sprache und starker Unregelmässigkeit des Pulses sowie erheblichem Meteorismus. Est nach elf Stunden trat Besserung ein.

Gnauck (ibid.) hat das Cannabinon bei 12 Kranken versucht. Er hält dasselbe wohl für eine Bereicherung der Schlafmittel, doch erreiche es das Chloral an Stärke der Wirkung nicht. Dieselbe tritt ferner zu spät ein und dauert nicht lange genug. Ausserdem ist die Anwendung nicht ohne Bedenken. Eine Hysterische erhielt 0·7 Gramm, ohne dass irgend welche Wirkungen aufgetreten wären; bei anderen Kranken dagegen wurden nach viel kleineren Dosen sehr unangenehme Erscheinungen gesehen, als Unruhe, Zittern und Unsicherheit der Sprache. Alle diese Erscheinungen verschwanden nach einer Morphininjection.

Mendel (ibid.) glaubt aus seinen Erfahrungen schliessen zu können, dass das Cannabinon sich vorzugsweise für Hysterische eigne, denn es sei weniger schädlich als Chloral und Morphin, wenigstens bei fortgesetztem Gebrauche. Dasselbe könne aber niemals als Ersatzmittel des Chlorals betrachtet werden.

290. ***Conrad George***, *liquid Cannabis indica. The therap. Gaz. VIII, aug. 1884, p. 353.*

In einem Falle von sehr starken Blutverlusten bei der Menstruation glaubt G. durch das „normal liquid Cannabis indica" genannte Präparat in Dosen von 6—8 Tropfen mehrmals täglich wesentliche Besserung erzielt zu haben.

291. *Poisoning by Indian tincture. The Lancet 1884, I, p. 262.*

Haschisch und Capsicum waren in einer Tinctur, welche tödtlich wirkte. Ueber die Symptome dieser Vergiftung ist leider nichts mitgetheilt.

Bei einem von Casiccia 1883 mitgetheilten Vergiftungsfalle durch 2 Gramm Extractum cannabis alcoholicum kam es zu starker Steigerung des Bewegungstriebes, Mydriasis, Ameisenkriechen in Händen und Füssen, Brennen im Epigastrium, Trockenheit im Munde, Ideenflucht, Geistesverwirrung, Abnahme des Gedächtnisses und des Gehörs, lärmenden Ausbrüchen von Freude und Traurigkeit, Funken- und Flammensehen und Verlangsamung des Pulses. Erst nach 24 Stunden trat Genesung ein.

James Oliver sah 1883 nach Dosen von 0·05 Extr. Cannabis unangenehmes Gefühl im Kopfe, unwiderstehlichen Bewegungstrieb, manchmal Verlust der willkürlichen Bewegung, der Articulation und des Muskelgefühls eintreten. Nebenbei kam es zu Kriebelgefühl wie beim Eingeschlafensein der Glieder, Trübung des Gesichts und Accommodationsstörungen bei unveränderter oder contrahirter Pupille und beschleunigtem, aber regelmässigem Pulse.

292. ***A. B. Cook,*** *poisoning by cannabis indica. The therap. Gaz. VIII, nov. 1884, p. 515 und American Practitioner 1884, july.*

Ein Mann nahm in suicidialer Absicht eine sehr grosse Dose von Cannabis indica.

Der hinzugerufene Arzt fand eine fast völlige Respirationslähmung, welche die Anwendung von Inductionsströmen nöthig machte. Nach längerer Application starker Ströme auf die Muskeln des Thorax trat Erholung ein.

293. ***Trank Dudley Beane,*** *an experience with Cannabis indica. Buffalo med. and surg. Journ. Mai 1884.*

Wegen allgemeiner Neurasthenie nahm B. früh 3/410 Uhr am 5. März dieses Jahres 0·37 Gramm des normal liquid cannab. ind. und 1·12 Gramm des normal liquid ergot. von Parke, Davis & Comp. (flüssiges Mutterkornextract), worauf er schwindlig und unwohl wurde. Mit Mühe ging er die Treppe in die Höhe zu seiner Frau, wo der Schwindel schnell zunahm; es wurde ihm schwarz vor den Augen, und er musste sich legen. Zugleich bestand ein eigenthümliches Präcordialgefühl und die Empfindung, als ob alle Blutgefässe sich zusammenzögen. Beane liess sich etwas Atropin geben, ohne dass Besserung eintrat. Die Athmung wurde erschwert, der Puls schnell und schwach, dann umflorte sich das Bewusstsein, er glaubte sich schnell fortbewegt; dann wieder war er in einem grossen Tunnel; dann glaubte er, er sei gestorben; dann wieder hielt er sich selbst für eine Holzpuppe etc. etc. Um $4^1/_2$ Uhr erwachte er, war aber noch in einem angeheiterten Zustande und redete dummes Zeug. Er hatte grossen Hunger, konnte aber nur wenig essen. In der Nacht schlief er gut; am folgenden Tage war er noch etwas schwach und schwindlig.

An Patienten, denen er dasselbe oder ein ähnliches Präparat gab, sah Beane immer nur Starre des Kiefers, einmal allerdings auch Ohnmachtsanwandlungen und nervöses Zittern.

V. Die Gruppe des Alkohols u. Chloroforms.

I. Alkohol.

a) Physiologisches.

294. **N. Simanowsky** und **C. Schoumoff**, *über den Einfluss des Alkohols und des Morphiums auf die thierische Oxydation. Pflüger's Arch. d. Physiol. Bd. 33, 1884, p. 251.*

Nach der von Nencki und Sieber kürzlich angegebenen Methode untersuchten Simanowsky und Schoumoff die Beeinflussung der thierischen Oxydationsvorgänge durch Alkohol, Morphin und Dyspnoe und fanden, dass Alkohol und Kohlensäurevergiftung die Oxydation des Benzols zu Phenol stark behindert, während der Einfluss des Morphins ein sehr geringer war.

Die Herabsetzung der Oxydation des Benzols durch Alkohol erklären die Verfasser zum Theil durch eine directe Wirkung des Mittels auf das Protoplasma der oxydirenden Zellen, was, wie wir gleich sehen werden, nach Rumpf nicht zulässig ist. Andererseits wird daran errinnert, dass der Alkohol, indem er oxydirt wird, einen Theil des disponiblen activen Sauerstoffes verbraucht und so dem Benzol entzieht.

Zuntz zieht bei einer gelegentlichen Besprechung dieser Arbeit aus derselben den Schluss, dass die Fähigkeit des Organismus, Benzol zu oxydiren, keineswegs mit der Intensität der gesammten Oxydationsprocesse im Thierkörper parallel geht.

Es sei hierbei an eine Reihe höchst interessanter Versuche erinnert, welche 1883 J. Wolfers über den Einfluss des Alkohols auf den Stoffwechsel gemacht hat (Pflüger's Arch. Bd. 32, p. 222). Direct in's Blut oder in den Magen eingeführter Alkohol wird danach theilweise im Körper oxydirt; der Sauerstoffverbrauch wird dabei erheblich gesteigert (um 11—32%), die Kohlensäureausscheidung viel weniger. Die Wärmeabgabe nimmt aber so stark zu, dass die vermehrte Wärmebildung übercompensirt wird und die Temperatur sinkt.

295. ***Th. Rumpf,*** *Untersuchungen über die Wärmeregulation in der Narkose und im Schlafe. Pflüger's Arch. Bd. 33, 1884, p. 538.*

Die Fähigkeit der Säugethiere, durch Anpassung ihrer Wärmeproduction an die mit der Aussentemperatur wechselnden Wärmeabgabe ihre Körpertemperatur constant zu halten, erlischt auch nach diesem Autor in der Narkose. Die betreffenden interessanten Versuche wurden hauptsächlich an Meerschweinchen angestellt. Diese Thiere behaupten im Normalzustande ihre Eigenwärme vollkommen, wenn man sie aus dem gewärmten Zimmer in eine Luft von + 1 bis 4° C. bringt. Samuel hat früher für Kaninchen denselben Nachweis geliefert. Durch Alkohol, Chloralhydrat, Morphin, Aether oder Chloroform narkotisirt, verlieren diese Thiere jedoch ihre temperaturregulirende Fähigkeit und zeigen im kalten Zimmer, wie jeder Experimentator weiss, einen stetigen Temperaturabfall, der zuweilen bis zu der von Horvath ermittelten Grenze der Lebensfähigkeit unserer Warmblüter, d. h. bis zu + 16° geht. Wenn unter dem Einfluss der Narkose und der kalten Umgebung die Temperatur um eine Anzahl Grade gesunken war, traten bei den Rumpf'schen Meerschweinchen häufig klonische Zuckungen und Zittern auf. Ein Einfluss dieser Muskelthätigkeit auf die stetig absinkende Temperatur liess sich nicht nachweisen.

Der Sauerstoffverbrauch und die Kohlensäureproduction der narkotisirten Thiere wurden in diesem Stadium regelmässig stark herabgesetzt gefunden, und zwar:

durch	Chloralhydrat	bis auf 38%		des Normalwerthes.
„	Morphin	„ „ 56·1	resp. 75·7%	
„	Chloroform	„ „ 62·7%		
„	Alkohol	„ „ 72·1	resp. 67·9%	
„	Aether	„ „ 73·2%		

Um zu entscheiden, ob die Herabsetzung der Oxydation einer directen Wirkung der Medicamente auf die Zellen, speciell die Muskeln zuzuschreiben ist, wurden lebensfrische Muskeln rasch zerkleinert und von dem Breie gleiche Mengen mit gleichen Quantitäten arteriellen defibrinirten Blutes gemischt. Der Muskelbrei bewirkte durch seinen Sauerstoffverbrauch eine Dunkelung des Blutes, welche umso rascher erfolgte, je höher die Temperatur der Umgebung war. Die so gemessene Grösse des Sauerstoffverbrauches der überlebenden Zellen wurde durch Zusatz eines der Narcotica aber durchaus nicht beeinflusst.

Der Ausschluss einer unmittelbaren Wirkung der Narcotica auf die Gewebszellen führt dazu, die von vornherein wahrscheinlichere Annahme, dass sie durch Vermittlung des Centralnervensystem wirken, als die allein zulässige zu erklären. Rumpf nimmt an, dass sie jene Anregung beseitigen, welche unter normalen Verhältnissen stetig den contractilen Geweben vom Centrum her zuströmen. Der Einwand, die verminderte Oxydation möchte nur Folge der geschwächten Energie des Kreislaufes und der Athmung sein, wird durch den Nachweis entkräftet, dass bei den narkotischen Thieren das Muskelvenenblut heller als normal ist. Die Analogie zwischen der Wirkung der Narcotica und der allerdings nur geringen Temperaturherabsetzung, welche beim Menschen durch körperliche und geistige Ruhe, namentlich aber durch Schlaf hervorgerufen wird, erfährt eine ausführliche Discussion. Unter Anderem gibt R. auch eine recht interessante Variation des Experimentes von Senator, dass starke Kältewirkung auf die Haut die Temperatur der Achselhöhle in die Höhe treibt ohne merkliche Aenderung der Mastdarmtemperatur. Er erklärt dies Experiment, wie Zuntz dies früher gethan hat, aus der durch den Kältereiz gesteigerten Wärmeproduction in den Muskeln. R. ignorirt nicht, dass die herabgesetzte Körpertemperatur ihrerseits eine Ursache verminderter Oxydation bildet; man vermisst aber, wie Zuntz gegen ihn mit Recht einwendet, den Beweis dafür, dass die Herabsetzung der Oxydationsprocesse das Primäre, dem Temperaturabfalle Vorangehende und ihn Bedingende ist. Im Gegentheil spricht eine seiner Tabellen dafür, dass meist erst nach begonnenem Absinken der Temperatur die niedrigen Werthe des Sauerstoffverbrauchs beobachtet werden. Will man, so meint

Zuntz, die Wirkung der Narcotica auf den Stoffwechsel rein beobachten, so muss man das Abfallen der Körpertemperatur verhindern, wie dies Wolfers in seinen Versuchen gethan hat. Rumpf's Versuche widerlegen die von Wolfers keineswegs, sie zeigen vielmehr nach Zuntz von neuem, dass die durch Alkohol in mässigen Dosen bewirkte Steigerung des Sauerstoffconsums durch starkes Sinken der Eigenwärme verdeckt, ja sogar übercompensirt werden kann. Für die Beurtheilung des Effects medicamentöser Dosen von Alkohol beim Menschen kommt aber dieses starke Absinken der Eigenwärme gar nicht in Betracht.

296. **Dujardin-Beaumetz,** *du pouvoir toxique des alcools; l'origine des alcools, exerce-t-elle une influence appréciable sur l'energie de leurs effets? Compt. rend. gén. I, 1884, Nr. 14, p. 133.*

D.-B. hat einigen Schweinen vom 1. bis 20. Juli 1879 täglich 1—2 Gramm Alkohol pro Kilogramm Thier eingegeben und die Thiere dann weiter beobachtet.[1]) Zwei derselben starben an anderen Ursachen, zwei an der Vergiftung und drei wurden getödtet.

Die beobachteten Symptome waren: blutiger Durchfall, Brechen, Hämorrhagien und Hyperämie im Darmcanal, Anschoppung der Leber, aber keine Cirrhose; Nieren normal; Congestion des Respirationstractus; fettige Degeneration der Aorte; Vermehrung des Körpergewichts; in vita Trunkenheit, Zittern und Schwäche. Diese Versuche sind neuerdings fortgesetzt worden. Den reinen Aethylalkohol erklärt Verfasser nach diesen seinen Versuchen für relativ unschädlich; schädlicher ist schon der Kartoffelbranntwein.

In Frankreich herrschen über den Verbleib des Alkohols im Organismus zwei verschiedene Ansichten; nach der einen, von Bouchardat gestützten, wird der Alkohol im Thierkörper mehr oder weniger vollständig verbrannt; nach der anderen, von Maurice Perrin 1860 aufgestellten, verlässt er den Körper in toto unverändert. Um diesen Streit zu schlichten, hat D.-B. unter Mitwirkung von Lextrait und Jaillet mittelst eines eigens dazu erfundenen und in der Thèse von Toffier beschriebenen Apparates neue Versuche angestellt und gefunden, dass 1 cc. Alkohol mit 80 cc. Blut gemischt und in einer auf Körperwärme gehaltenen

[1]) Die Details der ersten Versuchsreihen finden sich in dem interessanten Buche: Recherches expérim. sur la puissance toxique des Alcools. Paris 1879, O. Doin.

Flasche beständig arterialisirt, eine chemische Umwandlung in Essigsäure erleidet.

Diese Essigbildung (Acetification) führen nicht die Körpergewebe, sondern das Hämoglobin des Blutes aus. Im lebendigen Thiere bleibt die Umwandlung aber nicht auf der Stufe der Acetification stehen, sondern es wird weiter Natriumacetat und daraus Natriumcarbonat gebildet. Uebrigens erleidet auch nicht der gesammte Alkohol diese Umwandlung, sondern nur ein Theil desselben, ein anderer Theil wird bereits im Darmcanal in Acetat umgewandelt und ein dritter, aber sehr geringer Theil circulirt ungeändert, gelangt zu den Centralorganen des Nervensystems und entfaltet hier seine narkotische Wirkung.

297. ***Béchamp,*** *de l'alcool normal ou physiologique dans les tissus. Compt. rend. gén. I, 1884, Nr. 21, p. 212.*

Mit Rücksicht auf die eben angeführten Auseinandersetzungen von Dujardin-Beaumetz theilt B. mit, dass die Frage nach dem Verbleib des eingeführten Alkohols im Organismus dadurch sehr complicirt sei, dass sich im normalen thierischen Organismus jederzeit Alkohol vorfinde, auch ohne Einführung desselben von aussen. So gelingt es leicht, aus Cadavern Alkohol darzustellen, auch wenn sie noch nicht faul sind. Aus einem Straussenei konnten 2 cc. absoluter Alkohol dargestellt werden. Der Urin von Individuen, welche absolut nichts Alkoholisches zu sich genommen haben, enthält auch im ganz frischen Zustande Alkohol. Ebenso enthalten die Milch der Kuh und der Eselin Alkohol. — Nach welcher Methode der Alkohol nachgewiesen wurde, ist leider nicht gesagt.

298. *Sur l'action physiologique de l'alcool. Discussion vor der Akademie. Bullet. de l'acad. XIII, Nr. 17, p. 521, 22 avril 1884.*

Der Alkohol wird theilweise ausgehaucht, theilweise verbrannt. Aldehyd und Essigsäure sucht man vergebens.

Von den Details der Discussion sei nur das erwähnt, was Perrin sagte (Semaine méd. 24 avril 1884). P. hat noch heute die Anschauung, welche er 1860 vor der Akademie ausgesprochen hat, dass der Alkohol kein Nahrungsmittel ist und im Organismus nicht verbrannt wird. Er habe dies mit Lallemand und Duroy schon damals exact an Hunden bewiesen. Der Alkohol verlangsame durch Einwirkung auf die Nervencentra die Nutritionsinnervation und sei daher ein wahres Sparmittel, unter dessen Einwirkung weniger Stoffwechsel stattfinde.

299. *The alcohol question. The therap. Gaz. VIII, nov. 1884, p. 513.*

In kleinen Dosen kann der Alkohol in gewisser Beziehung als Nahrungsmittel betrachtet werden.

300. ***Jules Jaillet,*** *de l'alcool, sa combustion, action physiologique; son antidote. Thèse de Paris 1884, Doin, 179 pp.*

Die Frage über den Verbleib des Alkohols im Organismus hat selbstverständlich auch die deutschen Gelehrten einmal beschäftigt, ist aber bereits 1883 durch eine ausgezeichnete Arbeit von Bodländer (Pflüger's Arch. d. Physiol. Bd. 22, p. 398) definitiv entschieden worden. Bodländer zeigte nämlich, dass unter gewöhnlichen Verhältnissen und bei Einfuhr nicht zu grosser Mengen mindestens 95 Procent des Alkohols im Körper des Menschen und des Hundes zu Kohlensäure und Wasser verbrannt werden. Die übrigen 4—5 Procent verlassen den Körper des Menschen, theils mit dem Harn, theils durch die Lungen und theils durch die Haut. Bei Hunden konnte jedoch eine Ausscheidung von Alkohol durch die Haut nicht nachgewiesen werden. Zum Nachweis des Alkohols diente eine Chromsäurelösung von bekanntem Gehalt.

301. ***E. P. Hurd,*** *the physiological action and therapeutic uses of alcoholic stimulants. The therap. Gaz. Detroit 1884, VIII, june. p. 241.*

H. hält den Alkohol für ein Sparmittel, für ein Tonicum und für ein Excitans des circulatorischen und respiratorischen Systems.

302. ***H. Newell Martin*** *and* ***Lewis T. Stevens,*** *the action of ethylic alcohol upon the dog's heart. Studies from the biological laboratory of the Johns Hopkins University, Baltimore, Vol. II, 1883—1884.*

303. ***Rioschiro Maki,*** *über den Einfluss des Kamphers, Coffeïns und Alkohols auf das Herz. Inaug.-Dissert. 59 pp. Strassburg 1884, Schulz & Comp.*

M. untersuchte den Einfluss des Alkohols auf's Herz an Kalt- und Warmblütern. Bei Fröschen wurde der Williams'sche Apparat benutzt, weil dieser Apparat der einzige ist, mit Hilfe dessen man eine künstliche wirkliche Circulation hervorbringen kann.

Wurden bei Versuchen an diesem Apparat dem circulirenden Blute etwas grössere Mengen 10procentigen Alkohols (0·5 bis 1·0 cc.) zugemischt, so trat ein allmäliges Absinken des Blutdruckes ein, während das Herz verlangsamte grosse Pulsationen machte. Dieselben Quantitäten 1—2procentigen Alkohols verursachten dagegen eine geringe Steigerung des Blutdruckes; zugleich wurden dabei die Contractionen des Herzens etwas energischer und der Puls beschleunigter. Diese Beschleunigung des Pulses und Steigerung des Blutdruckes traten auch nach vorheriger Abschwächung der Herzthätigkeit durch neutrale Kupferlösung hervor. Dem entsprechend liess sich auch bei Säugethieren nach kleinen Alkoholdosen eine Steigerung des Blutdruckes hervorbringen, wenn dieser vorher durch Kupfer herabgesetzt worden war; jedoch bedürfen diese letzteren Versuche, wie Maki zugibt, noch weiterer Bestätigung.

304. **Bergesio e Mosso**, *contribuzione allo studio della circolazione cerebrale. Giornale dell' Academia di med. di Torino 1884, fasc. 3, marzo.*

Bei vergleichenden Untersuchungen über den durch Paraldehyd, Morphin und Alkohol hervorgebrachten Schlaf ergab sich der Schluss, dass die genannten drei Mittel weder durch Anämie noch Hyperämie des Gehirns wirken, sondern durch eine chemische Veränderung der Zellen der Grosshirnrinde.

Ueber die ähnlichen Versuche von Curci siehe unten (sub Nr. 442).

305. **M. Nencki**, *die Alkoholfrage. Ein Vortrag. Corresp. f. schweiz. Aerzte XIV, 1884, p. 105.*

Wie Bodländer nimmt auch Nencki an, dass von einer grossen einmaligen Gabe Alkohol 95% im Organismus verbrannt werden; das Uebrige verlässt den Körper hauptsächlich durch die Niere, weniger durch die Lunge und die Haut. Die Verbrennungsproducte sind Kohlensäure und Wasser. In ähnlicher Weise wird auch der Alkoholantheil, welcher im Phenylmethylalkohol und Oxyphenylmethylalkohol (Saligenin) enthalten ist, verbrannt, und nur die Benzoësäure, resp. die Salicylsäure bleibt übrig. Zu dieser Verbrennung bedarf der Alkohol aber des activen Sauerstoffs; diesen entzieht er den Geweben des Körpers und setzt dadurch die in denselben und auf Kosten derselben stattfindenden Oxydationsprocesse herab. Bei mit N. Sieber ausgeführten Untersuchungen über die physiologische Oxydation hat sich N. überzeugt, dass sowohl Menschen wie Thiere normalerweise auch innerhalb eines Zeitintervalls von mehreren Monaten stets nur einen bestimmten constanten Bruchtheil von eingegebenem Benzol zu Phenol, Brenzkatechin und Hydrochinon oxydiren, dass dagegen die gleichen Thiere bei Vergiftung mit Phosphor, schweren Metallen, in der Aether- oder Chloroformnarkose, sowie bei gewissen Krankheiten bedeutend weniger Phenol zu bilden vermögen. N. hat sich diese Erscheinung, gestützt auf die Untersuchungen Claude Bernard's (1878) über die Art der Wirkung der Anaesthetica auf Pflanzen und Thiere in der Weise gedeutet, dass durch das anästhesirende Mittel die Irritabilität des Protoplasmas aufgehoben werde. Cl. Bernard sah, dass, wenn z. B. ein frischer Muskel Aetherdämpfen ausgesetzt oder in den lebenden Muskel ätherhaltiges Wasser eingespritzt wird, die Muskelfaser bei hinreichender Einwirkung zu vollkommener Gerinnung gebracht wird und dann für immer todt ist. Vor diesem Endzustand jedoch lasse sich durch geeignete Verdünnung des Aetherwassers, sowie zeitiges Aufhören mit der Injection ein Zustand herbeiführen, wo der Muskel einzig und allein seine Reizbarkeit verliert. Jetzt ist er anästhesirt und nach einiger Zeit erholt er sich vollkommen.

Da nun Aethylalkohol in grösseren Dosen ähnlich wie Aether anästhesirend und schlafmachend wirkt, so hat Simanowski auf Nencki's Veranlassung den Einfluss des Alkohols auf die Oxydation des Benzols untersucht, wobei sich das interessante Ergebniss herausstellte, dass Alkohol in 50procentiger Lösung schon in Dosen von 1 Gramm pro 1 Kilogramm Körpergewicht sowohl bei Thieren wie bei Menschen die Oxydation des Benzols im Organismus merklich herabsetzt (cf. oben sub Nr. 294). In Folge dieser Herabsetzung der Oxydation kann in gewissem Sinne der Alkohol als Sparmittel betrachtet werden, denn wenn er nicht im Organismus anwesend ist, verbrennen statt seiner Kohlehydrate und Fette. Dieser Ersatz darf aber kein immerwährender sein, denn wir dürfen annehmen, dass Lecithin, Cholesterin und Gallensäuren — drei sehr wichtige Körperbestandtheile — aus den Fetten bei deren Verbrennung entstehen und diese Entstehung wird bei fortwährender Alkoholzufuhr behindert.

Dass der Alkohol ein Narcoticum ist, ist bekannt. Danillo hat übrigens auch experimentell gezeigt, dass die Erregbarkeit der Hirnrinde durch Alkohol schnell und beträchtlich abnimmt.

Dass das gesammte Protoplasma des Körpers unter längerer oder intensiverer Einwirkung des Alkohols, nachdem es eine Zeit lang gelähmt war, degenerirt, ist ebenfalls bekannt. So beobachtete Ebstein, dass die Zellen der Magendrüsen schon nach mehrstündiger Zufuhr starker Alkoholica trübe und granulirt wurden; im Lumen der Pylorusdrüsen war eine feinkörnige gelblich-braune Masse angehäuft und in den hochgradig veränderten Zellen der Drüsen zeigten sich deutliche Fetttropfen. Von den Organen des Körpers reagirt nächst der Magenschleimhaut am lebhaftesten auf den Alkohol die Leber. Nach dem Urtheil bewährter Kliniker (Frerichs) soll die Lebercirrhose übrigens niemals durch Wein und Bier, sondern nur durch Schnaps hervorgebracht werden. Die Schädlichkeit des Schnapses beruht nicht allein darauf, dass der Alkohol in ihm so concentrirt ist, sondern auch darauf, dass neben Aethylalkohol in ihm noch Isopropylalkohol, Propylalkohol, Butylalkohol, Methylpropylcarbinol, Amylalkohol, Aldehyd, Essigsäureäther und andere Substanzen enthalten sind, deren Wirkungen kaum bekannt sind. Dujardin-Beaumetz und Audigé haben ferner bewiesen, dass der Alkohol bei chronischer Vergiftung den Schweinen umso schädlicher war, je mehr Fuselöl er enthielt (cf. oben sub Nr. 296).

b) Therapeutisches.

306. **B. Robert,** *uso del alcohol en el tratamiento de la pulmonía. Rev. méd. de Sevilla 1884, IV, p. 9—328.*

307. **P. Verdós,** *accion terapéutica del alcohol en las pneumo- y cardiopatias agudas. Obra premiada. El Cosmos, 249 pp. Madrid 1884.*

308. **Rodsewitsch,** *zwei Fälle von heftigem Erbrechen bei Schwangeren. Russkaia Medicina 1884, Nr. 28.*

In beiden Fällen beseitigte der Genuss von Bier, in mässigen Quantitäten vor und bei den Mahlzeiten genossen, das sonst unstillbare Erbrechen schnell und dauernd.

309. **P. Poljansky,** *Bier bei unstillbarem Erbrechen der Schwangeren. Russkaia Meditzina 1884, Nr. 35, p. 726.*

Auf die Empfehlung von Rodsewitsch wandte auch P. mit grossem Erfolg Bier (zweimal täglich 1 Glas vor dem Essen) bei Vomitus gravidarum an.

310. ***Keller,*** *Whisky as an anaesthetic. The Lancet 1884, II, p. 78, 12 july.*

In Arcansas macht man die Patienten vor Operationen mit Whisky betrunken, in welchem Zustande natürlich nur sehr geringe Chloroformmengen nöthig sind, um eine complete Narkose zu erzielen.

311. ***S. J. Radcliffe,*** *the treatment of diphtheria by alcohol. Philad. med. Times XIV, 1884, p. 673.*

Der Nutzen des Alkohols ist für R. bei Diphtheritis ein ganz unbestreitbarer, und zwar wirkt er in dreierlei Weise, erstens local antiseptisch, zweitens als Tonicum auf das Herz, und drittens als Sparmittel für den Organismus. Einige Krankengeschichten sollen den Nutzen des Mittels bei Diphtheritis beweisen.

312. ***Giron,*** *sur le traitement du varicocele par les injections d'alcool. Bullet gén. de thérap. 1884, Nr. 4.*

313. ***Carl Schwalbe,*** *die radicale Heilung der Unterleibsbrüche. 58 pp. Berlin 1884, L. Gerschel.*

Schwalbe hat sich ein gewisses Verdienst um die Therapie der freien Hernie erworben, als er im Jahre 1876 mit dem Vorschlag auftrat, die radicale Heilung der Hernie durch Alkohol-Injectionen in die Umgebung des Bruchsackes herbeizuführen. Was dieser Methode den anderen gegenüber den Vortheil sichert, ist die vollkommene Gefahrlosigkeit derselben, und der Umstand, dass dieselbe auch von chirurgisch minder geübten Aerzten leicht ausgeführt werden kann. Was die Erfolge anbelangt, so sind die Meinungen zwar divergirend, stimmen aber darin überein, dass durch die Injectionen eine Verengerung der Bruchpforte erzielt wird. Das Büchlein von Sch. gibt die Methode der Alkohol-Injectionen in ausführlicher Weise wieder und enthält eine Reihe von Krankengeschichten, welche dieselbe und deren Effect illustriren. Von der Methode selbst ist Folgendes zu merken: 1—2 Centimeter von der Bruchpforte des reponirten Bruches entfernt werden 3 cc. 20—70procentiger Alkohol subcutan injicirt. So mehrere Tage fort. Erfolge ausgezeichnet.

314. ***J. Robinson,*** *alcoholic injections in uterine haemorrhage. The Brit. med. Journ. 1884, II, 8 nov. p. 907.*

Whisky-Injectionen in die Uterushöhle werden bei Blutungen von R. empfohlen.

315. **Th. F. Hopgood,** *alcoholic injections in uterine haemorrhage. The Brit. med. Journ. 1884, I, p. 810.*

c) Acute Vergiftung.

316. **A. Ollivier,** *du purpura alcoolique. Paris méd. 1884, IX, p. 289.*

317. **M. Lamcke,** *abbassamento enorme della temperatura interna in un alcoolico; emorragia nella midolla allungata. Boll. d. clin. Napoli 1884, I, p. 37.*

318. *Acute alcoholic poisoning. The Lancet 1884, II, p. 118, 19 july.*

Ein vierjähriger Knabe trank aus einer Flasche mit Brandy, bekam Convulsionen, Sopor, Koma und starb 24 Stunden darauf. Die Therapie hatte in Brechmitteln bestanden, welche auch reichliche Alkoholmengen nach aussen beförderten.

d) Chronischer Alkoholismus.

319. **Dujardin-Beaumetz,** *recherches expérimentales sur l'alcoolisme chronique. Bull. de l'acad. de méd. 1884, p. 471 und 521.*

320. **Dujardin-Beaumetz** et **Audigé,** *recherches experimentales sur l'alcoolisme chronique. 62 pp. Abdruck aus Tempérance 1884, 2, Paris 1884, Doin.* (Cf. oben sub Nr. 296.)

321. **E. Carroll Morgan,** *a variety of asthma, due to chronic alcoholism. Philad. med. Times XIV, 1884, Nr. 430, p. 614.*

Durch eine auf centraler Lähmung beruhende Paralyse der Stimmbänder kann es nach M. beim chronischen Alkoholismus zu typischen Anfällen von Asthma kommen, und wird dadurch leicht zu Verwechslungen mit anderen Formen der Asthma Anlass gegeben.

322. **Edm. Rose,** *Delirium tremens und Delirium traumaticum. Deutsche Chirurgie, Lieferung 7. Stuttgart 1884, Enke.*

323. **R. Paladini,** *Pellagra od alcoolismo. Gazz. med. it. Lombardia 1884, Nr. 2.*

324. **L. Véron,** *cirrhoses paludo-alcooliques. Arch. gén., sept. 1884.*

325. **G. A. Jaladon,** *alcoolisme et cirrhose. Paris 1884, Davy.*

326. **H. Gilson,** *de la cirrhose alcoolique graisseuse. Paris 1884, J. B. Baillière et fils.*

Gilson theilt wie sein Lehrer Lancereaux die Lebercirrhosen in syphilitische, alkoholische und malarische ein. Das Wesen der alkoholischen besteht nach ihm in fettiger Degeneration des Leberparenchyms. Therapeutisch sind dagegen zu versuchen Milchdiät, Hydrotherapie und Jodkalium.

327. **T. D. Crothers,** *inebriate automatism. Chicago 1884, 9 pp.;* ferner *Journ. of nervous and mental sc. 1884, april.*

Der „trunkfällige Automatismus" (Thomsen-Berlin) kommt nach Cr. in drei Formen vor. Entweder die betreffenden Individuen benehmen sich durchaus geordnet wie immer, oder sie zeigen ein ihrem sonstigen Charakter durchaus widersprechendes Verhalten, oder es besteht eine triebartige Neigung zu criminellen Handlungen gegen das Leben und Eigenthum Anderer. In allen Fällen besteht aber eine völlige Amnesie (blank of conscience, trance) für die betreffende Periode. Meistens geht das Stadium des Automatismus mit excessivem Alkoholgenuss einher, oder es folgt demselben. Die Anfälle von Automatismus können sich später auch ohne neue Zufuhr von Alkohol, z. B. im Gefängniss, wiederholen und sind daher gerichtlich-medicinisch sehr wichtig.

328. **T. D. Crothers,** *acute impulsive inebriety. The New York med. Record, 13 sept. 1884.*

Acute Trunksucht befällt Personen, die vorher mässig gelebt haben, zerstört aber deren geistige und physische Kräfte schnell. Alle Fälle enden in periodische oder continuirliche Trunksucht. Ohne Hospitalbehandlung ist dabei nichts zu erreichen.

329. **Lasinski,** *über die Sehschwäche in Folge von Alkohol- und Tabaksgenuss. Mit einer Tafel. Festschrift zum 50jährigen Jubiläum von Prof. Szokalki, hsg. von E. Talko. Warschau 1884, polnisch.*

330. **W. Uhthoff,** *über die Veränderungen des Augenhintergrundes in Folge von Alkoholismus, sowie über die pathologisch-anatomischen Veränderungen bei der Alkoholamblyopie. Berl. klin. Wochschr. 1884, Nr. 25, pp. 385 und 397.*

Bei 14 Procent der Alkoholisten nimmt man eine diffuse Trübung der Netzhaut, besonders an der Papille wahr. Sehr häufig ist ferner eine partielle atrophische Verfärbung der äusseren Papillenhälfte. Bei der Autopsie findet man partielle neuritische Sehnervenatrophie, charakterisirt durch starke Wucherung des interstitiellen Bindegewebes mit erheblicher Kernvermehrung, ferner durch Neubildung von Gefässen mit verdickten Wandungen und durch Atrophie der Sehnervenfasern.

331. **Lapersonne,** *de l'amblyopie toxique. Union méd. 1884, p. 657.*

332. **Bollinger**, *über die Häufigkeit und Ursachen der idiopathischen Herzhypertrophie in München. Deut. med. W. X, Nr. 12, p. 180.*

In einem Vortrage führt Bollinger aus, dass die in München so häufige und für das Leben gefährliche idiopathische Hypertrophie und Dilatation des Herzens weder durch Myocarditis noch im Zusammenhange mit Rheumatismus ac. articulorum erklärt werden könne, sondern als eine toxisch functionelle Hypertrophie aufzufassen ist, bedingt durch habituellen Bieralkoholismus und eine concurrirende Plethora. Die lethale Insufficienz des Herzens sei in vielen Fällen anatomisch unklar; B. ist geneigt, eine toxische Wirkung des Alkohols auf das Herz anzunehmen, was indessen nicht allgemein anerkannt wird.

333. **A. S. Coe**, *the effects of alcohol poisoning on the heart. The Indiana med. Journal III, Nr. 4, oct. 1884 (Indianapolis), p. 78.*

Chronische Alkoholisten leiden an Störungen eigener Art, welche vom Herzen ausgehen. Der Puls wird klein, fadenförmig und aussetzend, die Herzthätigkeit unregelmässig, der Schlaf dadurch gestört und das Gefühl von Inanition, ja Todesangst im wachen Zustande hervorgerufen. Dieses Gefühl veranlasst diese Menschen, meistens von neuem etwas Alkohol zu sich zu nehmen, weil diese neue Portion als Stimulans auf das Herz wirkt und sämmtliche unangenehme Erscheinungen verschwinden lässt. Es ist Sache der Aerzte, solchen Menschen, welche noch ganz gut gerettet werden können, ein anderes Excitans in die Hand zu geben, welches ebenso wirkt, ohne Alkohol zu enthalten. C. fand ein solches im Nitroglycerin, welches er den Patienten in Gestalt von Pillen zu 0·5 Milligramm in die Hand gibt. Meist genügt schon eine Pille, um den geradezu unerträglichen Zustand zu beseitigen.

334. **C. Moeli**, *Statistisches und Klinisches über Alkoholismus. Charité-Annalen, IX, 1884, p. 524.*

M. beobachtete einen Fall von chronischem Alkoholismus mit Lähmungserscheinungen in den Extremitäten. Bei der Section fanden sich die pheripheren Nerven degenerirt. Sie waren also der Ausgangspunkt der paralytischen Symptome gewesen.

335. **W. H. Broadbent**, *alcoholic poisoning. The Lancet 1884, I, p. 295,* und *Brit. med. Journ. 1884, I, p. 358.*

Ein Mann, welcher starken Abusus mit Portwein trieb, bekam eine von unten anfangende allgemeine Muskelparalyse, die schliesslich auch die Athemmuskeln ergriff und ihn tödtete.

336. **Seeligmüller,** *über Myelitis der Potatoren. Neurolog. Ctrbl. 1884, Nr. 20, 15. Oct., p. 476.*

S. berichtet vier Fälle, in welchen er eine Spinallähmung bei Potatoren annehmen zu dürfen glaubt. In zwei dieser Fälle kam es, nachdem wiederholt Schwäche in den Beinen bestanden hatte, eines Tages plötzlich zur Lähmung beider unteren und dann auch beider oberen Extremitäten. Dabei heftige Gliederschmerzen, die als Hyperästhesie noch geraume Zeit fortbestanden, und ein Gefühl von Vertaubung in Händen und Füssen, welches sich bald verlor. An den gelähmten Extremitäten entwickelten sich in rapider Weise starke Contracturen, Greifenklauen, Beugecontracturen in Hand und Ellenbogengelenk, an den Füssen Klumpfussstellung. Die Erregbarkeit der Nerven und Muskeln war für beide elektrische Ströme herabgesetzt; Entartungsreaction fehlte. Dagegen trat schnell Atrophie der Muskeln auf. Blase, Mastdarm, Potenz intact. Zeitweiliger Nachlass im Abusus der Spirituosen bewirkte Besserung der Erscheinungen, besonders der Contracturen.

337. **Krüche,** *die Pseudotabes der Alkoholiker. Deutsche Med.-Ztg. II, 1884, p. 229.*

338. **Dreschfeld,** *on alcoholic paralysis. Brain 1884, XXVII, july, p. 200.*

Dr. unterscheidet zwei Arten von Motilitätsstörungen bei chronischen Trinkern.

Die Alkoholataxie bietet so ziemlich das Bild der Tabes mit Incoordination der Bewegungen, lanzinirenden Schmerzen und Blasenstörungen, jedoch schützt das Fehlen von Arthropathien, von Oculomotoriusparese und von spinaler Myose vor Verwechslung in der Diagnose. Diese Pseudodabes schliesst sich ferner in ihrem Auftreten direct an Alkoholexcesse an und verschwindet bei Abstinenz von Alkohol spurlos, so dass selbst das Kniephänomen wiederkehrt. Wirkliche Paralysen und Atrophien fehlen ganz.

Bei der eigentlichen Alkoholparalyse findet sich eine Parese oder auch eine Paralyse mit Atrophie an den unteren Extremitäten, besonders an den Extensoren; ferner Sensibilitätsstörungen, bestehend in Hyperästhesie mit nachfolgender Anästhesie sowie Perversion der Temperaturempfindung; weiter Herabsetzung oder sogar Verlust der Reflexe und der Sehnenphänomene; bisweilen endlich noch Röthung und Oedem der Knöchel und des

Hand- und Fussrückens. Die Nerven und Muskeln weisen deutlich Entartungsreaction auf.

In einem Falle, der ausser den beschriebenen Symptomen noch reflectorische Pupillenstarre mit Myosis bei intacter Intelligenz zeigte, ergab die Section ein völlig normales Gehirn und Rückenmark; auch die Clarke'schen Säulen, die hinteren Wurzeln und die Muskeln waren gesund. Dagegen fand sich eine multiple periphere Neuritis (Lancereaux) der gemischten Nerven. Dr. weist auf die Aehnlichkeit dieser Alkoholaffection mit der progressiven multipeln Neuritis hin, von der sie sich aber durch den weniger acuten und progressiven Verlauf und durch die Beschränkung auf die Extensoren unterscheidet. Weiter bespricht Dr. die Aehnlichkeit dieser Affection mit der Bleivergiftung, indem er noch darauf aufmerksam macht, dass ebenso wie bei dieser letzteren so auch im Gefolge des chronischen Alkoholismus viscerale Neuralgien, wie Kolik, Obstipation, ja Angina pectoris vorkommen können.

339. *Paralysie alcoolique. Gaz. des hôp. 1884, Nr. 124, p. 985.*

Ist eine Recapitulation der Ansichten von Lancereaux und Charcot.

340. **Gilles de la Tourette.** *Les paralysies alcooliques. Gaz. des hôp. 1884, p. 785.*

341. **C. Moeli,** *über einige symptomatologische und path.-anat. Verhältnisse des Alkoholismus. Berl. kl. W. 1884, Nr. 14, p. 223.*

Sehr häufig tritt bei Alkoholdeliranten Epilepsie auf. Sehr häufig kommt es zu gleichmässig diffuser Trübung der Netzhaut und zu partiellen Atrophien der temporalen Papillenhälften. Mit den epileptischen Anfällen im Zusammenhange tritt eine concrete Einschränkung des Gesichtsfeldes meistens mit Hemianästhesie verbunden ein. — Häufig finden sich weiter bei Alkoholisten Sensibilitätsstörungen, wie Hyperästhesien, Reissen in den Gliedern etc. Häufig findet man als Ursache davon Degenerationsprocesse in den peripheren sensibeln Nerven.

342. **J. M. Lwow,** *chronischer Alkoholismus als Ursache von Frühgeburt. Medicinski Westnik 1884, Nr. 33, russisch.*

343. **B. B. Fox,** *exaltation in chronic alcoholism. Journ. of ment. sc. XXX, 1884, july, p. 233.*

344. **Th. M. Madden,** *alcoolism of children. Brit. med. Journ., aug. 1884.*

In Grossbritannien scheint der chronische Alkoholismus selbst bei Kindern nicht selten zu sein. Madden sah in Dublin bei achtjährigen Kindern Delirium und Barlow bei Kindern mehrmals alkoholische Lebercirrhose mit Ascites.

345. **Kirn** *(Freiburg), Trunksucht und Dipsomanie. Deut. med. Wochschr. 1884, Nr. 34, p. 545.*

Die sogenannten Quartalsäufer, welche nur periodisch trinken, sind Geisteskranke, die in Folge ihrer Krankheit trinken, während der gewöhnliche Trinker umgekehrt in Folge seines Trinkens geisteskrank wird. Das Quartalsaufen ist eine periodische Melancholie. Der Kranke trinkt, um sich von quälenden Vorstellungen und Empfindungen zu befreien. Erblichkeit spielt eine grosse Rolle.

346. **Witte** *(Basel), über einige klinische Beziehungen des Alcoholismus chronicus. Berl. klin. Wochschr. 1884, Nr. 7, p. 110; Laehr's allg. Ztschr. für Psychiatr., Bd. 40, 1884, p. 827.*

W. glaubt, dass das Studium der Alkoholfrage in der Literatur und Praxis zu folgenden Sätzen berechtigt. Der Alkoholismus äussert sich als Schwächeform des Centralnervensystems und diese documentirt sich in psychischen, sensibeln, sensuellen, secretorischen, vasomotorischen und trophischen Bahnen und Centren. Der Alc. chronicus hat zwar Beziehungen zur progressiven Paralyse, ist davon aber durchaus verschieden. Letztere macht diffuse, erstere locale Störungen des Centralnervensystems (Herde embolischer und hämorrhagischer Natur).

347. **Hugh D. Rodman** *(New Haven Kent.), injurious effects of alcoholic beverages; alcoholic liquors in their relations to health laws and regulations. Philad. med. Times XV, 1884, 1. nov., p. 99.*

Der chronische Alkoholismus füllt die Irrenhäuser mit Patienten, bei denen durchwegs eine sehr schlechte Prognose gestellt werden muss. Aber auch diejenigen Alkoholisten, welche nicht in die Irrenhäuser kommen, sind nicht gesund, sondern beim Ausbruch einer Epidemie erliegen sie derselben am ersten. So erlagen in Glasgow beim Ausbruch der Cholera (1832) von den Temperenzlern 19 Procent, von den Alkoholisten aber 91 Procent. In Montreal waren von 1000 Personen, welche in demselben Jahre an der Cholera starben, nur zwei Teatotalers.

348. **E. Cauderlier,** *l'alcoolisme en Belgique; premier rapport sur le remède au mal. La crise économique. 31 pp. Bruxelles 1884, Manceaux.*

349. **J. P. Mierzejewski,** *Beitrag zur Lehre vom Alkoholismus. Przeglad lekarski 1884; Petersb. med. W. 1884, Nr. 36, p. 375.*

Das typische Bild einer acuten Geisteskrankheit nach Alkoholgenuss ist das Delirium potatorum, von dem M. drei Grade unterscheidet. Der schwerste Grad ist das Delirium febrile mit Temperaturen von über 39° C.; es ist beinahe absolut letal. Von anderen Symptomen dieses Deliriums sind zu nennen Träume, Hallucinationen und Muskelzittern. Die Träume bilden eine constante Erscheinung während des Schlafes und spielen sich nur im Gesichtssinn ab, ohne die Gehörsphäre zu berühren, so dass der Kranke wohl die Personen im Traume agiren, aber nicht sprechen sieht. Ein Deliriumanfall beginnt stets mit Träumen. Die Hallucinationen tragen denselben Charakter wie die Träume, nur mit dem Unterschied, dass sie in allen Sphären auftreten, z. B. auch im Gehörsinn. Am lästigsten aber bleiben immer die Gesichtstäuschungen, welche ohne Zweifel zum Theil auch durch die Unruhe und das Zittern des Brücke'schen Muskels hervorgerufen werden. Durch Einträufelung von Eserin, wobei dieser Muskel unbeweglich wird, werden die Gesichtstäuschungen in hohem Grade gemildert. Während eines solchen Deliriumsanfalles tragen alle Leistungen des Patienten ein reflectorisches Gepräge; er wehrt sich gegen Angriffe, will sich retten etc. Weiter existirt bei Alkoholikern ein Zustand, welcher an psychische Epilepsie errinnert und vom Verfasser als alkoholischer Somnambulismus bezeichnet wird. 1882 hat ihn auch Crothers (cf. Nr. 227) unter dem Namen trance state beschrieben. Das charakteristische Zeichen eines solchen somnambulen Säuferanfalles ist eine totale Amnesie; beim gewöhnlichen Delirium kommt diese nicht vor.

350. *Die Trunksucht und ihre Bekämpfung durch die Vereinsthätigkeit. 2. Aufl. 61 pp. Berlin 1884, Enslin.*

351. **L. Gabriel,** *du réveil du délire alcoolique chez les buveurs. 60 pp. Paris 1884, Ollier-Henry.*

352. **G. Thomann,** *real and imaginary effects of intemperance and drunkenness. Astatistical sketch etc. 167 pp. New-York 1884.*

353. **W. Ackroyd,** *the history and the science of drunkenness. 126 pp. London and Manchester 1884, Simpkin.*

354. **H. Kuborn,** *rapport de la commission qui a examiné les mémoires de concours sur les effets de l'alcoolisme au point de vue matériel et psychique tant sur l'individu que sur sa descendance. Bullet. de l'acad. roy. de méd. de Belgique 1884, p. 355,* und *Bruxelles 1884, A. Manceaux, 101 pp.*

355. ***H. Kuborn,*** *rapport sur les mémoires du concours 1880—83, relatif aux effets de l'alcoolisme au point de vue matériel, psychique et médico-légal. 161 pp. Bruxelles 1884, A. Manceaux. Extr.*

356. ***Lentz,*** *de l'alcoolisme et de ses diverses manifestations considérés au point de vue physiologique, pathologique, clinique et médico-légal., 564 pp. Bruxelles, Manceaux 1884.*

357. ***T. D. Crothers,*** *treatment of inebriety. Med. and surg. Reporter 1884, LI, p. 61.*

358. ***J. L. Perriman,*** *the destructive effects of alcool. Med. and surg. Report. 1884, II, p. 337.*

359. ***E. T. Bruen,*** *some of the effects of alcoholism. Boston med. and surg. Journ. 1884, II, p. 241.*

360. ***F. Nikolajew,*** *Alkoholismus in St. Petersburg. Wratsch 1884, p. 5.*

361. ***J. P. Mierzejewski,*** *über Alkoholismus. Russ. Ztschr. f. Psychiatrie und Neuropath. 1884, Lief. 2. (Cf. Nr. 349.)*

362. ***Lubelski,*** *de l'alcoolisme en Pologne, communication faite à la Société médico-psychologique. 12 pp. Paris 1884, Boudet.*

363. ***J. Parrish,*** *alcoholic inebriety. Philadelphia 1884. Blakiston & Co.*

Der Alkoholismus nimmt in Amerika zu, trotz zahlloser Vereine, welche das Gegentheil bezwecken.

364. ***Schuler,*** *die Ernährungsweise der arbeitenden Classen in der Schweiz und ihr Einfluss auf die Ausbreitung des Alkoholismus. Bern 1884, Stämpfli.*

Der in der Schweiz immer mehr um sich greifende Alkoholismus kann nur gemindert werden, wenn die Volksernährung eine bessere wird. Vertheuerung des Schnapses allein führt nicht zum Ziel.

Dass auch in Deutschland der Alkoholmissbrauch zunimmt, beweist die sub Nr. 334 besprochene Publication von Moeli, aus der hervorgeht, dass die Zahl der an Delirium tremens behandelten Patienten in der Charité seit $3^1/_2$ Jahren ganz enorm zugenommen hat.

365. ***A. Vergo,*** *über das Irrenwesen in Italien. Erlenmeyer's Ctrlbl. f. Nervenheilk. VII, 1884, Nr. 22, p. 527.*

In Italien hat der chronische Alkoholismus seit 1874 entschieden zugenommen. Er ist jetzt am verbreitetsten in Ligurien. Der Absynthmissbrauch ist am stärksten in Ligurien und Sicilien und ist daher dort die Anzahl der Epileptiker am grössten.

366. ***Josef Jones,*** *quarantine and sanitary operations of the Board of Health of the state of Louisiana during 1880—1883. Baton Rouge 1884, 393 pp.*

Nach J. verursachte der Alkoholmissbrauch in Louisiana in den bezeichneten vier Jahren 5000 Todesfälle, und $^{6}/_{7}$ der Insassen der Irren-, Zucht- und Arbeitshäuser dieses Landes kamen durch den Alkohol in diese Anstalten.

367. ***F. Nikolajew,*** *Alkoholismus in Petersburg. Wratsch 1884, Nr. 1.*

Aehnlich wie in England, so fällt auch in Russland, speciell in Petersburg, das Maximum von Alkoholvergiftungen auf die warme Zeit von Juli bis September.

368. ***E. Bary,*** *über Delirium tremens in Petersburg, auf Grund 30jährigen Materiales aus dem Maria-Magdalenen-Hospital. Wratsch Nr. 5, 1884.*

Wie Nikolajew, so kommt auch Bary zu dem Resultat, dass es während der kalten Jahreszeit weniger Alkoholismus gibt als während der warmen. Das Maximum fällt auf den August, wo die hellen warmen Abende sehr zu Excessen anregen. Von bedeutendem Einfluss sind auch die politischen und socialen Verhältnisse. Mit der Aufhebung der Leibeigenschaft und der Besserung der socialen Verhältnisse (namentlich der Finanzen) nahm der Alkoholismus in Russland gewaltig zu; Theuerung, Cholera, gelbes Fieber liessen ihn dagegen stark abnehmen.

369. ***A. Comstock,*** *chronic alcoholism. The therap. Gaz. VIII, 1884, febr., p. 57.*

C. empfiehlt zur Heilung der Trunksucht folgendes Verfahren: Ein Infus der Sierra-Salbei (Rocky mountain sage) wird anfangs unter Zusatz von viel Alkohol als Arznei gegeben und dann die Menge des Alkoholzusatzes allmälig verkleinert. Das Mittel hat einen bitteren Geschmack, welcher den Alkoholisten angenehm ist, und wird gern genommen. Auch Citronensaft kann man noch zusetzen. Die Verdauungsorgane werden beim Gebrauche des Mittels allmälig wieder normal und es kann völlige Heilung eintreten.

e) Hygienisches.

370. ***Heymann,*** *auf welche Weise kann man am besten dem Missbrauch von Alkohol vorbeugen? Deutsche med. W. 1884, X, Nr. 46, p. 753.*

H. empfiehlt das sogenannte Gothenburger Ausschanksystem. In der an diesen Vortrag sich knüpfenden Discussion behauptete der Franzose Lunier (auf dem Congress in Kopenhagen), nur diejenigen Getränke seien gesundheitsschädlich, in welchen der Alkohol nicht gelöst, sondern nur suspendirt sei; deshalb komme der Alkoholismus auch nur in Gegenden vor, wo man keine gebrauten und gegohrenen alkoholischen Getränke geniesse. (? Ref.)

371. *Alcohol for Students. The Lancet 1884, I, p. 175.*

Die Studenten sollen nicht Abstinenzler werden, aber dem Alkohol nur in mässiger Weise zusprechen.

372. ***Henry Leffmann,*** *what constitutes alcoholic excess? The Indiana med. Journ. III, 1884, Nr. 5 (Indianapolis), p. 85.*

In Uebereinstimmung mit Wood, Bartholow und Pepper plaidirt L. dafür, dass Alkohol nur zu den Mahlzeiten und stets in grosser Verdünnung getrunken wird. Ein halbes Glas Whisky (mit viel Wasser) und zwei Gläser Bier zu den Hauptmahlzeiten ist allenfalls unschädlich; grössere Quantitäten sind unbedingt schädlich.

E. P. Hurd (cf. Nr. 301) giebt zu, dass der Alkohol in irgend einer Form so lange getrunken werden wird, als das irdische Dasein noch ein so sorgenvolles und jämmerliches bleibt, welches es jetzt ist. Es hat daher auch gar keinen Sinn, die ganze Menschheit zu Teatotalern machen zu wollen; die Erreichung dieses Ziels ist unmöglich. Wohin der systematische Alkoholgenuss führt, das sieht man an den Deutschen, und sollte ihr Beispiel allerdings für alle anderen Nationen abschreckend wirken. — In Krankheiten ist der Alkoholgenuss oft geboten; aber auch hier soll man nicht, wie R. B. Todd, die Patienten zu systematischen Säufern machen.

373. ***A. Layet,*** *les conséquences sociales de l'alcoolisme. Rev. sanit. de Bordeaux 1884, p. 171.*

374. ***A. J. Devoisins,*** *notes d'hygiène agricole; l'alcoolisme des campagnes; action spéciale de l'eau-de-vie de cidre sur l'économie. 40 pp. Paris 1884, Doin.*

In der sub Nr. 305 angeführten Abhandlung (Vortrag vor Schweizer Aerzten) kommt Nencki zu dem Schlusse, dass der Staat dafür Sorge tragen muss, dass der Alkohol, welcher zum Trinken dienen soll, möglichst fuselfrei ist. Da es keinem Zweifel unterliegt, dass alkoholische Getränke für die Ernährung vieler Menschen absolut unentbehrlich und als Genussmittel von überaus hohem Werthe sind, so soll der Staat den Verkauf derselben nicht zu erschweren suchen, sondern er soll suchen, die gefährlichen stark alkoholhaltigen Getränke dadurch zu verdrängen, dass er die mit geringem Alkoholgehalt weniger besteuert und ihre Fabrication unterstützt.

375. **E. P. Hurd,** *on the importance of using pure liquors in medicine; the adulterations of liquors; how to obtain pure liquors. The therap. Gazette, VIII, aug. 1884, p. 342.*

376. **J. v. Mering,** *über Weinverbesserung. Separatabdr. aus dem Arch. f. öffentl. Gesundheitspflege in Elsass-Lothringen, nebst Discussion darüber im ärztlich-hygienischen Vereine für Elsass-Lothringen vom 27. Nov. 1884.*

Aus den interessanten Erörterungen über obiges Thema dürfte Folgendes von allgemeinem Interesse sein.

Es kann wohl kein Zweifel darüber bestehen, dass die Winzer und Besitzer geringer Lagen ihren Wein unbedingt verbessern müssen, da sonst der Ruin dieser Leute unausbleiblich ist. Wer die traurige Lage kennt, in welcher sich in manchen Gegenden, z. B. an der Mosel, unsere Weinbauern befanden, wenn einmal einige Jahre nur schlechter Wein wuchs, und wer weiss, dass noch Anfangs der fünfziger Jahre in jetzt wohlhabenden Orten grosse Armuth herrschte, weil die sauren Weine nicht verkäuflich waren, der muss es mit Freuden begrüssen, dass es dank der Weinverbesserung möglich ist, auch die sauersten Weine geniessbar und verkäuflich zu machen.

Man behauptet vielfach, der schlechte Weinabsatz rühre von der Weinverbesserung und Weinfabrication her; dies ist aber eine unrichtige Ansicht, und es ist eine unbegründete Befürchtung, dass durch die Erhöhung der Production die Weinzüchter benachtheiligt werden. In einem Jahre, wo man viel und guten Wein erhält, ist dieser immer verkäuflich; ist der Wein aber schlecht, so wird er nur dadurch verkäuflich, dass er eben verbessert werden kann, während er früher, auch beim niedrigsten Preise, nicht oder nur schwer abgesetzt werden konnte. M. erinnert in dieser Beziehung an die 1877er und 1879er Weine; dieselben waren sehr leicht verkäuflich, wenn sie als gallisirte in den Handel kamen oder zur Kunstweinfabrication benutzt wurden. Er selbst habe verschiedene Weinproducenten im Elsass klagen hören, dass die 1882er Weine, da sie so säurereich und alkoholarm, fast alle noch unverkauft in den Kellern lagerten.

Früher hatten diese Producenten auch in den sauersten Jahren leichten Absatz für ihre Weine gefunden, weil dieselben verbessert in den Consum gelangten, während der reine, unveränderte 1882er Traubenwein (den sie wohl im Hinblick auf das Nahrungsmittelgesetz nicht verbesserten) selbst bei den eifrigsten Schwärmern für reinen Naturwein keinen Anklang fand.

In Frankreich, wo die Phylloxera bekanntlich sehr grosse Verheerungen angerichtet, bleibt die Ziffer der Weinausfuhr an sich immer annähernd gleich und beträgt etwa 3 Millionen Hektoliter. Die Möglichkeit dieses grossen Exports beruht, abgesehen davon, dass Frankreich spanische und italienische Weine importirt, zum Theil nur darauf, dass dieses Land seine geringen Weine petiotisirt, gallisirt, mit Sprit und Wasser mischt und mit anderen Weinen coupirt. In Frankreich, besonders in Burgund, ist es allgemein üblich, die Weine zu petiotisiren und den Wein der seconde cuvée mit dem ursprünglichen Weine zu verschneiden.

Trotzdem in Frankreich die Weinverbesserung so vielfach geübt wird, erfreuen sich die Weine der feinen und guten Lagen mindestens eines ebenso hohen Preises als bei uns.

Was sich nun in dieser Beziehung in Frankreich, einem der grössten und renommirtesten Weinländer der Welt, durch jahrelange Erfahrung bewährt hat, dürfte wohl auch bei uns keine nachtheiligen Folgen haben, zumal unsere deutschen Weine, welche viel mehr der Ungunst des Klimas ausgesetzt sind, weit mehr noch der Verbesserung bedürfen.

Die französische Regierung hat bei verschiedenen Anlässen sich wiederholt dahin ausgesprochen, dass sie nicht beabsichtige, verschiedene Operationen, die im Handel üblich seien, z. B. Weine zu verbessern, oder selbst solche, die dazu dienen, dem Geschmack des Publicums oder dem Bedürfniss des Marktes nachzukommen, in den Kreis des Strafrechts zu ziehen. Die Regierung will und soll nicht Verbesserungen, sondern nur betrügerische Alterationen bestrafen.

Wir in Deutschland sollten doch wissen, dass der grösste Theil der bei uns consumirten kleinen französischen Rothweine kein reiner Naturwein, sondern entweder petiotisirt oder gallisirt ist oder einen Zusatz von deutschem Sprit und Wasser erhalten hat.

Der französische Wein wird überall gefragter, und zwar einmal deshalb, weil in Frankreich die Weine in grossem Massstabe verbessert werden und dann auch, weil man in diesem Weinlande von Processen über Weinverfälschung selten hört. Die Franzosen sind im Handel praktische Leute; sie thun, als ob Verbesserung und Vermehrung des Weines ihnen ganz unbekannt wäre. Ein deutscher Oenologe fragte vor wenigen Jahren einen französischen Collegen auf der Weltausstellung in Wien, wie es mit der Weinfabrication in Frankreich stehe, und was man über diese Frage denke. „On ne discute pas cela chez nous, Monsieur", war die Antwort. Vom hygienischen Standpunkte aus müssen wir, wie bereits bemerkt, der Verbesserung und Vermehrung des Weines unbedingt das Wort reden, da es auf diese Weise möglich ist, in grösserem Massstab ein gesundes und billiges Getränk darzustellen. Man muss bestrebt sein, gerade für den armen Mann einen billigen und schmackhaften Haustrunk zu bereiten, da wir in diesem ein vorzügliches Mittel gegen die immer mehr überhandnehmende Branntweinpest erblicken.

Man wird es trotz der sogenannten Mässigkeitsvereine nie dahin bringen, dass der Arbeiter alkoholhaltige Getränke völlig meidet; er bedarf eben dieser Genussmittel, welche in mässigen Gaben angenehm erregend und belebend wirken. Man soll nur bestrebt sein, dem Manne den Alkohol in nicht zu concentrirtem Zustande zu reichen, da der häufige Genuss des Alkohols in concentrirter Form, wie ihn die Branntweintrinker geniessen, zu bedeutenden Störungen (chron. Darmkatarrh etc.) führt.

Wir müssen vom sanitären Standpunkte aus nicht allein der Weinverbesserung das Wort reden und die Fabrication von Obstweinen möglichst fördern, sondern selbst die eigentliche Weinfabrication, welche man anscheinend zu verbieten im Begriffe steht, als berechtigt anerkennen. Vom Standpunkte des reellen Weinhandels mag das Verbot der Kunstweinfabrication mit vollem Rechte verlangt werden, denn die Kunstweine werden meistens nur zum Zwecke der Täuschung dargestellt, und ihre Fabrication benachtheiligt sowohl die Consumenten als die Producenten und untergräbt den ehrlichen Weinhandel. Die Consumenten werden getäuscht, sie kaufen einen Gegenstand zu einem höheren Preise als dem wirklichen Werthe, d. h. den Darstellungskosten, entspricht, und es lässt sich nicht leugnen, dass die Kunstweinfabrication, die namentlich in den letzten zehn Jahren enorm zugenommen hat, die Existenz der weinbautreibenden Bevölkerung auf's höchste gefährdet. Aber im Interesse der Gesundheit und der allgemeinen Moralität müssen wir die Darstellung und den Consum jedes billigen Getränks, welches den Alkohol in verdünntem Zustande enthält, also auch des Kunstweins, vorausgesetzt natürlich, dass derselbe gesundheitsschädliche Stoffe nicht enthält, begünstigen, da wir hierin ein Mittel erblicken, den Branntweingenuss einzuschränken. Jedoch müssen wir im Interesse der Weinproducenten und Consumenten ausdrücklich verlangen, dass Kunstwein, der wenig oder gar keinen Wein enthält und sich auch wesentlich von einem verbesserten Weine unterscheidet, nur unter der Bezeichnung Kunstwein verkauft werden darf, und es dürfte sich empfehlen, den Kunstweinen solche Eigenschaften zu ertheilen, welche sie sofort als solche erkennen lassen. Man gebe ihnen z. B. eine gewisse Farbe (etwa Karmin), welche den Kunstwein auf den ersten Blick von „Wein" unterscheidet. Ich bin überzeugt, dass sich das Publicum daran gewöhnen wird, bewusst Kunstwein zu trinken, wie dasselbe sich auch an den Genuss von anderen künstlichen Getränken, wie Bier, Branntwein, Champagner etc., gewöhnt hat.

Auf dem Wege der Hefe- und Tresterweinfabrication könnte man es möglich machen, ein sehr billiges weinähnliches gesundes Getränk herzustellen, welches nicht nur bei der armen Bevölkerung weinbautreibender Gegenden, sondern gerade in den Gegenden (z. B. Ostpreussen etc.), wo man die Rebe nicht kennt und Branntwein das Nationalgetränk darstellt, Anklang finden könnte. Wir geniessen im Branntwein den Alkoholgehalt in so concentrirter Form, weil nur ein starker Weingeist dem Geschmacke entspricht. Wollten wir eine Flüssigkeit, welche nur 10 pro 100 statt 50 pro 100 Sprit wie der gewöhnliche Branntwein enthält, in den Consum einführen, so würden wir auf unüberwindliche Hindernisse stossen, da ein so dünnes körperloses alkoholhaltiges Getränk, welches keine Extractivstoffe enthält, durchaus keinen Beifall finden würde. Stellen wir dagegen durch Vergährung einer Rohrzuckerlösung mit Trestern oder Hefe ein Getränk dar, welches 8 bis 10 pro 100 Alkohol und etwa 5 pro 1000 Weinsäure enthält, oder bereiten wir durch Vergährung von Stärkezucker unter Zusatz von 5 pro 1000 Weinsäure ein Getränk, welches ausser dem Säuregehalt und dem durch die Gährung entstandenen Alkohol und Glycerin noch

1 bis 2 pro 100 Dextrin (letzteres bedingt besonders, wie schon öfters erwähnt, einen körperreichen Geschmack) enthält, so haben wir ein Getränk, welches einen vollmundigen, schmackhaften Charakter besitzt und unbedingt nicht die gesundheitsschädlichen Wirkungen des Branntweingenusses nach sich zieht.

Zum Schlusse berührt M. noch kurz die Frage, ob ein richtig verzuckerter Wein unter der Flagge „Wein" im Handel segeln darf, oder ob wir für ihn eine specielle Bezeichnung verlangen müssen. Man könnte von manchem Gesichtspunkte aus verlangen, dass ein gallisirter Wein auch als solcher im Handel bezeichnet werde; so lange man aber im Auslande, namentlich in Frankreich, gallisirte und petiotisirte Weine beliebig darstellen und unter der Firma „Wein" verkaufen und nach Deutschland importiren darf, so lange müssen wir, da die Chemie bis jetzt meist unvermögend ist, ein rationell verbessertes Product von dem nur aus reinem Traubensaft entstandenen Wein zu unterscheiden, in Deutschland nicht allein die Weine rationell verbessern, sondern auch deren Verkauf als „Wein" gestatten, wenn wir nicht unsere eigenen Interessen zu Gunsten des Auslandes schädigen wollen.

Würden die Regierungen aller weinbautreibenden Länder auf gemeinsamer Basis Verordnungen erlassen, welche bestimmen, dass die verbessernden Manipulationen beim Verkaufe ausdrücklich angegeben werden müssen, so wäre das eine Massnahme, welche Deutschland nicht zu Gunsten des Auslandes benachtheiligte und in jeder Beziehung willkommen geheissen werden müsste.

M. kommt also schliesslich zu folgenden Consequenzen:

Vom hygienischen Standpunkte aus können wir gegen alle Manipulationen, welche eine Weinverbesserung und Weinvermehrung anstreben, sofern sie mit nicht gesundheitsschädlichen Stoffen vorgenommen werden, keine Einwände machen, sondern müssen denselben geradezu das Wort reden.

Die Discussion am 27. November 1884 drehte sich hauptsächlich darum, ob man zur Weinverbesserung Stärkezucker nehmen dürfe, und stimmte M. darin mit Hoppe-Seyler und einigen anderen Rednern überein, dass der Stärkezucker einen sehr guten, gesunden Kunstwein liefern kann, wofern nicht noch andere gefährliche Zusätze dazu kommen.

377. ***Egger,*** *Bemerkungen zur Prüfung des Weines auf Kartoffelzucker. Arch. für Hyg. II, 2, 1884.*

378. ***E. List,*** *Süssweine. Vortrag, gehalten auf der dritten Versammlung der Freien Vereinigung bayerischer Vertreter der angewandten Chemie zu Nürnberg am 24. März 1884. Hamburg 1884, L. Voss.*

Der auf dem Gebiete der Untersuchungen von Weinen, ganz speciell auch der Süssweine, als Autorität anerkannte Verfasser weist in dieser Schrift auf die zahlreichen Unzukömmlichkeiten hin, welche zur Zeit durch die mangelnde Präcision der Begriffe: Kunstwein, Süsswein, besonders in steuerrechtlicher Hinsicht auftreten und oft zu schweren Schädigungen der Betroffenen führen.

379. ***Eugen Borgmann,*** *Anleitung zur chem. Analyse des Weines. Wiesbaden 1884, Kreidel. 168 pp. mit 2 Tafeln in Farbendruck und 23 Holzschnitten.*

Ein unter Fresenius entstandenes, sehr brauchbares Buch.

380. ***C. Reitlechner,*** *zur Frage der diätetischen Weine. Wien. med. Wochenschr. 1884, p. 171.*

381. *Beschlüsse der vom kaiserl. Gesundheitsamte berufenen Commission zur Berathung einheitlicher Methoden für die Analyse des Weines. Chem. Ctrlblatt. 1884, Nr. 35, p. 652.*

382. ***Max Barth,*** *die Weinanalyse. Commentar der im kaiserlichen Gesundheitsamte 1884 zusammengestellten Beschlüsse der Commission zur Berathung einheitlicher Methoden für die Analyse des Weines. Zugleich ein Leitfaden zur Untersuchung und Beurtheilung von Weinen. Mit einem Vorwort von Hofrath Professor Dr. J. Nessler. Mit 7 Abbildungen auf einer Tafel. Klein 8°. Taschenformat. Mit 7 Holzschnitten. Hamburg 1884, L. Voss.*

383. ***P. C. Plugge,*** *Samenstelling en werking van geneesmiddelen. Nederl. Tjdschr. v. geneesk. 1884, p. 769.*

384. ***Pelman,*** *über Trinkerasyle. Centralbl. f. allg. Gesundheitspflege 1884, p. 57.*

385. ***E. List,*** *der sogen. „Hamburger Sherry". Arch. f. Hygieine. Bd. 1, p. 500. 1884.*

Der gesteigerte Verbrauch an Sherry und dessen relativ hohe Herstellungskosten haben in Hamburg eine Industrie hervorgebracht, auf die aufmerksam zu machen der Zweck der L.'schen Abhandlung ist. Es ist dies die Fabrication von Sherry, der insbesondere England und die unteren Rheinlande als Absatzgebiet hat. Die nach England ausgeführten Fabricate sollen in neuerer Zeit wieder als englische Weine eingeführt und als chemisch reine Sherrys angeboten und verkauft worden sein.

386. **A. Zweifel,** *Cognac; Fachstudie. Correspdzbl. f. schweizer. Aerzte 1884, Nr. 17, Beilage.*

387. **F. Springmühl,** *Condensed Beer. Pharm. Handelsbl. 1884, Nr. 6. 11; Suppl. der Pharm. Ztg. Bd. 29, Nr. 23.*

Wasser und Alkohol verdampfen beim Condensiren des Bieres und die specifischen Bestandtheile des Bieres bleiben in völlig unveränderter Form im Rückstande. Durch ein früher beschriebenes Verfahren tritt der bei dieser Operation vom Wasser getrennte Alkohol, welcher die flüchtigen aromatischen Bestandtheile des Hopfens enthält, wieder zu dem Extract und man erhält so das „concentrirte Bier", welches mehr als siebenmal so alkohol- und extractreich ist, als unsere gewöhnlichen deutschen Biere, und demgemäss den Bieren nicht mehr beigezählt werden kann. „Condensed Beer" ist ein starker Liqueur, völlig frei von Kohlensäure.

Man verwendet zur Concentration stark gehopfte und extractreiche, aber nicht zu alkoholreiche Biere und concentrirt auf $^1/_5$ bis $^1/_6$ des ursprünglichen Volumens.

Das Extract besteht aus Dextrin, Zucker, Proteïn, Glycerin, Milchsäure, Bernsteinsäure, Essigsäure und anorganischen Salzen. Etwa 3·4 Procent des Condensed Beer sind Hopfenextractivstoffe in gelöster Form.

388. **B. Ritter,** *ist Bier ein Nahrungsmittel? Med. Correspdzbl. d. württemb. ärztl. Landesver. 1884, p. 213.*

389. **E. Egger,** *Beitrag zu den Studien über das Verhältniss von Alkohol zum Glycerin im Biere. Arch. f. Hyg. II, 2, 1884, p. 254.*

390. **E. Chr. Hansen,** *Untersuchungen aus der Praxis der Gährungsindustrie. Ztschr. f. d. ges. Brauwesen von Zintner, Aubri und Holzner, 1884; Fortschr. d. Med. III, 1885, p. 9.*

Die Bierhefe besteht aus einem Gemenge verschiedener Heferacen, deren jede ein Bier von anderer Art gibt; so die eine Race ein Bier mit unangenehmem Geruch und bitterem Geschmack; eine andere Race bewirkt Hefetrübung; eine dritte gibt ein Bier von besonders reinem Geschmack und grosser Haltbarkeit. Hansen hat aus einer einzelnen Hefezelle die letzte

Sorte Hefe gezüchtet und benutzt sie jetzt zur Gewinnung eines vorzüglichen Bieres.

391. **A. G. Salomon** *und* **W. de Vere Mathew,** *über den Einfluss gewisser Phosphate auf die Alkoholgährung. Chem. News Bd. 49, p. 166, 3 april 1884.*

392. **J. Uffelmann,** *spectroskopisch-hygienische Studien über Alcoholica. Arch. f. Hygieine. Bd. 1, p. 443. Rostock 1884.*

393. **J. Remsen,** *report on methylated spirits. Rep. Nat. Acad. Sc. Washington 1884, p. 57.*

394. **H. Fleck,** *Vorkommen und Nachweisung von Alkohol in Leichentheilen. 12. und 13. Jahresber. d. kgl. chem. Centralst. f. öffentl. Gesundheitspflege zu Dresden. Dresden 1884, p. 61.*

2. Aether.

a) Physiologisches und Toxikologisches.

395. **E. L. Keyes,** *a case of death by ether. Medic. News 1884, p. 78.*

396. **T. Holmes,** *a fatal case of ether-inhalation. Brit. med. Journ. 1884, I, p. 508.*

397. **J. B. Roberts,** *a presumable ether-death from heart-failure. Med. News 1884, II, p. 345.*

398. **Charpentier,** *variole simple; injection souscutanée d'éther; paralysie consécutive du membre inférieur droit. Union méd. 1884, Nr. 32.*

Ein 40jähriger Mann, der bei einer Pockenerkrankung subcutane Injectionen von Aether bekam, fühlte gleich nach einer derselben einen heftigen Schmerz im Bein, der mehrere Tage andauerte. Bei einer fünf Monate später vorgenommenen Untersuchung zeigte sich das ganze rechte Bein violett verfärbt, die Muskeln atrophisch und die Haut kalt und fast überall anästhetisch; dabei bestand Gefühl von Kriebeln und Eingeschlafensein. Die Muskeln waren vollständig gelähmt, die Sehnenreflexe erloschen; die farado-cutane Sensibilität erhalten; die elektrische Erregbarkeit des Ischiadicus war für den faradischen und galvanischen Strom aufgehoben, die der gelähmten Muskeln für den faradischen Strom ganz erloschen, für den galvanischen grösstentheils; an einigen Stellen Entartungsreaction vorhanden.

Es handelte sich also offenbar um eine Neuritis des Ischiadicus, verursacht durch die Aetherinjection.

399. ***Sédan,*** *eine chronische Aethervergiftung. Gaz. des hôpit. 1883, Nr. 106, p. 844; Berl. kl. Wochschr.. 1884, p. 724.*

Chronische Aethervergiftungen sind sehr interessant, aber auch sehr selten. Binz berichtet in seinem Buche nur über die von Martin beschriebene, die eine Frau betraf, welche binnen $2^1/_2$ Monaten 180 Gramm Aether auf Zucker als Stomachicum genommen hatte und danach Zittern und Schwäche der Glieder, beim Gehen krampfhafte Bewegungen einzelner Muskeln, Ohrensausen, Kopfschmerzen, Magenüberreizung und allgemeines Unwohlsein bekam, aber durch Entziehung des Mittels geheilt wurde. Einen traurigen Ausgang nahm die von Ewald-Berlin beschriebene Vergiftung, durch welche ein junger kräftiger Mensch vollständig zu Grunde gerichtet wurde.

Der jetzt von S. publicirte Fall ist ganz ähnlich. Ein Schüler, welcher gehört hatte, dass Aether die geistige Leistungsfähigkeit erhöht, gewöhnte sich erst das Aetherriechen und dann das Aethertrinken an. Im Laufe der Jahre kam er so weit, dass er täglich ein Liter Aether verbrauchte, ohne dass irgend welche nachtheiligen Folgen zu verspüren gewesen wären. Plötzlich aber stellten sich Athembeschwerden ein, und der Tod erfolgte unter Erstickungserscheinungen. Die Section ergab einen Herzfehler.

400. ***Paul Bert,*** *l'anesthésie par les mélanges titrés d'éther et d'air. Le Progrès méd. 1884, Nr. 10, p. 195.*

Nachdem B. bereits in der „Soc. de biologie" am 17. November 1883 über obiges Thema vorgetragen hatte, wiederholte und vervollständigte er seinen Vortrag in derselben Gesellschaft am 1. März 1884.

Das Gesetz über die Zeitdauer bis zum Eintritt des Todes ist für Aetherluft dasselbe wie beim Gemisch von Chloroform und Luft, d. h. je mehr Aether, desto schneller der Tod: bei 20 Gramm Aether auf 100 Liter Luft erfolgt der Tod eines Hundes, der dieses Gemisch athmen muss,

in	2	Stunden	25	Minuten;	bei	25	Gramm	auf	100	Liter
„	2	„	15	„ ;	„	30	„	„	„	„
„	1	„	43	„ ;	„	40	„	„	„	„
„	1	„	5	„ ;	„	50	„	„	„	„
„	—	„	38	„ .						

Der Tod erfolgt durch Respirationsstillstand.

401. **Arloing**, *Physiologie générale. Sur un nouveau mode d'administration de l'éther du chloroforme et du chloral etc. Lyon 1884. (Repr. de Journal de méd. vét.)*

402. **B. C. A. Windle**, *an instrument for the administration of anaesthetics through the nose in operations about the mouth and the face. Brit. med. Journ. 1884, I, p. 18.*

b) Therapeutisches.

Die interne Medication des Aethers hat etwas sehr Missliches. Man hat daher vor längerer Zeit, um dieselbe bequemer zu machen, Aetherperlen erfunden.

Die Aetherperlen sollen, wenn eingenommen, den Uebelstand haben, dass im Moment der Oeffnung der Umhüllung das Herausfliessen des Aethers ein sehr unangenehmes Gefühl im Magen hervorruft. Danecy will daher neuerdings die Perlen durch eine Flüssigkeit beseitigen, welcher er den Namen Aetherodin gibt, und die wie folgt zusammengesetzt ist:

Spirit. aromatic. (Menthae, Anisi etc.)	4·0
Syr. simpl. (kalt bereitet)	500·0
Aether (absolut rein)	q. s.

Die drei Flüssigkeiten werden in eine (in den französischen Apotheken gebräuchliche) Aethersyrupflasche gebracht, gemischt und ein paar Stunden in Ruhe gelassen, worauf man den klaren Syrup abzieht. Derselbe ist reich an Aether und angenehm zu nehmen.

403. **Meisburger**, *Anästhetica — Alkohol, Aether, Chloroform, Chloralhydrat, Stickstoffoxydul — bei normaler Geburt. Med.-chir. Correspbl. 1884, p. 115.*

404. **Duplouy**, *de l'anesthesie chirurgicale, discours. 19 pp. Rochefort 1884, Thèze.*

405. **W. Braine**, *anaesthetics and their administration. Brit. med. Journ. 1884, II, p. 1060.*

406. **G. Eastes**, *the vapours chiefly used for anaesthetic inhalations and their safe employment. Brit. med. Journ. 1884, II, p. 1064.*

407. **R. Fitzroy Benham**, *anaesthetics. The Lancet 1884, II, 13 dec.*

B. empfiehlt subcutane Aetherinjectionen bei Chloroform- oder Aethernarkosen (!), wo die Respiration oder der Puls in's Stocken geräth. Dies Mittel hat ihm immer geholfen.

408. **Arthur Jefferson,** *ether as au anaesthetic in cases where there is obstructive disease of the left side of the heart. The Lancet 1884, II, 20 sept., p. 492.*

Bei linksseitigem Klappenfehler soll kein Aether gegeben werden.

409. **G. Bouteillier,** *du traitement du tétanus traumatique et de la chorée par les applications d'éther. Le Progrès méd. 1884, Nr. 40, p. 793.*

Bei einem Falle von Tetanus rheumaticus und einem von Chorea halfen, nachdem andere Mittel im Stich gelassen hatten, Aetherbestäubungen der Wirbelsäule sehr prompt. Die Procedur wurde im ersten Falle alle Stunden einmal 5 Minuten lang, im zweiten zweimal täglich vorgenommen.

410. **J. Parmenter,** *successful local application of ether to mucous membrane of bladder for neuralgia of that organ. New York med. Rec. 1884, XXVI, p. 25.*

411. **A. Tilatow,** *Aether sulfuricus bei eingeklemmten Brüchen. Medizinskoje Obosrenje 1884, Märzheft.*

T. wurde zu einem Patienten auf's Land gerufen, der Tags zuvor eine Inguinalhernie acquirirt hatte. Die faustgrosse, sehr schmerzhafte Hernie liess sich nicht operiren. Die Operation wurde auf den folgenden Tag verschoben. Am anderen Tage war jedoch die Einklemmung verschwunden. Die Frau des Kranken hatte nämlich den verschriebenen Aether sofort auf die Hernie gegossen, worauf nach 20 Minuten Einklemmung und Bruch verschwanden. Die Veranlassung zu dieser „Finkelstein'schen Therapie bei eingeklemmten Brüchen" war der von Krasowskji (Wratsch 1883, Nr. 29) beschriebene Fall, wo bei einer zehn Tage bestanden habenden, mit Kothbrechen complicirten Hernie das Aufgiessen von 150 Gramm Aether trotz aller vorhergehenden vergeblichen Repositionsversuche die Einklemmung zum Schwinden gebracht hatte.

c) Die sogenannte rectale Anästhesie.

Die rectale Anästhesie beweist wieder einmal, wie ohne Kenntniss der Literatur und der einfachsten physiologischen Thatsachen die praktische Medicin recht grossen Schaden anrichten kann.

412. **D. Mollière,** *note sur l'éthérisation par la voie rectale. Lyon méd. T. XLV, 1884, p. 419, Gaz. des hôp. 1884, p. 306.*

413. ***Starcke,*** *Aethernarkose per rectum nach Pirogoff. Berl. klin. Wchschr. 1884, Nr. 28, p. 433.*

414. ***R. Dubois,*** *note pour servir à l'histoire de l'anesthésie rectale. Gaz. des hôp. 1884, p. 468.*

Unabhängig von einander scheinen 1847 Pirogoff in Russland und Roux in Frankreich Versuche gemacht zu haben, durch Einführung von Aether in Substanz oder auch in Dampfform in den Mastdarm an Menschen und Thieren Narkose hervorzubringen. Pirogoff beschrieb seine Versuche ausführlich, ohne die Methode mit besonderer Emphase zu empfehlen, während Roux von seiner Entdeckung viel Wesens machte.

Vincente y Hedo constatirte in demselben Jahre an Thieren, dass oft dabei Darmentzündung entsteht; Marc Dupuy (auch noch 1847) mischte den Aether mit Wasser und erhielt gute Resultate; ebenso Defert.

Angeregt durch eine mündliche Mittheilung Axel Iversen's in Kopenhagen, hat Mollière die Aethernarkose per rectum bei fünf Menschen ausgeführt und glaubt mit seinen Resultaten zufrieden sein zu können. Als Vortheil der Methode erwähnt er das Fehlen des Excitationsstadiums, die Möglichkeit genauer Dosirung der Aethermenge, die Bequemlichkeit bei Operationen im Gesichte und das Fortfallen der vielen Kranken so lästigen Maske.

In diesen Versuchen von Mollière wurde Aether in den Mastdarm geblasen; nach 30 Gramm trat tiefste Narkose auf. Die excitirende Wirkung des Aethers wird von M. bezweifelt. Pupillen eng; Blut hellroth; Athmung normal, Puls langsam.

Starcke fand die rectale Narkose in einem Falle brauchbar.

415. ***Poncet,*** *über dasselbe. Lyon méd. 1884, 22 et 29 juin.*

Poncet sah weder bei Menschen, noch bei Kaninchen und Hunden gute Narkose; im Gegentheil trat starke Aufregung und Darmentzündung ein. Dazu stimmt, dass auch

416. ***R. F. Weir,*** *New York med. record, 3 may 1884, p. 508,* und

417. ***W. T. Bull*** *(ibid. 3 may)*

blutige Stühle danach auftreten sahen (in 7 von 17 Fällen).

418. *Die „Medical Times" vom 7. Juni 1884* meint dagegen, diese Art von Narkose sei den Patienten nicht unangenehm und hinterlasse keine Nachwirkungen.

419. ***W. Löwenthal*** *(Genf), Aethernarkose per rectum. Berl. kl. Wochschr. 1884, Nr. 32, p. 523.*

Er schliesst sich dem an, was Poncet darüber sagt. Schon Perrin und Lallemand haben in ihrem „Traité d'anésthesie chirurgicale", 1863, jede Rectalätherisirung, sowohl die von Roux und Anderen vor Pirogoff geübte Einführung von flüssigem Aether, als auch die Pirogoff'sche von Aetherdämpfen desavouirt. Simonin, welcher 1849 Pirogoff's Versuche fortsetzte, verliess die Methode sehr bald als unsicher und unbefriedigend. Cl. Bernard erklärte sie 1875 für ganz unbrauchbar. Mollière sah bei fünf Fällen nur einmal ordentliche Narkose; auch der Starcke'sche Fall ist schlecht genug.

420. ***O. Wanscher,*** *chirurgische Anästhesie durch Aetherdampfklystiere. Hospitalstidende, 3. Reihe, Bd. II, 1884, p. 555.*

Wanscher wendet das Verfahren der Aetherisirung per rectum seit 1882 an und empfiehlt es auf Grund von 22 Narkosen, welche theilweise gut verliefen. Die Aetherflasche steht in heissem Wasser; zwischen ihr und dem Mastdarm ist ein zwei Meter langer Schlauch, der auch noch erwärmt werden kann. Das Rectum muss kothfrei sein. Nach der Narkose kommt es meist zu etwas Durchfall und mässigem Meteorismus. In sieben der 22 Fälle kam es absolut nicht zur Narkose; einmal trat stertoröse Athmung und Cyanose auf.

421. ***Blanchard,*** *l'anesthesie rectale. Soc. de biologie, 19 avril 1884.*

Bl. hat die Aethernarkose per rectum an Kaninchen und Menschen geprüft und brauchbar gefunden. Bei Hunden konnte er complete Narkose jedoch nur erzielen, wenn er gleichzeitig auch noch Aether per os athmen liess.

422. ***J. Böckel*** *über dasselbe; Sitzung der französischen Aerzte Strassburgs vom 3. März 1884. Allgem. med. Centralztg. 1884, Nr. 47.*

423. ***W. T. Bull,*** *on etherization by the rectum. New York med. Rec. 1884, may, Nr. 18, p. 477.*

424. ***G. F. Shrady,*** *anesthesia by rectal etherization. ibid.*

425. ***A. Reverdin,*** *note sur un nouveau procédé d'anesthésie par* ***l'éther.*** *Rev. méd. de la Suisse rom. 1884, p. 324.*

426. ***J. S. Miller,*** *etherization by the rectum. Report of four cases by Yversen's method. Med. News 1884, 19 july, p. 72; Philad. med. Times 1884, 26 july.*

Die rectale Applicationsmethode des Aethers wird von M. mit Unrecht als Yversen'sche Methode bezeichnet. Aus vier Fällen zieht M. den Schluss, dass, obwohl die Aetherapplication per rectum weniger von Dyspnoe und namentlich von keiner Reizung der Schleimhaut des Respirationstractus begleitet ist, sie dennoch nur unter ganz bestimmten Verhältnissen mit Vortheil zu verwenden ist. Die Entblössung des Patienten bei Einführung des Tubus in den Mastdarm, die grosse Aufmerksamkeit, welche der ganzen Narkose geschenkt werden muss, und die Nothwendigkeit, den Mastdarm vorher zu entleeren, macht die Benutzung der rectalen Aethernarkose in Fällen der Noth und der gewöhnlichen Praxis ganz unmöglich, ganz abgesehen davon, dass sie bei allen Operationen am Unterleib von selbst fortfällt. Diarrhoe wurde unter 37 M. bekannten Fällen siebenmal beobachtet. Am einfachsten ist es, zur Einleitung dieser Narkose einen starken elastischen Katheter à double courant zu verwenden. Der eine Arm desselben ist für gewöhnlich verkorkt und wird nur bei zu starker Anhäufung von Aether im Mastdarm geöffnet; der andere steht mit einem Gummischlauche in Verbindung, welcher zur Aetherflasche führt, die in einem Wasserbade von 120⁰ F. steht.

427. ***B. Persh,*** *etherization by the rectum. The Philad. med. News, II, 12 july, 1884, p. 35.*

P. fand in 30 Fällen von rectaler Anästhesie die grösste verbrauchte Aetherdosis = 6, die kleinste = 1·5 Unzen; der Durchschnitt betrug 2·91 Unzen. In 20 Fällen wurde ausschliesslich die rectale Application verwendet. Die geringste Zeit bis zum Eintritt der Narkose betrug 3 Minuten (bei einem Kinde von neun Monaten), die grösste 32 Minuten, der Durchschnitt beträgt 13 Minuten. Diarrhoe trat in 10 Fällen auf; fünfmal war dieselbe sogar blutig; einmal erfolgte der tödtliche Ausgang. Ein eigentliches Excitationsstadium fehlte sechzehnmal; siebenmal war es schwach, fünfmal stärker und zweimal sehr stark. Erbrechen trat vierzehnmal ein. Auf die Ausführung der Narkose muss unter allen Umständen die grösste Sorgfalt verwendet werden; vor Allem ist zu starke Entwicklung von Aetherdämpfen zu vermeiden. Die Aetherflasche darf nicht über 120 bis 130⁰ F. Temperatur haben.

428. ***Pierson*** *and* ***J. H. Bradshaw,*** *a trial of rectal anaesthesia. The Philad. med. News 1884, II, 19 july, p. 65.*

429. ***R. Longuet,*** *l'anesthésie rectale. Union méd. 1884, II, p. 157.*

430. ***M. Daniel,*** *note sur l'éthérisation par la voie rectale. Lyon médical 1884, Nr. 13.*

431. ***J. B. Hunter,*** *the rectal administration of ether. New York med. Rec. 1884, p. 507.*

432. ***E. N. Gray,*** *Etherization by the rectum. Texas Cour.-Rec. Med. (Fort Worth) 1883—84, I, Nr. 10, p. 7.*

433. ***D. K. Shute,*** *rectal etherization. New York med. Rec. 1884, XXV, p. 654.*

3. Chloroform.

a) Physiologisches.

434. ***E. Stassano,*** *sugli anestetici; osservazioni e sperienze. La Psichiatria (Napoli) 1884, Fasc. II.*

435. ***W. Ratimoff,*** *über die Ursachen des Chloroformtodes. Russkaja Medicina 1884, Nr. 42—43. (cf. Nr. 452.)*

436. ***L. Schmidt*** *(Lübeck), unsere Kenntnisse über die physiologische Wirkung des Chloroforms. Deutsche Monatsschr. f. Zahnheilk. 1884, p. 320.*

437. ***Rupprecht,*** *über Chloroformnarkose. Börner's Reichsmedicinalkalender für 1885, Theil I.*

438. ***B. W. Richardson,*** *administration of alcohol previous to chloroform or methylene bichloride. The Asclepiad (London). 1884, I, p. 159.*

439. ***Derselbe,*** *ammoniated chloroform. ibid. p. 158.*

440. ***Eggerton Jennings,*** *über die Gefahren der Chloroformnarkose. Chir. Ctrbltt. 1884, Nr. 42, p. 709.*

Gestützt auf Versuche an Hunden, empfiehlt J., vor dem Gebrauche des Chloroforms bei Menschen Ammoniak, Morphin und Atropin anzuwenden. In einem Falle, wo er durch Anwendung von Ammoniak vor der Chloroformirung das Blut eines Hundes flüssiger (?) gemacht hatte, gelang es ihm, das Thier acht Minuten nach Aufhören des Pulses und sechs Minuten nach Aufhören der Respiration wieder zum Leben zu bringen.

441. ***Jos. Hoffmann,*** *Beiträge zur Semiologie des Harns. Inaug.-Dissert. 40 pp. Berlin 1884, Hempel.*

Gesteigerter oder herabgesetzter Zerfall des Nervengewebes lässt sich aus dem Verhältniss der Phosphorsäure zum Stickstoff des Harns erkennen: bei Depressionszuständen, z. B. im Schlafe und in der Chloroformnarkose war die Phosphorsäure des Harns vermehrt, bei Excitationszuständen vermindert. So betrug z. B. in einem Falle vor der Chloroformnarkose die in organischer Verbindung vorhandene Phosphorsäure 3·8 Procent und nach der Narkose 22 Procent der Gesammtphosphorsäure.

Dass bei und nach der Chloroformnarkose die Menge der Chloride des Harns steigt, indem das Chloroform zum Theil verbrannt wird, zeigte 1883 A. Zeller. Bisweilen tritt nach diesem Autor im Chloroformharn eine links drehende Substanz auf, von der noch nichts Näheres bekannt ist.

442. ***A. Curci,*** *Azione di alcuni medicamenti sulla circolazione del sangue nel cervello. Sperimentale (Firenze), 1884, LIII, fasc. 3, p. 248.*

C. hat den Druck in der Schädelkapsel und den im Sinus longit. unter der Einwirkung verschiedener Arzneimittel an Hunden geprüft und gefunden, dass das Hirnvolumen und der Sinusdruck abnehmen bei Chloroform, Aether, Chloral, Paraldehyd und Chinin, dagegen zunehmen bei Amylnitrit und Morphin. Die erstgenannten Substanzen verursachen also Hirnanämie, die letzten zwei Hirnhyperämie. Die Hirnhyperämie in Folge von Morphin hält nur kurze Zeit an. Vergl. Nr. 304.

443. ***Paul Bert,*** *l'anesthésie par le méthode des mélanges titrés des vapeurs et d'air; son application à l'homme pour les vapeurs de chloroforme. Compt. rend. T. 98, 1884, p. 63 u. 265.*

Bert hält für das Ideal eines Anästheticums eine Flüssigkeit, deren Verdampfung bei der mittleren Temperatur der Operationssäle mit einer Spannung stattfindet, die eben hinreicht, um die Anästhesie herbeizuführen. B. glaubt nämlich, dass die Dämpfe der bis jetzt bekannten und angewandten Mittel viel zu starke Spannung haben, und will dies durch Erniedrigung der Temperatur oder Mischung des Anästheticums mit neutralen Flüssigkeiten oder endlich durch Verdünnung der Dämpfe mit einer bestimmten Menge Luft vermeiden können. Nach diesen Grundsätzen müssen auf 8 Gramm Chloroform 100 Liter Luft verwandt werden, eine Mischung, welche B. mit Hilfe eines sehr untransportablen grossen Apparates zu Werke bringt und womit er bei 25 Kranken leidliche Narkosen erzielte. Derartigen Narkosen soll das Excitationsstadium fast ganz fehlen, und gefährliche Erscheinungen sollen dabei nie vorkommen.

Bei der Discussion über diese Methode sprachen sich Gosselin und Richet dahin aus, dass sie nichts nütze. Vergl. darüber noch Nr. 447.

444. **Bert,** *sur le chloroforme. Le Progrès méd. 1884, p. 25.*

Am 5. Januar 1884 theilte B. der biologischen Gesellschaft mit, dass er mit dem Gemisch von Chloroform und Luft an zehn neuen Kranken Versuche angestellt habe, die befriedigend ausfielen. Es trat beim Einathmen des aus einem Gasometer zuströmenden Gemisches schnell eine gute Narkose auf. Um das unbequeme Gasometer überflüssig zu machen, hat B. sodann einen neuen Weg eingeschlagen. Er verdünnt Chloroform mit der doppelten Gewichtsmenge Olivenöl und lässt die durch dieses Gemisch hindurchgesogene Luft athmen. Am Hunde trat danach binnen fünf Minuten eine Narkose ein, die ohne Gefahr lange fortgesetzt werden kann.

445. **P. Bert,** *anesthésie par la méthode des mélanges titrés etc. Le Progrès méd. 1884, p. 69.*

In der Sitzung der Akademie vom 14. Januar 1884 theilte B. mit, dass die Wirksamkeit eines anästhesirenden Gemisches lediglich von der Tension der Dämpfe des Narcoticums und nicht von der absoluten Menge des Narcoticums abhängt. 30 Gramm Chloroformdampf in 100 Litern Luft tödten einen Hund sicher, in 1000 Litern Luft jedoch bringen sie nur Schlaf hervor.

446. **Péan,** *anesthésie chirurgicale; emploi d'un mélange titré de chloroforme et de l'air. Gaz. des hôpit. 1884, Nr. 1.*

Das Bert'sche Gemisch von Chloroform und Luft wurde zur Narkotisirung von sechs Menschen angewandt, nachdem sich dasselbe bei 300 Versuchen an Hunden als brauchbar erwiesen hatte.

In diesen sechs Fällen wurde eine schnelle und gute Narkose ohne störende Nebenerscheinungen erzielt.

447. **Richet,** *sur la chloroformisation par les mélanges titrés. Le Progrès méd. 1884, p. 113.*

R. hatte Gelegenheit, zwei Menschen nach der Bert'schen Methode mit Chloroformluft anästhesiren zu sehen und sah dabei starke Excitation und Brechen. Er behauptet, dass die Methode erst viele Tausende von Malen angewandt werden müsse, ehe man über ihre Brauchbarkeit der anderen gegenüber etwas Bestimmtes sagen könnte.

448. ***A. Aubeau,*** *anesthésie à l'aide d'un mélange de chloroforme et d'air exactement titré; methode de P. Bert. Gaz. des hôp. 1884, p. 1* und *555.*

449. ***G. Lambert,*** *étude sur un nouveau procédé de chloroformisation par les solutions titrées. Paris 1884, impr. Goupy et Jourdan.*

450. ***Peyrand,*** *note sur une nouvelle méthode d'anesthésie dite dosimetrique pour l'emploi du chloroforme dans l'anesthésie chirurgicale. Journ. de méd. de Bordeaux 1883—84, p. 440,* und *Bordeaux 1884, Gounouillon, 16 pp.*

451. ***Brochin,*** *sur un nouveau mode d'anesthésie par le chloroforme dosé. Journ. de méd. de Paris 1884, p. 765.*

Die vier letztgenannten Autoren lassen sich weitläufig über die neue Methode aus. Die präciseste Zusammenfassung aller Thatsachen findet sich bei Aubeau. Seine Auseinandersetzungen gipfeln in dem Satze, dass die neue Methode zwar bei Kranken auch nicht ohne alle Gefahr ist, dass sie aber vor allen anderen Methoden der Narkose sehr grosse Vorzüge hat.

452. ***Kronecker*** *und* ***Ratimoff,*** *über die Wirkung des Chloroforms auf Herz- und Athmungsorgane, Du Bois-Reymond's Arch. d. Physiologie 1884, Heft 4, p. 576.*

Mit Chloroformdampf gesättigte Luft (20—30 cc. auf 100 Liter Luft) eingeathmet, tödtete das Herz von Kaninchen spätestens nach einer Stunde. Chloroformdämpfe, welche mit Luft verdünnt sind (7—10 cc. auf 100 Liter Luft), sind nicht unmittelbar tödtlich, aber werden nicht auf längere Zeit vertragen (höchstens zwei Stunden). Bei stärkerer Verdünnung (5—6 cc. auf 100 Liter) kann ein Kaninchen über sechs Stunden völlig narkotisirt gleichmässig leben, nur muss man es vor Abkühlung schützen. Luft, in welcher weniger als 5 cc. Chloroform auf 100 Liter Luft enthalten sind, veranlasst keine vollkommene Narkose von längerer Dauer mehr.

Der Herztod erfolgt bei Einathmung concentrirten Chloroformdampfes unter „Flimmern". Wenn das Herz durch kurze Einwirkung concentrirter Chloroformdämpfe oder lange Einwirkung verdünnter schwach geworden ist, so kann es durch Athmung reiner Luft wieder hergestellt werden, aber es bleibt leicht afficirbar, so dass danach kürzere Narkose es zu tödten vermag, und zwar stirbt es dann nicht selten ohne die Erscheinung des Flimmerns ab.

Wenn man die Temperatur des Thieres auf normaler Höhe hält, so verliert eine anfangs vollkommen narkotisirende Dampfmischung (5—6 cc. auf 100 Liter) schon nach zwei Stunden ihre Wirksamkeit und man muss die Concentration auf 6—7 cc. erhöhen, um die Narkose vollkommen zu unterhalten. Aber die concentrirte Lösung behält ihre deletäre Wirkung. Das abgekühlte Thier dagegen kann mit der anfangs ausreichenden Dampfdichte lange narkotisirt gehalten werden. Zur Darstellung der zu diesen Versuchen dienenden Gemische von Chloroform und Luft wurde der Jastreboff'sche Apparat benutzt.

Das Athmungscentrum wird durch concentrirten Chloroformdampf ebenfalls gänzlich gelähmt, und zwar vor dem Herzen. Der vollkommenen Lähmung geht ein Stadium voraus, in welchem das Diaphragma bereits gelähmt ist, aber die Thoraxmusculatur noch normal fungirt. Bei vollkommener Chloroformnarkose mit mässigen Dampfdichten bleibt die Athmung noch völlig abdominal, während nach Mosso's Erfahrung sie bei tiefem Schlafe oder im Chloralschlafe beim Menschen gänzlich thoracal wird.

453. **P. Bert,** *anesthésie chloroformique. Compt. rend. gén. I, 1884, Nr. 33, p. 339.*

Man muss bei der Chloroformnarkose zwei verschiedene Stadien unterscheiden. Im ersten ist die Sensibilität zwar herabgesetzt, aber die Muskeln sind noch nicht erschlafft. Die kleine bis dahin verbrauchte Chloroformdose genügt eben nur zu „étonner la moelle". Erst im zweiten Stadium handelt es sich um definitive und complete Anästhesie mit Muskelrelaxation.

454. **P. Bert,** *de l'anesthésie par les mélanges titrés de chloroforme. Compt. rend. gén. I, 1884, Nr. 26, p. 262.*

Bei der Narkose nach dem Bert'schen Verfahren kommt auf 1 Kilogramm Hund zur Erzielung einer tiefen Narkose 1·5 Gramm Chloroform. Bei lange fortgesetzten Narkosen an Menschen oder Thieren empfiehlt es sich, zu Anfang ein Gemisch von 10 Gramm zu 100 Liter Luft, nach einmal eingetretener Narkose aber nur noch eins von 6 Gramm zu 100 Liter Luft zur Anwendung zu bringen. Die Narkose bleibt dabei doch complet. — Brown Séquard bestreitet den Nutzen der Bert'schen Neuerung absolut; lange fortgesetzte Narkose sei auch nach dem alten Verfahren sehr gut möglich; so unterhielt er sie in einem Falle bei einem epileptischen acht Tage und Simpson in einem ähnlichen vier Tage.

455. **Dubois,** *sur l'action prolongée de l'anesthésie par le chloroforme sur les milieux réfringents de l'oeil et sur la sécretion lactée. Le Progrès méd. 1884, p. 70.*

Bei längerer Dauer der Narkose treten Unregelmässigkeiten in den brechenden Medien des Auges auf, welche man als unregelmässigen Astigmatismus bezeichnen kann. Nach dem Erwachen verschwindet derselbe. In ähnlicher Weise werden die prall gefüllten Mammae eines säugenden Thieres während längerer Narkose schlaff.

456. **C. Bouchard,** *sur la mort et l'albuminurie succédantes à l'injection souscoutanée de chloroforme. Progrès méd. 1884, Nr. 7; Tribune méd. 1884, XVI, p. 208.*

Die Subcutaninjection von 1 cc. Chloroform bewirkt bei Kaninchen eine intensive, häufig von Hämaturie gefolgte Albuminurie und tödtet die Thiere schnell. Nach 0·5 cc. gehen drei Viertel der Thiere, aber langsamer zu Grunde. Dosen von 0·2 cc. tödten nicht, rufen aber auch noch Albuminurie hervor. Hunde vertragen die Subcutaninjection von 0·1 Procent ihres Körpergewichtes an Chloroform, oft sogar ohne Albuminurie; bei 0·2 Procent ist der Ausgang ein tödtlicher, erfolgt aber sehr spät.

Die Section ergibt bei beiden Thiergattungen weder Entzündung noch Necrose an den Injectionsstellen. Die Nieren sind hyperämisch, in den Canälchen Blutextravasate, sonst aber intacte Epithelien. Der Harnstoffgehalt der nicht tödtlich erkrankten Thiere zeigt keine Abweichung von der Norm. Die Tension des Chloroformdampfes ist bei den Thieren innerhalb der Gewebe eine so hohe, dass Narkose, Erkrankung empfindlicher Gewebe und tödtliche Abkühlung durch Sinken des Blutdrucks eintritt. Bouchard will allerdings diese Ursache des Todes nicht zugeben.

457. **Laborde,** *injections souscoutanées de chloroforme. Progrès méd. 1884, Nr. 18.*

Wie Bouchard, so sah auch L., dessen Versuchskaninchen erst am vierten bis sechsten Tage der Vergiftung starben, nach subcutanen Chloroforminjectionen Albuminurie, ausserdem Emphysem und Ecchymosirung der Lunge. Als Grundlage dafür glaubt L. eine von ihm gefundene beträchtliche Hyperämie der Medulla obl. besonders im Bereiche der Vagusursprünge annehmen zu dürfen.

458. **K. N. Winogradow,** *über die Veränderungen der Herzganglien bei der Chloroformvergiftung. Wratsch 1884, p. 629, 652, 669 u. 682.*

W. hatte Gelegenheit, Autopsien von zwei in der Chloroformnarkose gestorbenen Menschen zu machen, fand bei ihnen Degeneration der Herzganglien und konnte diese an Thieren durch intensive oder extensive Narkose ebenfalls erzeugen.

459. ***Ungar*** *und* ***Junkers,*** *über die Wirkung protrahirter Chloroformnarkosen auf die mikroskopische Zusammensetzung der Gewebe. Berl. klin. Wochschr. 1884, Nr. 5, p. 77.*

Bei protrahirten oder oft wiederholten Narkosen trat an Kaninchen und besser noch an Hunden eine ganz ausgedehnte fettige Degeneration des Herzens, der Leber, der Nieren und der Körpermusculatur ein, wie man sie sonst nur bei Phosphorvergiftung findet. In den Nieren war selbst die Membr. propria der Harncanälchen in fettiger Degeneration begriffen. Die von Casper aufgestellte chronische Chloroformvergiftung existirt also wirklich.

460. ***Benjamin Howard,*** *chloroforme et asphyxie; traitement. Le Progrès méd. 1884, p. 211.*

b) Vergiftungen.

461. ***E. H. Jacob,*** *deaths from anaesthetics in 1883. Brit. med. Journ. 1884, p. 351.*

462. ***E. Braatz,*** *über die Wiederbelebungsversuche bei Chloroformtod, insbesondere über die dabei angewendete Elektricität. St. Petersburger med. Wchschr. 1884, Nr. 28, p. 299; Nr. 29, p. 305; Nr. 30, p. 317.*

463. ***Struwe,*** *Ursachen und Verhütung des Chloroformtodes. Deutsche militärärztl. Ztschr. 1884, p. 529.*

464. ***A. Morel-Lavallée,*** *purpura chloroformique. Ann. de dermat. et de syphiligr. 1884, p. 78.*

465. ***A. Faucon,*** *accidents dus à l'anesthésie par le chloroforme. Trois cas de syncope chloroformique combattus avec succès. 19 pp. Paris 1884, J. B. Baillière & fils.*

466. ***F. Junker,*** *on sudden death during but not from chloroform narcosis. The Lancet 1884, I, p. 10 u. 90.*

467. *Fatal chloroform narcosis. Brit. med. Journ. 1884, I, p. 874.*

Nach Inhalation von Squibb's Chloroform starb ein Mann während der Narkose. Section: Fettherz und Atherom der Coronararterien.

468. *Death under an anaesthetic. The Lancet I, 1884, p. 403.*

Eine Frau mit Nierenabscessen starb während der Narkose, welche durch ein Gemisch von Alkohol, Chloroform und Aether (1 : 2 : 3) herbeigeführt worden war.

469. **A. E. Maylard,** *death from chloroform, accompanied with unusal symptoms. Glasgow med. Journ. 1884, II, p. 337.*

470. **P. L. Hilsman,** *case of death following the inhalation of chloroform. New York med. News 1884, II, sept., p. 346.*

Eine anscheinend ganz gesunde Mulattin von 37 Jahren starb, nachdem sie erst wenig Chloroform eingeathmet hatte, und als das Bewusstsein noch gar nicht ganz geschwunden war, beim Ausziehen eines Zahnes. Das Chloroform war rein. Section wurde nicht gemacht.

471. **P. Blocq,** *accidents déterminés par une injection chloroformique sousmuqueuse. Progrès méd. 1884, p. 563.*

472. **Luther Sexton,** *a fatal case of chloroform narcosis. New Orleans med. and surg. Journ., may 1884.*

Eine 35jährige Patientin, welche an einer Necrose der Tibia litt, wurde in gewöhnlicher Weise chloroformirt. Auf der Kappe waren etwa 2 Gramm Chloroform, und wurde die Kappe erst in einiger Distanz vom Munde und dann nahe vor Mund und Nase gehalten. Der Puls wurde dabei beschleunigt und weich; dann wurden die Muskeln starr und die Respiration hörte auf. Künstliche Respiration, Ammoniakdämpfe und andere Mittel wurden vergeblich angewandt; Patientin war und blieb todt. Die Section ergab alte pleuritische Adhäsionen, Schrumpfnieren und Herzhypertrophie.

473. **A. V. Watkins,** *a chloroform inebriate. The therapeutic Gaz. VIII, june 1884, p. 263.*

W. berichtet über eine Frau, welche zur chronischen Chloroformistin geworden ist, indem sie täglich sich dem Genusse der Chloroforminhalationen hingibt. Sie hat diese sonderbare Angewohnheit seit 15 Jahren; seit zwei Jahren ist sie meistentheils bettlägerig. Bisweilen leidet sie an Zittern und an Hallucinationen und hat offenbar eine Art Delirium tremens.

c) Therapeutisches.

474. **G. Bufalini,** *sui vantaggi dell' uso dell' acqua cloroformizzatta sul lavaggio dello stomaco. Boll. de Soc. tra i cultori delle sc. med. 1884, Nr. 2, febbraio.*

Ueber das Chloroformwasser sind in den letzten drei Jahren ziemlich viel Publicationen erschienen.

Lasègue und Regnauld haben im Jahre 1882 zu therapeutischen Zwecken die wässerige Lösung des Chloroforms empfohlen. Beurmann hat 1883 mehrere Versuche angestellt, welche einerseits beweisen, dass das Chloroformwasser mehrere Monate hindurch unverändert bleibt, und dass andererseits das Chloroform, in Wasser gelöst, eine überraschende Dauerhaftigkeit zeigt.

Bei der Bereitung des Chloroformwassers muss man auf folgende Weise vorgehen. Man giesst in eine Flasche, welche zu drei Viertheilen mit destillirtem Wasser gefüllt ist, einen Ueberschuss von Chloroform, schüttelt das Gemisch während einer Stunde öfter um und lässt das Chloroform absetzen, bis die darüberstehende Flüssigkeit vollkommen klar ist.

Dies abzuwarten ist unumgänglich nothwendig. Wenn die Flüssigkeit nur den geringsten Grad von Opalescenz zeigt, als Zeichen, dass sie einige Spuren von suspendirtem Chloroform enthält, so ist die Wirkung auf die Mundschleimhaut unerträglich, fast kaustisch. Das gesättigte und durchsichtige Cloroformwasser wird von dem überschüssigen Chloroform durch Decantiren oder mittelst eines Hebers getrennt.

Diese einfache Bereitungsweise, welche auf der Löslichkeit des Chloroforms im Wasser beruht, ist derjenigen vorzuziehen, nach welcher zu einer bestimmten Menge von Wasser eine bestimmte Anzahl von Tropfen von Chloroform hinzugefügt wird. Die auf die erstgenannte Weise bereitete saturirte Chloroformlösung enthält 90 Centigramm auf 100 Gramm Flüssigkeit.

In dieser concentrirten Form besitzt das Chloroformwasser eine reizende Wirkung, welche zu stark ist, als dass es innerlich vertragen werden könnte. Man verschreibt es deshalb zur Hälfte mit Wasser verdünnt und geht erst später zu einer concentrirteren Lösung über, wenn der Magen dieselbe verträgt.

Wenn es sich z. B. darum handelt, die heftigen Schmerzen oder die Brechneigung bei Kranken mit Magendilatation in der Verdauungsperiode zu lindern, so kann man folgende Formel anwenden: Aq. chloroform. satur., aq. dest. $\overline{aa}$ 150 Gramm; davon ein Esslöffel zu nehmen, wenn die Schmerzen beginnen, und jede Viertelstunde fortzusetzen, bis dieselben geschwunden sind.

In manchen Fällen ist es zweckmässig, zur Chloroformlösung Aqua Naphae hinzuzufügen, welches einen sehr angenehmen Geruch hat, oder Aqua Menthae:

Aqua chloroform. satur. 150·0 Gr. + aq. Naphae 50·0 Gr + aq. destill. 100·0 Gr. oder Aqua chloroform. sat. 150·0 Gr. + aq. Menthae 30·0 Gr. + aq. destill. 120·0 Gr.

Diese Formeln können mit Erfolg auch bei Schmerzen in Folge organischer Erkrankungen des Magens angewendet werden, oder beim nervösen Erbrechen und dem Erbrechen der Schwangeren. Die locale Wirkung des Chloroformwassers kann auch bei Zahnschmerzen benützt werden.

Das Chloroformwasser kann bei verschiedenen Präparaten als wirksames Element oder als Excipiens dienen. Man kann hierzu das mit Wasser diluirte oder das aromatische Chloroformwasser verwenden; z. B. als narkotisches Getränk:

Aqua chloroform. satur. 60·0 Gr. + aq. Naphae 60·0 Gr. + syr. morph. 30·0 Gr. oder Aqua chloroform. sat. 80·0 Gr. + aqu. Naphae 20·0 Gr. + Syr. opiat. 50·0 Gr.

Das Chloroformwasser kann fernerhin als Vehikel für verschiedene Salze und Substanzen, wie für Bromkalium, salicylsaures Natron, Chloralhydrat dienen.

475. ***Chas. C. Thornton,*** *chloroform and ether as antiferments. The medical World II, 1884, Nr. 7, july, p. 116.*

Th. fand zufällig, dass Milch, welche in einer Flasche aufbewahrt wird, die Spuren von Chloroform enthält, sich wochen-, ja jahrelang süss erhält, und er empfiehlt daher diese Aufbewahrungsart der Milch zur Zeit der Sommerdiarrhoen der Kinder.

In ähnlicher Weise fand er, dass Urin, dem er einige Tropfen Aether zugesetzt hatte, nicht ammoniakalisch wurde und nicht faulte.

Th. schreibt daher dem Chloroform und dem Aether fäulnisswidrige Eigenschaften zu.

476. ***Fr. L. Haynes,*** *chloroform should be used in strychnia-poisoning, but not tobacco. Philad. med. Times XIV, 1884, p. 504.*

H. widerräth die neuerdings empfohlene Verwendung von Nikotin bei Strychninvergiftung und empfiehlt statt dessen Chloroform und Chloral. Vergl. darüber unter Nikotin.

477. ***J. A. Brooks,*** *chloroform in the treatment of tape-worm. Indiana med. Journ. III, 1884, Nr. 2, p. 32.*

Chloroform unter Ricinusemulsion, mit oder ohne Zusatz von Extr. Filicis, wird als vorzügliches Bandwurmmittel empfohlen.

Das Chloroform soll den Wurm narkotisiren und das Ricinusöl ihn während der Narkose nach aussen befördern.

478. ***Atwood,*** *recovery from Strychnia-poisoning. The Philad. med. Times XIV, 1884, 6 sept., p. 919.*

Ein Mann nahm in suicidialer Absicht 0,15 Gramm Strychnin und bekam bald Tetanus. Die Therapie bestand in Chloroform, Morphin und Atropin, wodurch sofortiger Nachlass der Krämpfe erzielt wurde. Als dieselben nach vier Stunden von neuem auftraten, wurde Chloralhydrat und Bromkalium gegeben. Der Fall verlief günstig.

479. ***Soyer,*** *de l'emploi du chloroforme dans la trachéotomie. Thèse de Paris 1884, Nr. 307.*

480. ***Saville,*** *contraindications of chloroform in labor. Therap. Gaz. VIII, april, p. 181.*

Chloroform ist contraindicirt bei Kreissenden, die zu Uterusblutungen neigen, die viel brechen, an Herz- und Lungenfehlern leiden etc.

4. Chloralhydrat.

a) Physiologisches und Chemisches.

481. ***Thomas Stretch Dowse,*** *the brain and the nerves, their ailments and their exhaustion. New York 1884, Putnam's Sons.*

Auf pag. 15 dieses Buches wird uns mitgetheilt, dass Chloral einen „tonischen Einfluss auf das arterielle Gewebe" ausübt. Ein Beweis dafür wird natürlich nicht beigebracht.

482. ***E. Hess*** *und* ***B. Luchsinger,*** *toxikologische Beiträge. Pflüger's Arch. d. Physiol. Bd. 35, 1884, p. 174.*

Bei Vergiftungsversuchen, welche ausser mit anderen Substanzen auch mit Chloralhydrat und mit Alkohol gemacht wurden, ergab sich, dass die stark erwärmten vergifteten Thiere (Kaninchen) immer vor den kalt gehaltenen starben, während umgekehrt eine mässige Erwärmung die Lebensdauer bedeutend verlängerte.

Bei Vergiftungen mit Thallium, Quecksilber, Platin und Coniin ergab sich dasselbe Resultat.

483. ***P. Kofoed,*** *über die Anwendung der Anaesthetica während der natürlichen Geburt. Inaug.-Dissert. Kopenhagen 1884, 114 pp.*

Nach Kofoed hat Chloral, in Dosen von 2 bis 6 Gramm binnen drei Stunden gegeben, auf die Stärke der Wehen keinen nachtheiligen Einfluss, verlängert jedoch die Wehenpausen und entfaltet zugleich eine deutlich hypnotische Wirkung auf die Mutter.

Morphin bekämpfte besonders den Wehenschmerz. Leichte Chloroformnarkose störte den Geburtsact gar nicht und wird daher sehr empfohlen.

484. *R. Külz, zur Darstellung und Kenntniss der Urochloralsäure, sowie der chlorhaltigen Spaltungsproducte der Urochloralsäure und Urobutylchloralsäure. Pflüger's Arch. d. ges. Physiol. Bd. 33, 1884, p. 221.*

Uebereinstimmend mit v. Mering (1883) fand auch R. Külz Trichloräthylalkohol und Trichlorbutylalkohol als die chlorhaltigen Spaltungsproducte der Urochloralsäure und Urobutylchloralsäure. Da der andere Bestandtheil aber nach den Untersuchungen von E. Külz Glykuronsäure ist, so schlägt R. K. für jene zwei Säuren die Bezeichnung Trichloräthylglykuronsäure und Trichlorbutylglykuronsäure vor.

485. *E. Külz, über Wirkung und Schicksal des Trichloräthyl- und Trichlorbutylalkohols im Thierorganismus. Ztschrft. f. Biologie, Bd. 20, 1884, p. 157.*

Aus dieser Arbeit interessirt uns hier Folgendes. Weder nach Chloroform noch nach Trichloressigsäure tritt im Harn Urochloralsäure auf, wohl aber nach flüssigem wie polymerisirtem Chloral, Chloralhydrat und Trichloräthylalkohol. — Die schlafmachende Wirkung des Chlorals und Chloralhydrats kann nicht auf einer Abspaltung von Chloroform beruhen. — Dass Chloralhydrat und Butylchloralhydrat als Molekül hypnotisch wirken, ist höchst wahrscheinlich, bis jetzt aber noch nicht thatsächlich bewiesen. Experimentell bewiesen ist nur, dass die aus Chloralhydrat und Butylchloralhydrat im Organismus durch Reduction entstehenden gechlorten Alkohole (Trichloräthyl-, respective Trichlorbutylalkohol) hypnotisch wirken und im Harn als Trichloräthyl-, respective Trichlorbutylglykuronsäure auftreten.

Weiter kann es keinem Zweifel unterliegen, dass auch die Urochloralsäure wie das urochloralsaure Natron, ebenso die Urobutylchloralsäure, wenn sie in genügender Dosis eingeführt werden, hypnotisch wirken, jedoch so, dass der Schlaf weit später eintritt und länger dauert, als dies nach Einverleibung von Chloralhydrat, Butylchloralhydrat, Trichloräthyl und Trichlorbutylalkohol in entsprechender Dosis der Fall ist.

486. **Casali,** *Nachweis von Chloral in Vergiftungsfällen. Ann. di Chim. appl. alla Farm. ed alla Med. Bd. 77, 1884, Nr. 3.*

b) Vergiftungen.

487. *Death from chloral. The Lancet 1884, I, p. 231.*

Ein an Chloral gewöhnter Mensch nahm zu viel davon und erwachte nicht wieder.

488. *Death from chloral. The Lancet 1884, I, p. 442.*

Tod in Folge einer Verwechslung von Chloralsyrup mit reinem Chloralhydrat.

489. **W. B. Brooks,** *antagonism of chloral and strychnia. Philad. med. Times XIV, 1884, p. 406.*

Ein Mann nahm aus Versehen Strychnin und genas unter dem Gebrauche grosser Dosen von Chloral. Später vergiftete sich derselbe Mann einmal mit Chloral, wurde komatös, aber eine Subcutaninjection von Strychnin rettete ihn.

490. **H. Krannhals,** *eine Chloralvergiftung. Petersburger med. Wochschr. 1884, Nr. 40, p. 410.*

Ein Bursche von 20 Jahren nahm in suicidialer Absicht mehr als 15 Gramm Chloralhydrat ein, wurde bewusstlos und starb. Die Section ergab mässige Gastroenteritis und eine fibrinöse Pneumonie des rechten oberen Lungenlappens.

491. **G. Y. Hunter,** *a case of poisoning by hydrate of chloral. The Lancet 1884, I, p. 505.*

Ein junger Mann nahm 9 Gramm Chloralhydrat auf einmal. Nach $1^1/_2$ Stunden wurde er bewusst- und reactionslos vorgefunden. Therapie: Magenpumpe, Brechmittel, kalte Begiessungen des Kopfes, Elektricität, künstliche Respiration, Ammoniakeinathmungen. Vollständige Genesung.

492. **J. M. Booth,** *case of chloral-poisoning, treated by the administration of Belladonna. The Lancet 1884, I, p. 468.*

Ein Mann mit Delirium tremens nahm 8 Gramm Chloral auf einmal, worauf Koma eintrat. Puls 120—140, Pupillen halb contrahirt, Respiration sehr schwach. Ein Theelöffel Belladonnatinctur half sofort. Nach drei Stunden wieder Verschlimmerung, worauf eine zweite solche Dose gegeben wurde, abermals mit gutem Erfolg. Nach zwei Tagen konnte Patient das Bett verlassen.

493. **W. G. Janpolski,** *ein Fall von Chloralhydratvergiftung. Medicinski Westnik (russischer medicinischer Bote) 1883, Nr. 49.*

494. ***J. Ulanowski,*** *täglicher, 13 Jahre lang dauernder Chloralhydratgebrauch. Przeglad lekarski 1884, Nr. 29, p. 396.*

495. ***Kirn,*** *über Chloral-Psychosen. Allg. Ztschr. f. Psychiatr. 1884, Bd. XL, p. 831.*

c) Therapeutisches.

496. ***F. Venanzio,*** *dell' idrato di cloralio e delle indicazioni. Condotta med. chir. ital. Treviglio 1883, I, p. 32.*

497. ***Barduzzi,*** *sull azione del cloralio nell' albuminuria. Comment. clin. delle mal. degli org. genito-urinari 1884, Nr. 2, marzo-aprile.*

498. ***G. J. Ross,*** *curative effects of hydrate of chloral in albuminuria. New England med. Monthly 1883—84, III, p. 400.*

499. ***G. Finco,*** *l'idrato di cloralio nell' angina difterica. Archivio clinico ital. 1884, XIV, Nr. 8, p. 57.*

500. ***C. B. Galentin,*** *diphtheria, croup &c. or the membraneous diseases, their nature, history, causes and treatment &c. with the new chloral-hydrate method of treating the same. 174 pp. New-York 1884, J. H. Vail & Co.*

Chloralhydrat innerlich und local wird als Specificum bei Croup und Diphtheritis empfohlen.

501. ***A. Wertheimer,*** *zur Behandlung der Eclampsia infantum. München 1883.*

Chloralhydratclysmen (0,25 bis 0,50 pro Dosi) sind bei Eclampsie sehr empfehlenswerth. Nebenbei innerlich Bromkalium.

502. ***G. Lusardi,*** *di un tetano reumatico curato con alte dosi di cloralio ecc. Lo sperimentale 1884, Nr. 6, giugno.*

503. ***S. Arigo,*** *tetano guarito interamente dopo tre mesi con i bagni generali e con il cloralio. Annal. univ. di med. e chir. 1884, p. 391.*

504. ***Foulds,*** *a case of traumatic tetanus treated by large doses of hydrate of chloral. Brit. med. Journ. 1884, I, p. 1207.*

505. ***Maestrati,*** *étude critique sur le traitement du tétanos par l'hydrate de chloral. Thèse de Paris 1884, Nr. 312.*

Die beste Behandlung des Tetanus ist die mit Chloral per os und per anum in Dosen bis zu 15 bis 16 Gramm im Ganzen. Das Mittel setzt die Erregbarkeit des Rückenmarkes herab und macht dadurch den Tetanus unmöglich.

Subcutan soll man das Chloral nicht appliciren.

506. **J. Taylor,** *a case of tetanus treated by hydrate of chloral; recovery. The Lancet 1884, II, 16 aug., p. 272.*

Ein 42jähriger Patient bekam nach einer Operation am Anus Tetanus mit Kieferklemme und allen zugehörigen Erscheinungen. Opium nützte gar nicht. Es wurde daher Chloral verordnet, welches, in grossen Dosen permanent gegeben, allerdings half. Binnen 36 Tagen wurden 194 Gramm Chloral genommen. Der Fall ging in Heilung aus. Vergl. Nr. 134.

507. **Mosler,** *Chloral gegen Chorea. Norsk Magazin for Lägevidenskab, 15 april 1884.*

Eine in Folge von Zahnschmerzen auftretende Chorea wurde weder durch Arsen, noch durch Morphin, wohl aber durch, respective nach Gebrauch von Chloral dauernd geheilt.

508. **E. Warner,** *Chloral-hydrate as an antiseptic. Boston med. and surg. Journ. 1884, II, p. 177.*

509. **Lopez Rodrigues,** *de l'hydrate de chloral dans le traitement de la blennorrhagie. Le Progrès méd. 1884, p. 34.*

R. empfiehlt als Mittel gegen Gonorrhoe Einspritzungen von Chloralhydrat 1 : 60 aq. Er sah davon sehr gute Erfolge. Nach einer Mittheilung in der „Revue médicale du Chili" sah Pasqua von demselben Mittel (1 : 150 aq. rosarum) ebenfalls bei Gonorrhoe schnelle Besserung. Das Chloral wirkt hier offenbar ähnlich wie Argentum nitricum.

d) Anhang: Trichloressigsäure.

Da die Trichloressigsäure beim Behandeln mit (starken) Alkalien Chloroform bildet, so hatten manche Pharmakologen geglaubt, dieselbe als Narcoticum benutzen zu können, indem man annahm, dass auch das alkalische Blut diese Umsetzung werde zu Stande bringen können. Diese Ansicht wurde scheinbar bestätigt durch Versuche von Byasson und Follet (1870), die durch diese Säure wirkliche Narkose hervorgebracht haben wollen. Fräulein Tomaszewicz und L. Hermann zeigten jedoch (1873) umgekehrt, dass selbst sehr grosse Dosen von trichloressigsaurem Natron absolut keine narkotischen Wirkungen entfalten.

510. **Filipow,** *Trichloressigsäure und ihre Wirkung. Medicinskoje Obosrenje 1884, Nr. 18.*

511. **G. Bodländer,** *experimenteller Beitrag zur Theorie der Narkose. Centralbl. f. klin. Med. 1884, Nr. 16, p. 249.*

B. nahm die Versuche des Hermann'schen Laboratoriums wieder auf und fand nach Subcutaninjection von 2 bis 6 Gramm trichloressigsaurem Natron bei jungen Hunden, Katzen und Kaninchen „alle Symptome centraler Nervenlähmung von gewöhnlicher Trunkenheit und Somnolenz bis zum krampffreien Ende vor". Nur ist zu bemerken, dass die Narkose langsam und spät eintritt, dafür aber lange dauert. Am empfindlichsten schienen Katzen und dann Kaninchen zu reagiren, während einzelne Hunde der stärksten Dosen bedurften. Eine Spaltung des trichloressigsauren Natrons in Chloroform und Alkalicarbonat nimmt B. übrigens nicht an.

512. ***L. Hermann***, *die Wirkung der Trichloressigsäure. Pflüger's Arch. XXXV, Heft 1—2, p. 35, 1884.*

Zur Vertheidigung seiner früheren Versuche gegen Bodländer hat H. jetzt neue Versuche an den verschiedensten Thieren angestellt, aus denen er schliesst, dass kleine Dosen des trichloressigsauren Natrons ganz wirkungslos sind, grosse jedoch eine ascendirende Rückenmarkslähmung herbeiführen.

5. Paraldehyd.

a) Physiologisches.

Der Paraldehyd $C_6H_{12}O_3$ ist eine polymere Modification des gewöhnlichen Aldehydes. Es ist eine farblose Flüssigkeit, die bei 124 Grad siedet und deren specifisches Gewicht 0·998 beträgt. Bei niederer Temperatur erstarrt der Paraldehyd in Krystallform und schmilzt bei 10·5 Grad wieder. Bei 13 Grad C. löst er sich in acht Theilen Wasser; in wärmerem Wasser ist er weniger löslich, weshalb die bei gewöhnlicher Temperatur gesättigte wässerige Lösung beim Erwärmen trübe wird und die Hälfte des darin gelösten Paraldehydes wieder abscheidet.

1882 liess Schmiedeberg den Paraldehyd durch V. Cervello auf seine physiologischen Eigenschaften als Narcoticum prüfen (Arch. f. exp. Path. und Pharmak. XVI, p. 265; Arch. p. le scienze mediche VI, p. 177), und diese Versuche wurden später von Cervello in Palermo fortgesetzt. Es sei mir erlaubt, hier noch einmal kurz das Ergebniss dieser Versuche zu recapituliren, da die Literatur des Jahres 1884 zeigt, dass sehr viele neue Autoren diese Versuche nicht genügend kennen.

Die Allgemeinerscheinungen anlangend, liess sich an Fröschen feststellen, dass das Mittel bei subcutaner Application eine anästhetische Wirkung hervorbringt, dass hierbei der Anästhesie kein Aufregungsstadium vorangeht, und dass die Rückkehr zum normalen Zustande mit Leichtigkeit erfolgt. — Kaninchen werden ähnlich beeinflusst wie Frösche. Bei Dosen von zwei bis drei Gramm in den Magen dauerte die Narkose bei Thieren von mittlerer Körpergrösse sechs bis sieben Stunden und wurde durch kein Aufregungsstadium eingeleitet. Nach dem Aufwachen der Thiere ist ihr Gang meistens taumelnd, erlangt aber bald die normale Sicherheit wieder. Nachträgliche Störungen werden nicht beobachtet, vielmehr befinden sich die Thiere nach dem Erwachen sofort ganz wohl und suchen ihre Nahrung auf. In der Periode der tiefen Narkose wird die Athemfrequenz geringer, während der Herzschlag, soweit man es mit der aufgelegten Hand abschätzen kann, immer normal stark bleibt. Die Pupille erfährt keine nennenswerthen Veränderungen. — Die Wirkung auf Hunde ist der auf Kaninchen ganz analog. Auch bei ihnen tritt nach stomachaler Application von Dosen von zwei bis fünf Gramm ruhiger Schlaf ohne vorherige Aufregung ein.

Nach allen vorliegenden Versuchen an den genannten Thierspecies dürfen wir annehmen, dass der Paraldehyd bei mässiger Dose seine volle hypnotische und anästhetische Wirkung entfaltet, ohne die so wichtige Function der Athmung wesentlich zu modificiren. Ist die applicirte Dosis eine sehr beträchtlich grosse, so erfolgt allerdings der Tod durch Respirationslähmung. Krämpfe oder Erbrechen wurden bei keinem der Versuche beobachtet.

Die Reihenfolge der vom Paraldehyd afficirten nervösen Centren anlangend ist zu bemerken, dass das Mittel bei mittleren Gaben bereits auf die Nervencentren überhaupt, vorzugsweise aber auf das Grosshirn wirkt, während es in höheren Gaben auch das Rückenmark afficirt und die Reflexe aufhebt, ja zuletzt die Med. oblongata lähmt und die Athembewegungen zum Stillstand bringt.

Vergleichen wir die allgemeinen physiologischen Wirkungen des Paraldehyds mit denen des Chloralhydrats, so finden wir zwischen beiden eine auffallende Aehnlichkeit. Zwar wird bei der Paraldehydnarkose die Empfindlichkeit für Druck nicht ganz aufgehoben; dies ist nach Cervello aber auch beim Chloral keineswegs der Fall, obwohl es von Liebreich behauptet wird.

C. fand nämlich, dass bei der Chloralnarkose zwar die Haut ziemlich vollständig anästhetisch wurde, die Muskeln aber durchaus nicht. Er nimmt mit Byasson drei Grade der Chloralwirkung an: 1. Schwache Hypnose und leichte Depression des sensibeln Nervensystems, respective nach C. geringe Excitation; 2. starke unwiderstehliche Schlafsucht mit Herabsetzung der Empfindlichkeit; 3. Anästhesie mit völligem Verluste der allgemeinen Empfindlichkeit und Relaxation der Musculatur. Auf dieses Stadium folgt fast immer der Tod. Ganz ähnlich ist nun auch das allgemeine Bild der Paraldehydnarkose, nur ist die anfängliche Excitation weniger ausgesprochen. Bei genauerer Untersuchung findet man aber noch zwei sehr wichtige Unterschiede der Wirkung beider Narcotica, nämlich erstens sinkt die Frequenz der Athemzüge durch Paraldehyd viel weniger als durch Chloral, und zweitens bleibt der Blutdruck bei der Paraldehydnarkose fast normal, während er bei der Chloralnarkose stets, und zwar oft sehr erheblich absinkt. Diese beiden Umstände sind es aber, welche auch in den Augen des Praktikers dem Paraldehyd als Concurrenten des Chlorales einen gewissen Werth verleihen müssen.

Endlich sei noch erwähnt, dass die bei grossen Chloraldosen so oft eintretende und von allen Aerzten so sehr gefürchtete lähmende Einwirkung auf das Herz beim Paraldehyd vermuthlich viel seltener oder gar nicht vorkommen wird, indem bei allen Versuchen am freigelegten oder am isolirten, mit dem Williams-schen Apparate verbundenen Herzen sich stets eine weniger ungünstige Beeinflussung durch Paraldehyd als durch Chloral ergab; ja C. sagt geradezu, dass eine schädliche Einwirkung des Paraldehydes auf das Herz überhaupt nicht existirt.

Bei allen oben erwähnten Versuchen war der Paraldehyd den Warmblütern stomachal applicirt worden; C. hat aber auch andere Darreichungsformen untersucht. Bei subcutaner Injection sah er die Resorption sehr schnell erfolgen und waren die Wirkungen qualitativ dieselben wie bei der Aufnahme vom Magen aus, quantitativ aber bedeutender. Zu Abscedirungen gaben die Injectionen niemals Anlass (während dies die Chloralinjectionen recht häufig thun), jedoch empfiehlt sie C. doch nicht, da sie bei Benutzung der unverdünnten Substanz schmerzhaft und bei Benutzung der in Wasser gelösten unpraktisch sind. Auf dem Wege der Inhalation liess sich der Paraldehyd ebenfalls appliciren, aber die Resorption erfolgte sehr langsam und ist von starken Reizungserscheinungen begleitet; allerdings ist dafür die darauf folgende Narkose auch umso tiefer und relativ sehr ungefährlich. Der Blutdruck bleibt auch bei dieser Art der Narkose fast normal hoch. Leider ist für die menschliche Praxis nach C. die therapeutische Anwendung des Mittels auf dem Wege der Inhalation nicht empfehlenswerth, weil des hohen Siedepunktes wegen (124 Grad C.) die Resorption von der Lunge aus nur sehr langsam vor sich geht und die Reizwirkung der Dämpfe eine recht bedeutende ist. Es bleibt somit für die ärztliche Thätigkeit nur die Anwendung per os übrig, diese genügt aber auch vollkommen. Sowohl Cervello als ich haben bereits 1882 die nöthigen Vorversuche an Menschen gemacht, um sagen zu können, dass das Mittel mit keinerlei besonderen Unannehmlichkeiten verknüpft ist, dass es aber auch beträchtlich schwächer als Chloral wirkt. Letzteres ist weiter nicht unangenehm, da man ohne Besorgniss Dosen von der doppelten Höhe des Chlorals und noch höhere geben kann.

Die geeignetste Form zur Verabfolgung des Mittels ist die wässerige Lösung mit Zusatz von Rothwein oder Rum. Der Geschmack dieser Lösung erinnert an Pfefferminze. Reizungen der Magen- und Darmschleimhaut wurden bei den Thieren in keinem Stadium der Wirkung wahrgenommen. Auch an Menschen wurde nichts derartiges beobachtet.

Die erste Besprechung der Cervello'schen Versuche in der deutschen Presse lieferte ich selbst in der Deutschen medicinischen Wochenschrift 1882, Nr. 40. Ich verfügte damals bereits über genügende Beobachtungen an Menschen, um am Schluss meiner Mittheilung die Vermuthung aussprechen zu können, dass das Chloralhydrat durch das neue Mittel in vielen Fällen werde umgangen werden können. Diese Vermuthung hat sich, wie wir weiter unten sehen werden, durchaus bestätigt. Natürlich muss das Mittel zu allen Versuchen an Thieren und Menschen durchaus rein sein und nicht, wie Lewin neuerdings tadelnd hervorhebt, manchmal Acetaldehyd und Amylaldehyd enthalten. — In zwei 1883 erschienenen Arbeiten betont Albertoni im Gegensatz zum Chloral die schnelle Gewöhnung der Patienten an Paraldehyd, welche sehr auffallend ist und von allen Praktikern bestätigt wird.

513. ***V. Cervello,*** *ricerche cliniche e fisiologiche sulla paraldeide. La Medicina contemporanea, luglio 1884.*

Der Paraldehydschlaf gleicht durchaus dem normalen Schlafe und hinterlässt keinerlei Beschwerden. Die Resorption des Mittels im Magendarmcanal geht sehr schnell, oft schon binnen fünf Minuten vor sich. Vom Mastdarm aus ist die Resorption langsamer und vom subcutanen Zellgewebe überaus retardirt. Auch während des tiefsten Paraldehydschlafes ändert sich der Puls und die Respiration fast nicht; nur die Temperatur sinkt um einige Zehntel. Die Ausscheidung des Mittels geschieht nicht nur durch die Lunge, sondern auch durch die Niere. Der Harn nimmt danach einen besonderen Geruch an. Bei Herzkrankheiten ist das Paraldehyd nicht wie das Chloral contraindicirt; es wirkt im Gegentheil als Tonicum auf's Herz. Eine schmerzstillende Wirkung besitzt es dagegen nicht. Bei Ulcerationen im Larynx und Magen ist es contraindicirt der dann heftigen localen Reizerscheinungen wegen.

514. **S. A. Popow,** *der Einfluss des Paraldehyds auf den thierischen Organismus. Medicinskoje Obosrenje 1884, Nr. 1.*

515. **Courday,** *recherches sur les propriétés physiologiques et thérapeutiques de la paraldehyde. Thèse de Paris, 1884, Davy.*

Das Mittel wirkt zunächst auf die Grosshirnhemisphären, dann auf den Bulbus med. obl. und dann erst auf's Rückenmark. Es vermindert die arterielle Spannung und verlangsamt die Herzaction (aber wenig); es setzt die Respirationsfrequenz und die Temperatur herab; es vermindert die Sensibilität und die Reflexe; es wird unverändert durch die Lunge wieder ausgeschieden.

Bei grossen Dosen erfolgt der Tod durch Lähmung des Respirationscentrums.

Das Mittel ist indicirt bei allen Fällen von Insomnie, bei Geisteskrankheiten, beim Delirium, bei der Morphiomanie, besonders aber bei convulsivischen Neurosen und beim Tetanus traumaticus und strychninicus.

Bei Phthise und Bronchitiden mit abundanter Secretion ist der Paraldehyd besser zu vermeiden.

Die Dosis beträgt 2 bis 5 Gramm per os oder per rectum. Leider findet schnell Gewöhnung statt. Die Inhalation nützt nichts.

516. **A. Hénocque,** *de l'influence de la paraldéhyde sur la calorification, sur l'oxygénation de l'hémoglobine et sur les phénomènes d'échange. Soc. de Biologie, 15 mars 1884. Le Progrès méd. 1884, Nr. 12, p. 231; Compt. rend. gén. I, 1884, Nr. 12, p. 118; Compt. rend. des séances de la soc. de biologie 1884, p. 146.*

Der Paraldehyd bewirkt bei Versuchen an Thieren nach H. und Quinquaud eine Herabsetzung der Temperatur und eine Verlangsamung der Respiration; aber das Herz bleibt unbeeinflusst. Bochefontaine behauptet dagegen, der Paraldehyd wirke (in medicamentösen Dosen) wohl auf das Herz, verlangsame dessen Schlagfolge und bewirke dadurch Herabsetzung der Temperatur und Schlaf.

Auf spectrologischem (-skopischem?) Wege hat Hénocque keinen Antagonismus zwischen Strychnin und Paraldehyd finden können, wohl aber zwischen Natriumnitrit und Paraldehyd.

H.'s. Versuche wurden an Meerschweinchen und Kaninchen angestellt. Blutuntersuchungen an diesen Thieren ergaben eine Abnahme der Menge des Oxyhämoglobins.

Der Stoffumsatz soll durch das Mittel verlangsamt werden.

517. ***Quinquaud****, action de la paraldéhyde sur le sang. Compt. rend. gén. I, 1884, Nr. 15, p. 148; Compt. rend. des séances de la soc. de biologie 1884, p. 142.*

Wenn man eine nicht näher angegebene Menge Paraldehyd unter die Haut eines Thieres injicirt, lässt sich bald Methämoglobinbildung, sowie eine beträchtliche Abnahme der Kohlensäureausscheidung in der Exspirationsluft nachweisen. Auch die Blutgasanalyse des schwärzlichen Arterienblutes zeigt in gleicher Weise eine beträchtliche Abnahme der Kohlensäure. Die Menge des Sauerstoffes im Blute bleibt normal. Der Stoffwechsel ist also hochgradig verlangsamt und das Thier stirbt binnen 24 bis 26 Stunden par défaut de nutrition. Laborde bezweifelt diese Todesursache.

518. ***Dujardin-Beaumetz****, sur l'antagonisme de la paraldéhyde et de la strychnine. Le Progrès méd. 1884, Nr. 7, p. 137.*

Cervello und Morselli haben an Hunden und Kaninchen gezeigt, dass Strychnin und Paraldehyd Antidota sind. An Kaninchen konnte D.-B. die 25fache letale Dose des Strychnins durch Paraldehyd unwirksam machen.

519. ***Limousin****, sur la paraldéhyde; Compt. rend. des séances de la soc. de thérap. de Paris, 23. févr. 1884.*

L. glaubt, dass das Paraldehyd bereits im Magen zu Aldehyd wird, und dass erst diese Substanz zur Resorption und Wirkung käme. Dujardin-Beaumetz lässt das Mittel im Magen unverändert resorbirt werden, nimmt aber eine Umwandlung desselben zu Aldehyd im Blute an, eine Ansicht, der sich später auch Tanret zuneigte. Cervello (Nr. 513) bekämpft mit gutem Grunde beide Ansichten als durchaus unbewiesen.

Ich habe oben (Nr. 304) einer Arbeit von Bergesio und Mosso kurz Erwähnung gethan, auf die ich hier näher eingehen muss. Die genannten Autoren hatten ein Individuum zur Verfügung, dem wegen eines Sarcoms ein Stück der Schläfenbeinschuppe resecirt worden war. In Folge davon war am vorderen, oberen Theile der Fossa temporalis sinistra eine nicht knöcherne Narbe geblieben, welche das Studium des Gehirnpulses nach der Mosso'schen Methode erlaubte. Durch das Morphin wurde das Gehirnvolumen erst vermindert, dann vermehrt (vergl. dagegen Curci Nr. 442), indem der Tonus der Gefässe geringer wurde; Vermehrung des Hirnvolumens trat auch durch Alkohol ein, während im natürlichen Schlafe und in der Paraldehydnarkose das Volumen des Gehirns abnimmt, indem der Tonus der Blutgefässe in diesem Organ herabgeht. Cervello glaubt daraus schliessen zu dürfen, dass der Paraldehydschlaf dem natürlichen sehr ähnlich ist.

520. ***Vulpian et Bochefontaine***, *note relative à quelques experiences sur la paraldéhyde. Compt. rend. des séances de la soc. de biologie 1884, p. 157.*

In dieser Mittheilung berichtet B. summarisch über Versuche, welche er im Vulpian'schen Laboratorium ausgeführt hat. Nach denselben wirkt der Paraldehyd dreimal schwächer auf Kaninchen als das Chloral. Weiter traten die bekannten eigenthümlichen, durch Brown-Séquard beschriebenen nervösen Erscheinungen, welche nach Eingiessen von Chloralhydrat in das äussere Ohr des Kaninchens auftreten, nach Eingiessen von Paraldehyd nicht auf.

521. ***J. L. Prevost***, *note relative à l'action physiologique de la paraldéhyde. Revue méd. de la Suisse romande, IV, 1884, 15 oct., Nr. 10.*

Die Mittheilung von Prevost zeichnet sich vor allen französisch geschriebenen Publicationen über Paraldehyd dadurch aus, dass P. die darüber vorher erschienenen Arbeiten genau kennt und berücksichtigt. Er kommt nach eingehenden Versuchen an Kalt- und Warmblütern dahin, in allen Punkten die Resultate Cervello's zu bestätigen. Am Schlusse seiner Arbeit hebt er besonders folgende vier Sätze hervor:

Der Paraldehyd, in wässeriger Lösung intravenös oder subcutan applicirt, macht eine tiefe Narkose. Die Reflexe bleiben dabei viel länger erhalten als bei der Vergiftung mit Chloral; das Verschwinden der Reflexe bei der Paraldehydnarkose ist prognostisch sehr ungünstig. Der Tod erfolgt durch Athemlähmung, was für das Chloral nicht immer behauptet werden kann. Chirurgische Anästhesie lässt sich durch Paraldehyd nicht erzielen, wohl aber ist das Mittel für die interne Medicin ein ausgezeichnetes Hypnoticum.

522. **J. R. Uhler,** *Paraldehyd, sugar and germ disease. Journ. of americ. medic. Association, 3 may 1884.*

Starke Paraldehydlösungen wirken sehr antiseptisch, heben die Hefegährung auf, schieben das Ammoniakalischwerden des Harns um Monate hinaus und wirken auf Gallensteine stärker lösend als Aether oder kochender Alkohol.

b) Therapeutisches.

Die ersten sorgfältigen Beobachtungen über die Anwendung des Paraldehyds an Irren theilte in zwei Publicationen 1883 Morselli mit. Er empfiehlt das Mittel entschieden. Es gelang ihm, durch Anwendung desselben sogar einen schweren Fall von chronischer Chloralhydratvergiftung zu heilen. Weitere günstige therapeutische Mittheilungen aus demselben Jahre stammen von Peretti, Langreuter und Gugl, während Berger und Eickholt sich sehr reservirt darüber aussprachen und es mit dem Chloral nicht auf eine Stufe gestellt wissen wollten.

Uhler (Nr. 522) sagt darüber:

Die schlafmachende Wirkung des Mittels ist nicht so stark als die des Chlorals, aber angenehmer, da kein Kopfweh folgt. Bei Keuchhusten, Neuralgien, Phthise ist es sehr brauchbar.

Mit Paraldehyd hat weiter Pusinelli (cf. Nr. 287 und 288) bei 24 Kranken in Dosen von 3 bis 5 Gramm beruhigenden, erquickenden Schlaf von fünf bis acht Stunden Dauer erzielt.

523. **Dujardin-Beaumetz,** *sur la paraldéhyde comme hypnotique. Le Progrès méd. 1884, Nr. 3, p. 54; Bullet. gén. de thérap. 1884, p. 49, 30 jan.*

Das Mittel erwies sich brauchbarer als Chloral, macht in Dosen von 2 Gramm einen ruhigen Schlaf, verursacht kein Brechen, keinen Magenkatarrh und keine Kopfschmerzen.

524. **Dujardin-Beaumetz,** *sur la paraldéhyde. Le Progrès méd. 1884, Nr. 9, p. 178.*

Die Wirksamkeit des Paraldehyds bleibt nach neuen Versuchen von D.-B. doch hinter der des Chlorals weit zurück. Nach dem Einnehmen des Mittels entsteht ferner im Krankenzimmer ein unausstehlicher Geruch danach. Yvon (cf. Bullet. gén. de thérap. 1884, p. 70) glaubt freilich, die Exhalationen enthielten nicht das Mittel selbst, sondern ein Umwandlungsproduct desselben (cf. Nr. 519). Const. Paul hat das Paraldehyd als Ersatzmittel des Morphins bei chronischer Morphinvergiftung mit Erfolg angewandt.

525. **A. Aubeau,** *la paraldéhyde. 20 pp. Amiens 1884, Jeunet. Extrait de l'Odontologie, juin et juillet 1884.*

526. *Therapeutische Notizen über Paraldehyd. Medicyna 1884, Nr. 45.*

527. **A. Rothe,** *Paraldehyd, ein neues hypnotisches und narkotisches Mittel. Gaz. lekarska, 1884, Nr. 12, p. 217.*

Das Mittel wird sehr gelobt.

528. **B. Bataglia,** *la paraldeide. Unione medica Egiziana (Alessandria) 1884, Nr. 1.*

529. **C. v. Noorden,** *Paraldehyd als Schlafmittel. Ctrlbl. f. klin. Med. 1884, Nr. 12, p. 185.*

N. verwandte in der Riegel'schen Klinik das Paraldehyd in Dosen von 3 bis 6 Gramm. Das Mittel wurde āā mit Tinct. cort. Aur. verordnet und jede einzelne Dose unter Zuckerwasser genommen. Im Ganzen wurde es etwa 120mal bei 30 Patienten verwandt. Die Indicationen waren Emphysem mit Bronchitis, Phthise, Rückenmarks- und andere Nervenkrankheiten, Herzkrankheiten (Myocarditis mit Klappenfehlern), die späteren Stadien der Pneumonie, icterisches Hautjucken, chronischer Gelenksrheumatismus, Neuralgien, Insomnie etc. In allen Fällen war der Erfolg vorzüglich, so dass N. nicht ansteht, den Paraldehyd zu den besten Schlafmitteln zu rechnen, den man selbst bei Herzkranken ohne Gefahr geben kann. Nur bei tuberculösen Kehlkopfgeschwüren erwies es sich als ungeeignet.

530. **O. Berger,** *Paraldehyd. Breslauer ärztl. Ztschr. 1884, 23. Febr., Nr. 4, p. 35.*

B. hat seine oben erwähnten Versuche fortgesetzt und hat jetzt bei etwas grösseren Dosen als früher gleichfalls gute Resultate gesehen, und zwar bei den verschiedensten Krankheiten.

531. **E. Kurz** *(Florenz), Paraldehyd als Schlafmittel. Centrlbl. f. klin. Med. 1884, Nr. 18, p. 281.*

Die von K. angewandte Dose betrug 3 bis 4 Gramm; die Krankheiten waren Phthise, Mammacarcinom, Mitralinsufficienz mit Dyspnoe, Schlaflosigkeit nach Typhus, Oophoritis chronica, Meningitis spinalis chronica, Psychosen, Chlorose, Myocarditis, Lungengangrän etc. Mangelhaft oder negativ war die Wirkung nur in einem Sechstel der Fälle. Der Schlaf trat fast immer innerhalb einer halben Stunde ein und dauerte fünf bis sieben Stunden; manchmal trat dabei eine mässige Verlangsamung des Pulses mit geringem Nachlass der Arterienspannung ein. Kopfweh folgte niemals. K. kommt zu dem Resultate, dass dem Paraldehyd unter den Schlafmitteln der erste Platz gebührt, wofern es sich nicht lediglich darum handelt, Schmerzen zu stillen.

532. **J. C. Wilson,** *paraldehyde as a hypnotic. Philad. med. Times XIV, 1884, p. 636.*

Paraldehyd wird da empfohlen, wo Chloral nicht passt, z. B. bei weak heart und bei Schlaflosigkeit.

533. **Francotte,** *la paraldéhyde, nouvel agent hypnotique. Le Progrès méd. 1884, Nr. 1, p. 16.*

Bei Versuchen in der Klinik von Masius ergab sich, dass der Paraldehydschlaf dem wirklichen Schlafe sehr nahe steht und kein Uebelsein hinterlässt. Manche Patienten klagten über den unangenehmen Geschmack des Mittels und manche brachen es aus. Bei Schlaflosigkeit in Folge von Schmerzen ist das Mittel ohne Wirkung.

534. **Ottavi,** *tetano traumatico guarito coll' uso della paraldeide ad alta dose. Gazz. degli osp. 1884, Nr. 65.*

Ein 53jähriger Bauer bekam nach harter Arbeit in einem Wassergraben Tetanus, welcher durch Chloral, 8 Gramm pro die, nicht gebessert wurde. Paraldehyd, 6 bis 8 Gramm pro Tag, bewirkte dagegen binnen zehn Tagen völlige Heilung.

535. **G. Leubuscher,** *Paraldehyd als Schlafmittel. Corresp.-Bl. d. allgem. ärztl. Ver. v. Thüringen 1884, Nr. 10, Sep.-Abdr.*

Das Mittel wurde bei Schlaflosigkeit, Stenocardie und bei Chorea in Dosen von 2 bis 5 Gramm versucht. Die Resultate waren nicht gerade glänzend. Dosen unter 4 Gramm blieben fast stets wirkungslos. Erbrechen wurde danach mehrmals beobachtet. Einmal wurde selbst durch 10 Gramm des Mittels kein Schlaf erzielt.

536. **C. Rank,** *über Paraldehyd. Württemb. Corresp.-Bl. LIV, 1884, Nr. 20, p. 153.*

Das dem Paraldehyd gespendete Lob ist sehr übertrieben. R. wandte es bei 30 Patienten an, die jedoch über den unangenehmen Geschmack und über Kopfweh klagten, das bis zum Morgen anhielt. Die Exspirationen der Patienten belästigten die übrigen sehr. Erbrechen und Uebelkeit hat er auch beobachtet.

Bei nervöser Schlaflosigkeit, bei physischen Erregungszuständen und bei Delirium erwies sich das Mittel brauchbar.

537. **Keraval**, *sur la Paraldehyd. Le Progrès méd. 1884, Nr. 24, p. 485.*

In der Sitzung der Société medico-psychologique vom 26. Mai 1884 theilte K. mit, dass er bei Geisteskranken durch Paraldehyd, per os und per anum applicirt, Schlaf habe erzielen können, und er empfiehlt daher das Mittel bei solchen Patienten.

538. **Gugl**, *die Behandlung des Delirium tremens mit Paraldehyd. Ztschrft. f. Ther. 1884, Nr. 4.*

Der Paraldehyd erwies sich in vier Fällen als ein sehr werthvolles Mittel bei der Behandlung des Delirium tremens. Bei Zuständen mit grosser Angst scheint die Wirkung desselben weniger zur Geltung zu kommen. Verdauungsstörungen wurden trotz der Anwendung grosser Dosen nicht bemerkt. Die Annahme des Medicamentes durch die Geisteskranken geschah, da aromatische Tincturen beigemischt wurden, leicht.

Das Mittel ist absolut gefahrlos, selbst in Tagesdosen von 6 bis 8 Gramm. Der dadurch erzielte Schlaf entsprach extensiv und intensiv den an ihn zu stellenden Anforderungen. Durch Chloralhydrat konnten dieselben Resultate nicht erzielt werden.

539. **Nercam**, *action hypnotique et sédative de la paraldehyde dans les différentes formes d'aliénation mentale. Thèse de Paris, 31 juillet 1884, Delahaye & Lecrosnier.*

540. **Andruszki**, *Paraldehyd bei der Schlaflosigkeit der Irren. Russ. Psychiatr. Arch. IV, Heft 1, 1884, p. 1.*

Paraldehyd hatte eine deutliche narkotische Wirkung, der jedoch ein Excitationsstadium vorausging.

541. **E. Konrád**, *über die hypnotische und sedative Wirkung des Paraldehydes bei Geisteskranken. Orvosihetilap 1884, Nr. 37; Pester med.-chir. Presse 1884, Nr. 45.*

Paraldehyd ist selbst bei Herzkranken ungefährlich. Man kann Dosen von 6 bis 12 Gramm ohne Nachtheil geben. K. that es bei Fällen von acuter hallucinatorischer Verrücktheit, Dementia paralytica, chronischen hallucinatorischen Zuständen, acuter Manie und Hysterie.

542. ***J. B. Andrews,*** *Paraldehyd. Americain Journ. of insanity XLI, oct. 1884, p. 183* und *New York med. Journ. XXXIX, 1884, p. 674.*

Die ersten Publicationen über Paraldehyd in Amerika stammen von C. L. Dana, J. C. Wilson und J. R. Uhler. Alle sprachen sich sehr lobend darüber aus. Andrews gibt die schlafmachende Wirkung des Mittels nach seinen Beobachtungen an Geisteskranken zu, ist aber nicht sehr für dasselbe eingenommen wegen seines starken Geruches und Geschmackes und seiner geringen Löslichkeit in Wasser. Vor dem Chloral hat es nach ihm nichts voraus.

543. ***Th. Benda,*** *über die bisherigen Versuche mit Paraldehyd in Stephansfeld. Neurol. Centralbl. III, 1884, p. 268.*

544. ***Stark*** *(Illenau), über den gegenwärtigen Stand der Paraldehydfrage (18. Oct.). Neurol. Centralbl. 1884, Nr. 22, p. 525.*

Das Mittel wirkt hauptsächlich auf das Grosshirn, in zweiter Linie erst auf verlängertes Mark und Rückenmark. Es erzeugt bei Menschen in Dosen von 3 bis 5 Gramm einen tiefen, ruhigen, dem physiologischen ähnlichen Schlaf ohne üble Neben- und Nachwirkungen. Bei fortgesetztem Gebrauch tritt keine Cumulativwirkung, sondern ein Grad von Angewöhnung ein. Therapeutisch ist das Mittel deshalb ein Hypnoticum ersten Ranges, welches namentlich wegen seiner Nichtgefährdung des Herzens dem Chloralhydrat vorgezogen zu werden verdient. Es ist indicirt bei jeder Form von Schlaflosigkeit, besonders aber bei Agrypnie in Folge einfacher nervöser Erregungszustände bei Neurasthenikern, Hysterischen und Maniakalischen, weniger sicher bei Psychosen mit Angstzuständen. Bei Delirium tremens, zuweilen auch bei Manie wirkt es gleichzeitig sedativ, während es andere Störungen des Geistes in keiner nachhaltigen Weise beeinflusst. Bei Patienten nit Enuresis tritt Zunahme des Bettnässens ein. Die Dosis beträgt mindestens 3 Gramm. Als Clysma gebe man 5 Gramm auf 100 Gramm Olivenöl. Subcutaninjectionen machen leicht Collaps. In 77 Procent der Fälle sah Stark vollen Erfolg. Bei Depressionszuständen nützt es wenig, bei Maniakalischen nach Jolly viel. Stark (Stephansfeld) sah bei einem Verrückten nach Paraldehydgebrauch die Stimme aufhören.

545. ***August Lindner,*** *die therapeutische Anwendung des Paraldehyds. Inaug.-Dissert. Strassburg 1884, 26 pp.*

L. berichtet über die auf der Jolly'schen Klinik gemachten therapeutischen Versuche.

Mit sieben Theilen Rothwein vermischt lässt sich das Mittel recht gut einnehmen. Männer nahmen es lieber als Weiber. Der von allen Autoren gerügte unangenehme intensive Geruch der Respirationsluft nach dem Mittel wurde auch in Strassburg unangenehm empfunden. Er tritt natürlich auch bei Application per anum auf. Bei Epilepsie war durch Paraldehyd absolut kein Nutzeffect zu erzielen. Bei den verschiedensten Formen des Irreseins wurde das Mittel 10 Monate hindurch benutzt und etwa 275 Versuche damit gemacht. Die Dose betrug meist 6 bis 8 Gramm, ausnahmsweis mehr, bis zu 12 Gramm. Ueber 244 Fälle wurde genauer Protokoll geführt.

Auf diese vertheilt sich nun die Dosis so, dass in 20 Fällen 10 bis 12 Gramm, in 202 Fällen 6 bis 8 Gramm, und in 22 Fällen 3 bis 4 Gramm Paraldehyd verabreicht wurden.

1. Bei den 20 Fällen, in denen 10 bis 12 Gramm gegeben wurden, ist nicht ein einziger Misserfolg zu verzeichnen. Die betreffenden Kranken schliefen vom Abend bis zum Morgen. Es handelte sich um hochgradige Aufregungszustände bei Paralyse und Schwachsinnigkeit, und um einen Fall von Hirntumor. Letzterer betraf eine Patientin, die seit fünf Jahren ohne Narcotica überhaupt nicht mehr schlief, und in dieser Zeit mit wechselndem Erfolg bald mit Morphin, bald mit Chloral eingeschläfert wurde. Sie schlief auf Paraldehyd acht bis zehn Stunden.

2. Von den 202 Fällen, in denen eine mittlere Gabe von 6 bis 8 Gramm Paraldehyd verabreicht wurde, ergibt sich als Resultat:

Kein Schlaf in fünf Fällen = 2·5 Procent; zweieinhalb- bis vierstündiger Schlaf in 23 Fällen = 11·4 Procent; in den übrigen 174 Fällen ein fester andauernder Schlaf von fünf bis zehn Stunden Dauer = 86 Procent.

3. Auf die 22 Fälle, wo drei bis vier Gramm Paraldehyd gegeben wurden, vertheilt sich der Effect:

Zweieinhalb- bis vierstündiger Schlaf in vier Fällen = 18·1 Procent; in 18 Fällen Schlaf von sieben bis acht Stunden, respective die ganze Nacht = 81·9 Procent.

Das Procentverhältniss von 100 (1.) : 86 (2.) : 81 (3.) beweist zur Genüge, dass die volle hypnotische Wirkung abhängig ist von der Höhe der Dosis. Der Ansicht von Gugl, dass diese Wirkung in keinem Verhältniss stehe zur Steigerung der Dosis, kann L. sich nicht anschliessen. — Wenn wir die Dosis hier für einen Augenblick ausser Acht lassen, können wir sagen

kein Schlaf in . . .	5 Fällen	= 2·04	Procent
mässige Wirkung in .	27 „	= 11·06	„
volle Hypnose in . .	212 „	= 86·6	„

Die betreffenden Patienten litten an Melancholien jeder Art, Aufregungszuständen in Folge von acuter und chronischer Manie, Paralyse, acutem und chronischem Alkoholismus etc. Von grösstem Interesse ist die überaus prompte Wirkung beim Delirium tremens, wo es viel gefahrloser ist, und viel sicherer wirkt als Chloral. Die Pulsfrequenz nahm bei allen Patienten, wo der Puls beschleunigt war, unter der Wirkung des Mittels etwas ab. Ueble Nachwirkungen kamen nicht vor, auch keine Reizungserscheinungen von Seiten des Mastdarms bei Application als Clysma (Paraldehyd 5 + Mucil. gi. arab. + Aq. dest. āā 10). Leider tritt schnell eine Gewöhnung an das Mittel ein.

Lindner kommt schliesslich dahin, in dem Paraldehyd ein ungefährliches und sicher wirkendes Hypnoticum zu begrüssen, das als ein willkommener Ersatz anzusehen ist, namentlich in allen den Fällen, wo Affectionen des Respirations-, Circulations- und Digestionstractus die Anwendung des Chlorals contraindiciren. Die Ansicht Berger's, dass das Paraldehyd nicht im Stande sei, dem Chloral eine wesentliche Concurrenz zu machen, wird von ihm ebenso wenig wie von den übrigen Beobachtern getheilt, vielmehr geht auch seine Ansicht dahin, dass das Paraldehyd wegen seiner Ungefährlichkeit auf das Herz, selbst in grösseren Dosen, in Anbetracht des schnellen Eintretens des Schlafes ohne vorherige Erregungs- und Congestionserscheinungen und des Fehlens unangenehmer Empfindungen nach dem Erwachen, vor Allem aber wegen der Möglichkeit einer höheren Dosirung und der dadurch bedingten höheren Leistungsfähigkeit dem Chloral vorzuziehen ist.

Was die Form der Verabreichung des Mittels anlangt, so möchte ich zum Schluss noch darauf aufmerksam machen, dass Cervello Paraldehydkapseln aus Gelatine hat anfertigen lassen (à 0·5 Gramm), welche sich recht gut nehmen lassen.

6. Urethan.

Das Urethan ist der Aethyläther der Carbaminsäure und hat die Formel $C_3 H_7 NO_2 = NH_2 CO_2 C_2 H_5$. Dasselbe wurde von Schmiedeberg zuerst auf seine narkotischen Eigenschaften an Thieren und von Jolly an Menschen geprüft. In einer Sitzung des medicinisch-naturwissenschaftlichen Vereins zu Strassburg im December 1884 führte Schm. eine Reihe von Thieren vor, welche die Wirkung dieser Substanz auf's deutlichste erkennen liessen. Ich kann auf die höchst interessanten Details dieser Versuche hier nicht eingehen, da die Schmiedeberg'sche Publication noch nicht erfolgt ist, möchte jedoch schon im Voraus darauf hinweisen, dass dieses neue Mittel bei Schlaflosigkeit das Paraldehyd in vielen Fällen verdrängen wird. Es hat keinen Geruch, keinen unangenehmen Geschmack und wird aus dem Körper als Harnstoff ausgeschieden.

Die Publicationen von Schmiedeberg einerseits und Jolly andererseits dürften noch während des Druckes dieses Buches erfolgen.

7. Acetal.

Unter Acetalen versteht man flüchtige, ätherisch riechende Flüssigkeiten, welche in Wasser ziemlich schwer löslich sind und sich unter gewissen Bedingungen beim Zusammentritt von Alkohol und Aldehyd unter Wasseraustritt bilden. Sie besitzen eine sehr grosse chemische Beständigkeit, und ist es daher wahrscheinlich, dass sie den thierischen Organismus unzersetzt durchlaufen. Aus der grossen Reihe dieser Körper wurden bis jetzt nur folgende zwei untersucht.

Das Dimethylacetal, auch Aethylidendimethyläther genannt, $C_4 H_{10} O_2$, hat einen dem Chloroform sehr nahe liegenden Siedepunkt (64 Grad C.) und ein specifisches Gewicht von 0·87. Es löst sich leicht in Wasser. Sein Geruch ist angenehmer als der des Chloroforms und erinnert an Fruchtäther.

Das Diäthylacetal oder Aethylidendiäther, meist schlechthin Acetal genannt, $C_6 H_{14} O_2$, hat ein ähnliches specifisches Gewicht, aber einen viel höher liegenden Siedepunkt (104 Grad C.), woher es sich nicht zum Inhaliren eignet, während das Dimethylacetal dazu, gemischt mit Chloroform, nach Versuchen von F. Fischer in gewissen Fällen brauchbar ist.

Das Acetal löst sich in 18 Volumen Wasser und ist mit Alkohol in allen Verhältnissen mischbar. Es hat einen erfrischenden aromatisch kühlenden Geschmack und einen Geruch wie Hoffmann'sche Tropfen.

Es wurde auf seine Wirkung an Kalt- und Warmblütern auf dem Wege der subcutanen intravenösen und stomachalen Application durch v. Mering 1882 geprüft. Frösche zeigten nach diesem Autor wenige Minuten nach Subcutaneinspritzung von 0·05 Substanz motorische Lähmung und Bewusstlosigkeit, worauf bald vollständige Anästhesie und Erlöschen jeglicher Reflexthätigkeit folgte. Nach zwei Stunden trat langsame Erholung ein. Die Herzthätigkeit erlitt während der tiefsten Narkose eine nur geringe Abnahme der Frequenz. Kaninchen wurden durch subcutane Injection von 2 bis 4 Gramm so narkotisirt, dass auf Kneipen und Anfassen keine Reaction eintrat. Nach einigen Stunden trat Erholung ein. Bei Injection in's Blut traten dieselben Erscheinungen nur schneller ein. Bei Hunden trat nach stomachaler Application entsprechend grösserer Gaben (bis zu 10 Gramm) ein sehr tiefer Schlaf mit fast völliger Aufhebung der Reflexe ein. Bei allen Thieren wurden die Organe des Kreislaufs in Vergleich mit den übrigen Organen nur sehr wenig beeinflusst. Selbst bei den so irritabeln Katzen sank nach directer Einführung des Mittels in's Blut der Blutdruck nur vorübergehend und unbedeutend. Die Blutdruckcurve blieb in jeder Beziehung der normalen sehr ähnlich und erinnerte in nichts an die Chloralcurve. Bei allen Thieren war bei normalem Fortgange der Respiration der Herzschlag auch in der tiefsten Betäubung eher beschleunigt als verlangsamt und stets sehr kräftig. Die Pupillen waren stets auf der Höhe der Wirkung verengt, ganz in der Weise wie bei grossen Dosen Morphin. Durch Atropin liess sich die Myose schnell beseitigen. Die Athmung wurde bei toxischen Dosen weit stärker und früher influencirt als die Herzthätigkeit, so dass der Tod durch Respirationsstillstand eintrat.

Versuche an Menschen wurden von v. Mering nur mit per os genommenem Acetal angestellt. Es ergab sich, dass nach Dosen bis zu 10 Gramm bei kräftigen Männern eine starke Abschwächung der Schmerzempfindung und ruhiger tiefer Schlaf auftrat. Bei noch grösseren Dosen wurde der Schlaf todartig tief, und die Reflexerregbarkeit nahm stark ab. Von unangenehmen

Nachwirkungen hat v. M. nur vorübergehende Congestion nach dem Kopfe gesehen; ich sah schon 1882 nach grossen Dosen auch Brechen und nachhaltige Uebelkeit.

Als Form der Darreichung empfiehlt sich eine Emulsion mit viel Syrupus amygdalarum, jedoch kann man auch Clysmata aus Acetal bereiten.

Bei Versuchen, welche Berger 1883 damit anstellte, blieb selbst nach Dosen von 10 Gramm die schlafmachende Wirkung meist aus. Hiller constatirte in demselben Jahre, dass das Mittel starke Nebenerscheinungen (Kopfschmerz, Erbrechen) macht, aber sehr schwach narkotisch wirkt.

Ganz im Gegensatz dazu sah Stoltenhoff bei Versuchen an Gesunden und Geisteskranken in der Irrenanstalt zu Saargemünd nach Dosen von 4 bis 5 Gramm niemals unangenehme Nebenerscheinungen auftreten, wofern man von schnell vorübergehenden Congestionen und Irregularität des Pulses absieht. Bei den Patienten trat nach 5 Gramm in allen Fällen angenehmer Schlaf ein, bei Gesunden jedoch nicht. Stoltenhoff glaubt, dass man Dosen bis zu 10 Gramm ohne Bedenken auf einmal wird geben dürfen. Die Exhalationsluft der Patienten roch noch 24 Stunden nach dem Einnehmen deutlich nach Acetal. Im Destillat des Harns trat auf Zusatz von zwei Tropfen Salzsäure und dann von viel Natronlauge und Jodkaliumlösung ein reichlicher Niederschlag von Jodoform ein. Ohne Zusatz von Salzsäure kommt kein Niederschlag zu Stande.

546. ***G. Leubuscher,*** *über Diäthylacetal. Corresp.-Bl. d. allgem. ärztl. Vereins f. Thüringen 1884, Nr. 10.*

Bei zwei an Chorea leidenden Kindern, wo das Mittel beiläufig keinen Einfluss auf die choreatischen Bewegungen übte, trat nach dem Gebrauch desselben, namentlich bei dem einen Kinde, einem Mädchen von zehn Jahren, eine andere Erscheinung auf. Die kleine Patientin hatte bereits zweimal Gaben von 5·0 Gramm Acetal ohne Wirkung genommen und bekam deshalb das nächstemal eine Gabe von 7·5 Gramm. Gleich darauf, circa eine Minute nach dem Einnehmen, fand L. im Gesicht des Mädchens eine streifige, fleckweise, dann sich mehr und mehr diffus ausbreitende Röthe. Dieselbe wurde immer intensiver, und allmälig, aber erst nach 10 bis 15 Minuten, zeigten sich ähnliche rothe Flecken an den Schultern, der Brust, den Extremitäten, hier namentlich in der Gegend der Gelenke. Die gerötheten Partien fühlten sich heisser als die Umgebung an, waren nicht über das Niveau der übrigen Haut erhaben und auf Druck nicht schmerzhaft. Daneben bestand Speichelfluss. Pupillen waren mittelweit, reagirten gut; die Herzthätigkeit war sehr aufgeregt; 144 Pulse in der Minute. Diese Röthe verschwand erst nach vier bis fünf Stunden. In der Folgezeit konnte bei derselben Patientin diese Erscheinung jedesmal, aber in allmälig sich abschwächender Weise, nach dem Einnehmen von Acetal (7·5 und darüber) beobachtet werden. — Bei dem anderen Choreakranken, einem achtjährigen Knaben, wurde nur einmal nach 5·0 Gramm Acetal eine zehn Minuten später nur im Gesicht sich zeigende, fleckweise Röthe bemerkt.

547. ***Moeli,*** *über Acetal. Berl. klin. Wochschr. 1884, Nr. 24, p. 381.*

Moeli's Resultate sind sehr schlechte. Bei Maniakalischen sah er keinen Erfolg; etwas günstiger waren die Resultate bei Deliranten, wenn Acetal mit Morphin zusammen (0·01 + 6 bis 8 Gramm) als Clysma gegeben werden.

8. Methylenbichlorid-, bromid und -jodid.

Das Methylenbichlorid $CH_2 Cl_2$ hat einen Siedepunkt von 40° C.; woher man es in der Weise wie Chloroform und Aether inhaliren lassen kann.

Das Mittel wurde 1867 von Richardson empfohlen, da dieser Autor bei Versuchen an Tauben gefunden zu haben glaubte, dass das Mittel kein Excitationsstadium hervorbringt. Er selbst empfand die Einathmung desselben an sich als etwas sehr Angenehmes. Die ersten Versuche an Patienten machten 1867 und 1868 Hollaender und Nussbaum; dieselben fielen jedoch bei Beiden ungünstig aus. Weitere Versuche stellten Tourdes und Hepp (1868), Junker (1868), Marshall (1869), Richardson und Rendle (1869), Miall (1870), Spencer Wells (1871), Gaenger (1874), Dawson (1874), Taylor (1874), Eulenberg (1876) und Drozda (1880) an. Fast ausnahmslos fanden diese Autoren, dass sich bei Thieren und Menschen mit dem Methylenbichlorid zwar Narkose erzielen lässt, dass diese aber schlechter ist als Chloroformnarkose. Ich übergehe die wenigen Publicationen aus den Jahren 1881 und 1882; 1883 wurde das Mittel von Martin Coates in Salisbury wieder warm empfohlen; Regnauld und Villejean wiesen jedoch in Frankreich und F. Hofmeister in Oesterreich nach, dass das gewöhnliche Methylenbichlorid des Handels gar nicht das ist, was der Name besagt, sondern ein Gemisch aus Chloroform und Weingeist oder Holzgeist. In diesem Jahre kam auch der zehnte Todesfall durch das sogenannte Methylenbichlorid vor, und zwar bei Breisky. Eine Besprechung dieser zehn Fälle lieferte F. Junker. Zwei weitere Publicationen von Edmund Rose und Le Fort übergehe ich. — Ueber das Methylenjodid $CH_2 J_2$ liegt ältere Literatur nicht vor; eben auch nicht über das Methylenbromid $CH_2 Br_2$.

548. ***J. Regnauld et Villejean,*** *caractères différentiels du chloroforme et du chlorure de méthylène sous le rapport physiologique. Journ. de pharm. et de chimie 1884, p. 384.*

549. ***Regnauld,*** *sur les caractères différentiels du chloroforme et du chlorure de méthylène. Progrès méd. 1884, Nr. 13; Compt. rend. gén. I, 1884, Nr. 13, p. 124.*

R. hält es für unmöglich, dass sich Spencer Wells des Methylenchlorürs zur Anästhesirung seiner Patienten mit besserem Erfolg als des Chloroforms bedient hat, denn Versuche an Hunden zeigten, dass das reine wahre Methylenbichlorid $CH_2 Cl_2$ ein heftiges Gift ist, welches, eingeathmet, schon nach fünf Minuten Contracturen und choreaartige Krämpfe erzeugt, die auch nach dem Aussetzen der Einathmungen noch anhielten.

Laborde, welcher auch über das Mittel Versuche angestellt hat, hat unter seinem Einflusse oft Zusammenziehung des Diaphragmas und Stillstand der Respirationsbewegungen, sowie sehr prononcirte allgemeine Krämpfe auftreten sehen. Er erklärt das Methylenbichlorid daher für ein schlechtes Narcoticum, welches dem Praktiker namentlich absolut nichts nützen könne.

Rabuteau macht darauf aufmerksam, dass das Methylenbibromid dem Methylenbichlorid hinsichtlich seiner physiologischen Wirkung sehr ähnlich ist; beide vermöchten aber nur eine incomplete Anästhesie hervorzubringen.

550. ***Rabuteau,*** *action physiologique du chlorure de méthylène et d'éthylène. Compt. rend. gén. I, 1884, Nr. 14, p. 139.*

Bei Versuchen an Fröschen brachten beide Mittel bei Einathmung nur langsam Anästhesie hervor. Die Haut der Thiere bedeckte sich dabei mit Schaum. Wurden die Thiere zehn

Minuten unter der Glocke gelassen, so starben sie. Beim Meerschweinchen treten nach der Einathmung Convulsionen und epileptiforme Anfälle auf, denen bald der Tod folgt.

551. **Schwerin,** *über Methylenjodid; ein Beitrag zur Kenntniss der Jodverbindungen. Med. Ctrlbltt. 1884, Nr. 9, p. 130 und Nr. 10, p. 146.*

Das Methylenjodid vermag die Fäulniss organischer Substanzen weder zu verhindern noch auch nur hinauszuschieben. Für Vögel, Kaninchen und Frösche hat es auch bei stomachaler Application und bei Inhalation eine narkotische Wirkung. Magen und Darm gerathen bei directer Berührung mit dem Gifte in Entzündung. 0·5 Gramm wirken vom Magen aus noch letal. Bei der Section lässt sich im Gehirn Jod durch den Geruch und chemisch nachweisen. Der Harn riecht nach der Substanz.

552. **F. E. Junker,** *Bichloride of methylene before the academy of medicine of Paris. Brit. med. Journ. 1884, p. 450.*

553. **B. W. Richardson,** *bichloride of methylene. The Asclepiad, juli 1884, p. 282.*

R. bleibt dabei, dass das wirkliche Methylenbichlorid ein ausgezeichnetes Narcoticum ist, sicherer und besser wirkend als Chloroform.

Auf die Details einer Discussion der Lancet (1884 I, p. 934, 1030 und 1171 über das Methylenbichlorid und einen dadurch verursachten Todesfall kann ich nicht eingehen.

9. Aethylbromid.

Die Anwendung des Aethylbromids $C_2 H_5 Br$ als Anästheticum ist nicht neu, denn Nunneley empfahl es schon 1849. Richardson erklärte es 1871 für eines der sichersten Anästhetica, empfahl es jedoch nicht zu allgemeiner Anwendung, da es Reizung des Schlundes und Erbrechen verursache. Terrillon benutzte es 1880, um locale Anästhesie hervorzubringen. Neuerdings wird es vielfach wieder zu allgemeiner Anästhesie in Verbindung mit anderen Mitteln benutzt. Eine neue bequeme Methode der Darstellung desselben hat in letzter Zeit G. Denigès angegeben.

554. **W. R. Williams,** *bromide of ethyl as an anaesthetic for short operations and as a precursor to the administration of ether. Brit. med. Journ. 1884, p. 402.*

555. **Wroczynski,** *Bromäthyl als Narcoticum bei schmerzhaften Wehen. Gazeta lekarska 1884, Nr. 46.*

W. A. Byrd in Quincy (Illinois) hat schon mehr als hundert Narkosen mit einem Gemische aus einem (Raum-) Theile Aethylbromid, drei Theilen Chloroform und vier Theilen Alkohol hervorgerufen. Nach Chas. Wesley Rook sind dieselben recht gut, jedenfalls aber besser als mit Chloroform oder Aethylbromid allein (cf. therap. Gaz. VIII, 1884, march, p. 130).

556. ***John T. Booth*** *(Wyoming, Ohio), bromide of ethyl and chloroforme, a new anaesthetic mixture. Therap. Gaz. VIII, april 1884, p. 159.*

B. wendet schon seit Jahren ein Gemisch aus Alkohol, Aethylbromid und Chloroform āā zum Anästhesiren an, nachdem Simonin dasselbe in „Le Concours medical" empfohlen hatte. Es erwies sich besonders brauchbar zum Anästhesiren von Gebärenden. Auch bei Neuralgien und schweren Anfällen von Asthma war es recht nützlich.

557. ***A. Shdanowo,*** *Bromäthyl als schmerzstillendes Mittel bei Geburten. Medicinski Westnik. 1884, Nr. 6—7.*

Die Verf. empfiehlt das Mittel sehr, wie auch Wroczynski (Nr. 555).

10. Bromoform.

Das Bromoform hat die Formel $CHBr_3$. Es stellt eine farblose Flüssigkeit von angenehm gewürzhaftem ätherischen Geruche und süsslichem Geschmacke dar. Es ist bereits 1849 von Nunnely und Schuchard als brauchbares Anästheticum empfohlen worden. Rabuteau vermochte 1869 damit an Ratten tiefen Schlaf und Anästhesie zu erzeugen, nicht aber in gleichem Grade am Hunde. Nach Eulenberg's (1876) Versuchen an Meerschweinchen und Tauben erzeugt Bromoform nur eine sehr kurze Narkose, welche höchtens zu Zahnextractionen zu brauchen ist.

558. ***Bonome*** *und* ***Mazza,*** *über die physiologische Wirkung des Bromoform, des Bromäthyl und des Bromäthylen. Chir. Ctrlbl. 1884, Nr. 36, p. 585.*

Die unter Leitung Albertoni's angestellten Versuche führten zu folgenden Resultaten. Bromoform ist ein allgemeines Anästheticum für Menschen und Thiere. Die durch Inhalation erzeugte Narkose ist frei von Aufregung. Epileptiker, welche nach Chloroform leicht Anfälle bekommen, bleiben nach Bromoform frei davon. Primärer Herzstillstand, der beim Chloroformiren nicht selten ist, kommt beim Bromoformiren nicht vor. Hunde bekommen während der Bromoformnarkose starke Mydriasis, Menschen nicht. Uebelkeit und Erbrechen kommt nicht vor. In den ersten Stunden nach der Narkose bemerkt man ein Sinken der Temperatur gerade wie beim Chloroform.

Das Bromoform wirkt auch per os genommen als Hypnoticum und Anästheticum. Im Uebrigen verhindert Bromoform die Fäulniss von organischen Substanzen (Urin und Fleisch); Bacterien entwickeln sich bei Gegenwart des Mittels nicht.

Unter die Haut gespritzt wirkt das Bromoform letal bei einer Dosis von 0·15 Gramm auf 100 Gramm Körpergewicht.

Aethylbromid wirkt viel schneller narkotisch als Chloroform und Bromoform, wird aber leichter eliminirt und wirkt daher weniger nachhaltig. Seine Giftigkeit ist etwas geringer. Wie das Bromoform hebt es die Erregbarkeit der Grosshirnrinde auf.

Aethylenbromid macht keine völlige Narkose, sondern tödtet durch Herzlähmung.

559. **C. v. Horoch** *(Wien), über die physiologischen Wirkungen des Bromoforms. Wiener med. Jahrb. 1883, Heft 3—4; Wiener med. Blätter 1884, p. 76.*

Die Experimente bezogen sich auf Menschen und Thiere. Bei drei Menschen wurde nach 20 Minuten eine tiefe Narkose erzielt, die von bedrohlichen Erscheinungen frei war, dagegen bekam der Narkotisirende Reizung der Conjunctiva und reichlichen Thränenfluss.

Die Thiere wurden theils mittelst Einathmung, theils mittelst Subcutaninjection narkotisirt. Auf beide Methoden liess sich eine tiefe und lang dauernde Narkose erzielen. Die Injectionsstelle entzündete sich nicht. Athmung und Puls bleiben während der Narkose normal; Blutdruck und Temperatur sinken natürlich, der N. vagus bleibt normal reizbar.

560. **Albert** *(Wien), über Bromoform. Compt. rend. gén. 1884, I, Nr. 4, p. 35.*

Die narkotischen Wirkungen von Bromoform und Jodoform sind sich sehr ähnlich, nur ist beim Bromoform das Excitationsstadium weniger ausgesprochen und die Wirkung von längerer Dauer. Selbst Kinder bekommen nach Bromoform keine Nausea. Ein nicht zu verschweigender Uebelstand der Bromoformnarkosen liegt jedoch darin, dass die Circulation in den Schleimhäuten während der Narkose eine sehr mangelhafte wird.

Auf die narkotischen Wirkungen des Jodoforms und der meisten übrigen Haloidverbindungen und des freien Jods, Broms und Chlors gehe ich hier nicht ein, da diese Körper nicht in die Gruppe des Alkohols und Chloroforms gehören; nur die folgenden seien noch kurz erwähnt.

11. Tetrachlorkohlenstoff und Hexachloräthan.

Ueber den Tetrachlorkohlenstoff $C Cl_4$ liegen ältere Versuche von Simpson (1865), Nunneley (1867), Laffont (1877) und Eulenberg (1876) vor. Nach allen diesen Autoren bedingt er bedeutend grössere Gefahren als das Chloroform, sowie auch länger andauernde unangenehme Nachwirkungen, so dass vor dem Gebrauche desselben gewarnt werden muss.

561. ***Blanchard,*** *sur le tétrachlorure de carbone. Compt. rend. gén. I, 1884, Nr. 14, p. 139.*

Bei einigen Versuchen über dieses Mittel constatirte auch B., dass dasselbe nur sehr zweifelhafte narkotische Wirkungen besitzt.

Das Hexachloräthan $C_2 Cl_6$ wurde von Bodländer (cf. Nr. 509) untersucht und gefunden, dass dasselbe, grammweise an Thiere verfüttert, Schlaftrunkenheit und Narkose verursacht.

12. Butylchloral.

Auf das Butylchloral $C_4 H_5 Cl_3 O$ oder, wie es fälschlich meist genannt wird, das Crotonchloral, hat zuerst 1871 Liebreich die Aufmerksamkeit der Mediciner gelenkt. Weitere Untersuchungen darüber stammen von v. Mering, Rajewsky, Bouchut, Worms, Yeo, Weill, Emmert, Windelschmidt und Liebreich selbst. 1883 zeigte v. Mering, dass er im Organismus in Trichlorbutylglycuronsäure umgewandelt wird. (Vergl. darüber Nr. 480. Ueber die schlafmachenden Wirkungen des Trichlorbutylalkohols siehe sub Nr. 481.)

562. ***W. C. Webb,*** *treatment of whooping cough by croton chloral. Philad. med. Times XIV, 1884, p. 406.*

Bei Keuchhusten wirkte das Crotonchloral trefflich, ohne den Magendarmcanal zu belästigen. Man gibt es am besten mit Glycerin und einer aromatischen Tinctur.

13. Baldriansäure-Amyläther.

563. ***G. Bruel**, de l'éther amylvalérianique, de son action sur la cholestérine, de sa supériorité sur le chloroforme comme dissolvant des calcus hépatiques et de ses actions thérapeutiques, 11 pp. Paris 1884, Dupont.*

Der Baldriansäure-Amyläther, welcher das wohlriechende Princip der Aepfel bildet, wurde von Bruel auf seine gallensteinlösenden Eigenschaften untersucht und als sehr brauchbar befunden.

14. Aceton, Acetonbromoform und -chloroform.

Der Kürze halber muss ich in diesem Capitel, welches in den letzten Jahren sehr viel bearbeitet worden ist, als Einleitung auf die in Schmidt's Jahrbüchern, Bd. 201, 1884, p. 35, enthaltenen Angaben verweisen.

564. ***C. Willgerodt** und **A. Müller**, Beiträge zur Kenntniss des Acetonbromoforms und des Acetonchloroforms. Tagebl. der Naturf.-Vers. zu Magdeburg 1884, p. 304.*

Das Acetonchloroform ist in der letzten Zeit von Willgerodt zu physiologischen Versuchen verwendet worden; aus denselben scheint hervorzugehen, dass dasselbe ein Anästheticum ist und sehr wahrscheinlich wie das Chloral Verwendung finden kann. Die Versuche über diesen Gegenstand sind indessen noch nicht abgeschlossen. Gibt man einem Kaninchen 1 Gramm Acetonchloroform, mit sehr wenig Alkohol und viel Wasser versetzt, auf die Zunge zum Verschlucken, so wird das Thier momentan bewusstlos und stirbt nach längerer Zeit, ohne wieder zu sich zu kommen. Gibt man indessen einem Kaninchen nur 0·25 Gramm Acetonchloroform mit Wasser angerührt in derselben Weise, so wird es rasch schlaff und ist nur wenig Herr über die Bewegung seiner Glieder. Nach vier bis fünf Stunden wird es aber wieder vollständig gesund und munter.

565. ***H. Tappeiner**, über die giftigen Eigenschaften des Acetons. Deutsches Arch. f. klin. Med. Bd. 36, 1884, p. 450.*

Der von Frerichs neuerdings geäusserten Ansicht, dass die Anwesenheit von Aceton im Kreislaufe nicht die Ursache krankhafter Zufälle abgeben könne, schloss sich Penzoldt (1883) nicht an. Er erklärte den negativen Ausfall der Thierversuche von Frerichs durch die schnelle Ausscheidung des Acetons durch die Lungen. Wurde dieser verhindert, so trat bei Kaninchen anhaltende Somnolenz und Betäubung ein. Vielleicht kann daher, so schloss er, auch das diabetische Coma auf Acetonvergiftung beruhen.

Eine gewisse Bestätigung dieser Versuche lieferte T. An Hunden, welche Aceton durch eine Trachealcannüle mittelst Müller'scher Ventile athmeten, trat zunächst Erhöhung des Blutdruckes und Steigerung der Puls- und Respirationsfrequenz ein. Später folgte dann Anästhesie, Erlöschen der Reflexe und Schlaffwerden der Muskeln; zugleich sanken Blutdruck, Puls- und Respirationsfrequenz. Der Tod erfolgte durch Respirationsstillstand. Bei Kaninchen fehlte die Blutdrucksteigerung.

566. ***P. Albertoni***, *die Wirkung und Verwandlungen einiger Stoffe im Organismus in Beziehung zur Pathogenese der Acetonämie und des Diabetes. Arch. f. exper. Path. u. Pharmak. Bd. XVIII, 1884, p. 218.*

A. legte besonderen Werth darauf, zu seinen Versuchen reines Aceton zu bekommen, was bei den früheren Autoren vielleicht nicht immer der Fall gewesen ist. Von diesem reinen Präparate bewirkten beim Menschen selbst hohe Dosen (15 bis 20 cc.), per os eingeführt, keinerlei abnorme Erscheinungen, als höchstens zuweilen eine leichte und vorübergehende Betäubung.

Bei Hunden konnte das Aceton im Verhältniss von 1 Gramm auf 1 Kilogramm Körpergewicht in den Magen eingespritzt werden, ohne irgend eine Wirkung zu äussern. In der Dosis von 4 Gramm auf 1 Kilogramm Körpergewicht bewirkte es einen ähnlichen Rausch wie Weingeist, gekennzeichnet durch die schwerere Störung der Bewegungen. Die Hunde gehen dabei wankend herum und fallen bald auf die eine Seite, bald auf die andere. Die Reitbahnbewegung kommt oft und anhaltend vor; auch bemerkt man rhythmische, schwankende Bewegungen des Kopfes, Delirien, Hallucinationen. Es kommt zu keinen Lähmungen, und nur ab und zu bleiben die Thiere wegen der äussersten Mattigkeit auf dem Boden ausgestreckt. Die Empfindlichkeit für Schmerz ist sehr herabgesetzt, aber nicht aufgehoben. Die Haut ist heiss, die Ohren roth, die Mastdarmtemperatur etwas herabgesetzt. Die Pupillen sind ein wenig erweitert. Die Respiration regelmässig, die Herzschläge frequenter. — Diese Dosis Aceton führte weder den Tod, noch irgend schwere und gefährliche Erscheinungen herbei.

Die tödtliche Gabe Aceton beträgt, bei Einführung in den Magen, 8 Gramm auf 1 Kilogramm Körpergewicht. Doch sind die dadurch hervorgerufenen Erscheinungen nicht immer gleich.

Bei Einspritzung in's Blut waren die Erscheinungen etwas stärker.

Die Wirkung des Acetons auf einzelne Organe und Systeme anlangend, ist Folgendes zu merken.

Das Aceton regt die Secretion des Speichels und des Magensaftes an, respective vermehrt es dieselbe, wenn sie bereits im Gange war. Seine Wirkung auf den Magen ist der des Weingeistes ähnlich, aber ausgesprochener. Erbrechen und Appetitmangel kommen bei Hunden nach Darreichung von Aceton häufig vor.

Kleine Gaben Aceton haben keine erhebliche Wirkung auf das Circulationssystem. Hohe Dosen (5 Gramm auf 1 Kilogramm Körpergewicht) bewirken eine starke Vermehrung der Pulsfrequenz mit leichter Abnahme des arteriellen Drucks (um 10 bis 15 Millimeter). Die Ausgiebigkeit der systolischen Excursion ist etwas vermindert. Im Stadium des tödtlichen Koma sinkt der Blutdruck nach und nach.

Auf die Körpertemperatur wirkt das Aceton in ähnlicher Weise wie der Weingeist, aber schwächer als dieser; denn auch hohe Gaben Aceton setzen die Temperatur nur um einige Zehntel von einem Grade herab.

Wichtiger ist die Wirkung des Acetons auf das Nervensystem. Dasselbe wirkt auf alle Nervencentra, aber in erster Reihe auf dass Gross- und Kleingehirn, alsdann auf das Rückenmark und am wenigsten auf das verlängerte Mark.

Im Ganzen wirkt also das Aceton auf eine durchaus ähnliche Weise wie Aethylalkohol, ist aber weniger giftig als letzterer, dessen letale Gabe beim Hunde und bei der Einführung in den Magen nach Albertoni und Lussana (1874) 6 bis 8 Gramm pro Kilogramm Körpergewicht beträgt.

Auch die elementaren Wirkungen des Acetons, als Coagulirung und Niederschlagen des Eiweisses, Zerstörung der Blutkörperchen etc., sind denen des Weingeistes ähnlich.

v. Buhse legte bei Acetonvergiftung ein grosses Gewicht auf den Sectionsbefund und behauptete, Magen und Darm zeigten bei den derselben erlegenen Thieren ähnliche Veränderungen wie bei der Cholera. Diese Angabe ist zum Theil richtig. Bei Hunden kann man eine lebhafte Injection, Verdickung und Turgescenz der gesammten Magen-Darmschleimhaut vorfinden, welche mit einem aus abgelösten Epithelien und Blut bestehenden Brei überzogen ist. Doch ist dieser Befund weder constant, noch der Acetonvergiftung ausschliesslich eigen und für dieselbe charakteristisch, sondern kommt auch bei vielen anderen Vergiftungen vor. So in ausgesprochenster Weise und am intensivsten bei Vergiftung durch Vipernbiss, durch Pilocarpin, durch Colchicin, durch Arsen und durch viele Metalle. Die Bedingungen, auf welchen diese Veränderungen beruhen, scheinen nach A. vor Allem in der allmäligen Abnahme des Blutdrucks zu liegen.

Hinsichtlich des Ursprungs des Acetons im Organismus stellte A. fest, dass auch nach Darreichung grosser Mengen von Traubenzucker oder von primären Alkoholen im Harn kein Aceton auftritt, wohl aber nach Einfuhr von Isopropylalkohol. Zum Nachweis des daraus entstehenden Acetons wurde eine besondere, von Schmiedeberg zu diesem Zwecke angegebene Methode benutzt. Ein grosser Theil des eingegebenen Isopropylalkohols wurde übrigens unverändert ausgeschieden. Beim Einnehmen von Aceton selbst in kleinen Mengen (6 cc.) scheidet der normale Mensch dies nach A. im Harn unverändert aus, während Frerichs dies selbst für grosse Dosen bestreitet; ein kleiner Theil geht natürlich auch mit der Respirationsluft weg. Zum Zustandekommen der Acetonämie mit ihren Vergiftungssymptomen müssen also sehr beträchtliche Mengen Aceton im Blute vorhanden und ihre Ausscheidung erschwert sein.

Der Acetessigäther macht selbst in Dosen von 15 cc. Hunden eingegeben keine cerebralen Erscheinungen und darf daher nach A. nicht zur Erklärung des diabetischen Komas herangezogen werden. Dasselbe gilt von der Acetessigsäure. Von letzterer wurde festgestellt, dass sie bei alkalischer Reaction des Harns in diesen übergeht, bei saurer aber nicht. Eine Entstehung derselben aus β-Oxybuttersäure im Organismus liess sich nicht nachweisen.

Krotonsaures Natron brachte in Dosen von 2 Gramm bei Kaninchen keine toxischen Wirkungen hervor, wohl aber der Krotonaldehyd. Bei kleinen Dosen des letzteren (vier Tropfen pro Kilogramm Kaninchen) kam es zu Dyspnoe, Niedergeschlagenheit und Narkose; bei grossen trat grosse Aufregung und Tod unter epileptiformen Krämpfen auf. Das Vergiftungsbild nach kleinen Dosen erinnerte sehr an das Kussmaul'sche Coma diabeticum; der Athem der Thiere roch dabei nach dem Mittel.

567. ***P. de Gennes,*** *sur l'acétonémie. Thèse de Paris, 1884, Nr. 126, 88 pp., 4°.*

568. ***L. Riess,*** *über das Vorkommen eines dem sog. Coma diabeticum gleichen Symptomencomplexes ohne Diabetes. Ztschr. f. klin. Med. VII, 1884, Suppl., p. 34.*

569. ***M. Litten,*** *über Coma dyspepticum. Ztschr. f. klin. Med. VII, 1884, Suppl. p. 81.*

570. ***H. Senator,*** *über Selbstinfection durch abnorme Zersetzungsvorgänge etc. Ztschr. f. klin. Med. VII, 1884, p. 235.*

571. ***C. Le Nobel,*** *über einige neue chemische Eigenschaften d. Acetons und verwandter Substanzen und deren Benutzung zur Lösung d. Acetonuriefrage. Arch. f. experm. Pathol. u. Pharmak. Bd. XVIII, 1884, p. 6.*

Ich übergehe die rein chemischen Resultate dieser Arbeit. Von den physiologischen Resultaten ist Folgendes von Interesse. Eine physiologische Acetonurie existirt nicht. Bei fieberhaften Processen besteht häufig Acetonurie, ebenso bei Carcinoma ventriculi. Bei Diabetes ist Acetonurie auch häufig, steht aber nicht in directem Zusammenhange mit dem Zuckergehalt des Harnes. Das Coma diabeticum beruht sehr wahrscheinlich nicht auf Acetongehalt des Blutes.

VI. Die Gruppe des Coffeïns.

I. Coffeïn.

a) Botanisches und Chemisches.

572 ***E. Heckel*** *et* ***F. Schlagdenhauffen,*** *des kolas africains au point de vue botanique, chimique et thérapeutique. Paris 1884, 87 pp.; Ann. Chim. Phys. (6), 1884, jan., p. 129; Journ. Pharm. et de Chim. (5), VII, p. 553, VIII, 1884, p. 81 u. 177.*

Die wahren, von Sterculia acuminata stammenden Kolanüsse enthalten nach der neuen Analyse von H. und Sch. 2·348 Procent

Coffeïn, die falschen, von Garcinia Kola stammenden aber gar keins, sondern statt dessen zwei Harze, Tannin und einen Bitterstoff.

Die Sterculia acuminata wächst wild an der Westküste Afrikas von der Sierra Leone bis zum Congo. Schweinfurth traf diesen Baum am Nyanzasee, wo er als Kokkorokou bezeichnet wird. Von den Engländern wurde er nach Ostindien, den Seychellen, Ceylon, Demerara, Dominica, Mauritius, Sydney und Zanzibar mit Erfolg verpflanzt; die Franzosen legten Culturen desselben in Guadeloupe, Cayenne, Cochinchina und am Gabun an.

573. ***Heckel,*** *sur les kolas africains. Bullet. de la société géographique de Marseille, juin 1884.*

Die Kolanüsse stehen bei allen Eingebornen Afrikas in hohen Ehren. Bei ihnen werden Eide geschworen und bei den wichtigsten Ceremonien des Cultus spielen sie eine Rolle. Die Mohammedaner glauben, dass sie ein Geschenk Mohammed's seien. Ihr Gebrauch an Stelle von Kaffee ist ein ganz allgemeiner. Im Handel spielen sie die Rolle von Geld.

574. ***Squibb,*** *some recent analyses of tea and coffee. Ephemeris 1884, julyand sept.; the pharmac. Journ. and Trans. 30 aun. 1884, p. 165.*

Squibb zeigt durch seine Analysen, dass die von Feinschmeckern am meisten geschätzten und im Preise am höchsten stehenden Kaffeesorten keineswegs auch den höchsten Gehalt an Coffeïn besitzen und dass somit eine andere Substanz, vielleicht das ätherische Kaffeeöl, den Werth des Kaffees als Genussmittel bedingt. In einer Tasse guten Javakaffee fand er 160 Milligramm Coffeïn. — Er empfiehlt ein Thee-Extract als Arznei.

575. ***Archibald Colquheun,*** *quer durch Chryse. Natur 1884, p. 47.*

Der beste chinesische Thee wird nicht in China, sondern im Shanlande gebaut und führt den Namen Puerh-Thee. Er hat einen wundervoll aromatischen Geschmack, ist aber enorm theuer und wurde noch nie exportirt. Selbst in China vermögen ihn nur sehr Wohlhabende zu bezahlen.

Schliesslich möchte ich noch einiges auf Thee Bezügliche von der letzten internationalen Hygiene-Ausstellung in London (1884) mittheilen sowie über die Salze des Coffeïns sprechen.

Indischer und speciell ceylonischer Thee war auf dieser Ausstellung stark vertreten. Er wird in England sehr viel benutzt und von der Assam tea company in vorzüglicher Qualität geliefert. Er steht im Geschmack dem chinesischen Thee nicht nach.

Neu ist consolidirter Thee, welcher mit Maschinen in Chocoladenform comprimirt wird (die Blätter, nicht etwa ein Extract!) und daher sein Aroma beliebig lange unvermindert behält. Man schneidet zum Gebrauche ein Stückchen ab und infundirt es in gewöhnlicher Weise.

Hinsichtlich der Salze des Coffeïns habe ich in der medicinischen Literatur nur die Angaben von Tanret reproducirt gefunden. Ich möchte daher hiermit darauf hinweisen, dass die Coffeïnsalze bereits früher genau von E. Schmidt und H. Biedermann untersucht worden sind. Diesen beiden Autoren gelang es 1881, folgende krystallinische Salze darzustellen: das salzsaure, bromwasserstoffsaure, salpetersaure, schwefelsaure, essigsaure, normalbuttersaure, isovaleriansaure Coffeïn. Aus der Untersuchung dieser Salze ergab sich, dass das Coffeïn eine einsäurige Base ist. Das sogenannte citronensaure Coffeïn wurde als nicht existirend nachgewiesen.

1882 und 1883 machte Tanret darauf aufmerksam, dass sich Coffeïn in salicylsaurem und benzoësaurem Natron unter Bildung von Doppelsalzen reichlich löst, und er empfahl diese Lösungen zu medicinischen Zwecken.

576. ***Niederstadt,*** *deutsches Natron-Kaffeesurrogat und Wiener Kaffeesurrogat. Chem. Centr.-Blatt (3), Bd. 15, Nr. 16, p. 336, April 1884.*

b) Physiologisches und Toxikologisches.

577. ***Richard Schneider,*** *über das Schicksal des Coffeïns und Theobromins im Thierkörper nebst Untersuchungen über den Nachweis des Morphins im Harn. Inaug.-Dissert. Dorpat 1884.*

1883 haben Maly und Andreasch gefunden, dass vom Hund das Coffeïn fast in toto unverändert durch den Harn ausgeschieden wird. Nach Schn. dagegen wird das Coffeïn, nachdem es vom ganzen Magendarmcanale aus vollständig zur Resorption gelangt ist, im Organismus grösstentheils zersetzt. Bei Einfuhr grosser Gaben freilich erscheint ein Theil davon schon einige Stunden darauf im Harn wieder, wo es nach der Dragendorff'schen Methode leicht nachzuweisen ist. Für Theobromin liegen die Verhältnisse ähnlich. Bei künstlicher Steigerung der Diurese erscheinen auch kleine Dosen beider Alkaloide im Harn wieder.

578. **Isidor Klemptner,** *über die Wirkung des destill. Wassers u. des Coffeïns auf die Muskeln und über die Ursache der Muskelstarre. Inaug.-Diss. Dorpat 1884.*
579. **E. Kugler,** *über die Starre des Säugethiermuskels. Inaug.-Diss. Dorpat 1883.*

Grubert und Klemptner haben unter A. Schmidt's Leitung den Nachweis geführt, dass der Froschmuskel bei seiner Erstarrung Fibrinferment bildet, und darin eine wichtige Analogie zwischen Muskelstarre und Blutgerinnung erkannt. Kugler stellte analoge Versuche an Hundemuskeln an und fand, dass dieselben auch nach vollständiger Verdrängung des Blutes durch eine 0·6procentige Kochsalzlösung Fibrinferment bei der Erstarrung bilden. Durch Behandeln des Muskels mit einer sehr verdünnten Lösung von Coffeïn, welches bekanntlich den Eintritt der Starre beschleunigt, wird die Menge des gebildeten Fermentes vergrössert, selbst dann, wenn die Coffeïnlösung erst nach vollendetem Eintritt der Starre angewendet wird.

580. **Guimaraês,** *sur l'action physiologique et hygiénique du café. Archives de physiologie XVI, 1884, Nr. 7, p. 252.*
581. **Couty, Guimaraês et Niobey,** *über dasselbe. Compt. rend. de l'acad. des sc. T. IC, p. 85.*

Der Kaffee vermindert die Menge der Blutgase und den Verbrauch der Kohlenwasserstoffe und Fette der Nahrung. Er vermehrt dagegen die Menge des Blutzuckers und des Harnstoffes. Indem er den Zersetzungsprocess der stickstoffhaltigen Nahrungsmittel beschleunigt, macht er einen grösseren Stoffumsatz möglich und ist daher Menschen, welche intensiv arbeiten müssen, sehr zu empfehlen. „Er ist einerseits ein Sparmittel, indem er die Activität der Verbrennung der stickstofffreien Substanzen vermindert; andererseits aber steigert er die Activität der verwickelten und für die Ernährung unentbehrlichen Umwandlung der stickstoffhaltigen Nahrung. Indem er die Bildung des Harnstoffes und somit die Desassimilation, zugleich aber auch die Assimilation erhöht, hält er, in mässiger Dose genossen, die Functionen im Gleichgewicht; er macht den Körper fähig, grössere Mengen stickstoffhaltiger Nahrung zu consumiren, und in Folge dessen liefert er in directer Weise Arbeit und ist allen denen nützlich, welche viel disponible Kräfte brauchen."

582. **Monnet,** *de la kola (Sterculia acuminata); étude physiologique et thérapeutique. Thèse de Paris, 1884, Nr. 308.*

583. ***Amalie Glause,*** *zur Kenntniss der Hemmungsmechanismen des Herzens. Inaug.-Dissert. Bern 1884, Paul Haller, 44 pp.*

Nach Gl. und Luchsinger ist die Wirkung des Coffeïns auf das Froschherz einerseits mit der des Atropins, andererseits mit der des Physostigmins identisch, welche drei Mittel als reine Muskelgifte aufgefasst werden. Ein durch Kali oder Chloralhydrat geschwächtes Herz erlangt nach diesen Autoren durch Coffeïn schnell seine alte Kraft wieder; ein durch die Substanzen der Muscaringruppe zum Stillstand gebrachtes fängt wieder ganz in der normalen Weise an zu schlagen, und eine isolirte, durch Tetramethylammonium ganz unerregbar gemachte Herzspitze wurde durch coffeïnhaltiges Blut schnell „wiederbelebt".

In ziemlich schroffem Gegensatz zu diesen Angaben stehen die Resultate des hier folgenden Autors.

Rioschiro Maki in seiner sub Nr. 303 bereits angeführten Arbeit berichtet auch über einige Versuche, welche die Einwirkung des Coffeïns auf das Gefässsystem der Warmblüter und auf das am Williams'schen Apparate arbeitende Herz des Frosches betreffen. Nach diesen Versuchen kann es nicht als ausgemacht gelten, dass das Coffeïn die Leistungsfähigkeit des normalen oder des (durch Kupfer) künstlich geschwächten Herzens beträchtlich steigert, obwohl, wie wir gleich sehen werden, dass alle Kliniker dies als selbstverständlich annehmen. Irgend welche Aehnlichkeit der Wirkung von Digitalin und Coffeïn auf's Herz besteht nach Maki nicht, und es muss namentlich die Angabe von Leblond (1883), dass das Herz der Kaltblüter durch Coffeïn wie durch die Mittel der Digitalingruppe in wahre Systolé versetzt werde, als irrthümlich zurückgewiesen werden. Dass ein Einfluss des Coffeïns auf Herz und Blutdruck existirt, soll damit nicht in Abrede gestellt werden, nur darf derselbe nicht als durchaus digitalinartig bezeichnet werden.

c) Therapeutisches.

584. ***Dujardin-Beaumetz,*** *on new cardiac medicaments. The therap. Gaz. VIII, oct. 1884, p. 444.*

1839 machte zuerst ein Anonymus im Bullet. gén. de thérap. auf die diuretischen Wirkungen des Coffeïns bei Hydrops aufmerksam, nachdem Zwinger bereits 1725 den Kaffee als vorzügliches Heilmittel bei Wassersucht empfohlen hatte. 1846 veröffentlichte Honoré drei Fälle von Albuminurie mit Hydrops, die durch Kaffeinfuse wesentlich gebessert worden waren.

1863 schrieb Koeschlakoff in Petersburg eine Abhandlung über das Coffeïn, in welcher er zwei Fälle von parenchymatöser Nephritis mit Herzhypertrophie und Wassersucht aufführt, bei denen das Coffeïn diuretisch wirkte und das Herz digitalinartig beeinflusste.

1867 machte Jaccoud von neuem die Entdeckung, dass bei Herzfehler mit Hydrops das Coffeïn bisweilen ausgezeichnet hilft. Dasselbe constatirte 1877 Gubler. Weiter empfahlen Shapter 1879 und Leech 1880 das sogenannte Coffeïncitrat als Diureticum bei Hydrops und theilten eine sehr grosse Casuistik darüber mit. Der diuretische Erfolg war auch bei Nierenkrankheiten vorhanden, wenn dieselben noch nicht zu weit fortgeschritten waren. Dasselbe constatirten nach den genannten eine grosse Anzahl anderer Autoren, so z. B. 1882 Lépine und Huchard, 1883 Leblond, Peter und Francotte. Sie Alle kommen zu dem Resultate, dass in gewissen Fällen von Hydrops die diuretische Wirkung des Coffeïns eine ganz exquisite ist, besonders wenn man es (wenn nöthig subcutan) in Form seiner leichtlöslichen Doppelsalze gibt und die Dosis nicht zu klein greift. D.-B. schliesst sich diesem Satze nach eigenen Erfahrungen in jeder Beziehung an. Monnet (Nr. 582) behauptet dasselbe für die Kolapräparate.

585. ***Franz Riegel,*** *Coffeïn bei Herzkrankheiten, mit mehreren Tafeln. Separatabdr. aus den Verhdlgn. des III. Congresses f. inn. Med. Wiesbaden 1884, Bergmann. 38 pp; Berl. klin. Wochschr. 1884, p. 289.*

R. kommt bei seinen Beobachtungen zu folgenden Schlüssen, die mit denen seiner Vorgänger auf diesem Gebiete ziemlich übereinstimmen.

1. Das Coffeïn ist als herzregulirendes und diuretisches Mittel im Sinne der Digitalis zu bezeichnen.

2. In geeigneter Dose und in entsprechender Form angewandt, vermehrt es die Herzkraft, verlangsamt die Herzaction und erhöht den arteriellen Blutdruck. Die genannten Wirkungen treten sehr rasch nach Anwendung des Mittels ein.

3. Es bewirkt rasch eine Steigerung der Diurese.

4. Die Indicationen für die Anwendung des Coffeïns fallen im Allgemeinen mit denen der Digitalis zusammen.

5. Das Mittel wird am zweckmässigstens in häufig wiederholten kleinen Dosen verabfolgt (1·0—1·5 Gramm pro die). Natürlich muss man mit kleinen Dosen anfangen.

6. In seiner Wirkung unterscheidet sich das Coffeïn vor Allem dadurch von der Digitalis, dass es viel rascher als jene wirkt, und dass es ferner keine cumulirenden Wirkungen besitzt.

7. In vielen Fällen, in denen die Digitalis unwirksam ist, sind die Coffeïnpräparate noch wirksam.

8. Die gleichzeitige Darreichung von narkotischen Mitteln, insbesondere von Morphin, neben Coffeïn ist nicht zu empfehlen. Das Coffeïn selbst ist, indem es die gestörte Compensation beseitigt, in solchen Fällen das geeignetste Narcoticum.

9. Von Präparaten werden das Coffeïn um natrobenzoicum, natrosalicylicum und natrocinnamylicum, welche leicht löslich sind und sich sogar zur Subcutaninjection eignen, gut vertragen, jedenfalls besser als Digitalis.

586. ***Huchard**, injections sous-coutanées de la caféine. Journ. de méd. fondé par Lucas Championière. LV, Nov. 1884, p. 431; le Progrès méd. 1884, Nr. 46, p. 952.*

An Stelle von Aether wird zu subcutanen Injectionen bei Collaps, nach Blutungen sowie bei atonischen Zuständen und Asystolie des Herzens eine der Tanret'schen Auflösungen von Coffeïn in salicylsaurem oder benzoësaurem Natron empfohlen. Das Verhältniss ist folgendes: Natr. salic. 3·1: Coffeïn 4·0: Aq. dest. 6·0. Beim Erwärmen löst sich das Coffeïn und bleibt nun gelöst. Davon wird 1 cc. auf einmal injicirt. Für Natr. benz. ist das Verhältniss 2·95 : 2·50 : 6·0.

587. ***C. Becher**, Coffeïn als Herztonicum und Diureticum. Wiener med. Bl. 1884, Nr. 21, p. 639.*

B. untersuchte die Wirkung des Coffeïns an Patienten mit Herzfehlern, Pleuritis, Pericarditis, Nephritis subacuta und chronica Er ordinirte bis zu 0·75 Coffeïnum purum und 2·5 Coffeïnum hydrobromicum pro die. — Fast stets war ein sedativer Einfluss auf die Pulsfrequenz vorhanden und die Arrhythmie der Herzaction verlor sich; die Intensität des Pulses und die Diurese nahm zu. Die Wirkung der Digitalis und der Adonis war nur eben so stark.

588. ***Otto Seifert**, über Coffeïn bei Herzkrankheiten. Sep.-Abdr. aus Mitthlgn. der med. Klinik zu Würzburg. Bd. I. Wiesbaden 1884.*

Coffeïn in Form seiner löslichen Doppelsalze bei Herzkranken angewandt, ist durchaus als herzregulirendes und diuretisches Mittel im Sinne der Digitalis zu betrachten und Kobert hat durchaus unrecht (cf. Centralbl. f. klin. Med. 1884, Nr. 22, p. 358 und Nr. 43, p. 685), wenn er dies bestreitet. In mancher Beziehung hat das Coffeïn vor der Digitalis sogar Vorzüge, besonders weil es sehr rasch die Herzkraft erhöht, den Puls regulirt und verlangsamt, die Diurese steigert und niemals cumulirend wirkt. Ein gewisser Nachtheil des Coffeïns der Digitalis gegenüber besteht darin, dass wegen der raschen Ausscheidung des Mittels durch den Harn die günstige Einwirkung auf Herz- und Nierenthätigkeit nur von kurzer Dauer ist. In einzelnen Fällen war übrigens nach einmal hergestellter Compensation die Dauer der Coffeïnwirkung eine ebenso lange als bei der Digitalis. Die Vermehrung der Diurese war bei Stauungsniere und bei chronischer Nephritis nur gering. In fast allen Fällen wurde das Allgemeinbefinden in der auffälligsten Weise gebessert; Herzklopfen, Kurzathmigkeit und Schlaflosigkeit gingen rasch zurück. Von unangenehmen Nebenwirkungen wurden Schwindel und Uebelkeit mehrmals wahrgenommen.

589. ***J. M. Barrickman**, on the therapeutical action of kola nuts. Therap. Gaz. VIII, 1884, july, p. 335.*

Ein Infus der Kolanüsse wurde einem schwer trunkenen Manne gegeben und machte denselben binnen 30 Minuten nüchtern. Im Uebrigen werden die für Matte, Schwache und Traurige sehr belebenden und aufheiternden Wirkungen der Kolanuss gerühmt. Monnet (Nr. 582) empfiehlt auch Extract und Tinctur aus Kola.

590. ***Dujardin-Beaumetz**, traitement de la cholera avec des injections de la caféine. Le Progrès méd. 1884, Nr. 46, p. 952.*

Subcutaninjectionen der Doppelsalze des Coffeïns sollen im Stadium algidum der Cholera ausgezeichnet wirken.

Leubuscher (Nr. 535) sah nach Dosen von 1 bis 2 Gramm Coffeïn pro die bei Herzkranken mehrfach enormes Sinken der Pulsfrequenz.

Zum Schluss noch ein Wort über die Coffeïnbehandlung mittelst Maté. Die Folia Maté, von Ilex Paraguayensis, auch Paraguaythee genannt, bilden in Südbrasilien und Paraguay ein unentbehrliches Genussmittel an Stelle des chinesischen Thees. Neben der grossen Billigkeit rühmt man die relative Unschädlichkeit auch für Kranke wie für die empfindlichsten Nerven, die Nahrhaftigkeit und erfrischenden kühlenden Eigenschaften; dennoch haben sie sich, trotz wiederholter Versuche, in der Therapie in Deutschland noch nicht eingebürgert.

2. Methylcoffeïnhydroxyd.

591. **Emil Schilling,** *über Coffeïnmethylhydroxyd; ein Beitrag zur Kenntniss des Coffeïns. Zeitschr. f. Naturwissenschaften, hsg. von Brass, Dunker etc. Bd. 57, 1884, Mai-Juni, p. 207. Vergl. auch Bd. 56, 1883, p. 667.*

Das Methylcoffeïn ist in Wasser sehr leicht löslich. Bei Versuchen, welche ich damit anstellte, ergab sich, dass es die charakteristischeste Eigenthümlichkeit des Coffeïns, die Erzeugung von Muskelstarre, selbst bei grossen Dosen nicht oder nur in sehr geringem Grade besitzt. Frösche, die schon nach 10 Milligramm Coffeïn schwer vergiftet und bewegungslos daliegen, bleiben nach 0·1 bis 0·2 des Methylhydroxydes einen ganzen Tag über normal und erscheinen erst am anderen Tage etwas steif. Kleine Krebse leben in concentrirter Lösung der Substanz stundenlang, ohne dass sich Athmung, Puls und Wohlbefinden ändert. Einem kleinen Kaninchen konnte ein ganzes Gramm in's Blut gespritzt werden, ohne dass sich danach auch nur sein Appetit geändert hätte.

3. Theobromin.

Zur Bereitung des Theobromins benutzt man jetzt das von H. Pressler und E. Schmidt 1883 angegebene Verfahren. Entöltes Cacaopulver wird mit der Hälfte seines Gewichtes Aetzkalk, der mit Wasser zum Brei angerieben wurde, gemischt und diese Masse in einem Kolben mit Rückflusskühler gekocht. Aus dem erkalteten Filtrat scheidet sich reines Theobromin aus und beim Verdunsten der Lösung noch eine zweite Quantität. Pressler's Versuche, das Coffeïn in Theobromin umzuwandeln, gelangen nicht.

592. **Villaret,** *von der Hygiene-Ausstellung. Berl. klin. Wochschr. 1884, Nr. 1, p. 14.*

Die gemahlenen Cacaoschalen enthalten noch 0·75 Procent Theobromin. — Der Cacao enthält fast 50 Procent Fett; auch der sogenannte entölte ist noch sehr reich daran. V. fand in einem Falle darin noch 33·5 Procent Fett; meist sind es etwa 30 Procent.

4. Anhang: Xanthin, Hypoxanthin und Guanin.

Die Umwandlung des Xanthin in Theobromin und Coffeïn ist 1882 von E. Fischer mit Erfolg versucht worden.

593. ***A. Baginsky,*** *über das Vorkommen von Xanthin und Hypoxanthin in Thee. Ztschr. f. physiol. Chem. VIII, p. 395, 1884.*

Xanthin und Hypoxanthin wurde im Thee wirklich nachgewiesen.

594. ***A. Baginsky,*** *über Auftreten von Xanthin und Guanin im Harn bei gewissen Krankheiten. Du Bois-Reymond's Arch. 1884, Heft 1—2, p. 176 der Sitzungsber.*

B. suchte Ptomatine im Harn und fand dabei, dass bei Scharlach, Diphtheritis und acuter Nephritis im Harn Xanthin und Guanin auftritt.

595. ***A. Kossel,*** *über Guanin. Zeitschrift für physiol. Chem. VIII, 5, 1884, p. 404.*

Das Guanin ist bereits mehrfach in thierischen Organen aufgefunden worden; eine allgemeine Verbreitung in allen lebensfähigen Geweben hat man aber diesem Stoffe bis jetzt nicht zugeschrieben. So fand es Scherer im Pancreas und in der Leber, Grübler in der Lunge, Piccard im Sperma des Lachses, Kühne in der Retina, Barreswil und Voit in den Schuppen und der Schwimmblase von Fischen als Guaninkalk, eine Beobachtung, die dann von Ewald und Krukenberg weiter verfolgt wurde.

Ferner wurde das Guanin von mehreren Autoren in den Excreten und den Nieren vieler niederer Organismen, so der Arachniden, Scorpione, der Helix pomatia, des Octopus etc. von Herter in denen des Fischreihers aufgefunden.

Nach seinen früheren Untersuchungen musste Kossel das Vorkommen des Guanins in allen denjenigen Organen voraussetzen, welche reich an Zellkernen sind, denn er hatte gefunden, dass Guanin ein Spaltungsproduct des die Zellkerne bildenden Nucleïns ist.

Nach einer hier nicht näher zu besprechenden Methode machte er nun quantitative Guaninbestimmungen und fand seine Voraussetzung vollkommen bestätigt.

Dass dem Guanin eine wichtige Rolle im thierischen Stoffwechsel zukommt, ist seiner Menge und seiner Constitution nach vorauszusetzen. Seine chemischen Beziehungen zum Harnstoff sind leicht erkennbar; es ist neben dem Kreatin der einzige Gewebsbestandtheil, der als ein substituirtes Guanidin erkannt ist. Es ist bemerkenswerth, dass beide Körper einander vertreten; in den Muskeln, in denen das Guanin fast vollkommen fehlt, ist das Kreatin in reichlicher Menge vorhanden. Hoppe-Seyler hat das Kreatin als ein Zwischenproduct bei der Bildung des Harnstoffes bezeichnet; Kossel meint dem Guanin eine gleiche Rolle zuschreiben zu dürfen.

596. **H. Hager,** *über die Giftigkeit des* **Guanos.** *Pharm. Centralhalle 1884, Bd. 25, p. 213.*

Kühe, welche von einem Wasser soffen, in dem Guanosäcke ausgewaschen waren, starben. Menschen bekommen schon nach Spuren von Guano Leibschmerzen und Durchfall. Welcher Stoff im Guano die Giftigkeit bedingt, ist unbekannt. Das Guanin ist es wohl sicher nicht; vermuthlich ist neben demselben, respective sich aus demselben bildend ein Ptomatin vorhanden, welches deletäre Eigenschaften besitzt.

VII. Die Gruppe des Kamphers.

1. Der Laurineenkampher.

R. Maki in seiner schon mehrfach erwähnten Arbeit (Nr. 303) berichtet auch über die physiologischen Wirkungen des Kamphers. Bei Versuchen am Williams'schen Apparate ergab sich, dass der Blutdruck nach der Einführung von kampher- oder kampherölhaltigem Blut in's Froschherz mehrmals vorübergehend steigt, wobei die Pulsationen sehr ausgiebig werden. Die Frequenz der Herzschläge nimmt unter der Einwirkung des Mittels deutlich ab. An tief chloralisirten, sowie an curaresirten Warmblütern (Katzen und Kaninchen) liess sich durch Einführung von Kampher in den Magen eine bedeutende und lang anhaltende Steigerung des Blutdruckes hervorrufen, woraus man auf eine directe Erregung des Herzens durch den Kampher schliessen darf.

597. **G. E. Dobson,** *note on the treatment of coryza. The Lancet 1884, I, p. 978.*

D. empfiehlt folgendes sehr einfache Verfahren als absolut sicheres Mittel gegen Schnupfen. Kochendes Wasser wird in ein

Waschbecken gegossen, welches Kampherstückchen enthält, und der Dampf mittelst Trichter inhalirt. Nach 10 bis 20 Minuten bricht Schweiss aus, und die Nase wird wieder durchgängig.

598. ***Paoli,*** *les accidents de l'organisme et leurs soins d'après une nouvelle méthode. Paris 1884.*

Diese Schrift ist eine Verherrlichung des von P. schon früher erfundenen Verbandes par le feutre glycérino-camphré. Der Kampherverband ist nicht nur bei Wunden, sondern auch bei Entzündungen von Nutzen. Dabei ist die Verbandmasse relativ ungiftig.

599. ***Scudder,*** *the treatment of cholera in India. New York med. Rec., 6 sept. 1884.*

Sc. legt das Hauptgewicht der Cholerabehandlung auf Verabfolgung von Excitantien per os, per anum und subcutan, unter denen Kampher eine Hauptrolle spielt.

600. *A case of poisoning by ammonia and camphor. The Lancet 1884, 13 dec., p. 1072.*

Ein Mensch nahm irrthümlicherweise ein Kampherliniment innerlich und kam dabei um.

601. ***H. Goldschmidt*** *und* ***R. Zürrer,*** *zur Kenntniss des Kamphers. Ber. d. deutsch. chem. Ges. XVII, 1884, p. 2069.*

602. ***H. Immendorff,*** *über Jackson und Menke's Methode der Bereitung des Borneols aus Kampher. Berl. chem. Ber. XVII, 1884, p. 1037.*

603. ***Haller,*** *über zwei Kampholurethane von einer analogen Isomerie wie bei der Rechts- und Linksweinsäure. Compt. rend. de l'acad. des sc. T. 98, 1884, p. 578; 3 mars.*

Anhangsweise sei hier schliesslich auch noch eine Arbeit über den californischen und den japanischen Kampher, respective dessen Oel erwähnt.

604. ***L. Mann-Hammond*** *(Kansas), California Laurel. Therap. Gaz. VIII, 1884, april, p. 161.*

Das Fluidextract wird in der Weise wie Kampher gebraucht.

605. ***H. Oishi,*** *japanese camphor, its preparation, experiments and analysis of the camphor oil. Pharm. Journ. and Trans. 30 aug. 1884, p. 166.*

Das Kampheröl wird wegen seiner Fähigkeit, Harze zu lösen und sich mit trocknenden Oelen zu vermischen, zur Firnissfabrication verwendet. Beim Verbrennen liefert es einen ausgezeichneten Russ (Fuligo), welcher für die Darstellung von Tuschen, Tinten und Farben sehr geeignet ist. Es ist auch medicinisch verwendbar.

2. Alantkampher.

606. *Francisco Valenzuela, über Helenin. Deutsche amerik. Apotheker-Zeitung 1884, Nr. 22.*

Der bei Gelegenheit der Hygiene-Ausstellung in Berlin 1883 und der pharmaceutischen Ausstellung in Wien zum erstenmal in grösserer Menge zur Schau gestellte, sogenannte Alantkampher — aus dem ätherischen Oel der Wurzel von Inula Helenium gewonnen — soll nach neueren Mittheilungen bei Krankheiten des Respirationsapparates vorzügliche Dienste leisten. V. theilt eine Reihe von Beobachtungen über verschiedene Lungenaffectionen mit, in welchen er mit Helenin in Dosen von 10 Milligramm mehrmals täglich ausgezeichnete Resultate erzielte, insbesondere beim Keuchhusten. Bei zahlreichen Kindern, bei welchen früher verschiedene Mittel ohne Erfolg angewendet wurden, trat Besserung nach der innerlichen Verabreichung von Helenin auf. Chronische Bronchitis schwand stets nach dem Gebrauch dieses Mittels. Die constanten Resultate, welche man erhält, sind folgende: Verminderung des Hustens und der Athemnoth; Brustschmerzen schwinden rasch; der Auswurf wird geringer und schleimig, narkotische Nebenwirkungen treten nicht auf. Auf die Verdauungsorgane wirkt das Helenin tonisirend; es erhöht den Appetit und befördert die Verdauung selbst bei Phthisikern mit starken Durchfällen.

Die Nachfrage war in Folge dessen eine lebhafte; nur dürfte der hohe Preis und die schwierige Beschaffenheit grösserer Quantitäten vorerst einer allgemeineren Anwendung noch hinderlich sein. Um diesen Uebelständen abzuhelfen, muss zunächst das Rohmaterial, die Alantwurzel, in grösseren Mengen und zu billigeren Preisen herbeigeschafft werden, wofür im Laufe der nächsten Jahre wohl Rath werden dürfte. Das Helenin bildet feine weisse nadelförmige Krystalle und ähnelt in seiner äusseren Beschaffenheit dem Chinin. — Blocq hat dasselbe 1883 auch zu äusserlicher Anwendung, nämlich als Ersatz der Carbolsäure beim Wundverband angewandt und ist mit seinen Resultaten zufrieden. Die Wirkung ist eine durchaus antiseptische, der Geruch angenehm; die Granulationsbildung wird befördert; von Reizungserscheinungen wurden nur Erytheme beobachtet.

3. Arnicakampher.

Der Arnicakampher ist die wirksame Substanz des ätherischen Arnicaöles. Er besitzt stark reizende Eigenschaften.

607. **P. Cagny,** *accidents produits par la teinture d'arnica. Journ. de méd. de Lucas Championnière, LV, oct. 1884, p. 459.*

Nach äusserlicher Application von Arnicatinctur traten locale Reizungserscheinungen bei Menschen und Pferden auf.

608. **H. A. Hendrix,** *two cases of extensive skin poisoning by the local use of the tincture of arnica. St. Louis med. and surg. Journ. 1884, XLVI, p. 531.*

609. **Cartier,** *eruption érysipélateuse de la face produite par l'application de teinture d'Arnica. Lyon méd. T. XLV, 1884, Nr. 15, p. 501.*

4. Menthakampher.

Die erste Experimentaluntersuchung über das Verhalten des Menthols im thierischen Organismus lieferte 1883 P. Pellacani. Er und Schmiedeberg stellten auch fest, dass dasselbe als Mentholglycuronsäure wieder ausgeschieden wird. Wegen der weiteren hierhergehörigen älteren Literatur verweise ich auf meine Zusammenstellung in Schmidt's Jahrbüchern Bd. 201, 1884, p. 125.

Neuerdings kommt das Menthol, der Stearopten des japanischen Pfefferminzöls, in grossen Mengen in den Handel und wird namentlich in Formen gepresst unter dem Titel Migränestifte vom Publicum viel gekauft. Es wird übrigens vielfach gefälscht.

610. **Baeckmann, A. M.,** *über Menthol- und Migränestifte. Hygiea, Bd. 46, 7, 1884.*

611. **H. Pohl,** *über Migränestifte. Russkaia Medizina Nr. 13, 1884, p. 309.*

Die aus reinem Menthol bestehenden Migränestifte werden empfohlen. Sie sollen auch gut sein, um Insecten von einem damit bestrichenen Körpertheil fernzuhalten.

612. **Archibald Macdonald,** *some remarks on menthol. Brit. med. Journ. 1884, 17 may.*

M. hat schon 1879—1880 einmal einige Experimente mit Menthol angestellt, aus denen hervorgeht, dass dieses Mittel die Entwicklung von Bacterien in 0·1procentiger Lösung ebenso stark hemmt als Carbolsäure in 0·2procentiger, sowie dass das Menthol ein treffliches Antineuralgicum ist. Er tritt jetzt von neuem für die Verwendung derselben bei Facialisneuralgien, Ischias, Kopfschmerz und Zahnschmerz ein. Nach dem Vorgange von Malcom Morris wandte er dasselbe in alkoholischer Lösung und als Pomade auch bei parasitären Krankheiten des Haarbodens, speciell bei „ringworm" an und sah davon gute Erfolge.

613. ***G. Arth,*** *über die Oxydation des Menthols mittelst Kaliumpermanganat. Compt. rend. T. 98, 1884, 3 mars, p. 574.*

VIII. Die Gruppe des Ammoniaks.

a) Therapeutisches.

614. ***G. Pappasissis,*** *über die Behandlung der Diphtheritis. Heitler's Centralbl. d. Ther. II, 1884, März, p. 143.*

Eine langjährige Praxis hat P. zu der Erkenntniss gebracht, dass Aetzammoniak, innerlich und local angewandt, ein wahres Specificum bei Diphtheritis ist.

615. ***Trussewitsch,*** *Ammoniakinjectionen als wirksamstes Analepticum. Medicinskoje Obosrenje (med. Rundschau) 1884, Nr. 21.*

b) Physiologisches und Chemisches.

616. ***J. L. Brunton*** *and* ***J. Th. Cash,*** *contributions to our knowledge of the connexion between chemical constitution, physiological action and antagonism. Philosophical Transactions of the Royal Soc. I, 1884, p. 197.*

Bei Untersuchungen über die verschiedenen Ammoniaksalze und Ammoniakderivate ergab sich, dass von den Salzen am giftigsten ist das Jodammonium, dann folgt das Chlorammonium und dann das schwefelsaure Ammoniak. Die Reihe der organischen Verbindungen, von der giftigsten angefangen, ist folgende: Tetraethyl-, Tetramethyl-, Triaethyl-, Trimethyl-, Diaethyl-, Dimethyl-, Amyl-, Aethyl- und Methylammonium. Letzteres ist also das ungiftigste.

Die für die unorganischen Ammoniaksalze so charakteristischen Tetanuserscheinungen verursacht das Amylammonium, das Tetramethylammonium und das Aethylamin, und zwar letzteres auch nur im freien Zustande und als Chlorid bereits nicht mehr.

Die Substitution selbst nur eines einzigen Wasserstoffatoms des Ammoniaks durch ein Alkoholradical scheint die tetanisirenden Eigenschaften desselben zu verringern. Im Grossen und Ganzen wirken alle diese Körper lähmend auf das Centralnervensystem. Das Tetramethyl- und Tetraethylammonium hebt die Reflexe des Vorderkörpers (Cornea) eher auf als die des Hinterkörpers; ausserdem lähmen sie das Herz schneller.

Die Versuche bezogen sich auf Frösche, Ratten und Kaninchen.

617. **W. Salomon,** *über die Vertheilung der Ammoniaksalze im thierischen Organismus und über den Ort der Harnstoffbildung. Virchow's Arch. f. pathol. Anat. und Physiol., Bd. 97, 1884, p. 149.*

Eine Bestätigung der von W. v. Schroeder gemachten Entdeckung, dass die Leber der Ort der Harnstoffbildung ist. Diese Bildung ist die Leber des Hammels noch sechs Stunden nach dem Tode des Thieres auszuführen im Stande.

618. **F. Röhmann,** *über die Beziehungen des Ammoniaks zur Glycogenbildung in der Leber. Ctrlbl. f. klin. Med. 1884, Nr. 35, p. 553.*

Versuche an Kaninchen ergaben, dass Eingabe von kohlensaurem Ammon oder von Aspagarin die Glycogenmenge der Leber bedeutend steigert, während kohlensaures Natron darauf keinen Einfluss hat. Am Frosch scheint nach Ehrlich (Frerichs, Diabetes, pag. 263) auch kohlensaures Natron die Glycogenbildung zu steigern.

619. **A. Ladureau,** *sur le ferment ammoniacal. Compt. rend. de l'acad. des sc. T. 99, 1884, Nr. 20, p. 877.*

L. untersuchte die Verbreitung und die Wirkungsweise des Musculus'schen Ammoniakferments. Dasselbe wirkt auf Harnstoff selbst im Barometervacuum umwandelnd ein. Antiseptica beeinträchtigen seine Wirksamkeit kaum, nur das Chloroform vermindert dieselbe sehr. Es ist in der Natur sehr verbreitet.

620. **J. Latschenberger,** *der Nachweis und die Bestimmung des Ammoniaks in thierischen Flüssigkeiten. Wiener Monatshefte für Chem. V, April 1884, p. 129.*

IX. Die Gruppe der Blausäure.

I. Blausäure.

621. **F. Falck,** *über die Wirkungen einiger Körper im sogenannten Status nascendi. Virchow's Arch. Bd. 99, 1885, Heft 1, p. 164.*

In dieser Arbeit zeigt F., dass man häufig mit Unrecht angenommen hat, dass gewisse pharmakologische Agentien im Status nascendi besonders giftig wirkten. Dies wird bewiesen für Blausäure, respective ein Gemisch aus Amygdalin und Emulsin, für Senföl, respective ein Gemisch aus myronsaurem Kali und Myrosin und für Hydrochinon, respective ein Gemisch aus Arbutin und Emulsin.

622. **A. Jorisson,** *das Amygdalin und die Keimung. Bull. de l'acad. Roy. Belg. (3) VI, p. 718, 1884.*

Nicht nur im Leinsamen, sondern auch in den krautigen Stengeln von Linum usitatissimum und perenne liess sich in gewisser Jahreszeit Amygdalin nachweisen. Bei der Destillation des ausgepressten Saftes entstand Blausäure.

623. **A. Jorissen,** *Untersuchungen über die Keimung des Leinsamens und der süssen Mandeln. Bull. roy. acad. des sc. Belg. (3) VII, p. 736, 1884.*

Bei weiterer Entwicklung des Keimes der Leinsamen nimmt die Blausäuremenge zu.

Auch bei Keimung der süssen Mandeln tritt Blausäure auf, wahrscheinlich aus Amygdalin sich bildend.

624. **G. Bufalini,** *sull' avvelenamento per acido prussico. Riv. di chimica med. e farmac. (Torino), 1884, II, p. 41.*

625. **G. W. Maser,** *poisoning from hydrocyanic acid; very slow elimination of poison. New York med. Record 1884, XXV, p. 711.*

626. **E. Wåhlén,** *ein Fall von Blausäurevergiftung. Upsala läkareförenings förhandlinger 1883—84, XIX, 2 Serie, p. 129.*

Ein fünfjähriges Mädchen erkrankte nach Genuss von sehr viel Kirschkernen unter Brechen, Unruhe, Constrictionsgefühl im Halse. Bald darauf trat Pulsbeschleunigung, Dyspnoe, kalter Schweiss und Bewusstlosigkeit auf. Langsam gingen, nachdem Erbrechen erfolgt war, die Vergiftungserscheinungen zurück. Künstliche Athmung brauchte nicht eingeleitet zu werden. Am anderen Tage bestand noch Kopfschmerz, Leibschmerz, Unruhe, Pulsbeschleunigung, Dyspnoe (Respirationsfrequenz = 40 pro Minute.) Es ging dann abwechselnd besser und schlechter und etwa 70 Stunden nach dem Genuss der Kerne trat unter Pupillenerweiterung, Schluckbeschwerden und Trachealrasseln der Tod unter Collaps ein. — Section fehlt.

627. **A. Davidson** *and* **T. Stevenson,** *poisoning by pois d'Achery (Phaseolus lunatus Lr). Practitione. 1884, XXXII, p. 435.*

Als pois d'Achery bezeichnet man eine nierenförmige Frucht aus Mauritius, welche von den Creolen gelegentlich gegessen wird. Es gibt davon zwei Varietäten, eine weisse geniessbare und eine dunkle, welche nach Davidson und Stevenson beim Contact mit Wasser Blausäure entwickelt und dadurch giftig wirkt.

2. Nitrobenzol.

Das Nitrobenzol bedingt bei seiner Einfuhr in den Organismus Vergiftungserscheinungen, welche denen der Blausäure klinisch sehr ähnlich sind. Es wird daher von Harnack zur Gruppe der Blausäure gerechnet.

628. **Werner-Borna,** *ein Beitrag zur Kenntniss und Behandlung der Nitrobenzolvergiftung. Berl. kl. Wchschr. 1884, Nr. 4, p. 58.*

Eine 30jährige Frau trank 30 Gramm Nitrobenzol. Trotz Anwendung der Magenpumpe und kräftiger Excitantien trat nach 13 Stunden tiefes Koma ein, die Herzthätigkeit wurde schwach, und Patientin bekam facies Hippocratica. Da entschloss sich W. zur Transfusion, der ein Aderlass vorausging. Das entleerte Blut war ganz schwarz und roch intensiv nach bitteren Mandeln; an seiner Stelle wurden 360 Gramm Menschenblut injicirt, worauf sofort Besseruug, dann ein Relaps, aber schliesslich Heilung eintrat. Die Athemluft roch noch fünf Tage nach bitteren Mandeln. Der Fall war ferner noch dadurch merkwürdig, dass der Harn der Frau veilchenartig roch und Fehling'sche Lösung etwas reducirte.

1883 beobachtete E. Dubois in Gent einen Fall von Nitrobenzolvergiftung bei einem Kinde mit tödtlichem Ausgang. Das Nitrobenzol konnte bei der Section im Magen und Darm, nicht aber in der Leber nachgewiesen werden. Die Menge des eingeführten Nitrobenzols hatte 7·5 Gramm betragen. Von Vergiftungserscheinungen waren Somnolenz, Delirien, Agitation bemerkbar gewesen.

3. Schwefelwasserstoff.

Die Schwefelwasserstoffvergiftung erinnert in vieler Beziehung an die Blausäurevergiftung und wird z. B. von Harnack im Anschluss an diese besprochen.

629. **G. Smirnoff,** *über die Wirkung des Schwefelwasserstoffs auf den thierischen Organismus. Centralbl. f. d. med. Wiss. 1884, Nr. 37; p. 641; Jeshenedelnaja klinitscheskaja Gaseta (Botkin's klin. Wchschr.) 1884. Nr. 28.*

Die hauptsächlichsten Resultate der an Kaninchen und Hunden mit Schwefelwasserstoffgas und Schwefelwasserstoffwasser angestellten Versuche sind folgende:

Bei Athmung von Luft mit $^1/_7$ bis $^1/_8$ Procent H_2S entsteht Cheyne-Stokes'sches Athmen. Der Blutdruck sinkt dabei während der Athempausen. Bei Injection von H_2S-Wasser in's Blut steigt der Blutdruck anfangs, fällt aber dann unter Eintritt von Athemstillstand ab. Dieser Stillstand ist ein vorübergehender.

Bei Durchströmung von überlebenden Organen (Extremitäten) mit H_2S Blut nimmt der Blutstrom an Breite beträchtlich zu.

630. **B. Lee,** *the sulphureted-hydrogen headache. New York med. Journ. 1884, p. 491.*

631. **C. Amsler,** *Schwefel, Schwefelwasserstoff und Schwefelwasser. Corrspbl. f. Schweizer Aerzte 1884, p. 237.*

632. **Ussas,** *die Schwefelquellen von Chilow. Ssoob. i. Prot. St. Pbg. Ob. 1884, Lief. 1.*

633. **Góngora,** *las aguas sulfurosas de la Puda en el tratamiento de las enfermedades pulmon. Rev. de cienc. méd. 1884, p. 213, 249 und 321.*

634. **D. Manson,** *on the sulphur and chalybeate waters of Strathpeffer Spa in the Scottish Highlands. 5th edit., 106 pp. London 1884, Churchill.*

635. **Lambron et Doit,** *des affections vénériennes traitées par les eaux sulfureuses de Luchon. Paris 1884, Delahaye et Lecrosnier.*

636. **Sénac-Lagrange,** *les eaux sulfureuses de Cauterets, leurs moyens d'action et leur mode d'application. 232 pp. 16°. Paris 1884, Cazaux.*

637. **Sénac-Lagrange,** *de la nature des dyspepsies et de leurs conditions vitales dévoilées par les eaux sulfureuses, notamment les eaux sulfureuses de Cauterets. Bull. gén. de thér. 1884, p. 196.*

638. **L. Dermonprey,** *de la medication sulfureuse. Gaz. des hôp. 1884, p. 59. Union méd. 1884, Nr. 12.*

639. **M. Doit,** *de la blennorrhée traitée par les eaux sulfureuses de Bagnères-de-Luchon. Paris 1884, Davy.*

640. **A. Doyon,** *traitement de la syphilis par les eaux sulfureuses et en particulier par les eaux d'Uriage. Paris 1884, Davy.*

Die Arbeiten über die Wirkung der schwefligen Säure gehören nicht hierher und werden an anderer Stelle besprochen werden.

4. Schwefelkohlenstoff.

Die Wirkungen des Schwefelkohlenstoffes ähneln nach Harnack in einigen Beziehungen denen des Schwefelwasserstoffs; in anderen denen des Chloroforms.

641. **P. Vigier,** *Schwefelkohlenstoff als Desinfectionsmittel. Gaz. hebd. 2. S., Bd. 21 (33), 1884.*

642. **Eug. Peligot,** *sur le sulfure de carbone et sur l'emploi de sa dissolution dans l'eau pour le traitement des vignes phylloxérées. Compt. rend. de l'acad. des sc. T. 99, 1884, Nr. 14, p. 587.*

Die ersten Versuche mit Einbringen von Schwefelkohlenstoff in den Erdboden machte 1869 Paul Thenard, während seit 1876 der Gebrauch dieses Mittels bei den Weingärtnern ein allgemeiner ist. Dumas hat jetzt das Verfahren insofern abgeändert, als er das Kaliumsulfocarbonat = $K_2 CS_3$ statt des Schwefelkohlenstoffes empfahl, was jedoch weniger praktisch ist. Das Begiessen ist den Weinstöcken nicht schädlich, selbst wenn man concentrirte wässerige Lösung von CS_2 nimmt, während alle Insecten dadurch getödtet werden.

643. **A. Rommier,** *sur l'emploi de la solution aqueuse de sulfure de carbone pour faire périr la Phylloxéra. Compt. rend. de l'acad. des sc. T. 99, 1884, Nr. 17, p. 695.*

Das Schwefelkohlenstoffwasser tödtet die Phylloxera, während es die Weinstöcke intact lässt. Der Gehalt des gesättigten Wassers beträgt nach Peligot 4·32 und nach R. 2·00 Gramm CS_2 pro Liter Wasser.

644. **Ckiandi-Bey,** *sur les propriétés antiseptiques du sulfure de carbone. Compt. rend. de l'acad. des sc. T. 99, Nr. 12, 22 sept. 1884, p. 509.*

Während einer 20jährigen industriellen Beschäftigung mit Schwefelkohlenstoff ist Ck.-B. zu Ansichten über denselben gekommen, welche von allgemeinerem Interesse sind. — Durch Schütteln von reinem Schwefelkohlenstoff mit Wasser entsteht eine Lösung von 1 : 2000. Diese Lösung lässt weder Gährungen noch Mikrokokken aufkommen und ist ein starkes Antisepticum. Die dem Schwefelwasserstoff zugeschriebenen Schädlichkeiten, wie Paralyse der unteren Extremitäten nnd Verminderung des Zeugungsvermögens, hat Ck.-B. bei seinen Arbeitern innerhalb 20 Jahren niemals gesehen.

Das Einathmen von Schwefelkohlenstoffdämpfen in gewisser Menge bringt ähnliche Erscheinungen hervor, wie die Aetherisation, ohne anderweitige Belästigung, als eine Schwere des Kopfes von geringer Dauer.

Verschlucken des Schwefelkohlenstoffes in wässeriger Lösung bringt Wärme und süssen Geschmack im Munde, hierauf Wärme im Magen hervor und bewirkt nach etwa $^3/_4$ Stunden ein Prickeln in der Nasenschleimhaut ähnlich wie schweflige Säure; hierauf folgt eine geringe Schwere des Kopfes von kurzer Dauer.

Schwefelkohlenstoff mittelst eines Baumwollenballens auf die Haut applicirt, ist eines der heftigsten Ableitungsmittel. Seine Wirkung ist fast momentan und der dadurch hervorgebrachte Schmerz gleicht der Verbrennung durch siedendes Wasser, hört aber sofort auf, wenn man Luft über die Stelle bläst.

Auf Grund dieser Beobachtungen empfiehlt Verfasser den Schwefelkohlenstoff als Mittel zur Bekämpfung der Cholera und aller durch Mikroben verursachten Krankheiten, namentlich des Typhus, der Diphtheritis und der Tuberculose. Für den inneren Gebrauch kann das Mittel nach seiner Ansicht wesentliche Dienste leisten; ebenso als Mittel zur Desinfection der Cholera-Entleerungen und der Cholerawäsche. In wässeriger Lösung könnte er zur Besprengung der Strassen und zum Auswaschen der Wohnungen benutzt werden. Die hierzu dienenden Lösungen lassen sich leicht und billig herstellen. Zehn Liter davon kosten etwa einen Pfennig.

645. ***J. Simon,*** *symptomes d'intoxication par le sulfure de carbone chez un enfant de cinq mois, consécutifs à l'enveloppement avec la toile caoutchouquée. Rev. mens. des malad. de l'enfance 1884, p. 507.*

646. ***A. Bruce,*** *chronic poisoning by bisulphide of carbon. Edinb. med. Journ. 1883—84, may, p. 1009.*

647. ***A. Voisin,*** *aliénation mentale consécutive par le sulfure de carbone. Ann. médico psychol. 1884, XI, p. 452. Paris 1884, Extr.*

Fall I. In einem Schuppen waren 18 bis 20 Arbeiterinnen beschäftigt mit Schwefelkohlenstoffbehandlung von Gummiballen. Eine derselben klagte, nachdem sie acht Tage lang von Früh bis Abend in diesem Raume gearbeitet hatte, über Kopfweh, Schwindel, Ohrensausen und krampfhafte „Assertion" der Hände und Füsse. Schliesslich wurde sie erregt und redete irre; Nachts fehlte der Schlaf. In die Salpetrière aufgenommen und mit Bromkalium und Morphin behandelt, wurde die Kranke endlich ruhig. Nach wenigen Wochen erfolgte völlige Heilung.

Fall II. Ein 17jähriger kräftiger Mensch, Arbeiter einer Gummiballfabrik, gerieth bei dieser ihm stets Kopfschmerzen verursachenden Beschäftigung nach $2^1/_2$ Monaten in Aufregung, redete irre, glaubte sich verfolgt und war, in die Irrenanstalt transportirt, kaum im Bett zu halten. Seine Hände zitterten; in den Fingerspitzen bestand Ameisenkriechen. Nach einigen Wochen trat geringe Besserung ein und später auch ruhiger Schlaf. Nach $^1/_4$jähriger Behandlung konnte er geheilt entlassen werden.

Die erste Experimentaluntersuchung im Anschluss an derartige klinische Beobachtungen stellte 1863 Delpech an. Er unterschied bei seinen Patienten zwei Perioden der Intoxication, eine der Aufregung und eine des Collaps. Einer seiner Patienten bekam eine Manie mit Gesichts- und Gehörshallucinationen, ein anderer Verfolgswahn und Gesichtstäuschungen; auch glaubte er Diebstähle begangen zu haben. Manche seiner Kranken zeigten erhöhten Geschlechtstrieb. Bei Kaninchen, welche in einer Schwefelkohlenstoffatmosphäre leben mussten, entstanden langdauernde Krämpfe mit nachfolgenden Anästhesien und Paralysen.

648. ***Schwalbe*** *(Magdeburg), experimentelle Melanämie und Melanose. Berl. klin. Wochschr. 1884, Nr. 50, p. 806.*

Wenn man Kaninchen eine Lösung von Schwefelkohlenstoff in Oel (1 : 10) unter die Haut oder in den Magen bringt, tritt eine ausgezeichnete Melanose wie nach schwerer Malaria ein. Das Pigment findet sich besonders im Milzvenenblut und ist schollig. Das Herz verfettet dabei stark. Die Vergiftung muss mehrere Tage fortgesetzt werden. — Eine Lösung von Kohlenoxysulfid in Oel wirkt ähnlich.

5. Anhang: Hydroxylamin.

649. ***Victor Meyer** und **Ernst Schulze,** über die Einwirkung von Hydroxylaminsalzen auf Pflanzen. Ber. d. deutsch. chem. Ges. XVII, 1884, p. 1554.*

Die Hydroxylaminsalze erwiesen sich als Gifte für pflanzliche Organismen, wie sie es ja auch für thierische sind. Sie besitzen stark antiseptische Wirkung, wie an Gelatinelösung und Heuinfusen gezeigt wurde.

Die Wirkung des salzsauren Hydroxylamins auf Thiere wurde 1883 von Raimondi und Albertoni untersucht. Schon nach minimalen Dosen traten bei Fröschen tetanische Krämpfe mit nachfolgender Lähmung ein; grössere wirkten gleich lähmend. An Warmblütern kommt es bei Subcutanapplication der Substanz zu intensiver Hämatin- und Methämoglobinbildung, Lackfarbigwerden des Blutes und Tod unter Asphyxie.

X. Die Gruppe des Amylnitrits.

I. Amylnitrit.

Schmiedeberg zählt das Amylnitrit zur Alkoholgruppe, wohin es unzweifelhaft auch gerechnet werden kann, setzt aber hinzu, dass das Vergiftungsbild durch die Nitritwirkung sehr modificirt wird. Es empfiehlt sich daher, sämmtliche Nitritkörper gesondert abzuhandeln.

650. ***Hayem,** expériences par les substances toxiques ou médicamenteuses, qui altèrent l'hémoglobine et particulièrement sur celles qui le transforment en methémoglobine. Compt. rend. de l'acad. des sc. 1884, p. 580; Compt. rend. gén. I, 1884, Nr. 10, p. 87.*

Die Umwandlung von Hämoglobin in Methämoglobin durch Amylnitrit, salpetrige Säure etc. geht viel rascher von statten bei vorheriger Zerstörung der Blutkörperchen, als bei Intactsein derselben. Für Ferridcyankalium hat dies bekanntlich v. Mering (1883) zuerst genauer untersucht. Eine Rückbildung zu Hämoglobin ist nur in intacten Blutkörperchen möglich.

Substanzen, welche Methämoglobinbildung verursachen, gibt es sehr viele. Sie gehören nicht etwa alle derselben Gruppe an und werden wir denselben noch später mehrmals begegnen.

Einige Versuche, welche Pellacani über die Einwirkung von Amylnitrit auf die Harnblase angestellt hat, müssen im Original nachgelesen werden (cf. Nr. 129).

651. **Fr. Jolly,** *Untersuchungen über den elektrischen Leitungswiderstand des menschlichen Körpers. 4°. Strassburg 1884, Trübner.*

Der Leitungswiderstand der Haut für elektrische Ströme wird durch Amylnitrit, indem dieses die Gefässe erweitert, bedeutend herabgesetzt. Nach Inhalation von 10 Tropfen fiel er von 43.000 Siemens'schen Einheiten auf 27.000.

652. **Bompiani,** *due casi di anemia acuta gravissima da metrorragia post partum, soccorsi con le inalazioni di etere amilnitroso. Bullet. d. soc. Lancisiana d. osped. di Roma 1884, p. 92.*

653. **Rosenthal** *(Wien), das Amylnitrit. Heitler's Centrlbl. der Therapie II, Febr. 1884, p. 95.*

Bei Migräne beseitigt das Mittel sofort das Scotoma scintillans, indem es den Gefässkrampf im centralen Opticusgebiet beseitigt. Bei Formen der Migräne mit farbigen oder dunkeln Ringen war die Anwendung des Mittels ohne Erfolg. In einem Falle von vasomotorischer Neurose des Nasenrachenraums mit periodischer Schwellung und Abblassung trugen Amylnitrit-Inhalationen zur raschen Beseitigung des Uebels bei. Urbantschitsch bestätigt dies.

Dittel (ibid.) hat Amylnitrit besonders wirksam gefunden bei Blasenerkrankungen, welche sehr lebhaften Gestank verbreiten, wie Diphtheritis und Carcinoma vesicae.

654. **V. Patella,** *del nitrito d' amile nel trattamento del periodico dissistolico delle cardiopatie croniche. Gazz. med. ital. Provincie Venete (Padova) 1884, Nr. 1—3.*

655. **B. W. Richardson,** *internal administration of amyl-nitrite. Asclepiad I, 1884, p. 165.*

656. **Dixon,** *on the internal use of nitrite of amyl. Brit. med. Journ. 19 July 1884, p. 147.*

Richardson und D. empfehlen den innerlichen Gebrauch von Amylnitrit bei Angina pectoris.

2. Natron nitrosum.

1883 hat besonders Matthew Hay die Wirkung des Natriumnitrits auf Menschen untersucht und die Angaben von Gamgee, Barth, Binz, Reichert, Weir, Mitchell und Anderen bestätigt. Er constatirte zugleich, dass dieses Salz bei Angina pectoris in derselben Weise heilend, respective den Anfall beseitigend einwirkt, wie Amylnitrit.

657. ***P. Fuchs,*** *über die therapeutische Wirksamkeit des Natriumnitrits. Inaug.-Dissert. Berlin 1884.*

In drei Fällen von Angina pectoris leistete das Mittel vorzügliche Dienste, in zwei anderen nicht. In zwei Fällen von Herzaffection mit Compensationsstörungen und heftigen asthmatischen Anfällen schaffte das Mittel wesentliche Erleichterung, in einem dritten Falle nicht. Von 22 Fällen von chronischer Bronchitis mit Emphysem wurden 14 gebessert (Linderung der asthmatischen Beschwerden), 8 blieben ungeändert. Bei 10 Epileptikern blieben nach Lublinski Dosen von zweimal täglich 0·1 Gramm ohne Einwirkung.

658. ***R. Pott,*** *eine Massenvergiftung durch salpetrigsaure Dämpfe. Deutsche med. Wochenschr. X, 1884, Nr. 29—30, p. 451 und 468.*

Ein Gemenge von 900 Centner Chilisalpeter und Superphosphat fing, wahrscheinlich weil das Superphosphat zu viel freie Säure enthielt, an, dicke Rauchwolken zu entwickeln, welche salpetrige Säure enthielten. Dreissig kräftige junge Menschen, welche „löschen" wollten, erkrankten, und zwei davon starben. Symptome: Husten, Erstickungsanfälle, Dyspnoe, Lungenödem. Es ist sehr unwahrscheinlich, dass bei diesen Fällen wirklich nur salpetrigsaure Salze im Blut entstanden und die Ursache des Todes gewesen seien; es dürfte der Fall vielmehr zu den Vergiftungen durch flüchtige ätzende Säuren zu zählen sein.

3. Nitroglycerin.

Das Nitroglycerin, Glonoïn, Dualin oder Trinitrin ist in den letzten Jahren ein sehr beliebtes Arzneimittel geworden, nachdem es früher unter dem Namen Glonoïn besonders in der Homöopathie eine Rolle gespielt hatte. Der Name Trinitrin ist von Huchard 1883 dafür eingeführt, um die Patienten nicht mit der beängstigenden Vorstellung zu quälen, dass sie Dynamit einnehmen. Genauere Untersuchungen darüber stellten 1883 Hay, Huchard und Bourry an.

Brachte Hay Nitroglycerin mit Alkalien zusammen, so fand er auffallenderweise das Glycerin nicht wieder, aber auch von den drei Salpetersäuregruppen desselben war nur eine als salpetersaures Alkali nachzuweisen; dagegen fanden sich reichlich Nitrite. Es hatten also bei diesem Processe zwei Salpetersäuregruppen die eine Hälfte ihres Sauerstoffes zur Oxydation des gleichzeitig abgespaltenen Glycerins abgegeben und waren dabei zu Nitriten reducirt worden. Diese chemische Umsetzung des Nitroglycerins zu Nitriten fand noch statt, wenn dasselbe in einer Lösung von 1:800 mit nur 0·2 Soda bei 40⁰ C. 10 Minuten digerirt wurde; im alkalischen Blute wird daher dieselbe Umsetzung vor sich gehen.

Im Magen wird das Nitroglycerin nicht verändert. Die gewöhnliche Dosis ist 0·6 Milligramm. Das Mittel löst sich in Wasser nur 1:800, aber leicht in Alkohol.

Amylnitrit, Natron nitrosum und Nitroglycerin wirken in demselben Sinne, aber nicht gleich schnell. Amylnitrit wirkt sofort, aber die Dauer der Wirkung ist sehr kurz; Nitroglycerin wirkt langsam, aber dauernder. (cf. Deutsche med. Wochschr. X, 1884, Nr. 28, p. 440.)

Während Hay die Wirkung des Nitroglycerins besonders bei Angina pectoris untersuchte, wandte es Huchard auch noch bei vielen anderen Leiden mit Erfolg an, z. B. bei Menière-scher Krankheit. Bei chronischer Nephritis sah er keinen Erfolg. Rochester will damit Intermittens coupirt haben. Bourry fand die merkwürdige Thatsache, dass Nitroglycerin von der intacten Haut aus aufgenommen wird. Beim Reiben von Dynamit zwischen den Fingern treten schnell die charakteristischen Cerebralerscheinungen ein. Bei französischen Artillerie-Officieren sind schon viele Vergiftungen dadurch zu Stande gekommen. Eine Aufzählung der bis jetzt beobachteten Vergiftungsfälle bei Einbringung von Nitroglycerin in den Magen siehe in Eduard Hofmann's Lehrbuch der gerichtlichen Medicin, Wien 1884, Bd. II, p. 680.

659. ***Trussewitsch,*** *Glonoïn bei Angina pectoris. Jeshenedelnaja klinitscheskaja Gas. (Botkin's klin. Wchschr.) 1884, Nr. 24—25.*

660. ***C. C. Kingsbury,*** *nitroglycerine in angina pectoris. The therap. Gaz. VIII, 1884, febr., p. 60.*

K. und Truss. bestätigen die Angabe von Hay, dass das Nitroglycerin (3 bis 7 gtts. der alkoholischen einprocentigen Lösung) ein vorzügliches Mittel ist bei Angina pectoris. Tr. lässt es auch in Pillenform nehmen. Wo die Stenocardie rein neurotisch war, trat völlige Heilung ein, bei auf Herzfehlern beruhenden Formen wenigstens Besserung.

661. **L. Marieux**, *recherches sur les propriétés physiologiques et thérapeutiques de la trinitrine. 76 pp. Mamers 1884, Fleury et Dangin.*

662. **Ch. G. Stockton**, *some uses of nitro-glycerine. Buffalo med. and surg. Journ. 1883—84, march, p. 337.*

663. **R. Bartholow**, *nitroglycerine and the chloride of gold and sodium in the treatment of albuminuria. Boston med. and surg. Journ. 1884, Nr. 2, p. 32.*

B. geht von der Ansicht aus, dass die Albuminurie oft nervösen Ursprungs sei. Die neueren Untersuchungen von da Costa in Longstreet sollen bewiesen haben, dass zwischen Nierenläsionen und degenerativen Processen in den Ganglien des Bauchsympathicus eine causale Beziehung besteht. Die Hypertrophie der Muscularis der kleinen Gefässe und die erhöhte Pulsspannung, welche man bei Nephritis zu finden pflegt, gelten ihm als weitere Beweise des Einflusses des Nervensystems. Diese pathologische Pulsspannung nun sucht er mit all ihren Folge-Erscheinungen durch Nitroglycerin zu bekämpfen. Er beginnt mit vierstündlich 1 Tropfen der einprocentigen alkoholischen Lösung, steigt aber allmälig.

664. **Kownacki**, *Nitroglycerin in drei Fällen von Epilepsie. Gazeta lekarska 1884, Nr. 10.*

Obwohl die Dosis allmälig bis zur eintretenden Intoxication gesteigert wurde, trat keine Besserung ein.

665. **Andrews**, *nitroglycerin or glonoin. American Journal of insanity XLI, oct. 1884, p. 194.*

Bei Versuchen an Geisteskranken kam A. zu dem Resultat, dass nach selbst kleinen Dosen von Nitroglycerin bei Epileptikern die Anfälle häufiger werden; bei Dementia hat es ebenfalls keinen Nutzen.

666. **J. P. Bramwell**, *nitroglycerine in epileptiform tic doloureux. Brit. med. Journ. 1884. II, 27 sept.*

Bei einem 80jährigen Manne liess sich eine sehr schwere Form von Tic douloureux, welche der Behandlung mit anderen Mitteln getrotzt hatte, schnell beseitigen unter Anwendung von dreimal täglich einigen Tropfen der einprocentigen alkoholischen Lösung von Nitroglycerin.

XI. Die Gruppe der Oxalsäure.

a) Physiologisches.

Durch Versuche an mit Fleischabfällen gleichmässig gefütterten Hunden wurde 1883 von Hammerbacher gezeigt, dass bei Zusatz von 10 bis 24 Gramm Natr. bicarbonicum täglich zur Nahrung die Oxalsäure-Ausscheidung durch den Harn beträchtlich zunimmt, und zwar bis auf das Vierzigfache. Im Gegensatz dazu constatirte in demselben Jahre Esbach, dass Hunde bei reiner Fleischnahrung viel Oxalsäure im Harn haben, bei Zusatz von kohlensaurem Natron aber beträchtlich weniger. Die von den Engländern aufgestellte Oxalurie verwirft Esbach als nicht existirend.

667. ***G. Gaglio***, *sulla formazione del acido ossalico nell' organismo animale; nuove esperienze. Arch. per le sc. med., 1883–1884, VII, Nr. 26, p. 385.*

Wenn man einen Frosch 24 Stunden lang aufgespannt liegen lässt, so findet man alsdann in seiner Harnblase Klümpchen von Calciumoxalat, während normale Frösche derartiges nicht zeigen. Dieselbe Oxalurie lässt sich auch durch Kältestarre, lähmende Krankheiten, Zerstörung der Cerebrospinalachse und durch Vergiftung mit Curare, Strychnin, Thebain etc. erzeugen, wie schon Vulpian angegeben hat. Exstirpationsversuche zeigten, dass die Leber, der Darm und die Nieren zur Erzeugung dieser Oxalsäure nicht unbedingt nöthig sind. G. glaubt als Ursache der Oxalsäurebildung verlangsamte Circulation aussprechen zu dürfen.

An Hunden, welche mehrere Stunden im Drehrade sich schnell bewegt hatten, trat während dieser Zeit der intensivsten Muskelanstrengung keine Oxalsäure auf, wohl aber nachher, wenn die Thiere eine Zeit lang erschöpft am Boden gelegen hatten. Diese auf Muskelruhe und damit zusammenhängender schlechter Circulation beruhende Oxalurie liess sich auch durch Chloral-, Aether- und Chloroformnarkose, sowie durch Curarisirung, Halsmark- und Ischiadicusdurchschneidung bei diesen Thieren herbeiführen.

Mit dieser Anschauung steht nach G. im Einklang das Auftreten von Oxalurie bei Herz-, Lungen-, Rückenmarks- und Knochenkranheiten, sowie nach epileptischen Anfällen Weiter ist es ja auch eine bekannte Thatsache, dass man die Oxalsäure besonders im Morgenharn findet und bei Kindern, welche viel schlafen.

Unter krankhaften Verhältnissen kommt es ferner oft zu Calciumoxalatausscheidung in der Galle und im Darmcanal, ohne dass G. dafür eine plausible Erklärung vorzubringen wüsste.

668. *M. Ballo, ein Beitrag zur Pflanzenchemie. Ber. der deutschen chem. Ges. XVII, 1884, p. 6.*

Die physiologische Aufgabe der Oxalsäure im Pflanzenorganismus ist eine doppelte: sie zersetzt den schwefelsauren Kalk und sie dient als Rohmaterial zur Erzeugung von Glycol-, Wein-, Aepfel-, Bernsteinsäure.

b) Toxikologisches.

Schmiedeberg bezeichnet die Oxalsäure als Protoplasmagift, was sie auch ist. Ihre Wirkung erstreckt sich aber zunächst auf die Nerven und kann sie daher wohl hier aufgezählt werden. Wegen der toxikologischen Casuistik der letzten Jahre bis 1883 verweise ich auf meine Zusammenstellung in Schmidt's Jahrbüchern, Bd. 202, 1884, p. 18; aus dem Jahre 1884 ist mir nur die folgende Notiz zu Gesicht gekommen.

669. *Supposed attempt to poison. The Lancet 1884, I, p. 444.*

Mordversuch durch Zumischen von Oxalsäure zum Theewasser.

XII. Die Gruppe des Baryts.

Die Wirkungen des Baryts sind in gewisser Beziehung denen der Oxalsäure ähnlich; in anderer dagegen erinnern dieselben an das Vergiftungsbild der Digitaliskörper. Die Verwendung von Barytsalzen als Arzneimittel ist in Deutschland noch nicht üblich, während man in England sie in der Weise wie Digitalis hie und da anwendet. Aus den neueren Versuchen an Fröschen und Kröten ergibt sich, dass die Barytsalze neben heftigen Krämpfen eine krampfhafte Contraction der Blutgefässe herbeiführen, während an Warmblütern bekanntlich violenter Durchfall das Hauptsymptom der Vergiftung bildet. Ueber eine neue Ministerialvorschrift, welche die Barytpräparate und ihre Aufbewahrung in den Apotheken betrifft, siehe Berl. klin. Wochenschr. 1884, p. 144.

670. ***J. Blake***, *on the action of the salts of lime, strontian and baryta on the heart. Practitioner 1884, p. 187.*

Die Aehnlichkeit der Barytwirkung auf's Herz mit der Digitaliswirkung wird von Bl. wie auch von S. Ringer und H. Sainsbury betont.

671. ***T. Lauder Brunton*** *and* ***J. Theodore Cash***, *action of salts of the alkaline group on muscle and nerve. Transact. of the Roy. Soc. I, 1884, p. 222.*

Bei diesen Versuchen, deren Detail im Original nachgelesen werden muss, haben die Verfasser die untersuchten Substanzen in 2 Tabellen geordnet, aus denen man alles Wesentliche ersehen kann.

Am meisten lähmend auf die motorischen Nerven wirkte NH_4; ihm folgt *L, K, Be, Ca, Sr, Ba, Cs, La, Er, Di, Yt, Rb, Na.* Natrium wirkt also, wie wir ja auch sonst wissen, auf die motorischen Nerven am wenigsten lähmend ein; Baryum steht etwa in der Mitte der Reihe.

Bei der Einwirkung derselben Stoffe auf die Muskeln unterscheiden die Verfasser das Verhalten der Substanzen zur Höhe und zur Dauer der Muskelcontraction. Die Höhe der Muskelcontraction wird am meisten gesteigert durch *Ba;* ihm folgt *Rb*, NH_4, *Er, K, Cs, La, Yt, Ca, Na, Di, Sr, Be, Li.* Die letztgenannten, besonders Lithium, wirken also nicht mehr reizend, sondern lähmend.

Die Dauer der Muskelcontraction wird am meisten gesteigert durch *Ba;* ihm folgt: *Rb*, HH_4, Na, *Ca, Sr, Yt, Cs, Er, Be, Di, La*, NH_4, *Li, Rb, Na* und *K.* In dieser Tabelle kommen *Rb*, NH_4 und *Na* zweimal vor, weil sie bisweilen reizend und bisweilen lähmend wirkten. Baryum und Rubidium liefern eine Zuckungscurve, welche sehr an die Veratrincurve erinnert.

672. ***T. Lauder Brunton*** *und* ***T. Theodore Cash***, *über vorbeugende Gegengifte. Med. Ctrlbl. 1884, Nr. 31, p. 545.*

Durch Kali soll die Veratrin- und Barytwirkung, wenn nicht aufgehoben, so doch abgeschwächt werden.

Anhang. Das Cytisin hat mit den Barytsalzen in der Wirkung viel Aehnlichkeit, namentlich kommt es bei beiden zu sehr starker Contraction der Gefässe, zu Krämpfen und zu Störungen der Functionen des Magendarmcanals.

Nach dem Bericht der Lancet (1884 I, p. 147) sah ein Arzt binnen kurzer Zeit vier Fälle von Vergiftung durch Goldregensamen. Die Symptome bestanden in Brechen, Magenschmerzen, Durst, Blässe, kaltem Schweiss, Schwäche des Pulses und der Athmung, Pupillenerweiterung, Bewusstlosigkeit.

XIII. Die Gruppe des Pikrotoxins.

Die durch Pikrotoxin hervorgerufenen Krämpfe ähneln sehr den Krämpfen bei der Barytvergiftung. Rovigli und Santini (1883) verlegen den Ausgangspunkt derselben in die motorischen Centren der Hirnrinde; erst in zweiter Linie wird von der Wirkung des Giftes auch die Medulla oblongata und spinalis befallen. Wie man sich die von neueren Autoren (W. Murrell) bei Versuchen an Menschen constatirte Herabsetzung der Schweisssecretion nach kleinen Dosen erklären soll, ist noch unklar.

Ueber die chemische Zusammensetzung des Pikrotoxins ist in den letzten Jahren viel geschrieben worden. Barth und Kretschy erklären dasselbe nämlich für ein Gemenge von Pikrotoxinin und Pikrotin, während Löwenhardt, Ernst Schmidt, Paternò und Oglialoro für die Einheit des Pikrotoxins eintreten. Wer sich für die Details dieses Streites interessirt, findet dieselben in meinen Referaten in Schmidt's Jahrbüchern, Bd. 188, p. 246, und Bd. 202, 1884, p. 124.

Dass die beiden Körper Pikrotin und Pikrotoxinin wirklich existiren, unterliegt keinem Zweifel; sie sind aber nicht präformirt, sondern müssen als Spaltungsprocesse angesehen werden. Pharmakologische Versuche über die Wirksamkeit derselben stellten Fleischl und ich an. Aus denselben geht hervor, dass das Pikrotoxinin qualitativ ganz und quantitativ beinahe wie Pikrotoxin wirkt, während Pikrotin ganz unwirksam ist.

Senator in seiner sub Nr. 276 angeführten Arbeit berichtet auch über die Wirksamkeit des Pikrotoxins bei schwitzenden Phthisikern. Von einer Lösung 0·1 : 100·0 werden Abends 15 bis 20 Tropfen (= 0·8 — 1·0 Mgr.) genommen und in zwei Drittel der Fälle wirkliche Abnahme der Nachtschweisse constatirt. Unangenehme Nebenerscheinungen traten nicht auf und das Mittel kann daher viel länger genommen werden als Atropin.

673. **Cauldwell,** *in the treatment of night-sweats of phthisis. The therap. Gaz. VIII, 1884, aug., p. 368; New York med. Journ. 27 sept. 1884.*

Nach den Erfahrungen von C. Westbrook und Platt in New-York ist das Pikrotoxin ein sehr zuverlässiges Antihydroticum, denn es beseitigte das Schwitzen in zwei Drittel der Fälle gänzlich und bei einem Drittel setzte es wenigstens die Schweissmengen sehr herab. Die Application kann per os oder subcutan geschehen; die Dosis ist 1 bis 3 Milligramm. Manchmal wirkte eine Dosis zehn Tage lang, was auch Murrell bereits angegeben hat. Die fast verschwindende Zahl der Misserfolge hat Murrell ebenfalls bereits betont. Die Wirkung des Atropins muss entschieden als weniger günstig bezeichnet werden.

674. **F. L. Haynes,** *toxic effects of Cocculus indicus on man; with a comparison between strychnia and Cocculus-indicus poisoning. Philad. med. Times XIV, 1884, Nr. 434, p. 748.*

Bei der sich täglich steigernden Anwendung des Pikrotoxins in der medicinischen Praxis ist es von besonderer Wichtigkeit, nicht ausser Acht zu lassen, dass dieses Mittel in grösseren Dosen überaus giftig ist und unter Krämpfen tödtet, welche mit den bei der Strychninvergiftung vorkommenden viel Aehnlichkeit haben können. Sie gehen jedoch nicht sowohl vom Rückenmark, sondern allein oder wenigstens hauptsächlich von der Medulla oblongata aus. — Der Wichtigkeit des Gegenstandes wegen seies mir erlaubt, zum Schluss noch eine aus dem Jahre 1883 stammende, aber noch nicht genügend bekannt gewordene Arbeit hier anzuführen.

675. **Chlopinsky,** *der forensisch-chemische Nachweis des Pikrotoxins in thierischen Flüssigkeiten und Geweben. Inaug.-Diss., 38 pp. Dorpat 1883. Pharmac. Zeitschr. f. Russland 1884, XXIII, p. 738.*

Die Langley-Dragendorff'sche Farbenreaction erlaubt noch 0·1 Milligramm Pikrotoxin zu erkennen. Auch die Fehling'sche Zuckerprobe ist zum Nachweis sehr brauchbar.

Fische starben im Wasser mit 0·04 pro mille Pikrotoxin nach zwei Stunden unter Krämpfen, in Wasser mit 0·0004 pro mille nach 48 Stunden. Das Gift wird rasch resorbirt und theilweise unverändert durch die Nieren eliminirt. Selbst bei achttägiger Fäulniss zersetzt es sich nicht.

XIV. Die Gruppe der Tropeïne.

I. Atropin.

a) Chemisches und Botanisches.

676. **Ernst Schmidt,** *zur Nomenclatur der Alkaloide der Atropa Belladonna und der Datura Stramonium. Arch. der Pharmacie Bd. 222, p. 329, 1884.*

Nach Schmidt und Ladenburg finden sich:

1. in Atropa Belladonna Atropin und Hyoscyamin. Das sogenannte Belladonnin ist wahrscheinlich ein Gemisch von Oxyatropin und Atropin;

2. in Datura Stramonium Atropin und Hyoscyamin. Das sogenannte Daturin ist ein Gemisch aus Atropin und Hyoscyamin.

Die beiden Atropine aus Atropa Belladonna und aus Datura Stramonium müssen für den Handel, vielleicht auch für die Pharmakologie unterschieden werden, und darum schlägt Schmidt vor, sie als Belladonna-atropin und Stramonium-atropin zu bezeichnen.

677. **Imbert Gourbeyre,** *recherches sur les solanum des anciens. 136 pp. Paris 1884, Baillière et fils.*

Die Griechen und Römer kannten vier Arten von Solanum, welche sie als S. esculentum, halicacabum, hypnoticum und manicum bezeichneten. Dieselben entsprechen unseren Solanum nigrum, Physalis alkekengi, Physalis somnifera und Atropa Belladonna.

678. **A. W. Gerrard,** *on the alkaloidal value of cultivated and wild belladonna plants. Pharm. Journ. and Transact. 23 aug., 1884, p. 153; Chemist and Druggist 1884, aug., p. 375.*

Der Unterschied im Gehalte an Alkaloid zwischen beiden Pflanzen ist zwar kein sehr grosser, aber trotz etwas geringerem Alkaloidgehalte ist die cultivirte Pflanze wegen des gleichmässigen Gehaltes der wilden vorzuziehen.

679. **A. W. Gerrard,** *a new test for atropine. The Lancet 1884, I, p. 445; Pharmac. Journ. and Transact., 1884, Nr. 715, p. 718 und 729, march.*

Rothfärbung der atropinartigen Alkaloide beim Erwärmen mit Sublimatlösung (cf. das Original) wird als neues Reagens angegeben. Morphin und Codeïn geben mit Sublimat gelbe, alle anderen Alkaloide weisse Niederschläge. Vergl. unter Hyoscyamin.

b) Physiologisches.

680. ***W. Preyer,*** *zur Physiologie des Embryo. Leipzig 1883—84, Grieben.*

Während die Embryonen der Kaninchen, Hühner etc. gegen manche Gifte, namentlich gegen die Narcotica, speciell gegen Morphin sehr unempfindlich sind, sind sie gegen andere, wie z. B. Kalisalze, sehr empfindlich. Atropin und Physostigmin wirken auf die Pupille bereits in einem Stadium stark ein, wo der Lichtreiz auf dieselbe noch keinerlei Einfluss äussert.

681. ***Oscar Langendorff,*** *Studien über Rhythmik und Automatie des Froschherzens. Suppl.-Band zu Du Bois-Reymond's Arch. d. Physiol. 1884, 133 pp., mit 22 Abbild. und 2 Tafeln.*

Ohne die pharmakologische Literatur zu berücksichtigen, hat L. über die Einwirkung des Atropins und einiger anderen Stoffe auf das Froschherz und speciell auf die Spitze desselben neue Versuche angestellt, welche die Unrichtigkeit der Bezold-Schmiedeberg'schen Erklärung der Atropin- und Muscarinwirkung beweisen sollen. Auch Amalie Glause (cf. Nr. 583) hält diese Erklärung für unrichtig und glaubt beweisen zu können, dass Atropin den Herzmuskel reizt.

682. ***François-Franck,*** *action paralysante de l'atropine sur la fonction modératrice du cœur. Compt. rend. de la soc. de biologie, 19 jan. 1884, Nr. 3, 4, 6.*

François-Franck, *sur le mode d'action de l'atropine. Compt. rend. gén. I, 1884, Nr. 4, p. 35; Progrès méd. 1884, Nr. 4, p. 69.*

Die alte Annahme, dass das Atropin die peripheren gangliösen Endigungen des Herzvagus lähmt, ist auch nach F.-F. nicht so sichergestellt, als man meint, denn in vielen Versuchen glaubt er das Gegentheil constatirt zu haben. Er nimmt an, dass die Nervenfasern dicht vor ihrem Eintritt in die Hemmungsganglien des Herzens leitungsunfähig gemacht werden. Die Ansicht, dass das Atropin den Herzmuskel reize und dadurch die Muscarinwirkung aufhebe, hält er für unbewiesen. Zum Beweise seiner eigenen Ansicht führt er an, dass man auch nach der Atropinisation durch elektrische Reizung der Innenfläche des Herzens Hemmungsstillstand herbeiführen kann. Laborde schliesst sich diesen Ausführungen an. Dastre dagegen nimmt auch eine Reizung der Acceleratoren des Herzens durch Atropin an.

683. ***H. Schapiro,*** *Wirkung des* ***Atropins*** *auf die Leistung des Herzens; med. Ctrlbltt. 1884, Nr. 33, p. 577.*

Bei Versuchen am Kronecker'schen Froschherzapparat ergab sich, dass bei Temperaturgraden über 15 Grad C. die Herzcontractionen durch Atropin in ihrer Grösse verringert, bei Temperaturen unter 15 Grad, besonders bei 7 bis 8 Grad, aber vermehrt werden.

684. ***Ludwig Kaempffer,*** *über die Wirkung der Vaguserregung auf das Froschherz, insonderheit über die sogenannten Beschleunigungsfasern im Herzvagus. Inaug.-Dissert. 35 pp., mit einer lithogr. Tafel. Halle 1884, Plötz.*

Nach Application von Atropin konnte K. am Froschherzen durch elektrische Reizung deutliche Vermehrung und Verstärkung der Pulse nachweisen. Er nimmt daher, wie auch viele frühere Experimentatoren, beschleunigende Fasern im Herzvagus an, welche äusseren Einflüssen gegenüber widerstandsfähiger sind, als die hemmenden.

685. ***Fr. Hammerbacher,*** *über den Einfluss des Pilocarpin und Atropin auf die Milchbildung. Pflüger's Arch. Bd. 33, 1884, p. 228.*

Nach 15 Centigramm Pilocarpin wurde die Milchsecretion einer Ziege nicht vermehrt, eher vermindert; die Menge der festen Bestandtheile nahm ab. Nach 12 bis 18 Centigramm Atropin nahm die Milchmenge auch ab, aber die Menge der festen Bestandtheile und auch die des Fettes zu. Vergl. Nr. 114 u. 115.

686. ***Tschisch,*** *über die Veränderungen des Rückenmarkes nach Atropin, Morphin, Darreichung von Argentum nitricum und Bromkalium. Petersb. med. Wochschr. 1884, N. F. I, 19 Jan.*

c) Vergiftungen.

Lindner in seiner sub Nr. 545 aufgeführten Arbeit berichtet auch über einen Fall von Atropinvergiftung. Es handelte sich um eine hystero-epileptische Kranke, die zuweilen hysterische Erstickungsanfälle bekam. Bei den gegen dieselben angewandten Atropininjectionen (0·002 Gramm) traten leichte Vergiftungserscheinungen mit Hallucinationen und Schlaflosigkeit ein. Morphininjectionen (0·015 Gramm), ebenso Chloral (1·5 Gramm) erzielten keinen nennenswerthen Erfolg. 6 Gramm Paraldehyd beseitigten dagegen sofort sämmtliche Intoxicationserscheinungen.

687. *Discussion about the treatment of wry neck by sulphate of atropia (New York neurological society). Philad. med. Times XIV, 1884, p. 627.*

W. M. Leszynsky hatte die Behauptung aufgestellt, man könne Atropininjectionen von 10 Milligramm pro dosi tagelang fortsetzen, ohne Intoxicationen zu erzielen, worauf sich eine heftige Opposition erhob:

D. Webster verschluckte einst aus Versehen 10 Tropfen einer einprocentigen Atropinlösung und wurde daraufhin schnell aphonisch; seine Pupillen erweiterten sich ad maximum, und seine Haut wurde roth. An einem Patienten sah er nach Subcutaninjection von 1 Milligramm Atropin zwölfstündiges Delirium eintreten.

G. W. Jacoby sah nach derselben Dosis schwere Atropinvergiftung mit zehnstündigem heftigen Delirium eintreten.

Ich selbst habe die grösste Empfindlichkeit gegen Atropin bei einer Dame mit Morphiumsucht gesehen. Sie bekam dreimal nach Dosen von 0·5 Milligramm Atropin deutliche Vergiftungserscheinungen.

688. **Masse,** *empoisonnement par une infusion de feuilles de belladonne. Bullet. gén. de thér., 15 may 1884, p. 385.*

Durch Genuss eines Thees, der aus 3·5 Gramm trockenen Tollkirschenblättern gemacht worden war, und der höchstens 4·5 Milligramm Atropin enthielt, erkrankte ein 42jähriger kräftiger Mann nach drei Viertelstunden unter Trockenheit im Munde und Rachen, Unfähigkeit zu sprechen, zu stehen, zu sehen und maximaler Mydriasis. Bald darauf wurde das Gesicht blass, die Haut des Körpers kalt, und es kam zu Hallucinationen und Delirien. Die Therapie bestand in Brechmitteln, schwarzem Kaffee, Sinapismen, Erwärmung der Füsse und Morphininjectionen. Dabei trat allmälig Besserung ein; jedoch hielten die Hallucinationen und die Mydriasis noch $1^1/_2$ Tage an.

689. **J. Martin Fleming,** *a case of belladonna poisoning resulting from the application of a belladonna plaster. New York med. Record. 1884, Nr. 3, p. 68.*

690. **Cant** *(Lincoln), le glaucome aigu produit par l'atropine après l'iridectomie. Recueil d'Ophthalmologie. Nov. 1884, p. 689.*

Bei einer 65jährigen Dame wurde wegen Katarakt eine Iridectomie gemacht, die gut verlief. Als 11 Tage später Atropin instillirt wurde, trat acutes Glaucom auf, welches jedoch durch

Physostigmin wieder zum Schwinden gebracht werden konnte. Nach den schönen Versuchen von E. Graser (1883) ist dieser Vergiftungsfall leicht zu erklären.

d) Therapeutisches.

Es ist eine den Praktikern längst bekannte Thatsache, dass Narkosen weniger gefährlich sind, wenn dem Patienten vorher etwas Atropin applicirt wird. Versuche, welche Bert, Morat, Dastre und andere Autoren darüber an Thieren gemacht haben, zeigen, dass reflectorischer Herzstillstand dann eben nicht mehr vorkommt. Für Menschen ist dies von Aubert in Lyon 1883 bestätigt worden. Auch Laborde (cf. Nr. 682) empfiehlt diese Methode der Anästhesie.

691. ***F. E. M'Farland****, remarks on a few plans of treatment of asiatic cholera. Dublin Journal 1884, aug.*

F. hat während eines 13jährigen Aufenthaltes in Indien Gelegenheit gehabt, den Werth der verschiedensten pharmakotherapeutischen Massnahmen bei der Cholera praktisch zu erproben. Calomel, Opium liessen ihn völlig im Stich; dagegen erwies sich die Atropinbehandlung (stündl. 15 Mgr. Extr. Belladonnae) besonders im Stadium algidum sehr nützlich. Die collabirten Patienten leben dabei gleichsam wieder auf, und ihre subnormale Temperatur steigt wieder zur Norm.

692. ***Lennox Browne****, the treatment of hay-fever. Brit. med. Journ. 1884, II, p. 1204.*

Durch W. F. Philipps ist die Atropinbehandlung des Heufiebers aufgebracht worden. B. schliesst sich den Ausführungen dieses Autors an und empfiehlt auf's wärmste folgende Behandlungsmethode: Eine Salbe aus Atropin und Eucalyptusöl aa 2·0 auf 30·0 Vaseline wird bei Heuasthma und Schnupfen in die Nasenlöcher öfter eingerieben und während des Anfalles auch noch innerlich Belladonna mit Opium genommen.

693. ***T. T. Reynolds****, on the nature and treatment of sea-sickness. The Lancet 1884, I, p. 1196.*

R. hält die Seekrankheit für ein centrales Leiden und sah gegen die Anfangsstadien desselben, wo die Speichelsecretion vermehrt zu sein pflegt, Atropin sich sehr nützlich erweisen. Vor dem Gebrauch von Bromkalium warnt er entschieden, während er Chloral für manche Fälle empfiehlt.

694. **L. Pupier**, *essai de l'atropine dans le diabète. Lyon med. T. XLVI, 1884, Nr. 30, 408.*

695. **W. M. Leszynsky**, *treatment of wry neck by sulphate of atropia. Philad. med. Times XIV, 1884, Nr. 430, p. 621 (cf. Nr. 687).*

Die medicamentöse Behandlung des Caput obstipum hat bekanntlich bis jetzt noch keine guten Resultate erzielt. Im Gegensatze dazu behauptet L., dass es Fälle dieser Krankheit gäbe, welche durch Injection grosser Dosen Atropin in die Substanz des contracturirten Sternocleidomastoideus völlig geheilt werden könnten.

696. **S. S. Adams**, *incontinence of urine in children. Philad. med. Times XIV, 1884, Nr. 430, p. 615.*

Belladonnapräparate sind oft von grossem Nutzen bei Enuresis.

697. **Boucheron**, *sur l'atropinisation au début du strabisme convergent. Recueil d'Ophthalmologie 1884, Nr. 11, p. 660.*

B. empfiehlt bei Convergenzschielen das Atropin, Hansen Grut bestreitet jedoch dessen Brauchbarkeit.

698. **C. W. Tangeman**, *atropine and similar bodies in general and special practice. Therap. Gaz. 1884, VIII, june, p. 247.*

Abgesehen von einigen groben Unrichtigkeiten, gibt der vorliegende Artikel die Ansichten der besten amerikanischen Ophthalmologen über die Tropeïne wieder, und ich werde weiter unten noch mehrfach auf denselben zurückkommen. Atropin speciell anlangend, sagt T., es sei bei allen Formen von Iritis indicirt und könne bei dieser Krankheit durch keines der anderen Mittel dieser Gruppe ersetzt werden.

699. **C. Miot**, *de l'action du sulfate neutre d'atropine sur la marche des otites aigues chez les enfants. Revue mensuelle, août 1884.*

700. **P. N. Cilley**, *the therapeutic action of belladonna. Virginia medical Monthly, july 1884.*

Als C. selbst an einem Leiden der Eingeweide, wahrscheinlich Invagination, litt, und alle üblichen Mittel erfolglos geblieben waren, legte er ein 24 Quadratzoll grosses Belladonnapflaster auf die betreffende Stelle des Leibes und fühlte, wie danach Darmbewegungen entstanden und die Einklemmung zurückging, so dass es zu Abgang von Flatus und reichlichen Kothmengen kam. Bei einem jungen Neger sah er Aehnliches. Er empfiehlt die externe Application von Atropinpräparaten weiter bei eingeklemmten Hernien, Hämorrhoidalknoten, Rigidität des Muttermundes, Paraphimosis, Dysmenorrhoe, Spasmus der Urethra etc.

2. Belladonnin.

701. **A. Ladenburg** *und* **C. F. Roth,** *über das Belladonnin. Ber. d. deutsch. chem. Ges. XVII, 1884, p. 152.*

Das Belladonnin wurde von Hübschmann 1858 entdeckt und durch Kraut näher untersucht. L. und R. gewannen aus Gehe'schen Atropinmutterlaugen durch Ausschütteln in alkalischer Lösung mit Aether das Belladonnin in Gestalt einer starken krystallinischen Base, welche äusserlich an das Pseudotropin erinnert, damit aber nicht identisch ist, sondern vielleicht als Oxytropin aufgefasst werden muss.

702. **G. Merling,** *über Belladonnin. Ber. d. deutsch. chem. Ges. XVII, 1884, p. 381.*

Merling hat unter Kraut ebenfalls das Gehe'sche Belladonnin untersucht und kann die Resultate von Ladenburg nicht bestätigen. Die von Jenem gefundene Base hält er für eine Verunreinigung. Sein Belladonnin lieferte bei der Spaltung Tropin und eine noch nicht genügend untersuchte Säure.

In der Tollkirsche kommt das Belladonnin neben Atropin vor, und zwar herrscht die Menge des letzteren stark vor. Ich habe daher alle Arbeiten, welche sich auf Belladonna beziehen, bereits unter Atropin besprochen.

3. Homatropin.

Das Homatropin, $C_{16} H_{21} NO_3$, ist Oxytoluylatropeïn. Es bildet sich aus mandelsaurem Tropin und verdünnter Salzsäure und stellt, wie E. Merck fand, glashelle Prismen dar. In Wasser ist es schwer löslich. Der Name Homatropin wurde ihm von Ladenburg gegeben wegen der grossen Aehnlichkeit in der Wirkung mit dem Atropin. In ähnlicher Weise wie das Homatropin kann man durch Behandlung verschiedener Tropinsalze mit Salzsäure, wie R. Buchheim 1876 fand, künstliche Alkaloide darstellen, welche Ladenburg, der die Buchheim'schen Versuche forgesetzt hat, Tropeïne nennt. In diese Reihe gehört weiter das Salicyltropeïn, Phthaltropeïn, Oxybenzoyltropeïn, Paraoxybenzoyltropeïn, Benzoyltropeïn, Cinnamyltropeïn etc.

Das Benzoyltropeïn hat Buchheim dargestellt und bereits 1876 genau auf seine Wirkungen untersucht.

Tangeman (Nr. 698) ist durchaus im Irrthum, wenn er angibt, dass Homatropin im Bilsenkraut enthalten sei. Es kommt in der Natur überhaupt nicht vor. Es hat, wie er aber dann weiter richtig angibt, fast nur eine mydriatische Wirkung; sein lähmender Einfluss auf die Accommodation ist ungemein gering. Bei innerlicher Verabreichung macht es keine schweren Vergiftungserscheinungen, wie die anderen Mittel dieser Gruppe. In Amerika ist es durch Seely eingeführt worden. Wo es sich darum handelt, bei einem Menschen den Augenhintergrund für kurze Zeit gut sichtbar zu machen, da ist das Homatropin allen anderen Tropeïnen vorzuziehen, denn der Betreffende ist danach schon nach wenigen Stunden wieder im Stande, sein Auge in der normalen Weise zu gebrauchen, was bei den anderen Stoffen dieser Gruppe nicht der Fall ist.

703. ***Dudley S. Reynolds***, *inflammation of the iris and its treatment. Philad. med. Times XIV, 1884, p. 705.*

Nach R. ist das Homatropin in seiner physiologischen Wirkung auf die Iris und deren Erkrankungen dem Atropin durchaus gleich, nur dass es keine Vergiftungserscheinungen macht, die beim Atropin so häufig sind. Es soll bei localer Application schwach reizend wirken, die Accommodation stark lähmen und Ciliarneuralgien besser beseitigen als Atropin. Kurz gesagt, wendet R. das bromwasserstoffsaure Homatropin jetzt durchweg statt Atropin an und sieht dabei weniger Vergiftungen und schnellere Beseitigung von Schmerzen als beim Atropin. Er wendet es in 0·2procentiger Lösung tropfenweise an. Zur Augenspiegeluntersuchung genügt schon 1 Tropfen dieser Lösung. Bei acuter Iritis träufelt er fünfminutlich ein, bis die Schmerzen nachlassen. Nach Einträufelung reichlicher Mengen empfinden die Patienten einen bitteren Geschmack und ein Gefühl der Wärme im Pharynx. Die Wirkung auf das normale Auge geht 8- bis 16mal schneller vorüber als die des Atropins, und darin liegt der Vortheil dieses Mittels bei der Anwendung zur diagnostischen Augenspiegeluntersuchung.

704. ***Th. Sachs*** *(Innsbruck), Glaucom erzeugt durch Homatropin. Ctrbl. f. Augenheilk. VIII, Sept. 1884, p. 271.*

Als vor kaum vier Jahren das Homatropin in die oculistische Praxis eingeführt wurde, knüpfte man an seine Anwendung unter Anderem auch die Hoffnung, dass es in erwünschtem Gegensatze zum Atropin die Spannung des Auges nicht in bedrohlichem Grade beeinflussen und daher auch in jenen Fällen werde Gebrauch finden können, in welchen das Atropin wegen seiner spannungssteigernden Eigenschaften contraindicirt ist. Leider hat sich diese Hoffnung nicht erfüllt. S. theilt einen hierher gehörigen sehr beweisenden Fall mit, wo bei drohendem Glaucom durch Instillation von Homatropin ein acuter Anfall der Krankheit zum Ausbruch kam, der glücklicherweise jedoch durch Eserin ebenso schnell wieder rückgängig gemacht werden konnte.

4. Methyltropidin.

Tropidin = $C_8 H_{13} N$ entsteht beim Erhitzen von Atropin oder Tropin mit starken Säuren. Es riecht betäubend nach Coniin. Es löst sich sehr leicht in kaltem, schwer in heissem Wasser und reagirt stark alkalisch. Sein bromwasserstoffsaures Salz liefert beim Erhitzen mit Brom Methyldibrompyridin. Mit Methyljodid verbindet sich das Tropidin zu Methyltropidin. In ähnlicher Weise lässt sich ein Aethyltropidin darstellen.

705. **C. F. Roth**, *Methyltropidin. Ber. der deutsch. chem. Gesellsch. XVII, 1884, p. 157.*

Die neue Base wurde als syrupöses farbloses Oel gewonnen, welches nach Tropylen riecht. Sie bildet krystallisirende Salze. Ueber ihre Wirkung ist noch nichts bekannt.

5. Hyoscyamin.

Hyoscyamin und Atropin sind nach Ladenburg isomere, aber nicht identische Alkaloide. Beim Erhitzen mit Barytwasser liefern beide dieselben Zerfallsproducte, nämlich Tropin und Tropasäure. Das Hyoscyamin findet sich in Hyoscyamus niger, in Datura Stramonium und in Atropa Belladonna. In ersterer Pflanze kommt ausserdem noch Hyoscin, in Datura Atropin und in Atropa Belladonnin und Atropin vor.

Hinsichtlich der Reaction des Hyoscyamin sei Folgendes bemerkt. Wie sub Nr. 679 schon bemerkt, hat Gerrard für die Tropeïne eine neue Reaction angegeben.

Mischt man heisse alkoholische Atropin- und Quecksilberchloridlösungen, so entsteht ein gelber, beim Kochen roth werdender Niederschlag. Bei der Verdünnung mit Wasser wird eine fernere, ebenfalls beim Kochen roth werdende Ausscheidung erhalten. Die Niederschläge bestehen aus Quecksilberoxyd; in Lösung bleibt Atropinhydrochlorat. Eine andere Atropinverbindung, aus einem Mol. Atropinhydrochlorat und 2 Mol. Quecksilberchlorid bestehend, scheidet sich nach dem Erkalten der Lösung in büschelförmigen Nadeln ab. Schwessinger, welcher diese Versuche wiederholte, fand, dass ausser Morphin und Codeïn auch Scoparin einen gelben Niederschlag gibt, Cocaïn dagegen wie die meisten anderen Alkaloide, einen weissen. Charakteristisch fand derselbe das Verhalten des Hyoscyamins und Homatropins. Wurde nach Gerrard's Angabe 1 Milligramm Hyoscyamin mit 2 cc. der 5procentigen alkoholischen Quecksilberchloridlösung übergossen, so trat kein solcher Niederschlag auf; wurde indess das Hyoscyamin nur mit ein bis zwei Tropfen der Lösung benetzt, so bildete sich nach schwachem Erwärmen der rothe Niederschlag und verschwand auch nicht auf weiteren Zusatz von Quecksilberchloridlösung. Homatropin dagegen zeigte nur in concentrirten Lösungen einen gelblichweissen, nicht roth werdenden Niederschlag. Vergl. darüber Pharmac. Zeitung 1884, 1. Oct.

In den letzten Jahren ist das Hyoscyamin, welches jetzt von Merck und Gehe in prachtvollen Krystallen in Menge dargestellt wird, sehr vielfach medicinisch untersucht worden. Vergl. darüber meine ausführliche Zusammenstellung in Schmidt's Jahrbüchern, Bd. 200, 1883, p. 18. Kurz gesagt, hat sich bei diesen Untersuchungen herausgestellt, dass das Hyoscyamin von Menschen in viel grösseren Dosen vertragen wird als das Atropin, und dass es auf das Grosshirn nicht sowohl reizend als vielmehr lähmend wirkt.

706. ***Peeters***, *l'hyoscyamine. Bullet. de la soc. de méd. mentale de Belgique 1884, Nr. 33.*

P. gibt eine Zusammenstellung aller bis jetzt über das Hyoscyamin ihm bekannt gewordenen Publicationen. Er selbst hat guten Erfolg davon in einem Falle von acuter Manie gesehen, dagegen keine beruhigende Wirkung in einem Falle von chronischer Erregtheit, aber in beiden Fällen unangenehme gastrische Störungen und auffallend rasche Abmagerung. Trotzdem meint P., dass das Mittel Beachtung verdiene, da seine schlafmachende und beruhigende Wirkung feststehe.

707. ***C. Th. Ewart,*** *acute mania treatet with hyoscyamine. The Lancet 1884, II, p. 273.*

708. ***Mercklin,*** *über Hyoscyamingebrauch bei Psychosen. Petersb. med. Wochschr. 1884, Nr. 21, p. 234.*

1883 hat besonders wieder Brower in Chicago die beruhigenden Wirkungen des Hyoscyamins auf Geisteskranke hervorgehoben. M. wandte das krystallinische Hyoscyamin subcutan an und zieht dasselbe als Beruhigungsmittel bei psychischen Aufregungszuständen ebenfalls allen übrigen Beruhigungsmitteln vor, besonders bei Tobsucht im Verlauf der Dementia paralytica, bei genuiner und periodischer Manie. Die Dosen waren 5 bis 10 Milligramm. Bei Herz- und Gefässkrankheiten, Anämie und Puerperalmanie ist das Mittel contraindicirt.

709. ***A. J. Burdens,*** *an accidental poisoning by hyoscyamine. The Physician and Surgeon VI, 1884, june, p. 242.*

Ein 75jähriger Mann nahm irrthümlicherweise 180 Milligramm des nicht krystallinischen Hyoscyamins und wurde bald darauf bewusstlos am Boden liegend gefunden. Sein Gesicht war stark geröthet, seine Pupillen weit, Herzaction sehr beschleunigt, Radialpuls kaum zu fühlen, Athmung stertorös. Man brachte den Patienten zum Brechen, wusch den Magen aus und gab Morphin. Nach einigen Stunden kehrte das Bewusstsein wieder, jedoch konnte Patient vor Trockenheit im Halse nicht sprechen. Auch nach mehreren Tagen war diese Trockenheit noch nicht ganz beseitigt.

710. ***William Gilmour,*** *Tinctura hyoscyami. Pharmac. Journ. and Transact. 1884, Nr. 718, p. 781, 790 und 818.*

Mittelst absolutem Alkohol bereitete Bilsenkrauttinctur zersetzt sich merkwürdigerweise sehr schnell, während die mittelst verdünntem Alkohol dargestellte sich beliebig lange Zeit hält. Der Arzt sollte immer die letztere verschreiben.

711. ***Hal C. Wyman,*** *the use of the green leaves of the Datura Stramonium in the cure of painful joint affections. New York med. Rec. II, 20 sept. 1884, Nr. 12, p. 316.*

Frische Stechapfelblätter sollen, äusserlich angewandt, bei Gelenkrheumatismus helfen, wo Salicylsäure im Stich lässt.

6. Duboisin.

Duboisin, das Alkaloid der Duboisia myoporoides, welches von Gerrard 1878 entdeckt und von Duquesnel 1880 in

Krystallen dargestellt wurde, existirt für die Chemie als besonderer Stoff nicht mehr, indem Ladenburg seine Identität mit Hyoscyamin bewiesen haben will. Die Pharmakotherapie kann diese Behauptung nicht anerkennen. So gibt z. B. Harnack an, dass das Duboisin selbst in nicht ganz reinem Zustande bedeutend stärker wirkt, als das reinste Atropin. Ich selbst fand, dass Patienten, welche nach Instillation von Atropin sofort Atropinekzem bekamen, die Einträufelung des Duboisin recht gut vertragen. Auch Tangeman (Nr. 698) tritt entschieden für die eigenartige Wirkung der Duboisinpräparate ein. So fand er sie z. B. gegen Nachtschweisse brauchbarer als Atropin und seine Präparate, während umgekehrt die hypnotischen Wirkungen des Hyoscyamins durch Duboisin sich nicht hervorbringen liessen. Die Einwirkung des Duboisins auf die Pupille und auf die Accommodation fand Tangeman viel intensiver als die des Atropins, sie war aber von kürzerer Dauer. Conjunctivale Reizungserscheinungen hat er nach Duboisin nie auftreten sehen. Nach grossen Dosen sah Seely manchmal Schwindel und Benommenheit eintreten. Bei alten Synechien war die Wirkung des Atropins stärker als die des Duboisins. Ein sehr wichtiger Unterschied beider Alkaloide ist nach Tangeman ferner noch der, dass Atropin nur die Gefässe und den Druck der vorderen Hälfte des Bulbus beeinflusst, Duboisin aber auch in der hinteren Hälfte Wirkungen entfaltet, woher es bei Iridochorioiditis besonders indicirt ist.

712. ***J. M. Goss**, Duboisia myoporoides. Chicago medical Times 1884, april.*

Der Behauptung, dass das Duboisin mit dem Hyoscyamin identisch ist, kann auch Goss nach seinen Erfahrungen nicht zustimmen. Er fand vielmehr, dass es stärker und schneller wirkt als Atropin und Hyoscyamin, dass aber die Wirkung auch schneller vorübergeht. Qualitativ ist sonst kein Unterschied zwischen seiner Wirkung und der des Atropins. Zur medicinischen Anwendung kann man, da das Alkaloid sehr theuer ist, auch das Fluidextract der Duboisia recht gut verwenden. Auch gegen Morphinvergiftungen empfiehlt sich die Anwendung dieses Mittels. In toxischen Dosen genommen, verursacht es starke Muskelparese. Nach kleinen Dosen soll eine nicht zu verkennende Contraction der Capillaren eintreten. Bei Typhusdelirien erwies sich das

Mittel vorzüglich; ebenso bei Kindern, die vom Zahnen sehr mitgenommen werden und nervöse Erscheinungen bekommen.

713. **W. F. Jakubowitsch,** *zur Lehre von den klinischen Symptomen der Duboisinvergiftung bei Kindern. Medicinski Westnik 1884, Nr. 1—3. Russisch.*

7. Hyoscin.

Unter Hyoscin verstand man früher ein Spaltungsproduct des Hyoscyamins. Seitdem man weiss, dass dieses Spaltungsproduct Tropin ist, hat man den Namen Hyoscin einem erst 1880 von Ladenburg im Bilsenkraute entdeckten neuen Alkaloide gegeben. In dem sogenannten amorphen Hyoscyamin des Handels ist neben Spuren von Hyoscyamin eine reichliche Menge von Hyoscin enthalten, und die besonders günstige schlafmachende Wirkung dieses Präparates ist ohne Zweifel auf seinen Gehalt an Hyoscin zu beziehen. Dem krystallisirten Hyoscyamin möchte ich nach meinen Versuchen an Thieren jede schlafmachende Wirkung absprechen und wäre es sehr wünschenswerth, dass die Psychiater die Versuche, welche sie mit dem Hyoscyamin gemacht haben, mit dem Hyoscin wiederholten, wie dies z. B. Gnauck bereits 1882 gethan hat. Da die Wirkungen dieses hochinteressanten Alkaloides von denen der anderen Tropeïne stark abweichen, kann es uns auch nicht wundern, wenn es bei ganz anderen Krankheiten heilend wirkt, als jene.

714. **Ph. J. A. Claussen,** *die Wirkungen des Hyoscinum hydrojodicum und hydrobromicum in Vergleich mit denen des Atropin und des Extr. hyoscyami. Inaug.-Dissert., 42 pp. Kiel 1883.*

Obwohl Cl.'s Versuche aus dem Jahre 1883 stammen, so möchte ich dieselben, da sie nur wenig bisher Beachtung gefunden haben, hier doch anführen. Während Atropin und das Extr. Hyoscyami die Pulsfrequenz und die Respirationsfrequenz steigern, wirken Hyoscinum hydrojodicum und hydrobromicum gerade umgekehrt, indem Puls und Respiration darnach (in Uebereinstimmung mit Gnauck) verlangsamt werden. Während ferner Atropin und Hyoscyamusextract durch Reizung des Grosshirns aufregend wirken, wirkt Hyoscin schlafmachend und hat vor dem Morphin den Vorzug, dass es nicht zu Obstipation führt.

Eine ganz specifisch günstige Wirkung hat das Hyoscin bei Asthma, wo es die Sensibilität der Schleimhautnerven herabsetzt und gleichzeitig die Secretion vermindert. Man spritzt am besten 0·5 bis 0·7 Milligramm subcutan ein und hat dann meist schon in einer halben Stunde den Anfall coupirt.

Ausser bei Asthma ist das Mittel noch indicirt bei Neuralgien des Magens und Darms, Tic douloureux, Keuchhusten, Epilepsie, nervösem Herzklopfen, Paralysis agitans und profuser Schweisssecretion. Gegen letzteres Uebel fand allerdings Fräntzel (Charité-Annalen VIII, 1883, p. 301) das Mittel nicht sehr wirkungsvoll.

715. ***A. Ladenburg** und **C. F. Roth**, über das Hyoscin. Ber. d. deutsch. chem. Ges. XVII, 1884, p. 151.*

Das Hyoscin, welches aus den bei der Hyoscyaminbereitung erhaltenen Rückständen gewonnen werden kann, wird durch Alkalien oder Baryt in Tropasäure und eine dem Tropin isomere Base, das Pseudotropin, gespalten. Aus den beiden Spaltungsproducten Hyoscin zu regeneriren, gelang nicht. Da das Mittel jetzt noch sehr theuer ist, so wird es sich empfehlen, bei armen Asthmatikern das sogen. amorphe Hyoscyamin, welches überaus billig ist, statt seiner in entsprechend grösserer Dose zu verwenden. Ich zweifle nicht, dass das Hyoscin in der Therapie eine grosse Zukunft hat. Auch Tangeman (Nr. 698) spricht sich über dasselbe sehr günstig aus.

716. ***J. F. Eykman**, über die japanische Belladonnawurzel. Nieuw. Tydschr. Pharm. 1884, May, p. 154; Juni, p. 177.*

Die Wurzel der zu den Solanaceen gehörigen Scopolia japonica, welche bisweilen als japanische Belladonna bezeichnet wird, enthält nach E. unter Anderem eine krystallinische Substanz $C_{12} H_{10} O_5$, Scopoletin, welche in wässeriger Lösung blau fluorescirt und auf Kupferlösungen bei Gegenwart von Alkali stark reducirend wirkt. Daneben ist ein Alkaloid Scopoleïn vorhanden, welches sich mit Chloroform ausschütteln lässt und ein Gemisch von Hyoscyamin und Hyoscin zu sein scheint. Es wirkt demgemäss stark mydriatisch und spaltet bei der Erhitzung mit Barytwasser Atropasäure ab. Die Pflanze enthält endlich noch einen dritten krystallinischen Stoff, Scopolin $= C_{24} H_{30} O_{15} + 2 H_2 O$, welcher glycosidisch ist und sich beim Erhitzen mit Säuren in ein Mol. Scopoletin und zwei Mol. Zucker zerlegt. — Eine der Sc. japonica nahe verwandte Species, die Sc. atropoides Sch., kommt in Süddeutschland wild vor und dürfte ähnliche Stoffe enthalten.

Das Scopolin hat keine atropinartigen, sondern morphinartige Wirkungen und bedarf dringend der weiteren pharmakologischen Untersuchung. E. vermuthet, dass auch in der Tollkirsche ein ähnliches Glycosid enthalten ist.

8. Apotropin.

717. ***A. Marcacci,*** *dell' azione fisiologica dell' apotropina. Giornale della R. Accad. di Med. di Torino, aprile e maggio 1884, fasc. 4—5.*

Das von Resci 1880 entdeckte Apotropin entsteht beim Behandeln von Atropin mit Salpetersäure. Es hat die Formel $C_{17} H_{21} NO_2$. Seine prismatischen Krystalle sind in Wasser schwer, in Alkohol aber leicht löslich. Beim Erhitzen mit Barytwasser zerfällt es in Tropin und Atropasäure.

Die erste physiologische Untersuchung des Apotropins stellte Mosso an und fand, dass es auf's Herz deutliche Atropinwirkung ausübt, auf die Pupille aber ohne Einfluss ist.

Albertoni und Marcassi haben mit ganz reinem Apotropin diese Versuche wiederholt und Folgendes gefunden. Dosen von 5 Milligramm bewirken an Fröschen binnen wenigen Minuten allgemeinen Torpor und Abschwächung der Reflexe gegenüber mechanischen und chemischen Reizen. Dagegen genügt schon ein geringes Geräusch, um lebhaftes Zittern des Versuchsthieres herbeizuführen. Zum wahren Tetanus kommt es bei Fröschen nicht. An Kaninchen treten dagegen nach 40 Milligramm Apotropin erst Anfälle von Zittern und dann completer Tetanus auf. Dieselbe Dosis einem kleinen Hunde gegeben, führte zu Unruhe, Erbrechen und Krampfanfällen.

Das Herabgehen der Sensibilität beim Frosch hängt ab von einer Einwirkung des Giftes auf die graue Substanz des Rückenmarkes. Dass es keine periphere Wirkung ist, kann durch Arterienunterbindung gezeigt werden. Die Erregbarkeit der Muskeln ist gegen die Norm gesteigert; jedoch tritt bald Erschöpfung ein. Die Zahl der Herzschläge nimmt zuerst ab, dann zu, wie es scheint durch eine Einwirkung auf die Hemmungsganglien, die erst gereizt, dann gelähmt werden. Das Respirationscentrum wird vom Apotropin gereizt und dadurch kommt es zu einer Beschleunigung der Respiration. Die Speichelsecretion wird nicht vermindert, sondern ein wenig gesteigert.

Ein Einfluss auf die Pupille ist nicht vorhanden.

Die Darmbewegung wird vom Apotropin verstärkt.

Erhitzt man Atropin mit Salpetersäure bis zum Aufhören der Entwicklung rother Dämpfe, so erhält man nach Vitali Nitroatropin, welches die Pupille im Gegensatz zum Apotropin erweitert.

9. Einige andere Solanaceengifte.

Mit dem Namen Tonga bezeichnet man eine von den Fidjiinseln und Tongainseln importirte Drogue. Dieselbe bildet ein Gemenge verschiedener Pflanzentheile, welche zu der Familie der Aroideen gehören.

Ringer und Murrell haben daraus ein Fluidextract dargestellt, welches thee- bis esslöffelweis, zweistündlich genommen, bei Neuralgien helfen soll. Der Werth des Mittels ist übrigens von Korczynski bestritten worden. Ich kann auf dasselbe nicht näher eingehen. Hier sei es nur erwähnt, um darauf hinzuweisen, dass es noch eine zweite Arzneisubstanz Namens Tonga gibt, welche zu den Solanaceengiften gehört und von der Aroideentonga gänzlich verschieden ist. Ueber dieselbe ist Folgendes zu merken. Datura sanguinea R. et P. = blutrother Stechapfel ist ein in Peru und Columbien heimischer Strauch, dessen Früchte den Eingebornen zur Bereitung eines Trankes, Tonga genannt, dienen, der verdünnt Schlaf macht, concentrirt aber Wuthanfälle hervorruft. Die Priester des Sonnentempels in Sagomoza, dem indischen Orakelsitze, kauten, um sich zu inspiriren, die Körner dieser Pflanze. Die Blätter werden zu erweichenden Umschlägen gebraucht. Es kann wohl keinem Zweifel unterliegen, dass die wirksame Substanz dieser Tonga ein zur Tropeïngruppe gehöriges Alkaloid ist.

718. ***Ch. Bage,*** *poisoning by Solanum Pseudocapsicum. Australian med. Journ. 1884, p. 297.*

Ein dreijähriger Knabe ass eines Nachmittags einige Beeren der als Jerusalem- oder winter-cherry bekannten Solanacee. Am Abend erhielt er Ricinusöl, aber ohne Erfolg. Am nächsten Morgen brachen Krämpfe aus, welche mit Zuckungen einzelner Muskelgruppen anfingen, aber bald den ganzen Körper befielen. Am dritten Tage wieder Ricinusöl, woraufhin einige Beeren per anum entleert wurden. Trotzdem Abends neue Krampfanfälle mit

Trismus und Mydriasis. Nach Darreichung von Bromkalium und Chloralhydrat trat Schlaf und Heilung ein.

719. *Die Brasilianischen Droguen der Wiener Ausstellung. Zeitschr. des allg. österr. Apothekervereines 1884.*

Einige wichtige neue Droguen, darunter Solanum insidiosum Mart. = Jurumbera. Blätter und unreife Früchte werden bei Blasenkatarrh und Leberkrankheiten benutzt. In grossen Dosen ist das Mittel stark giftig; die Wirkung scheint auf ein Tropeïn hinzudeuten.

720. ***Julius Schaarschmidt,*** *über die mikrochemische Reaction des Solanin. Zeitschr. für wissensch. Mikrosk. und mikr. Technik I, 1, p. 61, 1884.*

O. Bach hat 1873 angegeben, dass Solanin mit Alkohol und Schwefelsäure eine schön rosen- bis kirschrothe Färbung zeigt. Sch. fand nun, dass zum mikroskopischen Nachweis desselben es genügt, die Schnitte in einen Tropfen (Schwefelsäure oder) Salpetersäure zu werfen. Auf diese Weise wurde das Solanin gefunden in Solanum tuberosum, S. nigrum, S. Dulcamara, Capsicum annuum, Lycopersicum esculentum und Mandragora officinalis. Bei Solanum tuberosum findet sich das Solanin hauptsächlich in den Knollen. In den Stengeln tritt die Reaction in den subepidermoidalen, kollenchymatischen Zellschichten mehr oder weniger intensiv auf. Ebenso in den Kollenchymzellen auf der Oberseite der Blattstiele. Benetzt man eine Kartoffelscheibe mit Salpetersäure, so bildet sich nach einigen Secunden am Rande ein rosenrother Saum. Bei Lycopersicum findet sich das Solanin auch in den Blättern. Bei Solanum nigrum färben sich die Kelchblätter beim Eintauchen in Salpetersäure von Solanin an der Oberseite intensiv roth.

10. Anhang: Agaricin.

a) Chemisches.

Im Lärchenschwamm, Polyporus officinalis Fr. = Boletus Laricis Jacq., wurden bisher drei chemische Substanzen angenommen, die Agaricinsäure von Fleury $C_{16} H_{28} O_5$, das Agaricin von Schoonbroodt und ein indifferenter Körper, das Agaricoresin. Nach Buchheim enthält der Lärchenschwamm ein variirendes Gemisch von Anhydriden und Säuren und wirkt unsicher abführend.

In der That wurde daher der Lärchenschwamm früher zu den Drasticis gerechnet. Ob das Agaricin, welches Gobley später im Agaricus campestris nachwies und auch in Amanita bulbosa und im Fliegenschwamm gefunden haben will, mit dem vorher erwähnten Agaricin identisch ist, steht nicht fest. Das Schoonbroodt'sche Agaricin, welches 1863 dargestellt wurde, ist ein krystallinisches, in Wasser wenig lösliches giftiges Pulver. 1883 wurde der Lärchenschwamm von E. Jahns von neuem untersucht. Mittelst Alkohol konnten demselben vier Stoffe entzogen werden: 1. 3—5% eines anscheinend alkoholartigen nadelförmigen Körpers; 2. 3—4% eines gallertigen Harzes; 3. 25—30% saures Harz; 4. 16—18% der zweibasischen, dreiatomigen Agaricinsäure $C_{16}H_{30}O_5 + H_2O$, welche schöne Krystalle bildet, in Alkohol leicht und in Wasser schwer löslich ist. Sie ist identisch mit dem Agaricin von Schoonbroodt und mit der Agaricinsäure Fleury's. Das Agaricin, welches heutzutage gegen Schweisssecretion häufig angewandt wird, scheint eine genauere chemische Untersuchung bisher nicht gefunden zu haben und in seiner Zusammensetzung zu variiren. Gehe & Comp. geben an, dass dasselbe erhalten wird, indem man den Lärchenschwamm mit 85%igem Alkohol extrahirt, die Tinctur vorsichtig mit Kalk alkalisch macht, vom ausfallenden Harz und Kalk abfiltrirt und aus dem Filtrate durch Ansäuern mit Salzsäure das Agaricin abscheidet, welches somit ein Gemenge von mindestens zwei krystallisirbaren Harzen oder Harzsäuren darstellt. E. Merck gibt in der dritten Auflage seines Präparaten-Verzeichnisses (Darmstadt 1884) über die Darstellung seines Agaricinum purissimum nichts an, sagt aber, dass dasselbe von den abführenden Harzsubstanzen gänzlich befreit sei.

Jahns gibt an, er habe das Agaricin zweier renommirten deutschen Firmen, also doch wohl das von Gehe und das von Merck, untersucht und gefunden, dass es Agaricinsäure, wenn auch nicht ganz reine, sei. 1875 stellte Masing einige Untersuchungen über den Lärchenschwamm an, wobei er denselben erst mit kochendem Wasser auszog und dann mit heissem Alkohol behandelte. Da die Agaricinsäure in kochendem Wasser löslich ist, so war nothwendigerweise der Gehalt des alkoholischen Extractes an dieser Säure ein recht geringer, ja unter Umständen fehlte sie darin ganz. Dies ist wichtig, da ich weiter unten auf therapeutische Versuche zu sprechen kommen werde, bei denen das Masing'sche Extract zur Verwendung kam.

Was die therapeutische Verwendung der Agaricinsäure anlangt, so wird man früher oder später wohl zu der Anwendung des Natronsalzes derselben übergehen, welches ebenfalls gut krystallisirt und im Gegensatz zu der fast unlöslichen Säure in Wasser von 15° C. sehr leicht löslich ist.

Mit dem Agaricin darf nicht das Agarythrin, das von F. L. Phipson 1881 aus dem Agaricus rubex dargestellte Alkaloid, welches intensiv giftig ist, verwechselt werden.

721. ***William Murrell,*** *agaricine. The Lancet 1884, I, p. 433.*

Murrell macht darauf aufmerksam, dass die antihidrotische Wirkung des Lärchenschwammes schon lange bekannt ist. Dahen stellte dieselbe 1760 fest. Barbut erregte 1776 durch eine Mittheilung darüber allgemeines Aufsehen. De Haën und Murray (1790) erwähnen diese Wirkung als längst bekannt; Burdoch (1830) zeigte, dass das Mittel bei phthisischen Schweissen besonders gut ist. Bisson schrieb 1832 darüber in Paris eine gute Monographie.

b) Physiologisches und Therapeutisches.

Wer statt des Lärchenschwammes zuerst das Agaricin benutzt hat, ist mir nicht ganz klar. Die erste Notiz darüber finde ich bei J. M. Young (1882), der zu seinen Versuchen durch R. N. Wolfenden (1881) angeregt wurde. Siehe über beide in Schmidt's Jahrbüchern 1882, Bd. 195, p. 14. Die ersten Subcutaninjectionen des Agaricins scheint O. Seifert (1883) gemacht zu haben. Eine Beeinflussung der Pulsfrequenz tritt darnach nicht ein.

722. ***O. Piering,*** *über das Agaricin und seinen Einfluss auf die Perspiration. Prag. med. Wchschr. 1884, Nr. 31, p. 305 u. 315.*

Bei mehr als 200 Versuchen, welche hauptsächlich an Phthisikern angestellt wurden, stellte sich heraus, dass das als Agaricin bezeichnete Masing'sche Extract (siehe oben) ein kräftiges Antihidroticum ist. Die Wirkung kam öfters erst nach wiederholter Darreichung zu Stande, hielt jedoch dafür öfters mehrere Tage, ja selbst eine Woche lang an. Die Darreichung geschah in Pillen à 5 Milligramm. Zwei solcher Pillen, Abends gegeben, genügten meist, um selbst sehr profuse Schweisssecretion für die nächste Nacht fast ganz zu unterdrücken. Dosen über 30 Milligramm wurden nie gegeben. Unangenehme Nebenerscheinungen wurden nicht beobachtet, auch kein Durchfall. Bis zum Eintritt der Wirkung verfliessen etwa sechs Stunden, woher die Vormitternachtsschweisse nur coupirt werden konnten, wenn die Medication bereits um 5 Uhr Nachmittags begann. Der Puls wurde unter der Einwirkung des Mittels meist etwas beschleunigt, bestehender Husten wurde gemindert, die Euphorie vermehrt und der Schlaf verbessert. Am normalen Menschen hielt sich die Perspiration unter der Einwirkung des Mittels auf vollkommen gleicher Höhe. Auch in Fällen starker Schweisssecretion zeigte sich bei der Unterdrückung derselben durch Agaricin keine wesentliche Aenderung in der Grösse der Ausgaben durch Haut und Lunge. Es scheint ein Ausgleich zu erfolgen, indem das Durstgefühl sich vermindert und im Harn etwas mehr Wasser auftritt.

723. **Proebsting** *(Giessen), über die antihidrotische Wirkung des Agaricins. Centralbl. f. klin. Med. V, 1884, Nr. 6, p. 90.*

Aus einer über mehrere hundert Fälle ausgedehnten Beobachtung zieht Pr. den Schluss, dass eine Dose von 10 Milligramm Agaricin (mit Opium) fast ausnahmslos eine starke Herabsetzung der Schweisssecretion zur Folge hat. Die Wirkung trat manchmal sehr rasch ein. Wenn das Mittel mehrere Tage hintereinander gebraucht worden ist, so findet eine sich über mehrere Tage erstreckende Nachwirkung statt. Ueble Nachwirkungen kamen so gut wie nicht vor. Die Verordnung war Agaricini 0·5 + Pulv. Doveri 7·5 + Rad. Althaeae + Mucil. gi. arab. $\overline{aa}$ 4·0. M. f. pilul Nr. 100. D. S. eine Pille auf einmal.

724. **H. Oeffinger,** *Agaricus albas. Aerztl. Mitth. aus Baden 1884, p. 1.*

725. **Langer,** *Agaricin als Antihidroticum bei Tuberculose. Wien. med. Bl. 1884, p. 632.*

726. **A. Krokiewicz,** *über das neue therapeutische Mittel Agaricin. Medycyna 1884, Nr. 45.*

An zehn Phthisikern wurden folgende Resultate gewonnen. Dosen von 0·5 Milligramm sind unwirksam, solche von 5 Milligramm haben eine sehr markirte antihidrotische Wirkung; soll dieselbe jedoch von längerer Dauer sein, so muss man 10—20 Milligramm geben.

Senator in seiner (Nr. 276) bereits erwähnten Publication über neuere Arzneimittel gibt an, dass Dosen von 10 Milligramm Agaricin meist genügen, um für eine Nacht die Schweisssecretion zu unterdrücken. Wo das Mittel seines hohen Preises wegen nicht gegeben werden kann, da empfiehlt er nach wie vor Pulv. boleti laricis mit Opium zu geben, natürlich in entsprechend grösserer Dose.

Dem Gehe'schen Handelsbericht zufolge sah Fiedler in Dresden vom Agaricin weniger gute Erfolge als die vorgenannten Autoren, so dass er meint, das Mittel dem Atropin weit unterordnen zu müssen, während jene Autoren es allen Tropeïnen seiner geringen Nebenerscheinungen wegen vorziehen.

XV. Die Gruppe des Cocaïns.

a) Historisches.

Die folia cocae, von Erythroxylon Coca, bilden einen bedeutenden Handelsartikel in Bolivien, Argentinien, Brasilien und den Küstenländern des stillen Oceans, und von hervorragenden Reisenden werden die eminent kräftigenden Eigenschaften dieser Blätter, welche den Eingebornen unentbehrlich sind, und deren Consum in Südamerika auf 30,000.000 Pfund pro Jahr geschätzt wird, immer auf's neue hervorgehoben. Auch nach Europa kommen von Jahr zu Jahr grössere Zufuhren, leider aber zum hauptsächlichen Theile aus braunen Blättern bestehend, deren Wirksamkeit, verglichen mit der gut conservirter grüner Blätter, sehr gering ist.

Wackenroder, Johnston und Gaedeke waren die Ersten, die in den fünfziger Jahren sich bemühten, das wirksame Princip aus diesen Blättern rein darzustellen. Ihre Bemühungen blieben erfolglos. Erst 1860 gelang es Niemann, ein Alkaloid als das wirksame Agens zu isoliren; er nannte es Cocaïn. Das bald darauf von Lossen aus den Cocablättern isolirte Alkaloid, das Hygrin, welches noch sehr wenig untersucht worden ist, soll physiologisch mit dem Cocaïn keine Aehnlichkeit haben. Die besten Cocablätter sollen im Maximum 0·2 Procent Cocaïn liefern.

Die analytischen Untersuchungen Lossen's ergaben für das Cocaïn die Formel $C_{17}H_{21}NO_4$. Das Cocaïn ist ein krystallisirter, in Wasser schwer löslicher Körper. Das ebenfalls in Krystallform darstellbare salzsaure und das salpetersaure Salz des Cocaïns sind in Wasser leicht löslich, eignen sich deshalb am meisten zu therapeutischen Zwecken.

Durch Erhitzen mit conc. Salzsäure wird das Cocaïn in Benzoësäure, Methylalkohol und eine neue Base, Ecgonin genannt, gespalten.

Die den Eingebornen Amerikas seit Jahrhunderten bekannte eigenthümliche Wirkung der Coca, Hunger, Durst und Strapazen nach ihrem Genuss besser aushalten zu können, besang schon 1700 der Dichter Cowley. Ausführlich berichtete darüber Smith 1839.

Eigentliche pharmakologische Untersuchungen über das Cocaïn und dessen Salze wurden schon bald nach seiner Isolirung aus den Cocablättern von Schroff 1863 angestellt. Dieser Arbeit folgten die Untersuchungen von Ploss, Fronmüller, Moréno, Gazeau, Nikolsky, Tarchanoff, Danini, Ott, Anrep und Anderen. Von den Einen wurde das Cocaïn der Gruppe des Coffeïns, von Anderen der des Morphins zugezählt.

Für die praktische Verwerthung des Cocaïns als locales Anästheticum war von besonderer Wichtigkeit die schon bald nach seiner Isolirung von einigen Pharmakologen (Fronmüller 1863, Gazeau 1870) gemachte Beobachtung, dass das Cocaïn bei localer Application die Sensibilität der Mundschleimhaut und der Zunge herabsetzt, weshalb es auch bei gewissen pathologischen Zuständen dieser Theile empfohlen wurde. Diese Mittheilung fand aber bei den Praktikern wenig Beachtung, so dass Ch. Fauvel diese Wirkung für die Praxis 1877 von neuem hervorheben musste. Weltbekannt wurde dieselbe aber auch dann noch nicht, sondern erst 1884, als Koller das Mittel in die Augenheilkunde einführte (cf. Nr. 747) und sich dadurch ein nicht zu unterschätzendes Verdienst um die leidende Menschheit erwarb.

727. ***M. J. Rossbach**, Cocaïn als örtliches Anästheticum. Berl. klin. Wochschr. 1884, Nr. 50, p. 802.*

R. nimmt die Entdeckung der localen anästhetischen Wirkung des Cocaïn für seinen Schüler v. Anrep in Anspruch, der sie 1880 beschrieb.

728. **C. Koller,** *Cocaïn als örtliches Anästheticum. Antwort auf einen Rossbach'schen unmotivirten Angriff. Berl. klin. Wochschr. 1885, Nr 1, p. 11.*

K. weist den Rossbach'schen Angriff ab, indem er auf den wahren Sachverhalt verweist.

729. **E. Merck,** *Cocaïn und seine Salze. Zehender's klin. Monatsbl. Nov. 1884, p. 428.*

M. macht darauf aufmerksam, dass die anästhesirenden Wirkungen des Cocaïns nur für sein Cocaïnum muriaticum solubile sichergestellt sind.

730. **Sigmund Freud,** *über Coca. Heitler's Centralbl. f. die ges. Therapie II, Juli 1884, p. 289.*

Fr. gibt eine gute historische Uebersicht über die gesammte Cocaïnliteratur.

731. **Beugnier-Corbeau,** *recherches historiques expérimentales et thérapeutiques sur la coca et sur son alcaloide. Bullet. gén. de thérap. 1884, Nr. 12.*

732. **Vulpius,** *Ueber Cocaïn. Pharmaceut. Ztg. 1884, Nr. 29, p. 746.*

b) Physiologisches und Chemisches.

Ich zähle hier nur die Arbeiten auf, welche zum Zwecke physiologischer Studien gemacht wurden, während ich die meisten von den Praktikern gelegentlich gemachten physiologischen Beobachtungen im therapeutischen Capitel erwähnen werde.

733. **Squibb,** *Erythroxylon Coca. Ephemeris 1884, Juli.*

Quantitative Cocaïnbestimmungen in den Cocablättern, welche bisher nur von Niemann und von Maisch gemacht worden sind.

734. **Vulpian,** *expériences sur le chlorhydrate de cocaine. Compt. rend. de l'acad. des sc. T. 99, 1884, Nr. 20, p. 836 und Nr. 21, p. 885.*

Wenn man einem Hunde Cocaïn in's Blut spritzt, so tritt Protrusion der Bulbi, Pupillenerweiterung und Salivation auf. Atropin hebt diese Salivation nur langsam und unvollkommen auf.

Taucht man ein Bein eines Frosches für einige Secunden in 1%ige Cocaïnlösung, so ist dasselbe dadurch für ziemlich starken mechanischen Reiz für einige Zeit unempfindlich. Applicirt man 1%ige Cocaïnlösung auf das Herz des Frosches, so verlangsamt sich dessen Schlagfolge stark.

Am curarisirten Hunde bewirken Injectionen dünner Cocaïnlösungen erst ein Sinken und dann ein Ansteigen des Blutdruckes über die Norm für mehrere Minuten, was ich bestätigen kann. Der Puls wird dabei erst verlangsamt, dann beschleunigt.

Auf Schnecken und Krebse wirkt das Mittel nur wenig und uncharakteristisch ein. Es gelang nur, die Empfindlichkeit der Tentakeln der Schnecke abzustumpfen, aber sie nicht völlig aufzuheben.

Reflexfrösche ziehen ein mit Cocaïn benetztes Bein nicht mehr an; sie haben offenbar von der abnormen Lage desselben keine Wahrnehmung und deshalb spielt der Reflexmechanismus nicht. Befeuchtet man die Analgegend mit Essigsäure, so macht das mit Cocaïn bestrichene Bein keine Abwischbewegungen, wohl aber das andere.

Ich habe diesen Versuch mehrmals nachgemacht, aber stets gefunden, dass das anästhetische Bein wohl Abwisch- und Abwehrbewegungen machte, aber ungeschickte, da ihm das dazu nöthige feine Hautgefühl fehlte.

735. ***Laborde,*** *Cocaine. Compt. rend. gén. I, 1884, Nr. 52, 24 déc., p. 550.*

Injection von Cocaïn in's Blut steigert die neuromusculäre Erregbarkeit ungeheuer. Darauf folgt eine tagelang anhaltende Analgesie; die Reflexe bleiben normal. Die Respiration wird beschleunigt und unregelmässig. Die Herzthätigkeit überdauert die der Respiration. Der Blutdruck steigt. Die Erregbarkeit der Nn. vagi ist eine sehr „markirte". (Ich selbst überzeugte mich am Froschherzen, das durch Muscarin zum Stillstand gebracht war, dass Cocaïn selbst in grossen Dosen diesen Stillstand nicht aufhebt.) Die Harnmenge nimmt nach Cocaïn ab, die Secretion der Submaxillardrüse zu. Die locale Anästhesie der Schleimhäute nach Aufpinseln von Cocaïn ist eine sehr vollständige. Nach Injection der Lösung unter die Tenon'sche Kapsel kann man den Bulbus exstirpiren, ohne Schmerzen zu erregen. Bei juckenden und schmerzenden Krankheiten kann man durch locale Application des Mittels den Schmerz sehr lindern.

Das Mittel scheint, so sagt L., die motorischen Nerven zu erregen und die sensibeln zu lähmen. Seine Giftigkeit sei nur gering.

736. ***Zuntz,*** *über Cocaïn. Deutsche med. Wochenschr. X, 1884, Nr. 50, p. 816.*

Z. betont die Giftigkeit des Cocaïns. Eine Dosis von weniger als 0·1 Gramm ist für Hunde und Kaninchen tödtlich. Die Vergiftungserscheinungen bestehen in starker Erregung des Athemcentrums mit nachfolgender Lähmung. Damit parallel geht eine Erregung des vasomotorischen Centrums. Bei grossen Kaninchen treten schon nach Application von 20 Milligramm in's Blut intensive Vergiftungserscheinungen ein.

Freud (Nr. 730) sah an sich selbst wenige Minuten, nachdem er 50 Milligramm Cocaïn in 1%iger Lösung eingenommen hatte, eine plötzliche Aufheiterung und ein Gefühl von Leichtigkeit eintreten. An Lippen und Gaumen trat erst ein Gefühl von Pelzigsein und dann von Wärme auf. Sodann kam es zu der sogenannten Cocaïneuphorie, eingeleitet durch wiederholtes kühlendes Aufstossen. Während dieses Stadiums war die Thätigkeit zu geistiger und körperlicher Arbeit sehr gesteigert und alle unangenehmen Empfindungen (z. B. Hunger) sehr abgeschwächt. Schlaf und Ermüdung war, wie Fr. wohl ein dutzendmal an sich selbst erprobt hat, wie weggeblasen.

737. ***N. J. Hepburn,*** *some remarks about cocaine. New York med. Record 1884, II, 15 nov, p. 534.*

Einem Menschen wurden 0·3 cc. einer 2%igen Lösung subc. am Arme injicirt, worauf eine partielle Anästhesie des betreffenden Körpertheiles folgte. Solcher Injectionen wurden innerhalb 40 Minuten acht gemacht und zwei Tage später innerhalb 80 Minuten sechzehn. Die darnach auftretenden Allgemeinerscheinungen waren Beschleunigung der Respiration und des Pulses, angenehmes Gefühl von Wärme, Mydriasis, Diplopie, Hallucinationen und allgemeine Herabsetzung der Hautsensibilität, so dass das Individuum meinte, auf Polstern zu stehen. Die Erscheinungen hielten mehrere Stunden an.

738. ***J. M. da Costa,*** *some observations on the use of the hydrochlorate of cocaine, especially its hypodermic use. Philad. med. News XLV, 1884, Nr. 24, p. 651.*

Die locale Wirkung des Cocaïns auf normale Schleimhäute wird als adstringirend und hämostatisch bezeichnet.

Nach Subcutaninjection medicamentöser Mengen von Cocaïn kommt es zu einer Erhöhung der Körpertemperatur um 0·5° bis 1·5° F. Diese Erhöhung hält mehrere Stunden an. Zugleich wird der Puls bedeutend voller und kräftiger in Folge einer Verstärkung der Herzthätigkeit. Ein Einfluss auf den Stuhl ist nicht vorhanden; der Urin dagegen nimmt an Menge zu und an specifischem Gewicht ab. Die Phosphate sind dabei deutlich vermehrt.

Ueber die Speichelsecretion hat Costa keine Beobachtungen angestellt. — Nach der übereinstimmenden Angabe sehr vieler anderer Autoren nimmt sie in einem gewissen Stadium der Wirkung zu.

Von den physiologischen Ergebnissen der therapeutischen Versuche der weiter unten genannten Praktiker ist zu erwähnen, dass eine nicht zu dünne, am besten 10—20%ige Cocaïnlösung bei localer Application auf die Schleimhäute des Auges, Ohres, der Nase, des Mundes, der Harnröhre und der Vagina diese schnell, aber nur für kurze Zeit und nur oberflächlich insensibel macht. Zugleich tritt dabei eine wahrnehmbare Erblassung der genannten Theile ein, welche auf einer Gefässcontraction zu beruhen scheint. Subcutaninjectionen wirken nicht so günstig als Aufpinselung.

739. ***L. Howe,*** *über Cocaïn als locales Anästheticum für Auge. Fortschr. d. Med. II, 1884, Nr. 22, p. 737; the Lancet 1884, II, 22 nov., p. 911.*

Auch an Thieren liess sich vor und nach der Curarisirung feststellen, dass die Sensibilität, besonders des Auges, durch Cocaïn herabgesetzt wird.

740. ***L. Königstein,*** *über das Cocaïnum muriaticum in der Oculistik. Wiener med. Presse 1884, Nr. 43, p. 1366.*

K. hat in Gegenwart seiner Zuhörer an einem nicht narkotisirten und nicht gefesselten Hunde die Enucleation eines Auges vorgenommen, ohne dass das Thier sich rührte oder Schmerzensempfindungen laut werden liess. Dem Thiere waren vorher Injectionen von Cocaïn mittelst Pravaz'scher Spritze in die Tenon'sche Kapsel gemacht worden.

Die Conjunctiva wird beim Gebrauche des Mittels anämisch, die Pupille und die Lidspalte erweitert.

741. ***J. Katzaourow,*** *über die locale Wirkung des Cocaïns auf's Auge. Wratsch 1884, Nr. 43—46, p. 733, 767 u. 805.*

Kleine Quantitäten einer 5%igen Cocaïn-Vaselinsalbe, in's Auge gebracht, machen Anästhesie des Auges, aber keine Ischämie. Lösungen des salzsauren Salzes machen Mydriasis, Anästhesie und Gefässcontraction. Kleine Augenoperationen kann man unter dem Einflusse dieses Mittels bequem ausführen.

742. ***H. Knapp,*** *hydrochlorate of cocaine, experiments and application. The New-York med. Rec. 25 oct. 1884, Nr. 17.*

Versuche an sich selbst und seiner Familie zeigten Kn., dass das Mittel die Empfindlichkeit des Auges herabsetzt, die Pupille erweitert, die Accommodationsbreite vermindert und die Conjunctiva blass macht. In den Mund gebracht, hebt es die Empfindlichkeit des Gaumens und der Zunge auf und benimmt die Geschmacksfähigkeit. Die Nasenschleimhaut wird dadurch insensibel und verliert die Fähigkeit zu riechen. Aehnliches gilt für den Larynx, die Urethra, das Rectum. Alle Wirkungen gehen schnell vorüber.

743. ***Bronislaw Ziemiński,*** *experimentelle und klinische Beiträge zur Frage über die Anwendung des Cocaïns in der Ophthalmologie. Inaug.-Dissert. 34 pp. Dorpat 1884, Schnakenburg.*

Die Resultate, die sich unter Raehlmann's Leitung aus Versuchen an 40 normalen Augen ergaben, sind folgende: In zehn Fällen, wo die 2%ige Lösung Cocaïn muriatic. in Anwendung kam, wurde nach $4^1/_2$ Minuten eine Hypästhesie der Conjunctiva und Cornea erreicht. In vier Fällen trat Analgesie (aber keine Anästhesie) hin, und zwar nach 13 Minuten. In drei weiteren Fällen Anästhesie nach 14 Minuten; Dauer derselben 2 Minuten. Endlich trat in drei Fällen ungeachtet der grösseren Anzahl der Tropfen weder Anästhesie noch Analgesie ein. Die Mydriasis trat in allen zehn Fällen nach 9 Minuten ein, erreichte ihren Höhepunkt in 1 Stunde und verschwand nach 17 Stunden.

Bei der Instillation einer 4%igen Lösung trat in allen Fällen die Hypästhesie in 3 Minuten, die Analgesie in 11 Minuten ein; die Anästhesie wurde nur in der Hälfte der Fälle nach 15 Minuten erreicht; ihre Dauer war 4 Minuten. Die Mydriasis trat nach $5^1/_2$ Minuten ein, erreichte ihren Höhepunkt nach circa 1 Stunde und verschwand nach 21 Stunden.

Beim Einträufeln einer 6%igen Lösung trat in allen Fällen die Hypästhesie in 3 Minuten, die Analgesie in 10 Minuten ein; die Anaesthesie wurde in zwei Dritteln der Fälle nach 15 Minuten constatirt; sie dauerte $5^1/_2$ Minuten (in einem Falle trat trotz der Vermehrung der Dosis um einen Tropfen keine Anästhesie ein). Die Mydriasis erfolgte nach 4 Minuten; nach 1 Stunde erreichte sie ihren Höhepunkt und verschwand nach 23 Stunden.

Nach der Instillation einer 7%igen Lösung wurde in allen Fällen eine Hypästhesie nach 2 Minuten, die Analgesie nach 8 Minuten und in fünf Sechsteln aller Fälle die Anästhesie nach 11 Minuten constatirt; letztere dauerte 9 Minuten. Die Mydriasis wurde nach 3 Minuten, ihr Höhepunkt nach 45 Minuten und ihr Verschwinden nach 23½ Stunden bemerkt.

Bei 8%iger Lösung trat die Hypästhesie in allen Fällen nach 2 Minuten, die Analgesie nach 4 Minuten, die Anästhesie nach 9 Minuten ein; ihre Dauer war 9 Minuten. Die Mydriasis wurde nach 3 Minuten, ihr Höhepunkt nach 44 Minuten, ihr Verschwinden nach 24 Stunden constatirt. Die stärkste Lösung, die in Anwendung kam, war die 10%ige; dabei trat in allen Fällen die Hypästhesie nach 1½ Minuten, die Analgesie nach 3 Minuten, die Anästhesie nach 5½ Minuten ein; ihre Dauer war 12 Minuten. Die Mydriasis wurde schon nach 2 Minuten, ihr Höhepunkt nach 35 Minuten, ihr Verschwinden nach 25 Stunden beobachtet.

Aus dieser Zusammenstellung ergibt sich, dass nur die 8%ige und 10%ige Lösung im Stande waren, in allen Fällen nach Einträufeln von 3—6 gtt. im Laufe von 9, respective 5½ Minuten Anästhesie der Conjunctiva und Cornea hervorzurufen. Die Dauer der Anästhesie (9, respective 12 Minuten) ist für jede Operation am Auge ausreichend; auch gelingt es, durch wiederholte Instillationen in Intervallen von 3—5 Minuten das Stadium der Anästhesie beliebig zu verlängern. Es sei hinzugefügt, dass nach Anwendung 8%iger und 10%iger wässeriger Lösung des salzsauren Cocaïns nie irgend welche Reizerscheinungen am Auge, auch nie eine nachtheilige Wirkung auf den Gesammtorganismus constatirt worden ist.

Weiter wurde beobachtet, dass die Wirkung des Cocaïns am schnellsten an der Cornea und Conjunctiva bulbi eintrat, bei der letzteren am spätesten in der Gegend des inneren und äusseren Augenwinkels; auf der Conjunctiva palpebrae zeigt sich die Wirkung zuletzt. Die Anästhesie verschwindet in umgekehrter Reihenfolge wie sie eintritt. Eine Hypästhesie der Lidhaut findet nicht statt.

Die Versuchsobjecte klagten nach jeder Instillation über mehr oder weniger starkes Brennen, welches aber nur von sehr kurzer Dauer war. Dem Gefühle des Brennens folgte in vielen

Fällen ein Gefühl von Trockenheit im Auge. Während der ganzen Zeit der Einwirkung des Cocaïns ist die Bindehaut anämisch, was durch die verengernde Wirkung des Cocaïns auf die peripheren arteriellen Gefässe zu erklären ist.

Lidspaltenerweiterung wurde von Z. unter 40 Fällen viermal, aber mit sehr kurzer Dauer, wahrgenommen. Protrusion des Bulbus ist ihm nicht aufgefallen. Der intraoculäre Druck war stets herabgesetzt.

Die Erweiterung der Pupille trat in allen 40 Fällen auf. Die Zeit ihres Eintrittes und ihres Verschwindens war von der angewandten Dosis abhängig; während sie bei Instillation von 5—8 Tropfen einer 2%igen Cocaïnlösung in 9 Minuten eintrat, nach 1 Stunde ihren Höhepunkt erreichte und nach 17 Stunden verschwand, ist sie bei einer 10%igen Lösung nach 2 Minuten wahrnehmbar; ihre Höhe erreicht sie nach $^1/_2$ Stunde und verschwindet nach 25 Stunden.

Maximale Erweiterung der Pupille, wie sie nach Atropininstillation stattfindet, wird sogar durch 10%ige Cocaïnlösung nicht hervorgerufen.

Da nach Nikolsky die durch Cocaïn erweiterte Pupille durch Durchschneidung des Sympathicus nicht im Mindesten beeinflusst wird, so ist es höchst wahrscheinlich, dass das Cocaïn vorübergehend lähmend auf die Endäste des Oculomotorius in der Iris wirkt. In dieser Annahme wird man durch die die Mydriasis begleitende Accommodationsparese bestärkt.

Die Accommodationsbreite wird durch Instillation von 2- bis 10%iger Cocaïnlösung stets beschränkt.

744. *The comparative action of coca and coffeine. New-York med. Journ. 2 aug. 1884.*

Bei einer Vergleichung zwischen Coffeïn und Coca wurden Versuche an einem 65jährigen gesunden Manne gemacht. Um sich Abends nach dem Abendbrote vor dem Einschlafen zu bewahren und geistig und körperlich leistungsfähig zu erhalten, brauchte er 0·16 Coffeïn oder 10 Gramm Cocablätter.

745. **Squibb**, *cocaine. Ephemeris 1884, nov.*

Cocaïne soll in der Wirkung fast identisch sein mit Coffeïn.

746. **A. Hughes Bennett**, *cocaine. The Lancet 1884, II, 6 dec., p. 1022.*

B. macht darauf aufmerksam, dass er bereits 1873 im Edinburgh medical Journal eine Experimentalarbeit über Cocaïn — die erste in England — veröffentlicht hat. Er hat sich jetzt dem Mittel mit neuem Interesse wieder zugewandt und hebt hinsichtlich der Wirkung desselben folgende Punkte hervor.

In kleinen Dosen verursacht das Mittel partiellen Verlust der Sensibilität, in grossen Dosen völligen, worauf jedoch der Tod folgt. Cocaïn hebt die Erregbarkeit der hinteren Säulen des Rückenmarkes auf und paralysirt das ganze periphere sensible Nervensystem. Die vorderen Rückenmarkssäulen und die motorischen Nerven bleiben dabei völlig intact. Das Alkaloid erregt spontan auftretende heftige Krämpfe, welche jedoch im Unterschied zu den bei der Strychninvergiftung auftretenden durch periphere Reize nicht verstärkt oder hervorgerufen werden können. Die den Praktiker allein interessirende Lähmung der peripheren Enden der sensiblen Nerven hat mit der vorher erwähnten Lähmung des gesammten sensibeln Nervensystemes nichts zu thun, sondern tritt schon weit früher und bei localer Application auf.

c) Therapeutisches.

I. Augenheilkunde.

747. ***Karl Koller***, *über Cocaïn. Arch. d. Augenheilkunde XIV, Heft 3, 1884, p. 377; Ztschr. f. Therapie II, Nr. 21, p. 161; Deutsche med. Wochschr. X, Nr. 40, p. 649; Wiener med. Wochenschr. Nr. 44—45; Lancet 1884, II, p. 990.*

K. liess seine Entdeckung am 17. und 18. September der deutschen ophthalmologischen Gesellschaft in Heidelberg durch Brettauer vortragen und praktisch demonstriren.

Eine zweiprocentige Lösung macht schon in der Dose von wenigen Tropfen Cornea und Conjunctiva anästhetisch. Dieser Zustand dauert 7—10 Minuten. 15—20 Minuten nach Einträufelung beginnt die Pupille sich zu erweitern. Diese Mydriasis hält eine Stunde an. Reizungserscheinungen treten nie auf. An Kranken wurde das Mittel als Anästheticum bei Augenoperationen und als Narcoticum bei schmerzhaften Erkrankungen der Cornea und Conjunctiva verwandt.

748. ***Königstein***, *das Cocaïnum muriaticum in seiner Anwendung in der Oculistik. Wiener med. Presse 1884, Nr. 42—43.*

K., welcher ebenfalls über das Mittel Untersuchungen angestellt hat, gibt als Wirkungen desselben ferner noch an Erweiterung der Lidspalte, Protrusion des Bulbus, Anämie der Conjunctiva und leichte Accommodationsbeschränkung. Er sah besonders gute Erfolge davon bei Verbrennungen der Cornea und Conjunctiva, bei schmerzhaften Erosionen, bei phlyctenulären und pustulösen Processen, die mit Blepharospasmus verbunden waren, sowie endlich bei Herpes zoster und Cyclitis.

Zur kurzen diagnostischen Erweiterung der Pupille sei das Mittel ganz vorzüglich.

749. ***Horstmann***, *über Cocaïnum muriaticum. Deutsche med. Wochenschr. X, 1884, Nr. 49, p. 791.*

Cocaïn ist eines der schätzbarsten Mittel in der Augentherapie; besonders ist seine Anwendung bei allen operativen Eingriffen am Auge von grösstem Werthe. Wenn es auch nicht gelingt, in allen Fällen eine vollständige Anästhesie nach Einträufelung desselben zu erzielen, so kann man doch eine solche Herabsetzung der Sensibilität damit erreichen, dass selbst tiefere operative Eingriffe im Auge ertragen werden. Schädliche Nebenwirkungen sind bis jetzt nicht beobachtet.

750. ***J. Hirschberg***, *über Cocaïn in der Augenheilkunde. Ctrbl. f. Augenheilk. VIII, Nov. 1884, p. 345. — Derselbe, über die chirurgische Anästhesie bei Augenoperationen. Berl. klin. Wochenschr. 1884, Nr. 50—51.*

Bei 36 operativen Fällen wurde eine zweiprocentige wässerige Lösung von Cocaïnum muriaticum verwendet (14 Altersstaarextractionen, sieben Iridectomien, eine Punctio corneae, eine Tätowirung eines Leukoms, drei combinirte Schieloperationen, einige Hornhautverletzungen). In allen Fällen trat, wenn nicht Schwund, so doch Herabsetzung der Sensibilität ein.

751. ***A. Trousseau***, *action du chlorhydrate de cocaine sur l'oeil. L'Union méd. 1884, II, Nr. 161, p. 806.*

Bestätigung der Resultate von Koller und Königstein. Eine Veränderung des Kalibers der Gefässe des Augenhintergrundes konnte jedoch nach der Cocaïnapplication nicht wahrgenommen werden. Ebenso waren Cauterisationen mit Höllenstein oder Kupfer durchaus nicht weniger schmerzhaft als vorher.

752. ***Schenkl***, *das Cocaïn, ein Mittel zur localen Anästhesirung des Auges. Prager med. Wochenschr. IX, 1884, Nr. 45, p. 441.*

Nach mehrmaliger Application einer zweiprocentigen Lösung von Cocaïnum muriaticum in den Conjunctivalsack gelang es Sch. Staarextractionen, Iridektomien, Staphylomoperationen, Kanthoplastiken, Discissionen und Fremdkörperextractionen mit gutem Erfolge zu machen. Für 8—10 Minuten war die Anästhesie der Cornea und des vorderen Theiles des Bulbus eine vollständige. Die Conjunctiva wurde unter der Einwirkung des Mittels stets sehr anämisch.

753. ***H. D. Noyes,*** *über dasselbe. New York med. Record. 1884, 11 oct., p. 417.*

N. war Zeuge der auf der Heidelberger Versammlung gemachten Demonstrationen und berichtete sofort darüber nach Amerika, wo er eine wahre Fluth von Publicationen dadurch hervorrief.

754. ***St. John Roosa,*** *the new local anaesthetic. The New York med. Rec. 25 oct. 1884, Nr. 17, p. 463 u. 467; Boston med. and surg. Journ. 6 nov. 1884.*

Bei einigen Operationen am Auge (Linsenextraction, Tenotomie) erwies sich nach Beobachtungen von Roosa, E. O. Shakespeare und Thomson das Cocaïn als sehr brauchbares locales Anästheticum. Ebenso schwand darnach eine Neuralgia tympanica bald.

755. ***C. R. Agnew,*** *über dasselbe; ibidem, 18 oct., p. 438, u. 8 nov., p. 473.*

Die obigen Resultate werden von Agnew, Connor und J. L. Minor bestätigt. Burchard fügt hinzu, dass auch die Finger durch Eintauchen in Cocaïn unempfindlich werden, was von Snell (Nr. 774) bestritten wird.

756. ***W. O. Moore,*** *the Coca leaf and its alkaloid. The New-York med. Rec. 18 oct., 25 oct. u. 8 nov. 1884, p. 438 und 510.*

Moore berichtet einige Fälle aus der Praxis, wo Cocaïn gut wirkte. Er empfiehlt es zur Erweiterung der Pupille beim Ophthalmoskopiren. Auch R. J. Lewis und Bradford sahen von seiner Anwendung gute Resultate.

757. ***H. D. Hicks,*** *Coca. New-York med. Journ. II, 1884, p. 216.*

758. ***J. H. Claiborne,*** *Cocain hydrochlorate, the new local anaesthetic. New York med. Journ. II, 1884, p. 460 u. 488.*

759. ***Le Roy Pope Walker***, *a few clinical facts regarding cocaine hydrochlorate, the new anaesthetic. New-York med. Journ. 1884, II, p. 459.*

760. ***L. E. Sayre***, *the preparation and therapeutics of hydrochlorate of cocaine. The americ. Journ. of Pharmacy, dec. 1884, d. 609.*

In England und Frankreich erschienen schnell wörtliche Uebersetzungen der ersten deutschen Publicationen und erregten ein allgemeines Interesse.

761. ***C. Bader***, *painless eye surgery by the use of cocaine. The Lancet 1884, 22 nov., p. 911.*

B. berichtet über elf Fälle, in denen das Cocaïn vorzügliche Insensibilität des Auges hervorbrachte, so dass Operationen bequem daran ausgeführt werden konnten.

762. ***Grandclement***, *sur la cocaine. Lyon médical 1884, Nr. 46, p. 362.*

Gr. empfiehlt das Mittel als locales Anästheticum bei Augenoperationen. Aubert, Poncet und Pollosson schliessen sich ihm an.

763. ***G. Hartridge***, *the action of hydrochlorate of cocaine on the eye. Medic. Times and Gaz. 22 nov. 1884, Nr. 1705, p. 713.*

H. hat das Cocaïn an sich und an Patienten verwandt und ist zu folgenden Schlüssen gekommen. Das Mittel hat einen beträchtlichen Werth als Anästheticum des Auges bei Krankheiten der Cornea mit Photophobie, bei Fremdkörperextractionen, Kataraktoperationen und Krankheiten der Conjunctiva. Bei Glaucom nützt es nichts.

764. ***J. Crawford Renon***, *on the value of hydrochlorate of cocaine in ophthalmic surgery. The Lancet 1884, II, 6 dec., p. 992.*

Besonders die Cocaïndiscs werden empfohlen, welche nach Nettleship's Angaben von Savory und Moore angefertigt werden und je 5 Milligramm Cocaïn enthalten. Die durch einen solchen Discus erzielte Anästhesie war zu einer Operation jedesmal ausreichend.

765. ***Ch. Bell Taylor***, *Cocaine. The Lancet 1884, II, 13 dec., p. 1068.*

Bericht über neun unter Cocaïnanästhesie glücklich verlaufene Augenoperationen.

766. **A. Sacharjewski**, *über die Localwirkung des Cocaïns auf das Auge. Wratsch 1884, Nr. 49.*

Unter Anwendung einer fünfprocentigen Cocaïnsalbe liessen sich Kataraktoperationen schmerzlos vornehmen.

767. **J. Kerner**, *Cocaïnum muriaticum in der oculistischen Praxis. Westnik oftalm. Prof. Chodina (Chodin's Ztschr. f. Ophthalm. Kiew), I, Heft 6, 1884.*

768. **H. Coursserant**, *de l'emploi du chlorhydrate de cocaine comme moyen antiphotophobique dans certaines affections oculaires. Gaz. des hôp. 1884, Nr. 140, p. 1116.*

769. **Ch. H. Williams**, *ocular anaesthesia praduced by cocaine. Boston med. and surg. Journ. 1884, II, p. 440.*

770. **Terrier**, *note sur l'emploi du chlorhydrate de cocaine dans les operations qui se pratiquent sur le globe oculaire. Bullet. de la soc. de chir. de Paris 1884, p. 825; cf.: Terrier und Nicaise, über Cocaïn. Deutsche Medicinal-Zeitung 1884, Nr. 98.*

In der Sitzung der Pariser Gesellschaft für Chirurgie vom 19. November theilte T. mit, dass er nach Cocaïneinträufelung epitheliale Wucherungen von der Cornea ohne Schmerzen habe entfernen können.

771. **H. Armaignac**, *de la cocaine et principalement de son emploi en chirurgie oculaire pour produire l'anaesthésie locale de la cornée et de la conjunctive. Revue clinique d'oculistique nov. 1884, Nr. 11, p. 249; Journ. de méd. de Bordeaux 1884—85, p. 225 u. 237.*

772. **C. S. Jeafferson**, *cocaine. The Lancet 1884, II, 6 dec., p. 1023.*

Ausser Insensibilität, Mydriasis und Accommodationsparese wurde auch Amblyopie nach Cocaïneinträufelung beobachtet.

773. **T. W. Carmalt Jones**, *cocaine. Ibid.*

Auch bei Schieloperationen ist die Cocaïnanästhesie eine vollständige.

774. **Simeon Snell**, *cocaine. The Lancet 1884, II, 13 dec., p. 1069.*

In Uebereinstimmung mit H. Power lobt Sn. die anästhetischen Wirkungen des Cocaïns sehr, die es ihm ermöglichten, viele Augenoperationen schmerzlos auszuführen. Auch die Schleimhaut des Ohres sah er unter Einwirkung des Mittels schnell anästhetisch werden, während er eine Einwirkung auf die äussere Körperhaut nicht wahrnehmen konnte. Application einer 20procentigen Cocaïnlösung hatte selbst bei 18minütlicher Dauer auf die Haut des Armes gar keinen Einfluss.

775. *Hartley, a practical demonstration of the effect of hydrochlorate of cocaine upon the eyeball. The London med. Record. 15 dec. 1884, p. 516.*

An einem Menschen wurde gezeigt, dass ein Tropfen einer zweiprocentigen Lösung genügt, um das Auge für einige Zeit insensibel zu machen, so dass man damit beliebige Manipulationen vornehmen kann. Allbutt bemerkt dazu, dass er auf gleiche Weise den Kehlkopf insensibel habe machen können.

776. *A. Scott Mirtle, hydrochlorate of cocaine in ophthalmic surgery. Brit. med. Journ. 1884, II, 20 dec., p. 1238.*

777. *Deneffe, le chlorhydrate de cocaine dans la chirurgie oculaire. Compt. rend. gén. I, 1884, Nr. 52, 24 déc., p. 551; Bullet. de l'acad. roy. de méd. de Belgique 1884, p. 1143.*

Das Mittel wurde als locales Anästheticum bei Staaroperationen gebraucht und als sehr vorzüglich befunden.

778. *J. Kazaurow, ein vereinfachtes Verfahren der Kataraktextraction. Ctrlbl. f. Augenhk. VIII, Dec. 1884, p. 370; cf. Nr. 741.*

Unter Anwendung von Cocaïn liess sich die Operationsmethode der Staarextraction sehr vereinfachen.

779. *H. Schweiger, über die Anwendung des Cocaïns bei Augenoperationen. Deutsche Medicinalztg. 1885, Nr. 5 u. 6. Berl. klin. Wchschr. 1885, Nr. 4, p. 49; Ctrlbl. f. Augenheilk. IX, Jan. 1885, p. 1.*

Bei manchen Augenoperationen ist die durch Cocaïn hervorgerufene Pupillenerweiterung störend; man kann dieselbe aber, wie schon v. Reuss und Koller fanden, durch Physostigmin beseitigen, ohne dass die Anästhesie sich ändert. — Bei galvanokaustischer Aetzung der Cornea ist die vorherige Anästhesirung durch Cocaïn ein bedeutender Fortschritt der Pharmakotherapie; bei Kataraktoperationen hingegen zieht Sch. die Chloroformnarkose der Cocaïnanästhesie vor.

780. *Max Reichenheim, Beiträge zur Wirkung des Cocaïns auf's Auge. Zehender's klin. Monatsbl. f. Augenheilk. XXII, 1884, p. 462.*

R. empfiehlt die Application des Mittels da, wo man den Katheterismus des Thränennasenganges vorzunehmen beabsichtigt.

781. *H. Höltzke, zur physiologischen Wirkung des Cocaïns auf's Auge. Zehender's klin. Monatsbl. f. Augenheilk. XXII, Dec. 1884, p. 457.*

782. ***De Magri e Denti,*** *la cocaina nella chirurgia oculare. Gazz. degli ospit. 1884, Nr. 98—102.*

783. ***Giovanni Grasselli,*** *la cocaina nella terapia oculare. Giorn. d. R. Acc. di med. di Torino 1884, Nr. 49.*

784. ***Carreras-Aragó,*** *la Cocaina en oftalmologia. Revista de ciencias médicas de Barcelona, 10 dec. 1884, p. 735.*

Die Netzhautgefässe ändern ihr Kaliber unter dem Einflusse des Cocaïns nicht. Für die Staarextraction ist das Mittel vorzüglich; aber auch viele andere Augenkrankheiten werden mit Erfolg damit behandelt.

785. ***van Millingen,*** *über Cocaïn. Vortrag, gehalten zu Constantinopel am 19. Dec. 1884. Ctrlbl. f. Augenheilk. IX, Jan. 1885. p. 18.*

Die Accommodation wird durch Cocaïn nur wenig beeinflusst. Die Hauptwirkung des Mittels ist eine Ischaemie.

Aus dieser Ischaemie erklärt sich die Pupillenerweiterung, die daher auch bei Arteriosclerose nicht eintritt. Dass diese Ischaemie sich bis auf die inneren Theile des Bulbus erstreckt, dafür spricht das Sinken der Tension des Auges nach der Cocaïneinträufelung.

Bei Keratitis superficialis wirkt Cocaïn weniger günstig als Atropin.

Oefter wiederholte Cocaïneinträufelungen reizen die Conjunctiva.

786. ***Adolf Weber,*** *über die locale Anwendung des Cocaïns am Auge. Zehender's klin. Monatsbl. f. Augenheilk. XXII, 1884, p. 443.*

Abfall der Temperatur und Abnahme des intraocularen Druckes nach Cocaïninstillation wird constatirt. Die Mydriasis lässt sich ausser durch Physostigmin auch durch Pilocarpin aufheben.

787. ***Lloyd Owen*** *(Birmingham), cocaine. Brit. med. Journ. 13. dec. 1884.*

Eine Combination von Cocaïn und Atropin wird empfohlen zur Behandlung von Keratitis, Ulcerationen der Cornea, Conjunctivitis und Iritis.

788. ***Frank Hodges*** *(Leicester), über dasselbe. Ibid.*

789. ***Fodor,*** *Enucleation des Bulbus unter Cocaïn. Wiener med. Blätter 1884, Nr. 50, p. 1576; allgem. med. Centralztg. 1884, 13. Dec.*

In einem Falle von Panophthalmie hat F. die Enucleation des Bulbus mit Hilfe des Cocaïns schmerzlos vornehmen können.

790. ***Landolt,*** *le cocaïne. Arch. d'Ophthal. IV, 6, nov. déc. 1884.*

Paracentese, Discision, Strabotomie, Pterygium, Entropium liessen sich nach Instillation des Mittels schmerzlos operiren und die Thränenwege schmerzlos sondiren.

Bei Anwendung des Cocaïns als therapeutisches Agens halten Ziemińsky und Raehlmann (cf. Nr. 743) die Instillation einer Lösung desselben in den Bindehautsack für das zweckmässigste Applicationsverfahren. Das von Koenigstein empfohlene Einbringen einiger Cocaïnkryställchen in den Conjunctivalsack scheint ihnen unpraktisch, da man auf diese Weise die Möglichkeit einer genauen Dosirung verliert, abgesehen von verschiedenen Unbequemlichkeiten, die beim Einbringen einer so kleinen Quantität nicht zu vermeiden sind. Eher würde schon zu empfehlen sein, das Cocaïn in Form von Gelatinediscus anzuwenden. Vergl. darüber Nr. 764.

Schwächere Lösungen als 8- bis 10procentige sind praktisch nicht mit sicherem Erfolge verwerthbar: sie rufen nämlich nicht in allen Fällen, auch nach Anwendung einer grösseren Anzahl von Tropfen, Anästhesie hervor. Durch 2procentige Lösung erreicht man nicht einmal in jedem Falle Analgesie.

Ueber die Verwendbarkeit des Cocaïns in der ophthalmologischen Praxis lässt sich nach Z. und R. Folgendes sagen:

Beim Entfernen von Fremdkörpern aus der Hornhaut, beim Oeffnen von Hornhautabscessen, bei Spaltung des Ulcus serpens etc. leistet es grosse Dienste: auch sehr empfindliche Patienten verhielten sich nach Cocaïnanwendung während der ganzen Operation sehr ruhig und gaben an, dass sie den sonst ziemlich schmerzhaften Vorgang gar nicht mehr empfanden. Ferner wurde das Einführen eines Daviel'schen Löffels behufs Entfernung von Fremdkörpern aus dem Conjunctivalsack, das Einlegen eines Sperrelevateurs und das Einträufeln von Borsalicylsäure nach Cocaïnanwendung nicht empfunden.

Die Beobachtungen mehrerer Irridectomien und Kataraktextractionen, die in der Dorpater Klinik bei Cocaïnanwendung ausgeführt wurden, erlaubten den Schluss zu ziehen, dass nur das Fassen und die Excision der Iris eine geringe Schmerzempfindung hervorruft; im Uebrigen waren die Operationen durchaus schmerzlos.

Was die Tenotomien betrifft, so scheinen die Beobachtungen Z.'s und R.'s an Menschen und Thieren deutlich zu beweisen, dass weder schwache, noch stärkere Cocaïnlösungen im Stande sind, die Tenotomie schmerzlos zu machen; die Durchtrennung des subconjunctivalen Gewebes, das Aufhaken und die Durchschneidung des Muskels werden in der Regel mehr oder weniger schmerzhaft empfunden.

791. **E. Mayer,** *l'anesthésie locale de l'oeil par la cocaine. Revue générale d'ophthalm. III, 1884, Nr. 10, p. 433.*

Die Spannung im Auge nimmt unter dem Einflusse des Cocaïns ab; auch die entzündete Conjunctiva wird anästhetisch.

792. **Dor,** *über dasselbe. Ibid.*

Bei drei Iridectomien war nur das Fassen der Iris schmerzhaft, bei einer Enucleation nur der Schnitt durch den Opticus.

793. **Baas** *(Worms), Cocaïn als Mydriaticum. Zehender's klin. Monatsbl. f. Augenheilk. XXII, 1884, p. 481.*

B. empfiehlt die Anwendung des Cocaïn zur diagnostischen Augenspiegeluntersuchung.

794. **Nieden,** *über Cocaïn bei der Galvanokaustik der Cornea. Ctrbl. f. Augenheilk. VIII, Dec. 1884, p. 374.*

5procentige Cocaïnlösung bewirkte eine ausgezeichnete Anästhesie.

795. **W. Murell,** *cocaine, the new local anaesthetic. London med. Record 1884, Nr. 114, p. 516.*

796. **Stedmann Bull,** *the hydrochlorate of cocaine as a local anaesthetic in ophthalmic surgery. New York med. Journ. 1884, II, Nr. 22, p. 609.*

B. beobachte in zwei Fällen von Kataraktextraction nach Cocaïnanwendung Lappenvereiterung.

797. **F. H. G. Morart,** *cocaine. Brit. med. Journ. 6 dec. 1884.*

798. **Cowell,** *über dasselbe. Ibid. p. 1134.* **A. Critchett** *and* **H. Juler:** *über dasselbe. Ibid.*

Unter Anwendung von salicylsaurem Cocaïn in fünfprocentiger Lösung konnten Fremdkörperextractionen und andere kleine Operationen schmerzlos ausgeführt werden.

799. **E. Nettelsiph,** *Ophthalm. Society, 11 dec. 1884, London. Sitzungsbericht.*

70 Operationen wurden bei Cocaïnanästhesie erfolgreich und schmerzlos ausgeführt.

800. **H. Knapp,** *further observations on cocaine. The NowYork med. Record, 13 dec. 1884.*

Eine grosse Anzahl weiterer Augenoperationen wurde unter Cocaïnanästhesie schmerzlos ausgeführt und das Mittel besonders bei der Discision der Alterstaare brauchbar gefunden. Ungefährlich ist dasselbe aber nicht.

Bei mehreren Operationen wurde nämlich nach Application von 0·30—0·36 Gramm eine erschreckende Blässe und kalter Schweiss wahrgenommen, und die Patienten klagten über grosse Schwäche. Diese Erscheinungen gingen zum Glück vorüber- Die Application war in diesen Fällen nicht in die Conjunctiva, sondern einmal in die Orbita und einmal subcutan unter einen Tumor gemacht worden.

801. **Riley,** *Nichterfolg bei Cocaïn. New York med. Record, 14 dec. 1884.*

Bei einem Falle von pannöser Keratitis bei einem Kinde liess sich durch Cocaïn keine Anästhesie erzielen.

802. **O. Purtsche,** *zur anästhesirenden Wirkung des Cocaïnum muriaticum auf's Auge. Ctrlbl. f. Augenheilk. VIII, Dec. 1884, p. 372.*

Gegen eine bei einer Augenoperation auftretende profuse Blutung war Cocaïn machtlos. In einem anderen Falle liess sich eine hochgradige Hyperästhesie der Iris bei einer Iridectomie durch Cocaïn gar nicht vermindern.

803. **Ch. Meigs Wilson,** *hydrochlorate of cocaine. Philad. med. Times XV, 1884, p. 256.*

In drei Fällen war W. absolut nicht im Stande, durch salzsaures Cocaïn selbst bei Anwendung grosser Dosen Anästhesie zu erzeugen.

804. **D. C. Cocks,** *cocaine as a local anaesthetic in enucleation of the eyeball. Philad. med. News XLV, 1884, Nr. 24, p. 655.*

C. konnte durch Injection von vierprocentiger Cocaïnlösung in die Orbita und reichliche Einträufelung in den Conjunctivalsack bei einer Enucleation die Schmerzen absolut nicht vermindern, geschweige denn aufheben und glaubt es als eine Uebertreibung ansehen zu müssen, wenn man behauptet, dass auch bei Operationen in der Tiefe der Orbita das Cocaïn anästhesirende Wirkungen entfalte.

805. **Wm. S. Little**, *use of hydrochlorate of cocaine as a local anaesthetic in ophthalmic surgery. Philad. med. News 1884, II, p. 510.*

806. **Gayet**, *du chlorhydrate de cocaine dans la chirurgie oculaire. Lyon méd. XLVII, 1885, p. 409.*

807. **C. F. Clark**, *the hydrochlorate of cocaine as an anaesthetic in eye surgery. Philad. med. News 1884, II, p. 570.*

808. **Darier**, *de l'emploi de la cocaine en thérapeutique oculaire. Bullet. gén. de thérap. 1884, Nr. 9, p. 395.*

809. **Panas**, *de l'anaesthésie en chirurgie oculaire. Leçon recueille par de Lapersonne. Union méd. 1884 II, Nr. 181, p. 1045; Bull. de l'acad. de méd. 1884, p. 1617.*

810. **Charles H. Castle**, *observations upon the hydrochlorate of cocaine with some special studies upon its effect on accommodation. Philad. med. News 1884 II, dec., Nr. 23, p. 622.*

811. **Kleinschmidt**, *deux observations sur les effets du chlorhydrate de cocaine. Gaz. hebd. des sc. méd. de Montpellier 1884, Nr. 50.*

812. **E. O. Shakespeare**, *a clinical report on some uses of muriate of cocaine in opthalmic practice. Med. News 1884, II, p. 508.*

813. **R. J. Lewis**, *local anaesthesia by the hydrochlorate of cocaine. Med. News 1884, p. 509.*

814. **G. Sous**, *de l'extrait de coca en ophthalmologie. Journ. de méd. de Bordeaux 1884—85, p. 213.*

815. **J. Ottava**, *Cocain als Anästheticum des Auges. Szemészet 1884, Nr. 6.*

816. **J. Chase**, *Muriate of cocaine. Med. Age 1884, p. 334.*

2. Rhinologie, Otologie, Laryngologie.

817. **E. Jellinek**, *über die Anwendung des Cocaïns als Anästheticum und Analgeticum an der Schleimhaut des Rachens und Kehlkopfes. Wiener med. Presse 1884, Nr. 45—46, p. 1438.*

Bei Bepinselung der Schleimhäute des Larynx und Pharynx mit concentrirten, 10—20procentigen Lösungen trat schnell Anästhesie und Aufhörung der Reflexerregbarkeit ein. Störk will letzteres nicht zugeben. Geschwellte Schleimhäute schwellen dabei ab und ihre Secretion mindert sich. Nach Fauvel sollen sich die Stimmbänder dabei spannen. Die von J. erzielte Anästhesie war so, dass

Operationen im Rachen und Kehlkopf bequem ausgeführt werden konnten. Die von Hanč empfohlene Einblasung des Mittels in Pulverform kann auch nicht mehr leisten.

818. ***F. H. Bosworth,*** *a new therapeutical application of cocaine. New York med. Record, 15 nov. 1884.*

B. beobachtete, dass nach Application einer zweiprocentigen Cocaïnlösung in die Nase eine vollständige Blutleere des Schwellgewebes der Muscheln eintrat, so dass die Schleimhaut derselben dem Knochen fest angelagert erschien. Diese Wirkung verwendete er therapeutisch bei Exacerbationen von Heufieber, zur Beseitigung des Verstopfungsgefühls bei acuter Coryza, zur Hintanhaltung der Schwellung nach galvanokaustischem Brennen sowie zur Vermeidung von Blutungen bei kleineren operativen Eingriffen.

Der Reporter des London med. Record vom 15. Dec. 1884, p. 516, bemerkt dazu, er habe den Versuch mit einer 20procentigen Lösung nachgemacht, aber nicht bestätigen können, denn es trat keine Anästhesie und nur mässige Anämie ein.

819. ***W. Lublinski,*** *die Anwendung des Cocaïns bei Krankheiten der Nase, des Rachens und des Kehlkopfs. Deutsche med. Wochenschr. X, 1884, Nr. 50, p. 816, vom 11. Dec.*

Jellinek gebührt das Verdienst, zuerst das Cocaïn bei Affectionen der oberen Wege systematisch angewendet zu haben. Zur Benutzung empfiehlt sich eine 20procentige Lösung des salzsauren Salzes. Die Anwendung geschieht in der Weise, dass mit einem weichen Pinsel die Schleimhaut tüchtig touchirt wird. Schon nach Verlauf von zwei bis drei Minuten wird die gepinselte Stelle anästhetisch und der Temperatursinn geht herab. Ferner ist die Reflexerregbarkeit bedeutend herabgesetzt. Dieser Zustand dauert 10—15 Minuten. Von Nebenwirkungen ist nur zu melden, dass die Athmung etwas beschleunigt wird, der Puls an Völle zunimmt, die Mund- und Rachenhöhle ganz auffallend trocken wird und die Pupille sich erweitert.

Die Operation von Nasenpolypen liess sich unter dem Einflusse von Cocaïn bequem vornehmen.

Bei der Anästhesirung des Kehlkopfes muss darauf geachtet werden, dass auch wirklich alle Theile desselben bepinselt werden, welche nachher anästhetisch sein sollen. An den empfindlichsten Kranken lassen sich dann bequem Kehlkopfsoperationen vornehmen. Bei Patienten mit Kehlkopfsphthise lindert das Cocaïn die Schmerzen im Kehlkopf sehr bedeutend. Der quälende Reflexhusten verschwindet danach für Stunden völlig. Bei acuter Angina und bei Tonsillitis nehmen die Schluckbeschwerden nach dem Bepinseln bedeutend ab.

820. **P. Heymann,** *über dasselbe. Ibid. p. 817.*

H. hat unter dem Einflusse des Mittels galvanokaustische Aetzungen und Abtragungen von Knochenleisten an der Nasenscheidewand sowie Exstirpationen von Kehlkopfpolypen mit gutem Erfolg machen können. Bei einem Phthisiker mit Kehlkopfkatarrh hörte der quälende Husten wie mit Einem Schlage auf.

821. **Hanč,** *Exstirpation eines Kehlkopfpolypen unter Anwendung des Cocaïns. Wiener med. Blätter 1884, Nr. 45.*

822. **B. Fränkel und F. Semon,** *kurze Empfehlung des Cocaïns. Internationales Centralbl. f. Laryngologie 1884, Decemberheft; Lancet 1884 II, p. 912.*

823. **Schrötter,** *über das Cocaïnum muriaticum als Anästheticum für den Larynx. Allgem. Wiener med. Ztg. 1884, Nr. 48, p. 549.*

824. **A. Geier,** *zur Wirkung des Cocaïnum muriaticum auf die Schleimhaut des Gaumens, Rachens und Kehlkopfes. Berl. klin. Wochenschr. 1884, Nr. 50, p. 800.*

Die Anästhesie tritt an Gaumen, Rachen und Kehlkopf nach 1—2 Minuten ein und hält 15—20 Minuten an, wenn man 10—20procentige Lösungen zum Aufpinseln verwendet.

825. **C. Störk,** *über die Anwendung des Cocaïns in der Laryngologie und Rhinologie. Wiener med. Blätter 1884, Nr. 51—52.*

826. **Cartwright,** *cocaine. The Lancet 1884, II, 20 dec.*

Bei Gingivitis und Parulis besonders der Kinder wird Bepinselung des Zahnfleisches mit 20—30procentiger Cocaïnlösung empfohlen.

827. **Prosser James,** *über dasselbe. Brit. med. Journ. 1884, dec. 1884, p. 1074.*

J. empfiehlt das Mittel zu Operationen an den Lippen, Fauces und dem Larynx.

828. **Morell Mackenzie,** *über dasselbe. Brit. med. Journ. 13 dec. 1884.*

Unter Anwendung von 20procentiger Cocaïnlösung liessen sich Nasenpolypen schmerzlos extrahiren.

829. **Charles E. Sajous,** *hydrochlorate of cocaine in the treatment of nasal affections. Philad. med. News 1884, dec. Nr. 25.*

830. ***William Chapman,*** *cocaine in intranasal surgery. New York med. Record 1884, II, Nr. 24.*

831. ***Ch. Fauvel,*** *de l'anaesthésie produite par le chlorhydrate de cocaine sur la muqueuse pharyngienne et laryngienne. Gaz. des hôp. 1884, Nr. 134.*

832. ***Adolphe Dumas,*** *note sur l'emploi de la cocaine dans la deglutition douloureuse. Bullet. gén. de thérap. 1884, No. 12.*

833. ***Solis S. Colen,*** *Erythroxylon Coca in the throat. Philad. med. News, nov. 1884, No. 20.*

834. ***Christopher J. Lewis,*** *the use of cocain in acute and chronic affections of the pharynx and larynx. Birmingham med. Review 1884, dec.*

835. ***E. Zaufal,*** *Verwendung des Cocaïns in der Ohrenheilkunde. Deutsche med. Wochenschr. 1884, Nr. 48, p. 789; Prager med. Wochenschr. IX, 1884, Nr. 47, p. 457.*

Z. verwendete das Cocaïn mit Glück zur Anästhesirung der Schleimhaut der Nase, des Nasenrachenraumes und des Mittelohres. Die Anästhesirung des Trommelfells gelang nicht immer.

An den obigen Vortrag Zaufal's knüpfen sich Erörterungen von Ganghofner und Kahler über denselben Gegenstand.

836. ***Weber-Liel,*** *Cocaïn in der Ohrenpraxis. Monatsschr. f. Ohrenheilk. etc. Nov. 1884, p. 199.*

W. empfiehlt das Mittel local eingeträufelt, namentlich vor Operationen am Trommelfell.

837. ***Thomas Smith*** *and* ***H. Macnaughton Jones,*** *cocaine. The Lancet 1884, II, 6 dec., p. 1023.*

Sm. anästhesirte mittelst Cocaïn die Zunge so, dass eine Salpetersäureätzung derselben nicht als Schmerz empfunden wurde. Jones extrahirte Ohrpolypen und ätzte den Stumpf derselben dank dem Cocaïn ohne Schmerz. Dasselbe thaten Knapp (New York med. Record 25. oct. 1884) und Butt (ibidem 22. nov.)

838. ***V. F. Sprimon,*** *über Cocaïn. Medizinskoje Obosrenije 1884, Nr. 20, p. 724.*

Die Temperatur im Gehörgang fällt, wenn man zum Zwecke localer Anästhesie Cocaïn in denselben gebracht hat. Zugleich wird das Ohr dabei blass.

3. Urogenitalapparat.

839. ***Ernst Fraenkel,*** *über Cocaïn als Mittel zur Anästhesirung der Genitalschleimhaut. Centralbl. f. Gynäkologie 1884, Nr. 49, p. 777.*

F. pinselte die Genitalschleimhaut mit 20procentiger Cocaïnlösung und constatirte, dass die Sensibilität derselben schnell abnahm, auch wenn dieselbe vorher durch Entzündung erhöht war. Ebenso ging die Reflexerregbarkeit des Scheideneingangs herab. Er empfiehlt das Mittel daher vor kleinen Operationen und Aetzungen im Genitalcanal.

840. **J. Hoffmann,** *über die Anwendung des Cocaïns in der frauenärztlichen Praxis, inbesondere bei Vaginismus und Pruritus vulvae. Wiener med. Presse 1884, p. 1594 und 1623.*

841. **W. M. Polk,** *hydrochlorate of cocaine as a local anaesthetic in gynecology. The New York med. Rec. 1884, II, Nr. 18, 1. nov. p. 489.*

Bei zwei Fällen von Trachelorrhaphie wurde eine vierprocentige Cocaïnlösung als locales Anästheticum der Scheide mit Erfolg angewandt.

842. **Lejars et Dujardin-Beaumetz,** *über dasselbe. Bullet. de thérap. 1884, 15 déc.*

Bei Fällen von sehr schmerzhaftem Vaginismus besserte das Aufpinseln einer vierprocentigen Cocaïnlösung den Zustand so sehr, dass selbst die Einführung eines Speculums gut ertragen wurde. In der Sitzung der Soc. de chirurgie vom 31. Dec. 1884 theilte Cazin aus Boulogne einen Fall mit, wo das Cocaïn einen seit sechs Jahren bestehenden incurabeln Fall von Vaginismus sofort beseitigte.

843. **J. Bettelheim,** *ein Beitrag zur Wirkung des Cocaïnum muriaticum. Wiener med. Presse Nr. 45, p. 1438.*

In einem Falle beseitigten Stuhlzäpfchen aus Cocaïnum muriat. à 0·03 schnell schweren Tenesmus und Harndrang.

Senator (Nr. 276) wandte Cocaïnsuppositorien bei schmerzhaften Katarrhen, Steinen und Tumoren der Blase mit Erfolg an. Auch der Tenesmus liess daraufhin schnell nach. Natürlich ist die Wirkung immer nur von kurzer Dauer.

844. **Cabot,** *on the use of cocaine. Boston med. and surg. Journ. 27 nov. 1884.*

C. gelang es, die Operation einer Phimose unter Anwendung von Cocaïn schmerzlos auszuführen.

845. **Zülzer,** *Cocaïn zur Anästhesirung der Urethra. Allgem. med. Centralztg. 13. Dec. 1884.*

846. **W. v. Anrep,** *das Cocaïn als locales Anästheticum. Wratsch 1884,* Nr. *46.*

Bei schmerzhaftem Tripper sind Cocaïninjectionen in die Harnröhre sehr zu empfehlen, denn sie lindern den Schmerz sehr. Auch bei Iritis mit Photophobie, Pleuritis acuta, Intercostalneuralgien, schmerzhaften Ulcerationen und juckenden Ekzemen hilft die Localapplication des Mittels viel.

847. **A. Blumenfeld,** *über die Verwendung des Cocaïns zur Anästhesirung der Urethra. Deutsche med. Wochenschr. 1884, Nr. 50, 11. Dec., p. 816.*

Es lag B. nahe, ebenfalls die locale Einwirkung des Cocaïns für die Urethralschleimhaut in Anwendung zu ziehen. In erster Reihe geschah dies in Fällen, bei denen der Katheterismus auf Schwierigkeiten stiess, weil die Patienten besondere Empfindlichkeiten darboten, und wo man bisher Extr. Belladonnae local anzuwenden gewohnt war. Die Application geschah in der Weise, dass 2—3 cc. einer zweiprocentigen Lösung mittelst einer kleinen Spritze sorgfältig in die Urethra gebracht werden. Letztere wurde dann 3—4 Minuten hindurch mit dem Finger verschlossen gehalten. Nach dieser Zeit flossen nur wenige Tropfen der injicirten Flüssigkeit heraus. Der Erfolg war in allen Fällen eine Herabsetzung der Empfindlichkeit, oft sogar eine vollständige Anästhesie der Urethra bis weit in den hinteren Abschnitt der Pars prostatica. Die Einführung des Katheters gelang, ohne einer Empfindlichkeit der Harnröhre zu begegnen; eine solche machte sich in den weniger vollkommen anästhesirten Fällen erst bemerklich wenn der Schnabel des Katheters den Hinterrand der Pars prostatica passirte. Die Schleimhaut der Urethra war stets auffallend blass. Die Anästhesie hielt fast eine halbe Stunde an.

848. **Otis,** *cocaine. New York med. Journ. 6 dec. 1884.*

O. analgesirte mit Cocaïnöl die Harnwege, um sodann schmerzloser den Katheterismus und die Lithotripsie auszuführen.

4. Innere Medicin.

Den Uebergang zu der Anwendung des Cocaïns in der inneren Medicin bildet sein Gebrauch bei Neuralgien, schmerzhaften Brandwunden, Furunkeln etc.

849. **A. Weiss,** *Beitrag zur Cocaïnwirkung. Wiener med. Wochenschr. 1885, Nr. 1, p. 14.*

Bei Verbrennungen lindert Cocaïn local aufgepinselt schon in zweiprocentiger Lösung schnell den Schmerz.

850. ***Grasset*** *(Montpellier), une note rélative à l'action anesthésique locale du chlorhydrate de cocaine. Compt. rend. gén. I, 1884, Nr. 52, 24 déc., p. 545; Compt. rend. de l'acad. d. sc. T. 99, 1884, Nr. 22, p. 983.*

Subcutane Cacaïninjectionen bewirkten an Menschen ganz circumscripte locale Anästhesien und werden empfohlen, wo man z. B. eine Furunkelincision machen will.

851. ***Bruke,*** *cocaine. New York med. Journ. 29 nov. 1884.*

Bei Panaritien wurde einige Minuten vor der Incision an der betreffenden Stelle Cocaïn injicirt und dadurch der Schmerz der Operation sehr herabgesetzt. Wilson (ibid.) hat durch Cocaïnpomade die Empfindlichkeit der Kopfhaut, welche bei manchen Patienten vorkommt, sehr herabgesetzt.

852. ***J. H. Ernest Brock and C. J. Arkle,*** *subcutaneous injection of cocaine. The Brit. med. Journ. 6 dec. 1884.*

B. und A. machten sich selbst Subcutaninjectionen von 10—30 Milligramm Cocaïn und beobachteten Brennen und Anästhesie in der Umgebung der Stichstelle. Die Incision eines Bubo und einer vereiterten Bursa praepatellaris liess sich durch vorhergehende Injection von Cocaïn schmerzlos machen.

853. ***J. Popow,*** *über die Anwendung des Cocaïnum muriaticum bei Angina und Trigeminusneuralgie. Wratsch 1884, Nr. 49.*

Eine heftige Trigeminusneuralgie wurde durch Injection von Cocaïn über die Haut der Wange zum Schwinden gebracht.

854. ***W. Murrell,*** *cocaine. Brit. med. Journ. 13 dec. 1884.*

M. will bei Trigeminusneuralgien in sechs Fällen durch Subcutaninjection von 10—30 Milligramm Cocaïn Nachlass der Schmerzen für 12—24 Stunden erzielt haben. Da die Injectionen selbst sehr schmerzhaft sind, so schlägt er statt derselben Einreibungen mit 20procentigem Cocaïnöl vor.

Da Costa (Nr. 738), welcher ebenfalls Neuralgien mit Cocaïn zu behandeln versucht hat, erklärt die Injectionen dieses Mittels bei Ischias und ähnlichen Krankheiten für werthlos. Mendel (Nr. 856) ist derselben Ansicht.

Ueber die Verwendung des Cocaïns als innerlich verabreichtes Mittel sagt Freud (Nr. 730), das Cocaïn sei indicirt 1. als Stimulans bei Bergbesteigungen, Feldzügen, Kraftproductionen, Hypochondrie, Melancholie, Stupor, Neurasthenie; 2. bei Störungen der Magenverdauung, Dyspepsie, Druck im Magen, Nervosität des Magens und atonischer Verdauungsschwäche; 3. bei Kachexien, schweren Anämien, Phthise, Lues, Quecksilberkachexie; 4. bei der Morphin- und Alkoholentziehungscur; 5. bei Asthma; 6. als Aphrodisiacum.

Da man bei dem innerlichen Gebrauche des Cocaïns die Wirkung desselben auf den Mund oft vermeiden will, so hat Martindale Cocapastillen von einem bestimmten Cocaïngehalt in den Handel gebracht, welche ganz rationell scheinen. Jede Pastille enthält 0·15 Gramm Extr. Erythr. cocae.

855. ***M. Weiss**, Cocaïn gegen unstillbares Erbrechen der Schwangeren. Prager med. Wchschr. 1884, Nr. 51, p. 497.*

Cocaïn innerlich half in einigen Fällen von unstillbarem Erbrechen besser als alle anderen Mittel.

Nach B. Sprimont sind Dosen von 15 Milligramm des salzsauren Salzes, ein- bis zweimal täglich genommen, gut gegen nervöse Dyspepsie, Gefühl der Schwere in der Magengegend und geistige Schlaffheit. Nach grösseren Dosen tritt vermehrte Peristaltik und Durchfall ein, auch wenn die Application subcutan geschah. Die Peristaltik kommt zu Stande durch Reizung der glatten Muskelfasern.

Ueber die Beeinflussung des Stoffwechsels und der Verdauung liegen ältere Versuche vor. Die Ausscheidung des Harnstoffes soll nach Ott vermindert, nach Hagen vermehrt werden. A. P. Mason (1882) glaubt eine Herabsetzung der Harnmenge durch Cocaïn, respective durch Cocablätter an gesunden Menschen herbeigeführt zu haben. Aschenbrandt (1883) hält die Wirkung von Cocablättern und Cocaïn nicht für identisch. Merck'sches Cocaïn erwies sich nach seinen Versuchen besonders nützlich bei durch Diarrhoe erschöpften Menschen, wo Alkoholica und kalter Kaffee sich weniger brauchbar erwiesen hatten.

856. ***Richter** (Pankow), über Cocaïn. Deutsche med. Wochschr. 1884, Nr. 51, p. 834.*

Das Mittel erwies sich sehr nützlich gegen die Abstinenzerscheinungen bei Morphinisten. Blumenthal (ibid.) hat nach Cocaïneinspritzungen äusserst bedenkliche Erscheinungen eintreten sehen und warnt daher davor. Mendel (ibid.) hat es bei einer Trigeminusneuralgie ohne Erfolg eingespritzt.

Ich halte die Anwendung des Cocaïns bei Morphinisten für eine Indication, welche der Beachtung durchaus werth ist. Nach Freud scheint W. H. Bentley 1878 bei der Morphinentziehungscur zuerst das Cocaïn mit Erfolg angewandt und empfohlen zu haben. In China und Indien wendet man das Extractum erythroxyli cocae bei den dort so häufigen Vergiftungen durch chronischen Opiumgenuss schon längst mit sicherem Erfolge an. 1880 hat Palmer für diese Behandlungsmethode in Amerika Anhänger geworben, so dass jetzt etwa 20 Publicationen über diesen Gegenstand aus den achtziger Jahren vorliegen. Vergl. darüber Nr. 264. Freud (Nr. 730) berichtet von einem Morphinisten, bei welchem jeder Entziehungsversuch die gefährlichsten Erscheinungen nach sich zu ziehen pflegte. Als Fr. das Morphin durch Cocaïn ersetzte, kam es nur zu Frieren und Diarrhoe, aber nicht zu schwerer Depression und Nausea. Der Patient blieb sogar ausser Bett und arbeitsfähig. Er verbrauchte 10 Tage lang täglich 30 Milligramm Cocaïn, später überhaupt nichts mehr. Einen ähnlichen Fall berichtet Freud aus der Praxis von Josef Pollak.

Gleichzeitig mit der Anwendung gegen den Morphinismus benutzten die amerikanischen Aerzte das Cocaïn auch bei der Behandlung der Alkoholisten. Schon 1881 und 1882 erschienen Publicationen, aus denen der Werth dieses Mittels bei der Alkoholentziehungscur ersichtlich ist.

857. ***Coca clinically***, *Journal of Inebriety 1884, april.*

Das Fluidextract der Cocablätter minderte die Abstinenzerscheinungen nach der Entziehung des Alkohols wesentlich. Die sonst dabei so häufige psychische Depression und die neuralgischen Erscheinungen kamen fast ganz in Wegfall und Appetit und Schlaf besserten sich merklich.

858. ***Frederick de Lowndes***, *Erythroxylon Coca in the treatment of syphilis. Liverpool medico-chirurgical Journal 1884, july.*

Taylor sagt 1883, das Fluidextract der Coca sei ein ausgezeichnetes Adjuvans bei der Behandlung der Syphilis, da es so vorzüglich „tonisch" wirke. Lowndes schliesst sich dieser Angabe an und bedauert, dass er nicht schon früher seine luetischen Patienten damit behandelt hat. Das Extract wird theelöffelweis gegeben.

XVI. Die Gruppe des Muscarins.

1. Muscarin.

859. ***Joseph Berlinerblau,*** *über Muscarin. Bericht der deutschen chem. Ges. XVII, 1884, p. 1139.*

Es gelang durch Einwirkung von Monochloracetal auf Trimethylamin den neutralen Aethyläther des Muscarins darzustellen. Derselbe wirkt schwach muscarinartig. Ein daraus dargestelltes Muscarin wirkte nach Versuchen von Luchsinger ebenso, nur viel stärker als der Aether. 5 Milligramm der salzsauren Base machten beim Frosch nach 30 Minuten diastolischen Herzstillstand, der durch Atropin aufgehoben werden konnte. Bei Meerschweinchen trat Speichelfluss, Thränensecretion und beschleunigte Peristaltik ein.

A. Glause und Luchsinger (Nr. 583) erkennen die Ansicht Schmiedeberg's, dass das Muscarin durch Reizung der Hemmungsapparate Stillstand des Herzens in Diastole herbeiführe, nicht an, führen vielmehr eine Reihe von Versuchen an, welche die muskellähmende Wirkung dieses Alkaloides beweisen sollen, deren Details im Original nachzulesen ist.

2. Neurin.

860. ***V. Cervello,*** *notizie preliminari sull' azione della neurina. Riv. di chim. med. e farmac. 1884, maggio, p. 272.*

Auf Frösche wirkt das Neurin paralysirend und pupillenverengend, sowie curareartig. Das Herz bleibt nach grossen Dosen in Diastole stehen, eine Wirkung, die durch Atropin sofort zum Schwinden gebracht wird. Bei Hunden und Kaninchen tritt Speichelfluss, Ataxie, Pulsretardation und vollkommene Paralyse ein. Der Tod erfolgt durch Respirationsstillstand. Die Pupille wird auch bei Warmblütern stark verengt. Atropin erweitert sie wieder.

Das Neurin wird mit dem Harn wieder ausgeschieden.

861. ***L. Brieger,*** *zur Kenntniss der Fäulnissalkaloide. V. Mittheilung. Bericht der deutschen chem. Ges. XVII, Nr. 5, p. 515, 1884; VI. Mittheilung daselbst, Nr. 8, p. 1137.*

B. fand, dass der von ihm aus faulem Pferdefleisch bei Bluttemperatur früher dargestellte Körper $C_5H_{14}N_2$ beim Kochen mit Kalilauge Trimethylamin abgibt, wodurch er auf den Gedanken gebracht wurde, er möchte zum Neurin in Beziehung stehen. Bei genauerer Untersuchung erwies er sich nun wirklich als Trimethylvinylammoniumoxyhydrat, d. h. als Neurin. Das mehrfach umkrystallisirte Platindoppelsalz ergab einen Platingehalt von 33·45—33·50% (berechnet waren 33·96%).

Es lässt sich infolge dessen vermuthen, dass durch den Fäulnissprocess aus dem Cholin, dem einen Bestandtheile des Lecithins, das Neurin durch Abspaltung eines Moleküls Wasser sich bildet.

Für mit den neueren Fortschritten der Chemie nicht vertraute Leser sei hierbei bemerkt, dass man früher Neurin und Cholin lange Zeit für identisch gehalten hat; es hat sich jedoch herausgestellt, dass dies nicht der Fall ist. Das Cholin, Sinkalin oder Bilineurin hat die Formel $C_5H_{15}NO_2$ und ist, wie die Structurformel $(C_2H_5O)\ NCH_3)_3OH$ besagt, Trimethyloxäthylammoniumhydroxyd; das Neurin dagegen = $C_5H_{13}NO$ enthält ein Molekül Wasser weniger und ist seiner Structur nach $C_2H_3N(CH_3)_3OH$, d. h. Trimethylvinylammoniumhydroxyd. Das Neurin hat eine deutliche Muscarinwirkung, während das Cholin unwirksam ist. Die Beziehungen des Cholin und Neurin zum Muscarin, dem sie chemisch ausserordentlich nahe stehen, sind schon von Schmiedeberg und Harnack 1876 eingehend erörtert worden, wie denn auch diese Autoren diese Beziehungen benutzten, um das Muscarin künstlich darzustellen.

Bei Vergiftungsversuchen mit dem Neurin beobachtete Brieger als Intoxicationssymptome Speichelfluss, Dyspnoe, Krämpfe, periphere Reizungserscheinungen des Herzvagus (diastolischer Herzstillstand am Frosch). Alle diese Symptome liessen sich durch Atropin sofort beseitigen.

Versuche mit dem Cholin ergaben, dass dieser bisher meist für ungiftig gehaltene Körper ebenfalls wie das Neurin und Muscarin, nur viel schwächer wirkt. Während einem 1 Kilogramm schweren Kaninchen circa 0·005 Gramm salzsaures Neurin subcutan einverleibt werden müssen, um die typischen Vergiftungserscheinungen hervorzurufen, bedarf man von Cholin nach Br. 0·1 Gramm, um den gleichen Effect zu erzielen. Die tödtliche Dose für ein Kaninchen von 1 Kilogramm betrug vom salzsauren Neurin 0·04, vom salzsauren Cholin aber mehr als 0·5 Gramm. Das Muscarin ist übrigens noch weit giftiger als das Neurin. Das zu diesen Versuchen benützte Cholin war theils synthetisch nach Würtz, theils aus Eidotter durch Verseifen mit Barytwasser dargestellt worden.

862. ***L. Brieger,*** *über giftige Producte der Fäulnissbacterien. Berl. klin. Wochschr. 1884, Nr. 14, p. 210, u. Ztschr. f. physiol. Chem. VIII, 1884, p. 306.*

Br. bespricht hier die von ihm aus faulenden Substanzen dargestellte muscarinartig wirkende Base $C_5H_{13}NO$ hinsichtlich ihrer Giftigkeit. In Bezug auf die Entstehungsweise derselben hebt er hervor, dass sie nur im Anfange der Fäulniss entsteht, später aber in das ganz ungiftige Trimethylamin umgewandelt wird.

Er untersuchte nun die Mikroorganismen, welche hierbei etwa in Frage kommen können, und zwar zunächst die der Fäces. Bei diesen Versuchen fand er im Koth einen von Bienstock (cf. unten) nicht gefundenen Micrococcus, der sich gut cultiviren lässt und für Thiere selbst bei Einspritzung in das Blut ungiftig ist, sowie eine für Meerschweinchen sehr giftige Bacterienart.

863. ***Z. Marino-Zucco,*** *über Leichenalkaloide. Bericht der deutschen chem. Ges. XVII, 1884, p. 1043.*

M.-Z. hat bereits in einer der Accad. dei Lincei im Juni 1883 vorgelegten Note (Gazz. chim. ital, agosto 1883) und in einer späteren Abhandlung (l. c. ottobre) die Mittheilung gemacht, dass die Ptomatine nichts Anderes seien als Neurin. Er hat dafür auch einige Analysen beigebracht, sowie einige physiologische Versuche angestellt, welche dies beweisen sollen.

864. ***Paul Schuchardt,*** *Untersuchungen über Leichenalkaloide. Inaug.-Dissert. Marburg 1884; Arch. f. exp. Pathol. u. Pharmakol. XVIII, 1884, p. 296.*

Aus langsam gefaultem Fleisch erhielt Sch. nach einer im Original nachzulesenden Methode schön ausgebildete Krystalle, die nach dem Umkrystallisiren aus Alkohol beinahe farblos erschienen und das Chlorhydrat einer organischen Base darstellten. Die wässerige Lösung dieser Krystalle verursachte bei einer Katze nach subcutaner Injection vorübergehende starke Salivation, etwas Dyspnoe und lebhafte Peristaltik. Sch. ist geneigt, diese Base für einen dem Muscarin physiologisch nahestehenden Körper, vielleicht für Neurin, zu halten.

3. Andere Ammoniumbasen.

Ich habe oben (Nr. 183) bereits erwähnt, dass Rabuteau viele Ammoniumbasen untersucht hat, und ich habe die curareartige Wirkung derselben hervorgehoben. Alle diese Substanzen haben aber zweitens, wie Schmiedeberg und Harnack bereits für einige nachwiesen, auch eine muscarinartige Wirkung, wenngleich dieselbe nicht bei allen stark ist.

865. ***A. Glause* und *B. Luchsinger*, zur Kenntniss der physiologischen Wirkungen einiger Ammoniumbasen. Fortschr. d. Med., 1884, p. 276.**

Gl. und L. wiesen eine muscarinartige Wirkung nach für Benzyltrimethylammonium, Tetramethylammonium, Neurin, Glyceryltrimethylammonium, Acetaltrimethylammonium, Aldehydtrimethylammonium und für Taurobetaïn. Brieger hatte letztere Substanz 1883 für ungiftig erklärt. Endlich wurde gezeigt, dass Schmiedeberg's Angabe, dass das Hexyltrimethylammonium nicht muscarinartig wirke, der Correction bedarf, indem nach den von Schmiedeberg gemachten Angaben sich überhaupt keine Ammoniumbase darstellen liess.

866. ***R. Boehm*, chemische Bestandtheile von Boletus luridus, Baumwollsamen- und Buchensamenpresskuchen. Sitzungsber. d. Ges. zur Beförd. d. gesammt. Nat.-Wissensch. zu Marburg, 1883, Nr. 1, p. 24; cf. Journ. f. prakt. Chemie N. F. Bd. 30, 1884, p. 37. Vergl. Arch. f. exp. Path. u. Pharm. XIX, 1885, p. 60 u. 87.**

Es wurde aus dem Boletus luridus und den Presskuchen von Baumwollsamen und Buchensamen eine organische Base gewonnen, deren Platinchloriddoppelsalz in der Krystallform mit dem Cholinplatinchlorid übereinstimmte. Neben diesem Alkaloid (Luridocholin) enthält Boletus luridus noch kleine Mengen einer giftigen Base, welche in ihren Wirkungen dem Muscarin gleichkommt. Durch Oxydation der drei gewonnenen Cholinbasen mit starker Salpetersäure wurden giftige Basen erhalten, welche die Wirkungen des Muscarins und Curares in sich vereinigten. Die Elementaranalyse der Platindoppelsalze zweier derselben (aus Boletus luridus und Baumwollsamenpresskuchen) ergab die Formel:

$$(C_5H_{14}NO_2HCl)_2 + PtCl_4 + 2H_2O.$$

Es sind daher die oxydirten Basen mit dem Muscarin wohl isomer, aber wegen der Curarewirkung nicht identisch.

867. *H. Silberstein, zur Kenntniss der Betaïne. Bericht der deutschen chem. Ges. XVII, 1884, p. 2660.*

868. *H. Ritthausen und F. Weger, über Betaïn aus Pressrückständen d. Baumwollensamen. Jour. f. prakt. Chem., Bd. 30, 1884, p. 32.*

Das Betaïn $C_5H_{11}NO_2+H_2O$, auch Trimethylglycin und Oxyneurin genannt, lässt sich am bequemsten aus der Melasse der Rüben darstellen in Gestalt grosser glänzender Krystalle, welche süsslich schmecken und leicht zerfliessen. Liebreich hat es zuerst als Oxyneurin erkannt. Es ist mit Muscarin isomer.

Bei R. und W.'s Versuchen gaben die Mutterlaugen der Melitose aus Baumwollensamen, in Alkohol gelöst, mit Platinchlorid Niederschläge, aus denen Betaïn isolirt werden konnte. Vielleicht ist dieses in den Samen nicht präformirt, sondern entsteht erst aus dem in den Samen enthaltenen Cholin, welches Böhm gefunden hat.

A. G. Pouchet hat 1883 aus faulenden organischen Massen, Fäces, Harn etc. basische Körper zu gewinnen gesucht, wobei er sich eines besonderen, von ihm angegebenen Verfahrens der Darstellung bediente, welches im Original nachzulesen ist.

Verfaulte Massen, nach dieser Methode behandelt, lieferten ein Gemenge flüchtiger Basen in dem nicht dialysirbaren Antheil; der dialysirbare gab in Wasser lösliche, aber in Alkoholäther unlösliche Doppelsalze. Genauer untersucht, zeigte sich das eine derselben schon in Alkohol, das andere erst in Aether unlöslich. Das in Alkohol unlösliche ergab die Formel $(C_7H_{18}N_2O_6-HCl)_2 PtCl_4$, das in Aether unlösliche dagegen $(C_5H_{12}N_2O_4-HCl)_2 PtCl_4$. Pouchet glaubt, dass sie den Oxybetaïnen nahe stehen. Aus den Doppelsalzen wurde die freie Base dargestellt. Die Formel der ersten ist $C_7H_{18}N_2O_6$, die der zweiten $C_5H_{12}N_2O_4$. Beide sind krystallinisch. Die wässerigen Lösungen derselben geben die allgemeinen Alkaloidreactionen. Sie sind sehr giftig. Frösche sterben darnach unter Lähmungserscheinungen. Das Herz soll dabei merkwürdigerweise nicht in Diastole, sondern in Systole stehen bleiben. Jedoch bedürfen diese Versuche durchaus der Wiederholung.

Wer sich über diesen Gegenstand weiter orientiren will, den verweise ich auf meine ausführlichen Zusammenstellungen über Ptomatine in Schmidt's Jahrbüchern, Bd. 191, p. 3; Bd. 195, p. 3 und 113; Bd. 201, p. 3; Bd. 204, p. 3 und 113.

XVII. Die Gruppe des Pilocarpins und Nicotins.

I. Pilocarpin.

a) Physiologisches.

Ich habe bereits sub Nr. 115 angeführt, dass Dolan bei Versuchen über den Einfluss des Pilocarpins auf die Milchsecretion festgestellt hat, dass dieses Alkaloid dieselbe nur für Augenblicke vermehrt. Die denselben Gegenstand betreffenden Versuche von Hammerbacher (Nr. 685) führten zu dem Resultate, dass Pilocarpin die Milchsecretion sogar herabsetzt.

Pellacani (Nr. 129) fand bei seinen Versuchen über den Einfluss von Giften auf die Harnblase, dass Pilocarpin den Blasendruck steigert.

Ueber die Einwirkung des Pilocarpins auf die Gallensecretion experimentirte 1883 Baldi. Er fand, dass Podophyllin, Rhabarber, Jalape, Natriumphosphat, Karlsbader Wasser und Pilocarpin die Gallensecretion von Hunden weder vermehren, noch vermindern.

869. ***Heinrich Paschkis,*** *über Cholagoga. Wiener med. Jahrb. 1884, Heft 2—3, p. 159.*

P. wiederholte die Versuche von Röhrig und Rutherford, und zwar bediente er sich dabei der Röhrig'schen Methode des Tropfenzählens. Auf Baldi's Versuche hat er keine Rücksicht genommen. P. fand, dass Crotonöl, Aloïn, Cathartinsäure, Podophyllin, Podophyllotoxin, Pilocarpin, Glycocholsäure, Taurocholsäure, Cholalsäure, Glycocoll, Taurin, Traubenzucker und Wasser selbst bei Injection in's Blut die Gallensecretion nicht wesentlich steigert.

Den Einfluss des Pilocarpins auf die Absonderung des Magensaftes untersuchte 1883 G. Santangelo la Seta und fand, dass dieselbe zunimmt.

Hinsichtlich des Einflusses des Pilocarpins auf die Secretion der Speicheldrüsen seien zunächst die interessanten Versuche von Masorini Ogata (1883) erwähnt. Danach bewirkt Pilocarpin eine Vermehrung der „Nebenkerne" des Pancreas und steigert die Zellerneuerung. Diese Wirkung tritt sehr bald nach der

Pilocarpineinführung ein, denn schon nach 2 Stunden ist dieser Process bis zur Bildung von „Nebenkernen" gediehen.

Nach 24 Stunden ist es bereits zur Bildung neuer Zellen gekommen, da dann die Nebenkerne verschwinden. Die Drüse erschöpft bei dieser Bildung ihren Vorrath an Material, aus welchem sie neue Zellen bilden kann.

870. ***Matilde Dessalles,*** *dell' albumina nella saliva e nella bile degli albuminurici. Rivista clinica 1884, giugno.*

1883 hat Semmola zur Stütze seiner Ansicht, dass die Albuminurie bei chronischem Morbus Brightii hämatogenen Ursprungs und die Nierenaffection erst das Secundäre sei, auf das constante Vorkommen von viel Serumalbumin in Speichel, Galle und Schweiss der Patienten mit chronischer Nephritis hingewiesen und betont, dass bei keiner anderen Krankheit weiter die genannten Secrete eiweisshaltig seien. D. wiederholte diese Versuche, da Semmola sich zur Gewinnung des Speichels des Pilocarpins bedient hatte und hierin eventuell eine Fehlerquelle liegen konnte.

In der That ergaben auch die Versuche, dass der Speichel von Nierenkranken, welcher nicht unter dem Einflusse von Pilocarpin gewonnen worden war, sich in Bezug auf den Eiweissgehalt genau so verhielt wie der gesunder Menschen, während umgekehrt sich durch Pilocarpineinspritzungen auch der Speichel gesunder Individuen stark eiweisshaltig machen liess.

b) Therapeutisches.

871. ***Sidney Thompson,*** *erysipelas treated with Jaborandi. The therap. Gaz. 1884, VIII, nov. p. 504.*

Th. hat seit Jahren seine Patienten mit Gesichtsrose einer externen Behandlung mit dem Fluidextractum Jaborandi unter Zusatz von Glycerin und Opium (!) unterworfen und gute Resultate erzielt. Er empfiehlt diese Behandlungsmethode sehr.

872. ***Da Costa,*** *acute erysipelas, remarkable result from pilocarpine. Philad. med. Times XV, 1884, Nr. 444, p. 151.*

Bei einem 32jährigen Feuerarbeiter mit Gesichtserysipel fiel nach 10 Milligramm Pilocarpin (subcutan?) die Temperatur, und mit dem Schweissausbruch ging die erysipelatöse Schwellung zurück. Da Costa wendet diese Behandlung seit fünf Jahren bei Erysipel an und hat immer gute Erfolge gesehen.

873. **T. Cawley Eager,** *a case of diabetes treated by pilocarpine. The Lancet 1884, II, 16 aug., p. 275.*

In einem Falle von Diabetes wurden ausser Fleischdiät dreimal täglich 3 Milligramm Pilocarpin verordnet (innerlich). Nach mehreren Monaten trat dabei Heilung ein.

874. **L. Curé,** *de la pilocarpine dans le traitement des épanchements pleurétiques. Gaz. méd. de Picardie 1884, II, p. 154.*

C. empfiehlt die Pilocarpinbehandlung frischer pleuritischer Ergüsse. Ganz dasselbe hat 1883 Hubert Lavrand (Pariser These) ausgesprochen, der das Mittel ausserdem noch nützlich fand bei frischen Nephritiden, bei Urämie, ja auch bei Gallensteinkolik.

875. **Thorn,** *zur Therapie der acuten Nephritis bei anhaltender Anurie. Berl. klin. Wochschr. 1884, Nr. 21, p. 324.*

In einem Falle von mehrtägiger vollständiger Anurie bei einem neunjährigen nephritischen Knaben wirkten Pilocarpin und warme Bäder vorzüglich.

876. **James Tyson,** *Jaborandi in kidney affections. New York. med. Record, 16 aug. 1884.*

Bei Nephritis erzielt man oft mit Jaborandi-Infusen recht gute Resultate. Wo sie per os nicht vertragen werden, kann man sie als Clysma appliciren. Bei urämischen Anfällen ist der Gebrauch des Pilocarpins sehr zu empfehlen.

877. **A. Le Franc,** *essai sur la crise sudorale et la médication sudorifique. 66 pp., 4°, Bordeaux 1884, Bonnet.*

Die Anregung der Schweisssecretion durch Pilocarpin und andere Mittel kann in manchen Fällen von Ascites, Urämie, Nephritis etc. momentan lebensrettend wirken.

878. **Beck,** *über Wirkungen und Anwendung von Pilocarpin bei Diphtheritis. Ugeskrift f. Laeger 4. Reihe, Bd. 9, 1884, p. 504.*

B. empfiehlt das Mittel, von welchem er wie 1883 P. Ramazzoti und viele andere Aerzte vor ihnen günstige Resultate bei Diphtheritis gesehen zu haben glaubt.

879. **G. Caro,** *la pilocarpina nelle mallattie oculari. Giorn. internaz. d. science med. 1884, p. 479.*

Das Pilocarpin scheint in der Augenheilkunde sich für immer einen Platz erobert zu haben, eine Ansicht, der auch Lavrand (siehe oben) beistimmt. Wegen den Indicationen ergeben die folgenden Berichte das Nöthige.

880. **D. Mc. Keown,** *a case of atrophy of the optic nerves treated by hypodermic injections of nitrate of pilocarpine. Brit. med. Journ. 1884, II, Nr. 1245, p. 905.*

Pilocarpin in Dosen von 6 Milligramm bis 3 Centigramm erwies sich in einem Falle von Opticusatrophie sehr nützlich.

881. **Th. v. Schroeder,** *über bleibende Folgeerscheinungen des Flimmerskotoms. Zehender's Monatsbl. f. Augenheilk. Oct. 1884,*

Ein 27jähriger Mensch, welcher seit 13 Jahren an Flimmerskotom litt, wurde bei einem neuen Anfalle, bei dem das Sehvermögen sehr herabgesetzt und Netzhautablösung eingetreten war, mit Druckverband, Rückenlage und Pilocarpininjectionen (10—20 Milligramm alle zwei Tage) behandelt. Nach 10 Injectionen war die Netzhautabhebung völlig geschwunden, und das Sehvermögen besserte sich, wenn auch langsam.

882. **Drausart,** *traitement du décollement de la rétine et de la myopie progressive par l'iridectomie, la sclerotomie et la pilocarpine: rapports cliniques et pathogéniques entre le décollement de la rétine, la myopie et le glaucome. Paris 1884, Chaix.*

883. **Rydel** *(Krakau), Therapie der Netzhautablösung. Przeglad lekarski 1884. Nr. 6–8.*

Pilocarpin wirkte in mehreren Fällen ganz ausgezeichnet bei Netzhautablösungen. Es wurde local eingeträufelt. In anderen wurde gleichzeitig die Sklera durchstochen und Druckverband angelegt.

884. **S. Moos,** *ein Fall von doppelseitiger Labyrinthaffection in Folge von Scharlach, günstig beeinflusst durch Pilocarpininjectionen. Ztschr. f. Ohrenheilk. XIII, 2–4, 1884.*

In zwei Fällen wandte M. die von Politzer empfohlenen subcutanen Pilocarpininjectionen bei frischen Labyrinthaffectionen an und sah gute Resultate. In einem dritten Falle war der Erfolg gleich Null.

885. **Dominicis,** *use of pilocarpine in pleurisy and peritonitis. New York med. Record, 31 may 1884.*

Pilocarpin subcutan und Jaborandiblätterthee innerlich erwiesen sich bei Pleuritis, Pleuropneumonie und Peritonitis exsudativa, selbst wenn die Fälle bereits chronisch waren, von ausgezeichneter Wirkung. D. nimmt an, dass die Herzthätigkeit unter der Einwirkung des Pilocarpins steigt und dass sowohl dadurch als durch die Anregung der Schweiss- und Speicheldrüsen Exsudate zum Schwinden gebracht werden.

886. ***John Tascher***, *jaborandi in infantile therapeutics. The therap. Gaz. VIII, jan. 1884, p. 36.*

T. hat bei fieberhaften und entzündlichen Krankheiten der Kinder vom Pilocarpin und dessen Präparaten stets gute Erfolge gesehen. Er schreibt dem Mittel eine direct antiphlogistische Wirkung zu. Bei Bronchitis und Pneumonie im ersten Stadium will er damit wahre Abortivcuren gemacht haben. Schnupfen und Erkältungen sollen dem Pilocarpingebrauche schnell weichen; bei Masern wird die Eruption des Exanthems begünstigt; bei Scharlachnephritis wird die Function der Niere unter dem Einfluss des Mittels zeitweilig von der Haut und den Speicheldrüsen übernommen. — Dass das Pilocarpin bei grossen Dosen das Herz gefährdet, weiss T. wohl.

887. ***Ch. Wesley Rook***, *jaborandi as a diaphoretic and galactagogue. The therap. Gaz. VIII, may, 1884, p. 222.*

R. sah bei puerperaler Albuminurie mit Oedemen und eclamptischen Krämpfen auf Pilocarpininjectionen hin mehrmals die bedrohlichen Erscheinungen rasch schwinden.

Bei einer Wöchnerin, wo es an Milch fehlte, kam es nach einer Pilocarpininjection rasch zu Schweiss und zum Anschwellen der Mammae. Das Kind trank und fing sofort an ebenfalls zu schwitzen.

F. A. O'Brien (ibid.) empfiehlt das Pilocarpin bei Morbus Brightii. Er nimmt eine specifische Wirkung desselben auf das Nierenparenchym an.

2. Nicotin.

888. ***Zulinski***, *über den Einfluss des Tabakrauches auf den menschlichen und thierischen Organismus. Przeglad lekarski Nr. 1—11, 1884; Petersburger med. Wochschr. 1884, Nr. 36, p. 376.*

Gestützt auf sehr viele Experimente an Thieren und Menschen kommt Z. zu dem Resultate, dass der Tabakrauch enorm giftig ist, dass diese Giftigkeit aber nicht vom Nicotingehalt abhängig ist, sondern von der Art des Rauchens. Am giftigsten sind Cigarren, dann kommen Cigaretten, dann Pfeifen und zuletzt Wasserpfeifen. Die Giftigkeit beruht auf Picolinbasen, Collidin, Blausäure und Kohlenoxyd.

889. ***R. Kissling***, *zur Chemie des Tabaks. Chemiker-Zeitung 1884, Nr. 5, 7, 8, 11 u. 12.*

Die von K. gegebenen Aschenanalysen zeigen von neuem den ungeheuren Reichthum der Tabaksblätter an Mineralstoffen überhaupt und an Kali und Kalk im Besonderen. An organischen Bestandtheilen wurden gefunden Cellulose, Pectinstoffe, Eiweiss, Farbstoffe, Fett, resp. Wachs, Harze, Nicotin, Aepfelsäure, Citronensäure, Oxalsäure, Essigsäure etc. Ob in den Tabaksblättern Nicotianin oder Tabakskampher vorkommt, lässt K. unentschieden. Der Nicotingehalt des Tabaks von Maryland, Carmen, Ambalema und Ohio geht selten über 2 Procent hinaus; der Tabak von Kentucky und Virginia hingegen enthält nur ausnahmsweise weniger als 4 Procent. Im Havannatabak wurden 2—3 Procent Nicotin gefunden.

Der Hauptzweck der Fermentation des Tabaks ist die Zerstörung gewisser, bei Verbrennen einen üblen Geruch entwickelnden organischen Stickstoffverbindungen, mit welcher Zerstörung die Erzeugung von noch nicht näher untersuchten aromatisch riechenden Substanzen Hand in Hand geht. Im Wesentlichen ist die Fermentation als eine Oxydation aufzufassen; unter beträchtlicher Temperaturerhöhung findet eine reichliche Entwicklung von Kohlensäure, eine Zerstörung des Chlorophylls, eine Umwandlung von eiweissartigen Körpern in Salpetersäure sowie eine nicht unerhebliche Verflüchtigung von Nicotin statt.

Die Glimmfähigkeit des Tabaks beruht nicht nur auf einem Gehalte an Salpeter, sondern auch an Kaliumsalzen organischer Säuren.

Die Zusammensetzung des Tabakrauches ist eine viel complicirtere als die des Tabaks selbst. Der Werth des Tabaks als Genussmittel beruht nicht nur auf seinem Nicotingehalt, sondern noch uuf anderen Substanzen; die Giftigkeit des Tabaks schiebt K. dagegen lediglich auf das Nicotin und nicht auf den Gehalt des Rauches an Pyridinbasen. Von dem Nicotin der Cigarre wird durch den Rauchprocess nur ein kleiner Theil zerstört; ein relativ grosser geht in den Rauch selbst über und zwar hängt letzterer davon ab, wie weit die Cigarre aufgeraucht ist. Der Nicotingehalt des nicht verrauchten Theiles einer Cigarre steht im umgekehrten Verhältniss zur Länge des Cigarrenrestes.

890. *Arrigo Tamassia, über einige Momente bei der acuten Nicotinvergiftung. Friedreich's Blätter f. ger. Med. Bd. 35, 1884, p. 226 (nach Rivista sperim. di medicina legale).*

Bei subcutaner Injection tödtlicher Dosen von Nicotin an Kaninchen und Hunden kommt es zu Temperaturabfall, Muskelzittern, Schwachwerden der Respiration und des Pulses und allgemeiner Depression, die schnell in Tod übergeht. Bei der Section findet man an den Injectionsstellen ausgebreitete entzündliche Erscheinungen, auch Blutergüsse, die Lunge hyperämisch, ja hämorrhagisch, Gehirn und Abdominalorgane in leichtem Congestivzustand.

891. **Artigalas,** *des troubles fonctionnels de la circulation dus à l'influence du tabac chez les ouvrières des manufactures. Revue sanitaire de Bordeaux et du Sud-Ouest 1884, Nr. 6, p. 47, 25 févr.*

Bei einigen Arbeitern in Tabaksmanufacturen kam es zu wahren intermittences cardiaques ohne sonstige anatomische Veränderungen.

892. **W. A. Alcott,** *tobacco; its effect on the human system, physical, intellectual and moral. New edition, with notes and additions by N. Sizer. New York 1884, 149 pp.*

893. **F. A. Bierbaum,** *der Tabak. Centrlbl. f. allg. Gesundheitspflege 1884, p. 332.*

894. **D. A. Brown,** *tobacco; its uses and abuses. Atlantic J. M., Richmond, 1883—84, I, p. 629, 667 u. 815.*

895. **E. O. Otis,** *the use of tobacco by boys. Boston med. and surg. Journ. 1884, p. 99 und 101.*

896. **Vallin,** *sur quelques accidents causés par le tabac. Annales d'hygiène publique [3 S.] XI, février 1884, p. 188.*

897. **X. Galezowski,** *influence de l'abus du tabac. Annales d'hygiène publique [3 S.] XI, 1884, janvier, p. 47; cf.: Revue d'hyg. V, Nr. 12, déc. 1883.*

Unter 18.000 Patienten fand G. in seiner Praxis 21 Fälle von reiner Amblyopia nicotinica, während in 130 weiteren Fällen an der Amblyopie mehr der Alkohol als der Tabak schuld war. Die Betreffenden rauchten 20—80 Gramm Tabak oder 8—10 Cigarren pro Tag und brachten den grössten Theil des Tages in Räumen zu, wo geraucht wurde. Einen solchen Aufenthalt hält G. für schwache Individuen für ebenso schädlich als das Rauchen selbst. Charakteristisch für die Nicotinamblyopie ist nach G. die enge Pupille, sowie centrales Skotom. Bei doppelseitigem Skotom ist stets der Farbensinn sehr abgeschwächt. Ophthalmoskopisch fällt die Enge der Gefässe und die Blässe der Papille auf.

Die Prognose ist günstig. Sehnervenatrophie kommt nur verschwindend selten vor. Die Heilung der Krankheit erfordert übrigens nicht nur, dass Patient selbst nicht raucht, sondern er muss auch Locale meiden, wo andere Menschen rauchen.

Ich habe Kinder von Cigarrenmachern lediglich dadurch an schwerster Nicotinvergiftung erkranken sehen, dass sie in den Räumen schliefen, wo die Eltern die Tabaksblätter verarbeiteten.

898. **M. Treymann,** *zur chronischen Nicotinvergiftung. Berl. klin. Wochschr. 1884, Nr. 43, p. 687.*

An sich selbst nahm Fr. als Folgen chronischer Nicotinvergiftung folgende Erscheinungen wahr: Schmerz im Epigastrium, Uebelkeit, Brechen Morgens, Appetitmangel, vasomotorischen Schnupfen, vorübergehende Erytheme, Hautjucken, trübe Stimmung, Schlaflosigkeit, krampfhafte Affectionen des Respirations- und Circulationsapparates, des Darmes und der Blase.

899. **Evers,** *Einige Bemerkungen zu dem Artikel: „Zur chronischen Nicotinvergiftung" von M. Treymann. Berl. klin. Wochschr. 1884, p. 787.*

900. **J. Hutchinson,** *extract from a clinical lecture on tobacco poisoning. Med. Times and Gaz. 1884, p. 40.*

901. **Ch. Shears,** *tobacco amblyopia. Brit. med. Journ. 21 june 1884, p. 1199.*

Sh. hat Gelegenheit gehabt, in der Augenklinik zu Liverpool in einem Zeitraume von zehn Monaten vierzig exquisite Fälle von Tabaksamblyopie zu beobachten. Die Diagnose wurde nur dann gestellt, wenn der betreffende Patient ein excessiver Raucher war, wenn ferner die Abnahme der Sehkraft eine rapide und hochgradige war, und wenn bei sonst normalen Augen ophthalmoskopisch keine Veränderung oder nur eine Verfärbung der Papille in's Weissliche oder Röthliche vorlag; ausgesprochene Atrophie war keinmal zu constatiren, ebensowenig Fehlen des Kniephänomens, wohl aber oft centrales Skotom. Der Verlauf war ein günstiger, indem alle Patienten, welche das Rauchen sehr einschränkten, genasen. Die Anwendung von Strychnin war ohne Nutzen.

902. **Pécholier,** *note sur les effets antizymasiques du tabac. Montpellier méd. 1883, I, p. 403; Montpellier 1884, Boehm et fils, 12 pp.*

903. **L. Czarkowski,** *ein Fall von Tetanus traumaticus, geheilt durch ein Tabaksklystier. Sep.-Abdr. aus Gazeta lekarska. Warschau 1884.*

904. **Burton**, *tobacco as an antidote in strychnia poisoning. Philad. med. Times XIV, 1884, p. 407.*

Eine Frau, welche aus Versehen Strychnin genommen hatte, bekam Tetanus und Opisthotonus. Sie erhielt sofort ein Brechmittel und nachdem dies gewirkt hatte, ein Tabaksinfus. 10 Minuten darauf liessen die Krampfanfälle nach und es erfolgte neues Brechen. Auf eine Dose desselben Infuses wurden die Anfälle noch schwächer. Schliesslich erbrach sie auch ohne dieses, war jetzt aber frei von Vergiftungserscheinungen von Seiten des Strychnins.

905. **Attfield**, *The occurence of sugar in tobacco. The Pharmac. Journ. and Trans. 1884, p. 541 u. 560.*

Im Tabak ist eine neue Zuckerart, Tabacose genannt, enthalten.

906. **Emil Scheffer**, *The estimation of nicotine. Americ. Journ. of Pharmacy, oct. 1884, p. 497.*

Sch. fand, dass bei der Nicotinbestimmung nach Dragendorff für je 1 cc. der Mayer'schen Lösung 8·1 Milligramm Nicotin zu berechnen sind, während Dragendorff die Hälfte angibt.

3. Cannabinin.

907. **Warden and Waddel**, *The active principle of indian hemp. Nach the Indian med. Gaz. 1884 referirt in the Pharmac. Journ. and Trans. XV, 17 jan. 1885, p. 574.*

1876 wiesen Dragendorff und Preobraschensky in den Blättern von Cannabis sativa ein flüchtiges Alkaloid nach, welches sie für Nicotin ansprechen zu dürfen glaubten. 1881 wurde diese Base von L. Siebold und T. Bradbury genauer untersucht und festgestellt, dass sie zwar dem Nicotin sehr ähnlich, aber damit nicht identisch ist. Sie wird daher Cannabinin genannt. In den vielen seit dieser Zeit erschienenen medicinischen Publicationen über Haschischpräparate findet sich über die Wirkung dieses Alkaloides, welches mit dem Glycosid Cannabin absolut nichts gemein hat, auch nicht ein Wort, und ich möchte gerade dadurch, dass ich auf diesen Gegenstand aufmerksam mache, zu Versuchen darüber anregen. Warden und Waddel vermochten zwar das Alkaloid darzustellen, erklären es aber nach einigen ungenügenden Versuchen an einer Katze für unwirksam.

Wegen der übrigen Stoffe im indischen Hanf siehe Nr. 280—285.

4. Hymenodictyonin.

908. ***W. A. H. Naylor,*** *Hymenodictyon excelsum and its alkaloid. The Pharm. Journ. and Trans. XIV, p. 311 und XV, p. 195, 1884.*

N. fand, dass der ätherische Auszug von Hymenodictyum beim Verdunsten Krystalle einer Base absetzt, die sich leicht reinigen lassen.

Das auf diese Weise erhaltene Alkaloid, welches N. Hymenodictyonin nennt, besitzt die Formel $C_{23}H_{40}N_2$ und ist als eine tertiäre Diaminbase und als ein Homologes des Nicotins aufzufassen. Die Diäthyljodidverbindung desselben wurde eingehend studirt. Die Drogue wird als Tonicum und Febrifugum bei den Hindus angewendet, und das Alkaloid verdient gleichfalls daraufhin untersucht zu werden.

5. Piturin.

Wahrscheinlich ebenfalls hierhergehörig ist eine Drogue, welche unter dem Namen Pituri aus Australien zu uns kommt und von der dort einheimischen, von F. v. Müller benannten Duboisia Hopwoodii stammt. Die Blätter dieser Pflanze werden von den Eingebornen an Stelle von Tabak gekaut und in besonderen kleinen Taschen, den Pituritaschen, auf Reisen mit umhergeführt. v. Müller fand in den Blättern ein flüchtiges Alkaloid, Piturin genannt, und Petit erklärte es geradezu für identisch mit Nicotin, was nach S. Ringer und W. Murrell aber unrichtig ist.

6. Cynara Scolymus.

Von der wahren Artischocke (Cynara Scolymus L.) waren die intensiv bitteren Blätter als Diureticum bei Hydrops schon längst officinell und in hohem Ansehen. Später empfahlen die Engländer und besonders Copeman in Norwich das Mittel bei rheumatischem Fieber zur Anregung der Schweisssecretion.

909. ***Louis Lewis,*** *Cynara in rheumatism. The med. World II, 1884, Nr. 7, p. 120.*

L. empfiehlt die Tinctur und das Decoct der Blätter, letzteres zu Umschlägen, erstere in Theelöffeldosen innerlich bei Rheumatismus mit Schmerzen und Fieber. Die Wirkung besteht darin, dass die Schmerzen nachlassen, die Schweiss- und Harnsecretion steigt und die Temperatur auf die Norm sinkt. Vielleicht kann, so meint L., auch Cynara cardumcellus in derselben Weise angewandt werden. Er meint damit offenbar Cynara Carduneulus L., die spanische Artischocke. Diese liefert Blüthen, die noch jetzt in Spanien officinell sind, nebenbei übrigens auch als Lab bei der Molkenbereitung benutzt werden.

7. Viburnum prunifolium.

Viburnum prunifolium L. = black haw, ist eine nordamerikanische Pflanze, welche essbare Beeren liefert. Als Mittel bei Wassersucht sind seit alten Zeiten mehrere Viburnumarten im Gebrauch, so Viburnum Tinus L. und Viburnum Opulus L.

910. ***W. B. Ketner,*** *black haw in vomiting of pregnancy. The therap. Gaz. VIII, 1884, july, p. 311.*

Dosen von 30 Tropfen des Fluidextracts der Wurzelrinde stündlich heilten schon nach wenigen Stunden ein sehr hartnäckiges Erbrechen bei einer Gravida. Ob K. sich die Wirkung des doch eher Brechen erregenden Mittels auf homöopathischem Wege zu Stande gekommen denkt, ist nicht gesagt.

8. Boldoglycosid.

Boldoa fragrans Gay = Peumus Boldus Mol., ist der Name eines in Chili einheimischen, immergrünen, zu den Monimiaceen gehörigen Strauches mit pfefferminzartig schmeckenden und riechenden Blättern, welche als Folia Boldo in den Handel kommen. Bei den Einheimischen wird eine Tinctur und ein Extract daraus bereitet, die nach alter Anschauung ihre Wirksamkeit einem Alkaloide und einem ätherischen Oele verdanken sollen.

911. ***P. Chapoteaut,*** *über ein Glycosid aus Boldo. Compt. rend. de l'acad. d. sc. T. 98, p. 1052, 28 avril 1884.*

Aus den Blättern der Boldoa fragans haben Bourgoigne und Verne 1874 ein Alkaloid extrahirt, welches sie Boldin nannten. Dieses Alkaloid existirt in der That, aber seine physiologischen Wirkungen sind so schwach, und die Blätter des Boldo enthalten so wenig davon, dass Ch. die physiologische Wirkung der Pflanze einer anderen Substanz zuschreiben zu müssen glaubt. 1880 fand nun weiter Hanausek in Boldo ein ätherisches Oel; aber auch diesem schreibt Ch. die Wirksamkeit der Drogue nicht zu, sondern einer dritten Substanz. Diese lässt sich mit Wasserdämpfen wie das Oel destilliren. Aus 1 Kilogramm Blättern erhielt er ungefähr 3 Gramm Substanz. Die Analyse ergab die

Formel $C_{30}H_{52}O_8$. Der Körper gehört den Glycosiden an, denn mit sehr verdünnter Salzsäure erhitzt, spaltet er sich in Glykose, Methylchlorid und einen in Alkohol und Benzin löslichen, in Wasser aber unlöslichen, syrupartigen Körper von der Zusammensetzung $C_{19}H_{28}O_3$.

Ueber die physiologische Wirkung des Glycosids hat Laborde Versuche an Meerschweinchen und Hunden angestellt, nach welchen die Wirkung der des Pilocarpins in vielen Beziehungen ähnlich ist und kurz als Hypersecretion aller Drüsen bezeichnet werden kann. Nebenbei kommt es, namentlich wenn die Injection nicht subcutan, sondern stomachal gemacht worden ist, zu einer psychischen Depression, die bis zu vollständigem Schlaf sich steigern kann.

912. **Boldo.** *The Lancet 1884, I, p. 33.*

Auch bei Entzündungen des Urogenitaltractus wird das Mittel empfohlen, da es theilweise in den Harn übergeht.

913. **G. V. R. Merrill,** *boldo. The therap. Gaz. VIII, 1884, nov. p. 502.*

M. hat 30 Fälle von Dyspepsie mit einem von Parke, Davis & Comp. gelieferten Boldopräparat behandelt und fast ausnahmslos schnelle Besserung erzielt. Belegte Zunge, Anorexie, Verstopfung, Flatulenz, Leberstörungen und Leibschmerzen hörten danach bald für lange Zeit auf.

XVIII. Die Gruppe des Coniins.

I. Pyridinbasen.

Den Uebergang von der Gruppe des Pilocarpins und Nicotins zu der des Coniins bilden die Pyridinbasen. Zum besseren Verständniss der chemischen Verhältnisse sei hier bemerkt, dass man eine grosse Menge basischer Körper von bedeutender Activität auf den Thierkörper von zwei im Steinkohlentheer vorkommenden Grundsubstanzen, vom Pyridin und Chinolin, ableitet.

914. **A. Ladenburg,** *über die Synthese der Pyridin- u. Piperidinbasen. Compt. rend. de l'acad. des sc. T. 98, p. 516, 25 févr. 1884.*

915. ***Samuel P. Sadtler,*** *recent studies on the constitution of the alkaloids. The Pharmac. Journ. and Trans. 19 april 1884, p. 843.*

Zur Pyridinreihe gehört das Pyridin C_5H_5N, das Methylpyridin oder Pikolin $C_5H_4N(CH_3)$, Dimethylpyridin oder Lutidin $(C_5H_3N)(CH_3)_2$ und Trimethylpyridin oder Collidin $C_5H_2N(CH_3)_3$. Alle diese Körper finden sich im Dippel'schen Oel und im Steinkohlentheer.

Zur Chinolinreihe gehören Chinolin C_9H_7N, Methylchinolin oder Lepidin $C_{10}H_9N$ und Dimethylchinolin oder Cryptidin $C_{11}H_{11}N$.

Pyridin und Chinolin verhalten sich zu einander wie Benzol und Naphthalin. Das Pyridin ist Benzol, in welchem ein CH durch N ersetzt ist. Ladenburg ist es gelungen, Benzol aus Pyridin darzustellen.

Man weiss jetzt, dass die Formel des Coniins $C_8H_{16}NH$ ist. Man kann daraus ein Methylconiin und ein Dimethylconiin darstellen. Durch Oxydation kann man daraus Pyridincarbonsäure darstellen, wodurch sein Zusammenhang mit der Pyridinreihe festgestellt ist.

Eine dem Coniin homologe Zusammensetzung hat das Piperidin $C_5H_{11}N$, ein Derivat des Piperins. Auch das Piperidin ist als Pyridinderivat erkannt worden, und zwar ist es wahrscheinlich abgeleitet vom Propylpyridin. Lässt man Nicotindämpfe durch ein rothglühendes Eisenrohr streichen, so erhält man Collidin, Pyridin, Pikolin und Lutidin. Mit Bromwasser erhitzt, liefert es Pyridin. Seine alkoholische Lösung mit rothem Blutlaugensalz behandelt, liefert als Oxydationsproduct Dipyridin $C_{10}H_{10}N_2$. Chromsäure und übermangansaures Kali oxydiren es zu Nicotinsäure $C_6H_5NO_2$, welche mit der Pyridincarbonsäure $C_5H_4N.CO.OH$ identisch ist und die, über Kalk destillirt, Pyridin gibt.

Morphin über Zinkstaub destillirt, liefert Pyridin, Chinolin, Phenanthren, Trimethylamin etc.

Narcotin[1]) mit Mangandioxyd und Schwefelsäure erhitzt, wird unter Oxydation gespalten in Opiansäure $C_{10}H_{10}O_5$ und Cotarnin $C_{12}H_{13}NO_3$. Letzteres lässt sich durch Oxydation weiter in

---

[1]) Vergl. darüber auch die Mittheilungen von David Brown Dott, the Pharmac. Journ. and Trans. 1884, p. 581 und 641.

Apophyllensäure $C_8H_7NO_4$ und diese durch Erhitzen mit Salzsäure in Pyridindicarbonsäure $C_5H_3N(CO.OH)_2$ umwandeln.

Bei Behandlung der Meconsäure $C_7H_4O_7$ mit Ammoniak entsteht Comenaminsäure und daraus beim Erhitzen mit Zinkstaub Pyridin.

Beim Chinin, Cinchonin und Chinidin ist es ebenfalls leicht, einen Zusammenhang mit der Pyridin- und Chinolinreihe nachzuweisen.

Strychnin liefert beim Destilliren über Aetzkali Chinolin; Brucin ebenso behandelt, liefert Chinolin, Lutidin und zwei isomere Collidine.

Der Zusammenhang des Atropins und der Tropeïne überhaupt mit Tropin $C_8H_{15}NO$ ist schon bei Homatropin erwähnt. Tropin mit concentrirter Salzsäure erhitzt, liefert unter Wasserabspaltung Tropidin $C_8H_{13}N$, eine flüssige Base von coniinartigem Geruche. Wird diese mit Brom erhitzt, so entsteht Dibrompyridin.

Kocht man Piperin, das Alkaloid des Pfeffers, mit alkoholischer Kalilauge, so wird es unter Wasserabspaltung zu Piperinsäure $C_{12}H_{10}O_4$ und Piperidin $C_5H_{11}N$. Letzteres ist ein Wasserstoffadditionsproduct des Pyridins. Beim Erhitzen mit concentrirter Schwefelsäure entsteht demgemäss Pyridin.

Durch Einwirkung von Natrium auf Pyridin entsteht Dipyridyl $= C_{10}H_8N_2$, und dieses nimmt unter dem Einflusse von nascirendem Wasserstoffe sechs Atome Wasserstoff auf und wird zu Isonicotin $C_{10}H_{14}N_2$, einem Isomeren des Nicotins.

916. **A. Ladenburg**, *über synthetische Pyridin- und Piperidinbasen. Berl. chem. Ber. XVII, 1884, p. 772.*

Unter Anderem hat L. mehrere Propylpyridine dargestellt. Das zweite derselben hat denselben Siedepunkt wie Coniin, bildet ein schönes salzsaures krystallisirbares Salz und ist sehr giftig.

Falck fand, dass durch dasselbe wie durch Coniin die motorischen Nerven curareartig afficirt werden, während die Muskelerregbarkeit sich nicht ändert.

Die neue Substanz ist übrigens nicht identisch mit dem Coniin, denn sie ist optisch inactiv, während jenes rechts drehend ist; sie liefert ferner ein schwerlösliches Platindoppelsalz, während das des Coniin leichtlöslich ist.

917. ***Oechsner de Coninck*** *et* ***Pinet,*** *action physiologique de la lutidine du goudron de l'houille; deuxième note. Compt. rend. de la soc. de biologie 1884, Nr. 6.*

O. und P. haben zunächst über die Wirkung des Steinkohlentheers in toto und dann über die seiner Componenten Versuche angestellt.

Beim Einathmen des Dampfes des Theers bekamen die Autoren ein kratzendes Gefühl in der Kehle, sowie bald darauf Schwere und Schmerz im Kopfe. Bei Fröschen fanden sie nach Subcutaninjection des Theers starke locale Reizungserscheinungen, denen bald complete Paralyse und Abschwächung der directen Muskelerregbarkeit folgte. Das Herz zog sich halbsystolisch zusammen und hörte bald ganz zu schlagen auf. Nach Application von reinem Lutidin trat bei Hunden Zittern und Salivation ein, und es liess sich zeigen, dass beide Erscheinungen in centralen Vorgängen ihren Grund hatten. Bei Fröschen trat zunächst eine centrale, dann auch eine periphere Lähmung ein. Das Herz blieb in Systole stehen.

918. ***Oechsner de Coninck,*** *über die Constitution der Pyridinbasen von Brucin. Bull. Par. 42, 100, 20. Juli 1884.*

Nachdem Oe. mittelst eines neuen Verfahrens die Existenz zweier Lutidine in dem rohen Chinolin, welches aus Brucin erhalten wurde, dargethan hatte, versuchte er die Constitution dieser beiden Isomeren festzustellen und fand, dass zwischen der Homonicotianinsäure und der Cinchomeronsäure dieselbe Relation besteht wie zwischen den Toluylsäuren und den Phtalsäuren.

919. ***Oechsner de Coninck,*** *Synthese der Pyridinhydrüre. Compt. rend. de l'acad. d. sc. T. 98, p. 1438, 9. Juni 1884.*

Oe. hat versucht, die Synthese der Pyridinhydrüre zu bewirken, indem er von dem β-Lutidin und β-Collidin (Siedepunkt 196^0) aus Cinchonin und Brucin ausging. Unter besonderen Bedingungen erhielt er das Hexahydrür des β-Lutidins von Brucin, welches Wischnegradsky durch Hydrogenisiren des β-Lutidins von Cinchonin erhalten hatte. Eine kleine Quantität konnte analysirt werden und ergab die Zusammensetzung des Coniins.

Die Constitution dieser Base scheint durch die Formel $C_5H_9(C_2H_5)N(CH_3)$ ausgedrückt werden zu müssen; sie ist isomer, aber nicht identisch mit dem Coniin, denn nach den Untersuchungen von Hofmann ist das Coniin das Hexahydrür eines Propylpyridins (Oe. schreibt irrthümlich statt Coniin Cicutin).

2. Conyrin.

920. ***A. W. Hofmann****, zur Kenntniss des Conyrins. Berl. chem. Ber. XVII, 1884, p. 825.*

H. hat aus dem Coniin eine neue wasserstoffärmere Base dargestellt, welche chemisch zum Coniin in derselben Beziehung steht wie das Pyridin zu dem Piperidin und daher den Namen Conyrin erhalten hat.

Das Conyrin ist eine farblose Flüssigkeit von prachtvoller, hellblauer Fluorescenz und eigenthümlichem pyridinartigen Geruche. Seine Salze sind sehr leicht löslich. Oxydirt man es mit Kaliumpermanganat, so entsteht eine Pyridincarbonsäure. Eine andere Pyridincarbonsäure (Nicotinsäure) wurde von Laiblin aus dem Nicotin dargestellt. Eine von Weidel durch Oxydation von Picolin gewonnene Pyridincarbonsäure ist mit der aus Conyrin gewonnenen dagegen identisch. Aus den über diese Säure gemachten Untersuchungen geht mit grosser Wahrscheinlichkeit hervor, dass das Conyrin Ortho-propyl-pyridin und das Coniin Ortho-propyl-piperidin oder sechsfach hydrirtes Ortho-propylpyridin ist.

Es gelang aus dem Conyrin das Coniin zu regeneriren. Das regenerirte erwies sich nach Untersuchungen von Kronecker ebenso giftig als das ursprüngliche Coniin. Beide erzeugten an Kaninchen in gleicher Dose Krämpfe, Athemnoth, Vaguslähmung, Herzstillstand.

Die physiologische Untersuchung des Conyrins ergab Folgendes:

Bei Fröschen bewirkten Dosen von 10 Milligramm Anästhesie ohne Beeinträchtigung der Beweglichkeit und ohne Krämpfe. Bei einem Kaninchen waren Dosen von 0·1 Gramm Conyrin, subcutan applicirt, erfolglos; bei 0·3 Gramm trat Herabsetzung der Sensibilität, Narcose und Tod ein.

Durch die Ueberführung von Propylpyridin in Coniin ist die Synthese des letzteren der Verwirklichung sehr nahe gebracht. Es bedarf jetzt nur noch der Ueberführung von Pyridin in Ortho-propyl-pyridin, was bald gelungen sein wird.

3. Paraconiin.

Erhitzt man Butylaldehyd mit alkoholischer Ammoniaklösung, so entsteht Paraconiin, ein Alkaloid, welches mit dem Coniin isomer ist, aber sich in der physiologischen Wirkung wesentlich von ihm unterscheidet.

4. Coniin.

Während die nahe Beziehung des Piperidins zum Pyridin schon seit Jahren bekannt ist, fällt der Nachweis der Verwandtschaft des dem Piperidin homologen Coniins mit dem Pyridin erst in die neuere Zeit.

921. ***C. Schotten** und **J. Baum**, ein neues Oxydationsproduct des Coniins. Ber. d. deutsch. chem. Ges. XVII, 1884, p. 2548.*

922. ***H. O. Święcicki**, über Coniin. Gaz. lekarska 1884, p. 463.*

Was die physiologischen Wirkungen des Coniins anlangt, so sind in neuerer Zeit namentlich zwei Ansichten vertreten worden. Nach der einen 1883 von W. Fliess vertheidigten, aber bereits 1856 von Kölliker aufgestellten, wirkt das Coniin curareartig lähmend auf die Enden der motorischen Nerven. Nach der anderen, 1883 z. B. von J. G. Kiernan vertretenen, wirkt es nicht auf die Peripherie, sondern es lähmt die motorischen Centren des Grosshirns und ist daher indicirt bei acuter Manie, Epilepsie etc.

923. ***R. N. Wolfenden**, epilepsy treated with hydrobromate of conia. Practitioner 1884, XXXII, june, p. 431.*

Bei sieben Fällen von Epilepsie schien das Mittel zu nützen.

924. ***R. C. Newton**, on conium in malarial diseases. Med. record. 1884, p. 63.*

5. Bromconicin.

925. ***W. Olderogue**, über die physiologische Wirkung des Bromconicins. Inaug.-Dissert. Petersburg 1884.*

6. Sparteïn.

926. ***O. Bernheimer**, Studien über das Sparteïn. Gazz. chim. ital. XIII, p. 451, und Ber. d. deutsch. chem. Ges. XVII, 1884, p. 141.*

Untersucht wurden die Oxydationsproducte und die Jodderivate des Sparteïns. Bei der Oxydation mit Kali hypermanganicum entsteht Pyridinmonocarbonsäure $C_5H_4N.CO.OH$.

927. ***Alfred T. Brett,*** *poisonous effects of the spanish broom. Lancet 1884, 11 oct., II, p. 668.*

Spanish broom = Spartium junceum L., der spanische Ginster, ist eine im mittleren und südlichen Europa einheimische Leguminose, die im Alterthum ihrer arzneilichen Kräfte wegen in höchstem Ansehen stand. Alle Theile derselben, besonders die blühenden Spitzen und Samen (herba et semen Genistae hispanicae vel junceae) schmecken bitter und wirken diuretisch und emetisch-purgirend. Mehrfach hat man diese Drogue neuerdings wieder gegen Wassersucht empfohlen. Ob dieselbe wie Spartium scoparium L. Sparteïn und Scoparin enthält, ist nicht festgestellt, aber sehr wahrscheinlich.

Eine alte Frau, welche Summitates et semina Spartii juncei als Thee gekocht und getrunken hatte, fing heftig an zu schwitzen, konnte nicht mehr recht sehen und machte den Eindruck einer Trunkenen. Dann fing sie auch noch an zu brechen und dieser Zustand hielt 24 Stunden an. Nach drei Tagen völlige Herstellung. Attfield setzt hinzu, dass das Mittel in kleinen Dosen als Diureticum und in grossen als Emeticum und Purgans in England bekannt sei. Das Sparteïn ist von Harnack der Gruppe des Coniins eingefügt worden; nach obigen Vergiftungserscheinungen sollte man den spanischen Ginster viel eher in die Pilocarpingruppe einreihen. Dasselbe gilt von der folgenden Pflanze.

7. Lobelin.

928. ***Poisoning by Lobelia.*** *The Lancet 1884, I, p. 265.*

Lobelia inflata L., von den Amerikanern als indischer Tabak bezeichnet, ist in Virginien und Canada heimisch und liefert die als Folia Lobeliae bekannte Drogue. Sie wirkt diaphoretisch, antiasthmatisch und expectorirend und ist ein in England und Amerika sehr beliebtes Arzneimittel. Ueber das daraus darstellbare Lobelin liegen Versuche von J. Ott vor, nach welchen dasselbe die peripheren Vasomotoren erregt und dadurch den Blutdruck erhöht. Ein in Amerika viel gebrauchtes Resinoid Lobelin ist damit nicht identisch. In dem oben citirten Artikel der Lancet wird besonders auf die Giftigkeit der Blätter der Lobelie hingewiesen.

XIX. Die Gruppe des Physostigmins.

a) Physiologisches.

Da die Calabarbohne ausser dem Physostigmin nach Harnack und Witkowski noch ein anderes, strychninartig wirkendes Alkaloid enthält, muss vom Gebrauche des in England und Amerika noch immer sehr üblichen Calabarextractes entschieden abgerathen werden. Von den Salzen des Physostigmins eignet sich zur Anwendung am besten das citronensaure, dann kommt das salicylsaure und am wenigsten empfehlenswerth ist das schwefelsaure (Eserinum sulfuricum).

929. *Klemm, über Eserin-Wirkung bei der Kolik der Pferde. Bad. thierärztl. Mittheilungen 1884, Nr. III; Fortschritte der Med. 1884, II, Nr. 24, p. 823.*

Nach Friedberger (1883) sieht man erst nach Dosen von 100 Milligramm Physostigmin bei Pferden durchschlagenden Erfolg auf den Darm. Bei einem mageren Thiere trat nach Subcutanapplication dieser Dose Unruhe ein; die Bulbi schienen aus den Augenhöhlen hervortreten zu wollen, die episcleralen Gefässe füllten sich stärker, und das Athmen geschah beschleunigter und angestrengter. Am Hintertheil trat starkes Muskelzittern ein, und zugleich wurden immer lebhaftere Darmgeräusche bemerkbar. Alsdann folgte sehr starker Kothabgang, erst fest, dann flüssig. Pupillenverengerung trat nicht ein. Nach $1^1/_2$ Stunden war das Thier wieder normaler, aber für mehrere Tage sehr matt; der Gang wurde ataktisch. Am vierten Tage kam es zu grosser Unruhe und Muskelzittern, am fünften zu maniakalischen Erscheinungen und Reisswuth, so dass das Thier getödtet werden musste. Die Section ergab selbst bei mikroskopischer Untersuchung des Centralnervensystems nichts. Siedamgrotzky, der 1883 ebenfalls über das Physostigmin an Pferden Versuche angestellt hat, glaubt auf Grund von 53 Versuchen dasselbe als peristaltikerregendes Mittel empfehlen zu können. Klemm, der 46 Fälle von Kolik bei Pferden damit behandelt hat, erklärt das Mittel für ein ganz vorzügliches Eccoptroticum, das aber nur Grimm- und Mastdarm entleere, auf alle Kothansammlungen im Magen-, Dünn- und Blinddarm aber keinen directen Einfluss habe. Die Dosis von 0·1 Physostigminsulfat hält er noch für wirkungslos; mit der doppelt so grossen erst erzielte er ausgiebige Entleerung des Colons. Als Nebenerscheinungen dabei führt er heftigen Leibschmerz, Zittern, Schweiss, Stöhnen und periodisches wehenhaftes Drängen, ferner Mattigkeit und Schwanken, hin und wieder Zuckungen im Genick und Kaubewegungen, sowie ein Herabgehen der Pulsfrequenz von 80 auf 36 pro Minute an.

930. ***Cajo Peyrani,*** *Einfluss des Physostigmins auf den Blutdruck. Biol. Centralbl. III, 1883—84, p. 760.*

P. ist der naiven Ansicht, dass bisher über die Einwirkung des Physostigmins auf Herz und Blutdruck noch keine Versuche vorliegen. Er hat geglaubt diese vermeintliche Lücke ausfüllen zu müssen und hat daher an 24 Kaninchen und 2 Hunden Versuche angestellt, aus denen sich Folgendes ergeben soll. Durch eine „Beeinflussung der peripheren Enden derjenigen Nerven, welche zum Herzen, den Lungen und den Blutgefässen gehen, oder auf deren Ursprung" soll es zu einer Herabsetzung der Pulsfrequenz und des Blutdruckes kommen, sowie zu einer Vermehrung der Zahl der Athemzüge. Der Blutdruck kehrt nach einiger Zeit zur Norm zurück. Nebenbei kann es durch starke Reizung des Vagus oder des Sympathicus zu cerebraler Hyperämie und dadurch zu Sheyne-Stokes'schem Athmen kommen.

b) Therapeutisches.

931. ***Carreras-Aragó,*** *diphtheritische Ciliarmuskellähmung. Revista de Ciencias médicas 1884, Febr.*

Die Lähmung ging zurück unter localer Verwendung von Eserin (4 Milligramm); nebenbei viele innerliche Mittel.

932. ***Charles Bell Tayor,*** *note on the use of physostigmine. Brit. med. Journ. II, 1884, Separatabdruck.*

T. verwendet das Eserin auch bei Entfernung fremder Körper und als Vorbereitung bei Staaroperationen. Will man nämlich einen Fremdkörper von der Cornea entfernen, so muss man, um unnöthiges Zerkratzen der Hornhaut zu vermeiden, denselben vor Allem gut sehen, was man dadurch erreicht, dass man das Auge solche Bewegungen ausführen lässt, dass die Iris den Hintergrund für den Fremdkörper abgibt; liegt derselbe aber so, dass er gerade der schwarzen Pupille gegenüber sich befindet, so kann er manchmal übersehen werden, oder die Hornhaut wird bei den Versuchen, ihn zu entfernen, verletzt. Bringt man aber einen Tropfen Eserin in's Auge, so contrahirt sich der Sphincter energisch, die Pupille verschwindet fast ganz, der Fremdkörper wird auf dem Hintergrunde der Iris sichtbar und kann nun leicht entfernt werden.

Einen ähnlichen Vortheil wie bei der Extraction eines corpus alienum, meint T., gäbe das Eserin auch dem Operateur bei der Staaroperation, indem es eine tiefe Kammer schaffe und die Chancen eines Glaskörpervorfalls verringere.

933. **Henry R. Swanzy,** *a handbook of the diseases of the eye and their treatment. London 1884, H. K. Lewis, 437 pp.*

Bei acutem Glaucom hat die Anwendung des Physostigmins sehr grossen Nutzen, indem man leichte Fälle damit heilen, bei schwereren die Operation wenigstens um einige Tage hinausschieben kann.

Vergleiche über die Beziehungen des Physostigmins zum Glaucom auch das sub Nr. 704 Gesagte.

934. **G. H. Brandt,** *traumatic tetanus treated with eserine and local warmth and moisture. Practitioner 1884, oct. p. 255.*

In einem Falle von typischem Wundtetanus erwiesen sich Subcutaninjectionen von je 1 Milligramm Physostigmin stündlich sehr nützlich.

XX. Die Gruppe des Apomorphins und Emetins.

1. Apomorphin.

935. **J. Laurencin,** *effets thérapeutiques du chlorhydrate d'apomorphine en injections sous-cutanées dans l'hystéro-épilepsie. Lyon méd. T. XLVII, 315—321, 1884.*

2. Emetin.

936. **J. Ewart,** *the treatment of simple and sloughing dysentery by large doses of ipecacuanha, given morning and evening only. The Lancet 1884, I, p. 838 u. 794.*

Die Wirkung der Ipecacuanha stellt sich Ewart nach seinen Versuchen an Patienten und an Hunden folgendermassen vor.

Ipecacuanha wirkt als ein leichtes Irritans auf die peripheren Nerven der Magenschleimhaut. Sie bewirkt eine wässerige Secretion der Speicheldrüsen und der Darmdrüsen. Auch die Secretion der Galle wird angeregt; ebenso die der Schweissdrüsen. Die Tension in den Blutgefässen nimmt ab. „Die Functionen des Darmcanals werden geregelt." Thierversuche im Detail werden nicht mitgetheilt.

937. **J. Seaton,** *the use of large doses of ipecacuanha in simple and sloughing dysentery. The Lancet 1884, I, p. 1058.*

Auch S. empfiehlt bei Dysenterie vor allen anderen Mitteln die Ipecacuanha.

938. **Alfred A. Woodhull,** *ipecacuanha in cholera. Philad. med. Times 23 aug. 1884, p. 873.*

Die schweren Erscheinungen der Cholera nostras werden durch kein Mittel so gut beseitigt als durch Ipecacuanha in nicht brechenerregender Dose.

939. **R. F. Henry,** *emetics or brisk cathartics in strumous ophthalmia. Chicago med. Journ. and Examiner 1884, p. 128.*

940. **Baldassar Testa,** *grosse Dosen von Ipecacuanha bei Pneumonie. The therap. Gaz. VIII, 1884, nov. p. 507.*

T. verwirft nach Beobachtungen an Menschen und Thieren den Gebrauch grosser Dosen von Ipecacuanha bei Pneumonie vollständig, da dadurch keine Antiphlogose erzielt werde, die Gefahr des Ausganges in Gangrän aber zunähme.

3. Jonidium Ipecacuanha.

941. **J. B. Barnes,** *Jonidium Ipecacuanha. The Pharmac. Journ. and Trans. 27 dec. 1884, p. 515.*

Jonidium Ipecacuanha, die sogenannte weisse Ipecacuanha, ist eine brasilianische Violacee, welche von den Brasilianern als Arzneipflanze seit alten Zeiten hochgeschätzt wird. 1817 gaben Pelletier und Magendie die erste Beschreibung und Analyse derselben. Nach diesen Autoren soll die Wurzel der Pflanze Emetin enthalten. 1820 fand auch Richard dieses Emetin in ihr. 1828 gab St. Hilaire in seinen Plantes usuelles des Brasiliens an, dass die Jonidiumwurzel dieselben brechenerregenden Eigenschaften besitzt wie die Ipecacuanhawurzel, und dass sie wie diese gegen Dysenterie gebraucht wird. Pereira bestätigte diese Angaben.

Die daraufhin von Barnes vorgenommene Untersuchung der Wurzel auf Alkaloide, speciell auf Emetin, ergab, dass sie bestimmt kein Emetin enthält, wohl aber Spuren eines anderen, jedoch viel schwächer wirkenden Alkaloides. Dosen von 4 Gramm der Wurzel machten an Menschen noch keine unangenehmen Erscheinungen.

Das von Kraus in Halle in der Pflanze entdeckte Inulin fand auch B.; ferner ein eigenthümlich riechendes, Fehling'sche Lösung nicht reducirendes Harz.

4. Asclepiadin.

Nachdem man lange Zeit die brechdurchfallerregenden Asclepiadeen für emetinhaltig gehalten hatte, zeigte 1825 Feneulle, dass der wirksame Stoff dieser Pflanzen eine Substanz eigener Art ist, und nannte ihn Asclepiadin. Mit diesem Asclepiadin sind auch die Versuche von Harnack (1874) angestellt worden. Davon verschieden ist das Resinoid Asclepin, welches 1855 in New-York dargestellt wurde, aber ebenfalls stark auf den Darmcanal wirkt. Die Mittheilungen, welche 1884 über Asclepiadinwirkung gemacht sind, beziehen sich alle auf Asclepias incarnata.

942. **Harman,** *Asclepias incarnata. Progrès med. 1884, p. 277.*

H. empfiehlt einen Thee aus Asclepiaswurzel als Diureticum und erklärt diese Wirkung durch eine specifische Nierenreizung.

943. **Hosack Fraser,** *Asclepias incarnata. The Lancet 1884, I, p. 723; med. Review 1884, april.*

Das Mittel, welches gewöhnlich white Indian hemp = weisser indischer Hanf genannt wird, verstärkt die Herzcontractionen und erhöht den Blutdruck. Unregelmässige Herzpulse werden nach dem Gebrauche desselben regelmässig. Bei Nieren- und Herzkrankheiten tritt ferner Diurese ein. Gastrointestinale Reizungserscheinungen macht es nach Fr. nicht. Das wirksame Princip ist in der Wurzel enthalten, aus der es in Gestalt von Infusen oder als Fluid-extract dargestellt werden kann.

944. **Casebeer,** *Asclepias. Journ. of the americ. med. Association 1884; the therap. Gaz. VIII, 1884, may, p. 229.*

Die Asclepias wird, gestützt auf einige, wenig besagende Krankenbeobachtungen, als Typus eines Diaphoreticums gerühmt, welches mit Sicherheit „das Nervensystem beruhigt", die Temperatur herabsetzt, Schweiss erregt und Schmerzen seröser Häute stillt.

XXI. Die Gruppe des Saponins.

1. Saponin.

Wegen der das Saponin betreffenden, nicht unwichtigen Arbeiten aus den Jahren 1882—83 verweise ich auf meine Zusammenstellung in Schmidt's Jahrbüchern, Bd. 203, 1884, p. 13.

945. **C. Schiaparelli,** *sulla saponina dalla Saponaria officinalis. Gazz. chim. XIII, 1883, p. 422; Rivista di chimica med. e farm. I, p. 369.*

Die trockene zerkleinerte Wurzel des Seifenkrautes wurde mit kochendem Alkohol erschöpft. Das beim Abkühlen des Alkohols sich abscheidende Saponin wurde entfärbt, in die Barytverbindung umgewandelt und daraus wieder freigemacht.

Das Sch.'sche Saponin ist ein weisses, niesenerregendes und kratzend schmeckendes Pulver. Es dreht links = —7·30°. Sein Rotationsvermögen ist geringer als das aller bekannten Glycoside. Es löst, respective hält in Lösung viele in Wasser unlösliche Substanzen. Mit Säuren zerkocht liefert es Saponetin nach der Formel $2 C_{32} H_{54} O_{18} + 3 H_2 O = C_{40} H_{66} O_{15} + 4 C_6 H_{12} O_6$. Das Saponetin ist eine weisse mikrokrystallinische Substanz, unlöslich in Wasser, Alkohol und Aether. Die abgespaltene Glykose dreht rechts = + 52·48°. Sie ist gährungsfähig, schmeckt wie Zucker, ist aber nicht krystallinisch. — Bei Versuchen von G. Rummo (La Med. contemp. I, p. 70) erwies sich das Saponin als specifisches Herzgift.

2. Melanthin.

946. **H. G. Greenish,** *Nigella sativa. The Pharmac. Journ. and Trans. 26 april 1884, p. 863.*

Bekanntlich hat Pellacani aus Nigella sativa zwei Alkaloide dargestellt, welche wie Pilocarpin und Jaborin wirken und Nigellin und Connigelin genannt worden sind. Greenish kann diese Angaben nicht bestätigen. Er fand kein Alkaloid, sondern ein saponinähnliches Glycosid, welches er Melanthin nennt. Dasselbe bildet ein weisses Pulver, welches von mir untersucht und als giftig befunden wurde. Die Wirkungsweise desselben ähnelt weder der des Nigellins noch des Connigellins. Es findet sich in allen oberirdischen Theilen der Pflanze in allen Stadien des Wachsthums, besonders in den Blättern. In der Wurzel scheint es nicht enthalten zu sein. In den Blättern und reifen Samen von Nigella damascena scheint es spurweise auch vorzukommen.

3. Carobin.

947. *J. Moeller, folia Jacarandae procerae. The Pharmac. Journ. and Trans. XIV, 1884, p. 744.*

Aus der unter dem Namen Caroba bekannten, von der Bignoniacee Jacaranda procera Sprengel stammenden Drogue hat Th. Peckolt schon vor Jahren das Carobin in Krystallen dargestellt. 1880 hat O. Hesse die Analysen revidirt und bestätigt, nur fand er die Menge des Carobins sehr gering. Die Brasilianer brauchen die Drogue wie Sassaparille. Mit dem Carobin sind Versuche bisher nur spärlich angestellt worden, es scheint danach die Secretion der Drüsen anzuregen.

Peckolt empfiehlt es in Dosen von 50 Milligramm bei Syphilis und Scrophulose, wo es sassaparillenartig wirken soll.

XXII. Die Gruppe des Quebrachins.

a) Chemisches.

Hinsichtlich dieser Gruppe verweise ich zunächst auf meine ausführlichen Zusammenstellungen der chemischen und therapeutischen Quebracholiteratur in Schmidt's Jahrbüchern, Bd. 200, 1883, p. 238 u. Bd. 186, p. 8. Hier sei kurz nur Folgendes erwähnt.

Im Jahre 1879 veröffentlichte Penzoldt seine Versuche über die Wirksamkeit der südamerikanischen Quebracho-Droguen und empfahl vorzugsweise die Rinde von Aspidosperma Quebracho (Quebracho blanco) als wirksames Mittel bei gewissen Störungen der Respirationsthätigkeit, namentlich bei verschiedenen Formen von Dyspnoë, asthmatischen Beschwerden u. s. w. Eine nicht geringe Verwirrung wurde in der ganzen Frage dadurch herbeigeführt, dass das Holz einer ganz anderen Stammpflanze (Loxopterygium Lorentzii), welches zufälligerweise in seiner Heimat ebenfalls als Quebracho (Quebracho colorado) bezeichnet wird, vielfach an Stelle jener Rinde zu gleichen therapeutischen Zwecken Anwendung fand. Dass die Heilwirkung beider Droguen die gleiche sein soll, muss als höchst auffallend bezeichnet werden, da die wirksamen basischen Bestandtheile, welche die Rinde von Aspidosperma Quebracho enthält, der anderen Drogue zum grössten Theil wenigstens fehlen. Das Interesse concentrirte sich auch bald vorherrschend auf jene Rinde und auf die aus ihr hergestellten Alkaloide, deren genauere Kenntniss wir den Untersuchungen von Fraude und von Hesse in erster Linie verdanken.

Fraude isolirte zuerst das von ihm als Aspidospermin ($C_{22}H_{30}N_2O_2$) bezeichnete, schön krystallisirte, in Chloroform, Benzin, Aether und Petroleumäther lösliche Alkaloid, welches durch ein besonders leicht lösliches Sulfat ausgezeichnet ist.

Hesse hat sodann noch fünf andere Alkaloide isolirt und bezeichnet, jedoch nur vier derselben analysirt; zwei von diesen Basen sollen mit einander isomer sein, ein Theil der Alkaloide fehlt in manchen Sorten der Rinde ganz.

Von diesen Basen sind ausser dem schon erwähnten Aspidospermin noch drei (Quebrachin, Quebrachamin und Aspidospermatin) krystallisirbar, die beiden übrigen (Aspidosamin und Hypoquebrachin) dagegen amorph. Das Quebrachin ($C_{21}H_{26}N_2O_3$) ist in Chloroform leicht löslich und färbt sich am Lichte gelb; das von Hesse als Quebrachamin bezeichnete Alkaloid ist bisher noch nicht analysirt worden, während das sogenannte Aspidospermatin ($C_{22}H_{28}N_2O_2$) sich nur selten und in wenigen Sorten der Rinde zu finden scheint. Letzterem soll das amorphe Aspidosamin nach Hesse isomer sein. Dieses löst sich ebenfalls in Chloroform, jedoch gar nicht in Petroleumäther; die Substanz und ihre Lösungen haben die Neigung, sich dunkel zu färben. Das ebenfalls amorphe Hypoquebrachin ($C_{21}H_{26}N_2O_2$) endlich, eine sehr starke Base, ist in Wasser relativ leicht löslich und aus nicht zu concentrirten Lösungen seiner Salze durch Ammoniak etc. nicht fällbar.

b) Physiologisches.

Ueber die Wirkungsweise der fraglichen Alkaloide liegen detaillirtere Mittheilungen, namentlich von Penzoldt und Gutmann vor. Die Resultate des ersteren fasst Hesse etwa in folgenden Worten zusammen: sämmtliche Basen bewirken in Dosen von 0·01—0·02 beim Frosche Lähmung der motorischen Sphäre, und zwar zunächst der Athmung, während die Sensibilität noch lange intact bleibt. Die motorische Lähmung beruht auf centraler Ursache und nur bei der durch Aspidosamin und Quebrachin bewirkten Lähmung scheint es, als ob die Andeutung einer curareartigen Wirkung mit im Spiele sei. Das Froschherz erfährt durch jene Substanzen rasch eine stetig zunehmende Verlangsamung der Schlagfolge. An Warmblütern wurde besonders Dyspnoe beobachtet.

Aus dem Jahre 1883 sei hier zunächst eine in Deutschland noch wenig bekannte Arbeit genannt, welche Don Juan Manuel Mariasi y Larrion in Madrid angefertigt und in den Archivos de Barcelona veröffentlicht hat. Darnach bewirken die Quebrachopräparate eine Verlangsamung der Zahl der Respirationen und Herzcontractionen; die Leistungsfähigkeit des Herzens wird gesteigert, bestehende Dyspnoe in höchst auffälliger, eigenartiger Weise gemindert. In einer kurz vorher veröffentlichten Studie über denselben Gegenstand hatte Simon y Nieto die Quebrachorinde als die „Digitalis der Lunge" bezeichnet. Als Regulator der Lunge und des Herzens bezeichnet auch Mariani das Mittel.

948. ***H. Huchard** et **Ch. Eloy**, note sur les propriétés antithermiques de l'Aspidosperma Quebracho et de quelques-uns de ses alcaloïdes. Compt. rend. de la soc. de biologie 1883, p. 462; Union méd. 1884, p. 517 und 1001.*

Da die Eingebornen Südamerikas Quebracho seiner fieberwidrigen Eigenschaften wegen anwenden, so wurde Aspidospermin, Aspidospermatin, Quebrachin und Hypoquebrachin auf ihren Einfluss auf die Körpertemperatur untersucht. Es zeigte sich, dass bei Hunden, Kaninchen und Meerschweinchen nach Subcutanapplication dieser Mittel die Temperatur in erheblicher Weise und sehr schnell sank, besonders nach Aspidospermatin. Gleichzeitig damit trat Salivation und Diarrhöe auf.

949. ***Hermann Hoffmann**, Pharmakologische Studien über die Alkaloide der Quebrachorinde mit besonderer Berücksichtigung der muskellähmenden Wirkung. Inauguraldissert. Halle 1884, Nietschmann, 80 pp., mit 12 Curventafeln.*

950. *E. Harnack und H. Hoffmann, über die Wirkungen der Alkaloide aus der Quebrachorinde. Zeitschr. f. klin. Med. VIII, 1884, Heft 6, Sep.-Abdr.; mit vielen Holzschnitten.*

Harnack und Hoffmann kommen in ihrer sehr ausführlichen und gründlichen Arbeit, deren Details im Original nachgelesen werden müssen, hinsichtlich der Quebrachoalkaloide zu folgenden Schlusssätzen:

1. *Respiration. a)* Beim Frosche. Sämmtliche Alkaloide der Quebrachorinde führen bei Fröschen sehr bald eine Lähmung der Athmung herbei, welche höchst wahrscheinlich auf eine Aufhebung der Erregbarkeit des Respirationscentrums selbst zurückzuführen ist. Anfänglich lassen sich die Athembewegungen noch reflectorisch auslösen, später ist auch dies nicht mehr möglich. — *b)* Bei Säugethieren. Die Veränderung der Athmung beherrscht bei Säugethieren das Wirkungsbild vorzugsweise, doch ist die Art der Wirkung bei den einzelnen Basen nicht ganz die gleiche. Am intensivsten lähmend auf das Respirationscentrum wirkt das Quebrachin, doch geht anfänglich ein kurzes Stadium gesteigerter Erregbarkeit voraus, wobei Frequenz und Tiefe der Athmung zunehmen und zugleich Muskelkrämpfe eintreten. Dann werden die Athemzüge immer flacher, trotz der enormen Anstrengungen, welche die respiratorischen Muskeln des Thieres machen. Durch das Aspidosamin wird die Athmung von vornherein verflacht und verlangsamt, die Athembewegungen aber trotzdem sehr angestrengt; schliesslich tritt, nachdem meist ein Stadium periodischer Athmung vorhergegangen, die völlige Lähmung des Respirationscentrums ein. Bisweilen geschieht die letztere ungemein rasch und plötzlich. Das Aspidospermin endlich wirkt weit schwächer: anfänglich werden Frequenz und Tiefe der Athmung gesteigert und zugleich Krämpfe hervorgerufen, später wird die Athmung wieder flacher, aber doch zugleich dyspnoïsch, während schliesslich eine auffallende Periodicität der Athmung nebst heftigen Muskelzuckungen eintritt.

2. *Centrales Nervensystem im Allgemeinen. a)* Beim Frosche. Die Einwirkung auf das centrale Nervensystem ist hier vorherrschend lähmender Art: allmälig schwinden die willkürlichen und später auch die reflectorischen Bewegungen, während die Längsleitung durch das Rückenmark ziemlich intact bleibt. Bisweilen paaren sich mit dem Beginne der Lähmung gewisse Reiz-

erscheinungen, krampfartige Zuckungen, Maulaufsperren, Würgbewegungen etc., am häufigsten noch bei der Wirkung des Quebrachins. *b)* Bei Säugethieren. Von sämmtlichen Alkaloiden ruft nur das Aspidosamin am Hunde bei subcutaner Injection in nicht zu kleinen Dosen (30 Milligramm etc.) Erbrechen hervor, wahrscheinlich durch eine Einwirkung auf die bezüglichen Centren. Alle übrigen Basen veranlassen merkwürdigerweise, selbst in recht grossen Dosen beigebracht, nur das Vorstadium des Brechactes, d. h. hochgradige Nausea mit allen begleitenden Erscheinungen (Salivation, Pulsbeschleunigung etc.) Ausserdem können, und zwar am leichtesten wieder bei der Wirkung des Quebrachins, auch Erscheinungen eintreten, welche auf centrale Erregungen in der Medulla etc. schliessen lassen, krampfartige Zuckungen, Schwimm- und Kratzbewegungen u. s. w. Auch auf psychischem Gebiete werden gewisse Veränderungen hervorgerufen; die Thiere werden scheu, unruhig und schreckhaft. Die Zustände motorischer Schwäche, welche bereits die Nausea zu begleiten pflegen, können gegen das Ende der Wirkung einen hohen Grad erreichen.

3. *Periphere Nervenendigungen.* Eine Lähmung der Endigungen der motorischen Nerven haben H. und H. ausschliesslich bei der Wirkung der beiden amorphen Basen, des Aspidosamins und Hypoquebrachins, niemals bei den übrigen Alkaloiden beobachten können. Wo also für die letzteren eine derartige Wirkung angegeben wurde, da handelte es sich wohl ohne Zweifel um Verunreinigungen der krystallisirten Alkaloide mit den amorphen.

4. *Quergestreifte Muskeln. a)* Beim Frosche. Die directe Lähmung der quergestreiften Muskeln beherrscht bei Fröschen das Wirkungsbild vorzugsweise, und zwar wirken sämmtliche Quebrachobasen, welche untersucht wurden, in dieser Hinsicht gleich. Die Lähmung nimmt bei subcutaner Injection von der Applicationsstelle ihren Ausgang. Vor der Lähmung kann die Leistungsfähigkeit der Muskeln, sei es direct oder indirect, erheblich gesteigert werden; sehr grosse Dosen lähmen dagegen von vornherein, wobei die Leistung anfänglich rascher, später etwas langsamer abzunehmen scheint. Fibrilläre Muskelzuckungen werden nicht constant beobachtet. — *b)* Bei Säugethieren. Eine directe Abnahme der Muskelerregbarkeit ist hier nicht

sicher nachzuweisen, doch ist es nicht gerade unwahrscheinlich, dass bei dem Zustande hochgradiger motorischer Schwäche, welcher schliesslich eintritt, eine directe Einwirkung auf die Muskeln mit betheiligt ist, und auch zu den Veränderungen der Respiration könnte eine Muskelwirkung mit beitragen. Fibrilläre Muskelzuckungen werden nicht selten beobachtet.

5. *Herz. a)* Beim Frosche. Das Herz betheiligt sich an der Lähmung der quergestreiften Muskeln, und zwar wird durch sämmtliche Substanzen der Herzmuskel selbst gelähmt, wobei eine Lähmung der motorischen Ganglien des Herzens vielleicht vorhergeht. Der Herzstillstand tritt jedoch erst ein, nachdem die Athmung längst aufgehört hat und auch die Leistungsfähigkeit der Körpermuskeln bereits erheblich verringert worden ist. — *b)* Bei Säugethieren. Eine directe Affection des Herzens tritt hier weit weniger hervor: anfangs wird meist die Herzaction, wohl namentlich infolge der Nausea, beschleunigt; später tritt zwar eine erhebliche Verlangsamung ein, doch bleibt die Herzaction kräftig und überdauert in allen Fällen den Respirationsstillstand um ein Beträchtliches.

6. *Intensität der Wirkung.* Die Quebrachoalkaloide können im Allgemeinen nicht zu den stark giftigen organischen Basen gezählt werden, es sei denn, dass man sie direct in's Blut bringt, wobei einzelne, namentlich das Quebrachin, sehr intensiv infolge der Respirationslähmung wirken können. Ueberhaupt wirkt das Quebrachin am stärksten; auf dieses folgt das Aspidosamin, während das Aspidospermin erheblich schwächer wirkt. Auch das Hypoquebrachin und Quebrachamin wirken, soweit wir uns davon überzeugt haben, nur schwach. — Was die Resorptionsverhältnisse anbelangt, so sind dieselben bei den amorphen Basen, dem Aspidosamin und Hypoquebrachin, entschieden weit weniger gleichmässig, als bei den krystallisirten Alkaloiden. Deshalb braucht man auch z. B. bisweilen recht beträchtliche Dosen vom Aspidosamin, um bei subcutaner Injection Erbrechen hervorzurufen.

Fragen wir auf Grund der obigen Darstellung, mit welchen bisher bekannten Substanzen die Quebrachobasen ihrer Wirkung nach noch am ehesten verglichen werden können, so finden wir, wenigstens für das emetisch wirkende Aspidosamin, immer noch die meisten Berührungspunkte mit dem Apomorphin: directe

Muskellähmung und Herzlähmung (neben gewissen centralen Wirkungen) beim Frosch, emetische Wirkung nach subcutaner Injection und heftige Einwirkung auf die Athmung beim Säugethiere. Beim Frosch sind die Wirkungen beider in der That fast identisch, bei Säugethieren dagegen lassen sich doch so manche erhebliche Unterschiede constatiren, die namentlich für die therapeutische Anwendung bei Substanzen schwer in's Gewicht fallen. Einmal wirkt das Apomorphin nach subcutaner Application schon in unverhältnissmässig viel kleineren Mengen brechenerregend, so dass es für die praktische Anwendung als Emeticum niemals durch das Aspidosamin ersetzt werden könnte, und sodann wirkt das Apomorphin auf sehr verschiedene Theile des Gehines etc. heftig erregend, namentlich auch auf das Respirationscentrum, während durch das Aspidosamin die Athmung von vornherein verflacht und verlangsamt wird. Dieser Unterschied ist ohne Zweifel ein sehr wichtiger. Auch die hochgradige psychische Erregung, wie sie das Apomorphin besonders bei Kaninchen gewissermassen als Ersatz für die fehlende emetische Wirkung hervorruft, lässt sich bei der Wirkung sämmtlicher Quebrachobasen lange nicht in dem Grade beobachten. — Mit der Wirkung des Emetins oder der des Saponins, Senegins etc. stimmt aber die der Quebrachoalkaloide noch weit weniger überein.

c) Therapeutisches.

Lässt sich, so fragen Harnack und Hoffmann, aus den Wirkungen der verschiedenen Quebrachoalkaloide, soweit wir dieselben jetzt kennen, eine rationelle Grundlage für die praktisch-therapeutische Anwendung des Mittels entnehmen, d. h. ist es möglich, die hauptsächlichen Indicationen, welche für die Anwendung der Drogue bisher auf empirischem Wege festgestellt worden sind, zu begründen? Wir brauchen dabei kaum mehr, wie dies von Penzoldt versucht worden ist, die Annahme einer directen Einwirkung der bezüglichen Substanzen auf das Blut zu Hilfe zu nehmen, wenn man auch die Möglichkeit einer derartigen Wirkung selbstverständlich einräumen muss. Einer genaueren Untersuchung des Blutes von solchen Thieren, welche unter der Einwirkung der bezüglichen Substanzen stehen, würden jedoch voraussichtlich durch die indirecten Veränderungen, welche das

Blut infolge der Respirationstörungen erleiden muss, nicht geringe Schwierigkeiten erwachsen.

Es ist sicherlich kein zufälliges Zusammentreffen, dass die Quebrachorinde bisher fast ausschliesslich gegen Störungen der Respiration ihre Anwendung gefunden hat und wir, wie nunmehr feststeht, in den wirksamen Bestandtheilen der Drogue zugleich exquisite und eigenartig wirkende Respirationsgifte besitzen. Dass diese Bestandtheile als Träger auch der therapeutischen Wirkung anzusehen sind, kann gar keinem Zweifel unterliegen. Zur Erklärung der unbestreitbaren therapeutischen Erfolge, welche bisher mit dem Mittel erzielt wurden, könnte man vielleicht versucht sein, zunächst an die nauseose Wirkung der bezüglichen Alkaloide zu denken und dieselben demnach mit den „nauseosen Expectorantien", z. B. der Ipecacuanha, dem Apomorphin etc., auf eine Stufe zu stellen. Es ist wohl denkbar, dass eine derartige Einwirkung zu den heilsamen Erfolgen unter Umständen mit beizutragen im Stande ist, aber es ist doch sehr unwahrscheinlich, dass aus diesem Moment allein sich die therapeutische Wirkung erklärt, und die praktischen Erfahrungen dürften auch kaum für eine derartige Deutung sprechen. Vielmehr liegt es jetzt vor Allem nahe, an eine Einwirkung auf das Respirationscentrum selbst zu denken. Wollte man nun sagen, dass jene Substanzen eine heilsame Wirkung gegen Zustände von Dyspnoe ausüben und dabei unter Umständen gewissermassen selbst Dyspnoe hervorrufen können, so würde man damit höchstens den Homöopathen einen Scheingrund mehr in die Hand geben. Die Herabsetzung der Erregbarkeit des Respirationscentrums ist wohl ohne Zweifel der Punkt, welcher zur Erklärung der therapeutischen Wirkung jenes Mittels vor Allem zu betonen ist. In dieser Hinsicht wäre das letztere also etwa dem Morphin oder der Blausäure an die Seite zu stellen, welche man ja auch in der That zu ähnlichen therapeutischen Zwecken (bei Respirationsstörungen) benutzt oder benutzt hat; denn die Blausäure wird ihrer Gefährlichkeit wegen bei uns als Heilmittel kaum mehr verwendet. Bei analoger Wirkung auf die Athmung würde somit die Quebrachorinde vor der Blausäure den praktischen Vorzug besitzen, weit weniger gefährlich zu sein, und vor dem Morphin, weit weniger „Nebenwirkungen" hervorzurufen. Demnach würden sich die Indicationen für die Anwendung der Quebracho in den verschiedenen Fällen von Dyspnoe etwa in ähnlicher Weise feststellen lassen, wie dies von Filehne für die Anwendung des Morphins in den gleichen Fällen geschehen ist. Das Mittel würde also besonders da am Platze sein, wo die Dyspnoe nicht auf einer ungenügenden Arterialisation des Blutes in den Lungen, auf einer behinderten Luftzufuhr beruht und nicht als eine rein compensirende Erscheinung bezeichnet werden kann, demnach namentlich bei Dyspnoe infolge von Circulationsstörungen, Herzkrankheiten etc. In anderen Fällen dagegen, wo die Dyspnoe eine rein compensirende ist, könnte die Verminderung der Erregbarkeit des Respirationscentrums unter Umständen gefährlich werden, doch wird das Mittel gewiss auch in diesen Fällen als ein rein symptomatisch anzuwendendes Erleichterungsmittel von Nutzen sein können. Thatsächlich ist die Drogue ja auch in derartigen Fällen, z. B. bei Dyspnoe infolge von Asthma, Emphysem, chronischer Pneumonie, Exsudaten in der Brusthöhle u. s. w. nicht ohne Erfolg angewendet worden.

Die Frage, ob die Drogue nicht für die praktische Anwendung durch eines der reinen Alkaloide ersetzt werden könnte, ist wohl ohne Zweifel zu bejahen. Die Reindarstellung der Alkaloide verursacht keine erhebliche Schwierigkeit, und dieselben gewähren, abgesehen von der Sicherheit der Dosirung, den Vorzug, dass sie auch subcutan applicirt werden könnten. Wenigstens haben wir bei Thieren niemals eine locale Reizung oder nur einen nennenswerthen Schmerz nach der subcutanen Injection eintreten sehen. Nicht unwichtig ist aber die Frage, welches von den Alkaloiden sich für die praktische Anwendung am meisten eignen dürfte. H. und H. wollen darin dem Ergebnisse der praktischen Erfahrung nicht vorgreifen, glauben aber auf Grund ihrer Versuchsresultate auf einige wichtige Momente hinweisen zu sollen. Das schön krystallisirte Aspidospermin wirkt ohne Zweifel zu schwach, und es würde sich daher wohl namentlich um das Quebrachin oder um das Aspidosamin handeln. Das letztere wirkt nicht ganz so stark wie das erstere und würde nach der Art seiner Wirkung, die es auf die Respiration ausübt, vielleicht am meisten geeignet erscheinen, obschon das Quebrachin ihm darin sehr nahe steht. Das Aspidosamin hat jedoch gegenüber dem letzteren recht beträchtliche Nachtheile: es ist amorph und daher schwerer rein darzustellen, während das Quebrachin schön krystallisirt ist; es wird weit weniger sicher resorbirt und es wirkt von allen Quebrachoalkaloiden bei subcutaner Injection am stärksten emetisch. Daher dürfte wohl gegenwärtig das Quebrachin am meisten zu empfehlen sein: seine Salze sind zwar in kaltem Wasser schwer, in warmem dagegen ziemlich leicht löslich und bleiben dann auch in Lösung.

Uebrigens sind therapeutische Versuche mit einzelnen Alkaloidpräparaten, wie bereits erwähnt, auch schon gemacht worden, z. B. von Penzoldt, Maragliano u. A. Letzterer hat vom salzsauren Quebrachin 0·05—0·10 Gramm pro dosi innerlich und die gleiche Menge auch subcutan gegeben, wobei er rasche Resorption und Wirkung eintreten sah. Allerdings kann auch das Quebrachin in grösseren Dosen beim Menschen gastrische Erscheinungen, Erbrechen und Uebelkeiten hervorrufen. Dass die nauseose Wirkung dieser Alkaloide sich beim Menschen auch einmal bis zu einer emetischen steigern kann, darf wohl ohne Zweifel vorausgesetzt werden. Jedenfalls dürften sich weitere Versuche, das Alkaloidsalz zu therapeutischen Zwecken subcutan zu appliciren, besonders empfehlen.

Zum Schlusse will ich noch kurz eine Mittheilung von Jakubowski (1883) erwähnen, wonach bei Morbus Basedowii die Anwendung von Quebrachopräparaten sehr wesentliche Abschwächung der Anfälle herbeiführte, sowie die von el Sentido Catol, wonach die antidyspnoïsche Wirkung dieser Präparate gerade bei den auf mechanischer Ursache beruhenden Formen der Athemnoth sich sicher geltend macht, während der Nutzen derselben bei nervöser Dyspnoe dem Autor noch nicht für alle Fälle nachgewiesen zu sein scheint.

XXIII. Die Gruppe des Digitalins.

Wer sich über diese Gruppe orientiren will, den verweise ich als Einleitung auf meine ausführliche Zusammenstellung über dieselbe in Schmidt's Jahrbüchern, Bd. 197, p. 185. Wegen der im gewissen Sinne auch zu dieser Gruppe gehörigen Barytsalze siehe Nr. 659—662. Das Coffeïn, welches man ebenfalls hier suchen wird, gehört nach meinen Vorstellungen nicht zur Digitalingruppe; siehe über dasselbe sub Nr. 563—583.

I. Digitalin, Digitaleïn und Digitoxin.

a) Chemisches.

951. ***R. Palm,*** *über eine Methode der Ausscheidung und quantitativen Bestimmung des Digitalins, Digitaleïns und Digitins. Zeitschr. f. analyt. Chem. XXIII, 1884, p. 22.*

Das von Palm vorgeschlagene, übrigens nicht neue Verfahren beruht in der Fällung durch ammoniakalischen Bleiessig. Dasselbe ist auch für Pikrotoxin und Solanin brauchbar.

952. ***Laborde,*** *digitaline. Compt. rend. gén. 1884, I, Nr. 42, p. 434.*

L. zeigt durch einige Experimente, dass ein aus Deutschland bezogenes Digitalin gar kein Digitalin war, und verbreitet sich bei dieser Gelegenheit über die Erbärmlichkeit der deutschen Alkaloidpräparate. Dieser gehässige Angriff muss in jeder Beziehung als ungerechtfertigt bezeichnet werden, denn erstens sind die deutschen Alkaloidpräparate zweifellos die besten der Welt, und zweitens sind in Strassburg genug französische Digitalinpräparate untersucht, um behaupten zu können, dass auch sie fast ausnahmslos keineswegs das sind, was der Name besagt, nämlich reines Digitalin. Gewöhnlich enthalten sie Digitonin und Digitaleïn.

b) Physiologisches.

953. ***Sydney Ringer and Harrington Sainsbury,*** *investigations into the action of the digitalis group. London 1884, J. E. Adlard, Bartholomew Close, 24 pp.; Separatabdruck aus Medico-Chirurgical Transactions, vol. LXVII.*

Diese interessante Arbeit beschäftigt sich mit der Einwirkung der Substanzen der Digitalingruppe auf die Gefässe.

Die Versuche wurden in der Weise angestellt, dass Schildkröten mit Kochsalz durchströmt und die Ausflussmengen gemessen wurden. Einige wenige Versuche sind auch mit Kochsalzdurchströmungen an Warmblütern vorgenommen worden. 0·5 cc. einer einprocentigen Digitalinlösung der Kochsalzlösung zugesetzt, genügten, um die Ausflussmenge deutlich herabzusetzen, ein Resultat, welches unabhängig davon auch Henry H. Donaldson und Lewis T. Stevens in Baltimore 1883 an Schildkröten und ich selbst an beliebigen Organen warmblütiger Thiere bei Durchströmung mit Blut gefunden habe. Diese Contraction der Blutgefässe ist vom Centralnervensystem unabhängig.

954. ***H. H. Donaldson*** *and* ***L. T. Stevens,*** *note on the action of digitalis. Journ. of physiol., vol. V, 1884, p. 45.*

955. ***Samuel Nickels,*** *digitalis, its physiological action. The americ. Journ. of med. sciences, oct. 1884, p. 410.*

Eine Recapitulation der Schmiedeberg'schen Ansichten. Es wird betont, dass das Steigen des Blutdruckes nach Digitalisgebrauch nur durch Verstärkung der Herzaction zu Stande kommt.

956. ***Kaufmann,*** *effets physiologiques de la digitaline amorphe, applications à la thérapeutique. Rev. de méd. 1884, Nr. 5, p. 381.*

K.'s Arbeit liefert einen recht deutlichen Beweis, mit welch geringer Literaturkenntniss man in Frankreich an die Erörterung wissenschaftlicher Fragen geht. Von den Arbeiten Schmiedeberg's und seiner Schüler über die Digitalisgruppe weiss nämlich K. absolut nichts.

Bekanntlich machen die Subcutaninjectionen unreinen, d. h. digitoxin- und digitoninhaltigen Digitalins sehr starke Localerscheinungen. Bei Einhufern sah K. fast immer eine Phlegmone entstehen, aus welcher allmälig ein Abscess oder eine Schwiele hervorging. Die Entzündungserscheinungen waren beim Esel viel intensiver als beim Pferde. Beim Hunde ging die Phlegmone fast nie in einen Abscess über. Beim Hammel riefen selbst sehr sehr stark verdünnte (z. B. 0·2procentige) Lösungen eine wirkliche Hautgangrän mit beträchtlicher Infiltration des subcutanen Gewebes hervor. Beim Kaninchen waren die Reactionserscheinungen stets verschwindend gering.

Bei passender Applicationsweise rief das amorphe Digitalin in kleiner Dose stets eine starke Pulsverlangsamung und Blutdrucksteigerung hervor. Diese Erscheinung kann weder durch Vagusdurchschneidung, noch durch Vaguslähmung zum Verschwinden gebracht werden. Die Drucksteigerung hat ihren Grund (ganz abgesehen von der Beeinflussung des Herzens) in einer Contraction der peripheren Gefässe. Dieser Gefässspasmus scheint centrale und periphere Ursachen zu haben; letztere deshalb, weil auch nach Halsmarkdurchschneidung die Contraction fortbesteht. Die Pulsverlangsamung kommt zu Stande durch centrale und periphere Vagusreizung. Eine Beeinflussung des Herzmuskels durch Digitalin vermochte K. nicht nachzuweisen. Die Temperatur sank nach der Vergiftung bei allen Versuchsthieren. Vermehrung der Diurese trat bei gesunden Thieren und Menschen nicht auf, wohl aber bei solchen mit Stauungserscheinungen. Die Harnstoffmenge des Harns schien auch bei gesunden Thieren nach Digitalinapplication zuzunehmen.

957. ***T. Lauder Brunton*** *and* ***J. Theodore Cash,*** *on the alterations in the action of digitalis produced by febrile temperature. The Practitioner 1884, XXIII, p. 272.*

Die pulsfrequenzvermindernde Wirkung der Digitalispräparate soll im Fieber geringer werden, weil sie auf einer Reizung des Vaguscentrums in der Medulla oblongata beruhe, die bei hohem Fieber in Wegfall kommt.

958. ***N. L. Folsom,*** *digitalis as an anaphrodisiacum. The therap. Gaz. 1884, VIII, may, p. 220.*

Zehn Tropfen Digitalistinctur dreimal täglich sollen die Erregbarkeit der Geschlechtsnerven sehr herabsetzen. Nur in Ausnahmsfällen braucht man Abends einen Theelöffel voll zu geben. Das Mittel ist bei geschlechtlich sehr aufgeregten jungen Leuten nach F. von hohem Werthe.

c) Therapeutisches.

959. ***T. Lauder Brunton,*** *on the action and use of diuretics. Practitioner 1884, p. 274.*

960. ***Th. R. v. Kogerer,*** *zur Indicationsstellung der Digitalis. Wiener med. Presse 1884, pp. 265, 297 und 329.*

Wie einzelne Beispiele lehren, kann bei Urämie, wie schon Leube angegeben hat, die Darreichung der Digitalis auch da, wo der Puls gross und gespannt erscheint, noch von Nutzen sein; jedoch wird man in solchen Fällen auf eine Wirkung des Medicamentes weniger sicher rechnen dürfen und die eventuellen schädlichen Folgen wohl im Auge behalten müssen.

961. ***J. Jaulin,*** *du traitement des néphrites par la digitale. Paris 1884, Davy, 54 pp.*

962. ***Ball,*** *traitement des néphrites par la digitale. Paris méd. 1884, IX, p. 329.*

963. ***V. Fleurot,*** *action de la digitale dans les maladies du coeur. Thèse de Paris, août 1884.*

964. ***H. Seiler,*** *Digitalis als Heilmittel bei chronischen Erkrankungen des Herzmuskels. Deutsche med. Wochenschr. X, 1884, Nr. 14, p. 220.*

965. ***Seiler** und **Birch-Hirschfeld**, Digitalis als Heilmittel bei chronischer Erkrankung des Herzmuskels. Zeitschr. f. klin. Med., Bd. VIII, Heft 5, 1884, p. 418.*

Aus einer genau mitgetheilten Krankengeschichte mit Sectionsbefund, welche sich einigen früher (1883) publicirten anreiht, schliessen die Betreffenden, dass Digitalis bei fettiger Degeneration des Herzmuskels nicht nur symptomatisch hilft, sondern eine wirklich heilende Einwirkung haben kann, wodurch eine frühere Angabe von A. Fränkel bestätigt wird.

966. ***Constantine Paul**, diagnosis and treatment of diseases of the heart. Translated from the French. New York 1884, W. Wood & Co., 335 pp.*

Die Therapie nimmt nur 36 Seiten ein, und behandelt in der üblichen Weise die Digitalismedication.

967. ***Neustab**, über den Einfluss der Digitalis auf den Verlauf der croupösen Pneumonie. Russkaia Med. 1884, Nr. 24.*

968. ***A. Jacobi**, arsenic and digitalis in phthisis. The therap. Gaz. VIII, april 1884, p. 176; New York med. Record, 23 febr. 1884.*

Digitalis soll die Energie der Contractionen der glatten Muskelfasern steigern und so die Secretion der Nieren anregen, die Lungencirculation befördern, die Lymphwege besser entleeren etc. In den ersten Stadien der Phthise wirke das Mittel geradezu specifisch, besonders das Fluidextract. Digitalis sei so „das Tonicum" des Herzens und der Gefässe, wie Strychnin das der Muskeln, Eisen das des Blutes und Alkohol und Aether das der Nerven.

2. Convallamarin.

969. ***E. R. Squibb**, convallaria majalis. Ephemeris, jan. 1884.*

Edw. Drummond fand, dass bereits in einem Commentar zu Dioscorides, den Pietro Andrea Matthioli 1621 schrieb, die digitalinartige Wirkung des Maiblümchens auf's Herz deutlich ausgesprochen ist.

970. ***E. R. Squibb**, on Convallaria maialis. Pharmac. Journal, 15 march 1884.*

Extracte aus Convallaria, namentlich aus der Wurzel, erwiesen sich in manchen Fällen als ein guter Ersatz der Digitalis, aber nicht in allen. Convallamarin und Convallarin sind nicht in der Pflanze präformirt, sondern spalten sich erst bei chemischer Behandlung derselben aus complicirteren Verbindungen ab.

Dieser Angabe habe ich hinzuzufügen, dass das Convallamarin, welches allein der Träger der digitalisartigen Wirkung ist, sich sehr leicht spontan weiter zersetzt und dadurch an Wirksamkeit bedeutend einbüsst. Diese Spontanzersetzung geht merkwürdigerweise sogar vor sich, wenn das chemisch reine Convallamarin in trockener Pulverform in einem wohlverschlossenen Glase aufbewahrt wird.

971. ***Charles Reboul,*** *le convallaria maïalis, son action physiologique sur le coeur. Lyon méd. T. XLVII, 1884, Nr. 37, p. 35 und Nr. 38, p. 71.*

972. ***E. Fournié,*** *contribution à l'étude du convallaria maïalis. 4°. 51 pp., Montpellier 1884, Hamelin frères.*

973. ***H. G. Beyer,*** *on the action of carbolic acid, atropia and convallaria on the heart of the terrapin and frog. The Proceedings of the naval medic. Society, vol. II, Nr. 1 (Washington) 1884, p. 21.*

Bei Durchströmungsversuchen an der Schildkröte trat nach kleinen Dosen Convallamarin Zunahme der Arbeitsleistung des Herzens und Ansteigen des Blutdruckes ein.

Weiter fanden Ringer und Sainsbury (Nr. 953), dass 0·4 cc. einer einprocentigen Convallamarinlösung zu 100 cc. Kochsalzlösung gesetzt die Gefässe der Schildkröte zu deutlicher Contraction brachte.

974. ***G. Leubuscher,*** *physiologische und therapeutische Wirkungen des Convallamarin. Zeitschr. f. klin. Med. VII, 1884, p. 581.*

L. benutzte ein Convallamarin, welches in Dosen von 0·5 Milligramm bei Fröschen charakteristischen systolischen Herzstillstand hervorrief. Die letale Dose betrug für Katzen 8 Milligramm, für Kaninchen 7·5 und für Meerschweinchen 4 Milligramm. Die dem Tode vorausgehenden Erscheinungen waren Unruhe, Zittern der hinteren Extremitäten und Krämpfe. Der Puls wurde stets verlangsamt, der Blutdruck aber niemals erhöht. Die Erregbarkeit der Nn. vagi wurde zuerst gesteigert, dann aufgehoben. An gesunden und kranken Menschen konnte selbst nach Subcutaninjection von 10 Milligramm des Mittels eine Aenderung in der Beschaffenheit des Pulses nicht constatirt werden. Nach Injection von 20 Milligramm trat bei einem an Mitralinsufficienz leidenden, mit hochgradiger Herzschwäche daniederliegenden Kranken zwar eine geringe Verminderung der Pulsfrequenz, zugleich aber auch ein Absinken des mit dem Sphygmomanometer von Basch gemessenen Blutdruckes von 100 auf 85 Millimeter Hg. ein. Innerlich wurde das Mittel bei Gesunden und Kranken längere Zeit hindurch verabreicht. Bei Gesunden konnte nach Dosen von 5 Milligramm, drei- bis fünfmal täglich verabreicht, keine Einwirkung constatirt werden; ebenso wenig bei Patienten mit Krankheiten des Herzens, der Lunge und der Nieren. Die Dosen, bis zu denen gestiegen wurde, betrugen zuletzt 50—60 Milligramm stündlich. Die Darreichung geschah in fast allen Fällen 8—14 Tage lang. Bei keinem Patienten wurde eine Steigerung der Diurese oder ein Sinken der Oedeme bemerkt; bei keinem wurde die bis dahin unregelmässige Pulsfrequenz regelmässig; bei keinem nahm der Blutdruck zu oder wurde eine nur irgend wie nennenswerthe Besserung des Zustandes erzielt, wohl aber stets später durch Digitalisgebrauch.

Leubuscher schliesst aus diesen Beobachtungen mit Recht, dass die nützlichen Wirkungen seines Convallamarins gleich Null waren, und dass die Anwendung eines derartigen Präparates höchstens schadet.

Maragliano sah dagegen von einem Merck'schen Convallamarinpräparate exquisite Digitalinwirkungen.

975. ***H. Falkenheim**, über Ersatzmittel der Digitalis. Deutsches Arch. f. klin. Med., Bd. 36, 1884, Sept.-Abdr.*

F. bezog aus Petersburg Flor. Convallariae maj. ohne Blüthenstiele, welche ein auf Frösche überaus wirksames Infus lieferten. An Menschen traten natürlich infolge des Convallaringehaltes dieses Infuses nicht selten Durchfälle ein; im Uebrigen aber beeinflusste das Mittel die Herzthätigkeit und die Kreislaufsverhältnisse gerade wie Digitalis und hatte dabei noch den grossen Vorzug, dass der Appetit dadurch nicht gestört wurde und unangenehme Cumulativwirkungen nicht eintraten.

976. ***Stallard** (San Francisco), Convallaria majalis in cardiac irritability. Pacific med. and surg. Journ. 1884; The therap. Gaz. 1884, VIII, febr., p. 95.*

St. hatte eine Dame in Behandlung, welche dauernd Herzklopfen und eine Pulsfrequenz von 204 pro Minute hatte. Dosen von 0·5 Gramm der Maiblümchentinctur, dreimal täglich, setzten die Pulsfrequenz binnen wenigen Tagen auf 100 herab und besserten auch das subjective Befinden der Patientin sehr.

977. **Fr. T. Roberts,** *a case illustrating the beneficial effects of convallaria. The Practitioner 1884, p. 265.*

978. **W. Favre,** *die Bedeutung der Convallaria majalis in der Therapie der Eklampsie. Russkaja Med. 1884, Nr. 27.*

979. **Dujardin-Beaumetz,** *on new cardiac medicaments. The therap. Gaz. VIII, 1884, oct., p. 445.*

Recapitulation der bekanntesten Thatsachen über Convallaria, Coffeïn und Nitroglycerin. Von Convallaria werden alle Theile als wirksam empfohlen. Von den Darreichungsformen ist das Infus das schlechteste.

980. **M. A. Langlebert,** *études sur le Convallaria maïalis, muguet de mai. Journ. de Pharmacie et de Chimie, V sér., T. X, 1884, juillet, p. 26.*

3. Adonidin.

981. **V. Cervello,** *sull' Adonis Cupaniana. Gazz. chim. ital. XIV, 1884, estratto.*

Wie früher in Adonis vernalis, so hat C. jetzt in Adonis Cupaniana Adonidin nachgewiesen, und er empfiehlt diese Pflanze zur therapeutischen Benutzung, da das Adonidin nicht so stark cumulirend wirkt als die Digitalispräparate.

982. **A. Gluzinski,** *Adonis vernalis und Convallaria majalis als Ersatzmittel für Digitalis. Przeglad lekarski (Krakauer med. Revue) 1884, Nr. 46—48.*

983. **Altmann,** *über Adonis vernalis. Deutsche med. Wochenschr. X, 1884, Nr. 28, p. 445.*

Altmann verwandte die Adonis vernalis bei einer grösseren Anzahl von Kranken mit Herzklappenfehlern bei gestörter Compensation, bei Fettherz, Myocarditis und parenchymatöser Nephritis. Das Mittel wurde als Decoct. herbae Ad. 4:180, zweistündlich ein Esslöffel, verwandt und entfaltete ausgezeichnete Digitaliswirkungen. Die Urinmenge nahm schnell zu, die gesunkene Herzenergie hob sich, der Puls wurde kräftig, die Dyspnoe geringer, Oedeme und Hautverfärbung schwanden, und Schlaf und Appetit kehrten wieder. A. empfiehlt danach das Infus oder Decoct der Adonis als Ersatzmittel der Digitalismedication. Die Wirkung träte schneller ein als bei Digitalis, ja oft auch noch da, wo Digitalis vergeblich versucht sei; eine Cumulation der Wirkung finde nicht statt.

Michaelis (ibid.) hat dieselben günstigen Wirkungen gesehen.

Lublinski (ibid.) gibt zu, dass das Mittel die Harnsecretion stets bedeutend anrege, und zwar unter Vermehrung der Urate und Chloride (was Bubnow und Botkin entdeckt haben), dass jedoch die Herzwirkung manchmal mangelhaft sei. Es trete ferner bisweilen Uebelkeit und Erbrechen auf.

Lenhartz (ibid.) sah von der Adonis recht befriedigende Resultate bei pleuritischen Exsudaten, Herz- und Nierenkrankheiten. Zu auffälliger Pulsretardation kam es übrigens bei keinem der Patienten.

Von den sogenannten Ersatzmitteln der Digitalis hat Seiler (Nr. 964) nur die Adonis vernalis (im Infus) wirksam gefunden; Leyden erklärt sie für das beste der sämmtlichen Ersatzmittel.

4. Helleboreïn.

Dieses Glycosid wurde von Leyden und von J. Goertz als unbrauchbar bezeichnet, um an Menschen Digitalinwirkungen zu erzielen. Falkenheim (Nr. 975) dagegen erklärt nach Versuchen an sieben Patienten, „dass wir im Helleboreïn zweifellos ein beim Menschen mit günstigem Erfolge verwendbares, energisch im Sinne der Digitalis wirkendes Herzmittel besitzen". Eine cumulative Wirkung wurde nicht beobachtet, dagegen häufig Durchfälle. Zur Verwendung kam das Merck'sche Helleboreïn in Dosen von 40—100 Milligramm pro die in Pillenform.

5. Erythrophleïn.

Dujardin-Beaumetz (Nr. 979) hat die Tinctura Erythrophleï guinensis in Dosen von 40 Tropfen mehrmals täglich an Hydropische und Herzkranke verabfolgt und in einigen Fällen gute diuretische Wirkungen, ganz wie nach Digitalis damit erzielt.

6. Scillaïn.

Die Scilla, das älteste und bekannteste der Ersatzmittel der Digitalis, wird jetzt fast gar nicht mehr angewandt, da sie in stärkerem Grade Uebelkeit und Brechen verursacht als Convallaria und Adonis. Dass sie im Uebrigen wirkliche Digitalinwirkungen besitzt, haben Ringer und Sainsbury (Nr. 953) jetzt von neuem gezeigt, denn sie sahen nach Zusatz von 5 cc. einer einprocentigen Scillaïnlösung zu 100 cc. Kochsalzlösung im Durchströmungsversuche deutliche Abnahme der Strömungsgeschwindigkeit in den Geweben der Schildkröte eintreten.

7. Antiarin.

Derselbe Versuch wie mit Scillaïn mit der wirksamen Substanz aus Antiaris toxicaria angestellt ergab den genannten Autoren, dass auch diese Substanz die Gefässe zur Contraction bringt.

8. Evonymin.

Das Wort Evonymin wird von den verschiedenen Autoren in sehr verschiedenem Sinne gebraucht. Ich meine hier damit das von Hans Meyer (1882) entdeckte, digitalinartig wirkende Glycosid Evonymin. Was man sonst noch Evonymin nennt, werde ich weiter unten besprechen.

984. *G. Romm, experimentell-pharmakologische Untersuchungen über das Evonymin. Inaug.-Dissert. Dorpat 1884, Schnakenburg, 56 pp.*

Zur Darstellung wurde die Rinde von Evonymus atropurpureus mit Alkohol extrahirt, das Extract concentrirt, mit Bleiessig ausgefällt, das Filtrat mit kohlensaurer Magnesia neutralisirt und mit Gerbsäure ausgefällt. Der Niederschlag wurde mit Zink zersetzt und mit Alkohol extrahirt.

Es gelang, aus der alkoholischen Lösung das Glycosid in Krystallen zu gewinnen. Dieselben sind in Wasser nur wenig löslich (1 : 2000), leicht dagegen in Alkohol und in Alkoholäther. Beim Erhitzen mit Mineralsäuren spaltet das Evonymin sich in Zucker und Harz, wodurch seine glycosidische Natur bewiesen ist.

Zur Darstellung wurde die Wurzelrinde benutzt; jedoch scheint die Astrinde noch mehr von dem Glycosid zu enthalten. Die Rinde von Evonymus europaeus enthält keinen diesem Evonymin ähnlichen giftigen Körper.

Bei Fröschen machte das Evonymin schon in minimalen Dosen charakteristischen systolischen Herzstillstand, während die Thiere beim Eintritt desselben sonst noch ganz normal waren. Bei Katzen trat nach Application per os, subcutan oder in's Blut Verlangsamung des Pulses, Verstärkung der Herzaction und Steigerung des Blutdruckes ein.

Im Gegensatze zu vielen anderen Mitteln der Digitalingruppe machte das Evonymin bei subcutaner Application keine localen Reizungserscheinungen.

Eigenthümlich für das Mittel ist ferner, dass seine Wirkungen ausserordentlich lange anhalten, wenn die Substanz per os applicirt worden ist, so z. B. bei einer Katze nach 23 Milligramm 19 Tage. Gerade dieser Eigenthümlichkeit wegen ist zu vermuthen, dass das Evonymin, welches bei Merck käuflich zu haben ist, in kurzer Zeit unter den Ersatzmitteln der Digitalis eine grosse Rolle spielen und bei allen Aerzten sich einbürgern wird.

Was den Sectionsbefund der an Evonyminvergiftung gestorbenen Katzen anlangt, so fand R. den linken Ventrikel des Herzens bald contrahirt, bald nicht; der Darm dagegen war bei der acuten Vergiftung in allen Fällen hochgradig, bis zum Schwunde des Lumens, contrahirt.

An sich selbst stellte R. fest, dass 30 Milligramm Evonymin binnen 48 Stunden von einem gesunden Menschen eingenommen werden können, ohne irgend welche Störungen zu veranlassen.

985. ***Heinrich Paschkis***, *über Evonymus atropurpureus. Pharmak. Centralhalle XXV, 1884, Nr. 17, p. 193.*

P. gibt eine pharmakognostische Beschreibung der Drogue und einige Abbildungen. Er stellte aus der Rinde reichliche Mengen von Mannit dar und analysirte diesen Körper.

Die Giftigkeit der Evonymusarten war schon Theophrast bekannt. P. erklärt mit de Candolle (1816) und Wibmer auch Evonymus europaeus für giftig, und zwar soll nach Genuss auch nur kleiner Mengen desselben Brechen und Durchfall eintreten. Evonymus atropurpureus erklärt P., dem trotz mehrerer Thierversuche die digitalinartige Wirkung dieser Drogue völlig entgangen ist, für kein zuverlässiges Arzneimittel, und er meint, dass diese Drogue ganz gut durch einheimische Evonymusarten ersetzt werden könne, was nach Meyer und Romm natürlich absolut unrichtig ist.

986. ***Thibault***, *l'evonymine et sa préparation. L'Union pharmac. XXIV, p. 302, 1884.*

1845 berichtete Carpenter über die arzneilichen Kräfte der Rinde von Evonymus atropurpureus und setzte hinzu, dass sie im Nordwesten von den Amerikanern als ausgezeichnetes Mittel gegen Wassersucht und Leberleiden geschätzt wird. Die ersten Analysen derselben machten Clothier, Hescott und Wenzell (1861—62). Das uns hauptsächlich interessirende Glycosid Evonymin fand vielleicht Wenzell. Da jedoch seine Darstellungsweise mit der von Romm nicht gut zusammenstimmt, so ist es auch möglich, dass dieses Glycosid Evonymin von dem Rommschen verschieden ist. Es ist natürlich mit dem j.tzt in die amerikanische Pharmakopoe aufgenommenen extractartigen Präparate, welches Evonymin heisst, und über welches Folgendes zu merken sein dürfte, nicht zu verwechseln.

Man unterscheidet ein braunes (festes und flüssiges) und ein grünes Evonymin. Das braune soll das wirksamste sein. Mit ihm experimentirte Rutherford, nach dem es Gallensecretion und Stuhlgang befördert, Vignal und Dodds, welche es für das beste Mittel gegen Hämorrhoiden erklären, und viele französische Aerzte.

So viel scheint mir festzustehen, dass in Evonymus atropurpureus ausser dem Evonymin von Meyer und Romm noch ein zweites actives Princip enthalten ist, welches wahrscheinlich harziger Natur ist und die abführende Wirkung des Resinoids Evonymin der amerikanischen Pharmakopoe bedingt. 1883 wurde dasselbe von Constantin Paul und Conil untersucht und festgestellt, dass dasselbe ein dem Podophyllin pharmakologisch nahestehendes Laxans ist.

Um die Verwirrung vollkommen zu machen, wird unter dem Namen Evonymin weiter noch ein von Riederer in dem fetten Oele der Samenkerne von Evonymus europaeus enthaltenes sogenanntes Subalkaloid bezeichnet. Nach Wittstein's Handwörterbuch der Pharmakognosie (1882) hat jedoch Grundner dasselbe als ein Gemisch von Bitterstoff und Harz erklärt.

Endlich wurde in der Rinde des dem Evonymus nahestehenden und häufig als Evonymus spurius bezeichneten Celastrus scandens ein saures und ein neutrales Harz gefunden, welche beide auch gelegentlich als Evonymin bezeichnet werden und deutliche emetische Wirkung besitzen.

9. Ein Pfeilgift der Moïs.

987. ***Bochefontaine,*** *poison des Moïs. Compt. rend. de la soc. de biologie 1844, Nr. 10.*

Eine halbwilde Völkerschaft in Anam, die Moïs, benutzen ein Pfeilgift, welches grosse damit verwundete Thiere in wenigen Minuten tödtet.

Einige damit an Fröschen angestellte Versuche zeigten, dass das Gift Herzperistaltik und systolischen Herzstillstand macht. B. vermuthet, dass das Gift eventuell mit Upas antiar identisch ist. Die Pflanze, welche das Gift liefert, ist unbekannt.

Dass auch in dem indianischen Pfeilgifte Curare bisweilen eine digitalinartig wirkende Substanz vorkommt, habe ich bereits sub Nr. 183 erwähnt.

10. Ein ostafrikanisches Pfeilgift.

988. ***E. Harnack,*** *über ein digitalinartig wirkendes Glycosid aus einem afrikanischen Pfeilgifte. Arch. f. exp. Path. und Pharmakol. XVIII, 1884, p. 1.*

Durch Vermittlung Riebeck's gelangte H. in Besitz des Giftes der Pfeile aus einem ostafrikanischen Köcher. Dasselbe ist in Wasser schwer, in Alkohol leicht löslich, stickstofffrei, durch Gerbsäure und durch Phosphorwolframsäure leicht fällbar. Beim Kochen mit Mineralsäuren wird Zucker und ein dem Digitaliresin ähnliches Harz abgespalten. Die Wirkung des Giftes auf Frösche stimmt mit der des Digitalins völlig überein.

11. Anhang: Stigmata maïdis.

989. ***Baldassar Testa,*** *dell' azione degli stimmi di mais. Nota prelimin. Gazz. degli ospit. 1884, Nr. 40, p. 315.*

T. hat die Einwirkung des Maisgriffelextractes auf Kaninchen untersucht und gefunden, dass darnach die Harnabsonderung steigt, der Harn specifisch leichter und saurer wird, die Frequenz der Herzschläge abnimmt und der Blutdruck steigt. Nach sehr grossen Dosen wird der Puls wieder frequent, aber schwach. Atropin und Vagusdurchschneidung hebt die Wirkung des Mittels auf's Herz auf.

Ich selbst habe mit von mir bereiteten Maisgriffelextracten an Thieren niemals digitalinartige Vergiftungserscheinungen hervorrufen können. Die von Vauthier (Belgien) darin als wirksames Princip nachgewiesene Maizensäure kann ich nicht anerkennen.

990. **Henri Dupont**, *de l'extrait de stigmates de mais dans les maladies du coeur. Union méd. 1884, 21 févr., Nr. 27; Gaz. méd. de Paris 1884, Nr. 9; Gaz. d. hôpit. 1884, Nr. 19.*

D. berichtet über eine dreijährige, an Menschen angestellte Versuchsreihe, welche das Extractum stigmatum Maïdis betrifft. Danach befördert das Mittel die Diurese und verlangsamt die Herzaction. Die diuretische Wirkung manifestirt sich schon am ersten Tage der Darreichung, nimmt aber oft noch bis zum vierten Tage zu, besonders wenn starke Oedeme vorhanden sind. Mit der Abnahme des Anasarka nimmt zugleich die Spannung der Arterien zu und die der Venen ab. Der Puls wird dabei langsamer und regelmässiger. Das Mittel wird gut vertragen und wirkt energischer und schneller als Digitalis. Die Dosis beträgt dreimal täglich 1 Gramm.

991. **E. Stover**, *stigmata of maize as a demulcent, anaesthetic diuretic. The therap. Gaz. VIII, 1884, april, p. 186.*

St. führt einige Krankengeschichten an, aus denen hervorgehen soll, dass das Fluidextract der Maisgriffel gleichzeitig diuretisch und beruhigend wirken soll. Das Mittel wird theelöffelweise dreimal täglich gegeben.

992. **A. H. Ohnmann-Dumesnil**, *stigmata maidis. Weekly med. Review 26 april 1884; St. Louis med. and surg. Journ. 1884, may.*

Bei Nieren- und Nierenbeckenentzündung, Blasenkatarrh, Harngries und namentlich bei Gonorrhoe will O. vom Gebrauche des Fluidextractes der Maisgriffel von Parke, Davis und Comp. ausgezeichnete Erfolge gesehen haben. Die digitalinartige Wirkungsweise des Mittels sei jedoch noch nicht festgestellt.

993. **D. P. Duncan** *(Waynesboro Ga.), stigmata maidis. The therap. Gaz. VIII, 1884, jan., p. 17.*

Es gilt für D. als ausgemacht, dass das Maisgriffelextract einen „lenitiven Einfluss auf entzündete Gewebe" hat.

994. **J. H. Yarnall**, *on the use of corn-silk in catarrh of the bladder. The therap. Gaz. VIII, 1884, april, p. 126.*

In einem Falle von schwerem Blasenkatarrh trat nach Gebrauch des Maisgriffelextractes in Theelöffeldosen bald Heilung ein.

995. **G. H. Hetherington**, *corn-silk in gonorrhoea. The therap. Gaz. VIII, 1884, jan., p. 18.*

H. sah vom Maisgriffelextract sowohl bei Blasenkatarrh als bei Gonorrhoe immer gute Resultate.

XXIV. Die Gruppe des Mutterkorns.

I. Secale cornutum.

a) Chemisches und Physiologisches.

996. **J. Denzel,** *ein neues Mutterkornextract (Extr. sec. corn. Denzel), Med. Correspbl. d. Württemb. ärztl. Landesver. 1884, p. 110.*

997. **J. Denzel,** *Secale cornutum und dessen wirksame Bestandtheile. Arch. d. Pharmacie 1884, April, p. 314.*

Beim Entfetten des Mutterkorns mit Petroleumäther oder Benzin gehen nachweisbare Alkaloidmengen nicht in Lösung, wohl aber beim Entfetten mit Schwefelkohlenstoff oder mit Aether.

998. **J. Bonjean,** *à propos de l'ergotine et de son action toxique. Bullet. gén. de thérap. 1884, Nr. 7.*

999. **J. Uffelmann,** *spectroskopische Untersuchung von Getreidemehl und Brot auf Mutterkorn, Kornrade und Alaun. Archiv für Hygieine II, 1884, p. 196.*

1000. **Schneider,** *Nachweis von Mutterkorn. Pharmac. Ztg. 1884, p. 630.*

Die Palm'sche Methode des Nachweises erwies sich als unbrauchbar, die Hoffmann'sche aber als sehr gut.

1001. **L. Wittmack,** *Anleitung zur Erkennung organ. und unorgan. Ausmengungen im Roggen- und Weizenmehle. Gekrönte Preisschrift des deutschen Müllerverbandes. Berlin 1884.*

Auch Mutterkorn und Kornrade sind berücksichtigt.

1002. **Cordes,** *über Medicamente mit Einwirkung auf den Uterus. Arch. f. Gynäkologie XXIV, 1884, Heft 2.*

1003. **Święcicki,** *über den Einfluss von Coniin und einzelner Präparate von Secale cornutum auf die Contractionen der Scheidenmusculatur. Gazeta lekarska 1884, Nr. 25.*

1004. **M. Marckwald,** *über die Wirkung von Ergotin, Ergotinin und Sklerotinsäure auf Blutdruck, Uterusbewegungen und Blutungen. Gynäkol. Centralbl. VIII, 1884, Nr. 19, p. 301; ferner Arch. f. Anat. u. Physiol. 1884, physiol. Abth. p. 434.*

Ergotinin ist weder zur Erzielung von Uteruscontractionen, noch als blutstillendes Mittel zu gebrauchen. Das Extract. sec. corn. bis. purif. und die Sklerotinsäure erzeugen beide in gleichem Masse Uteruszusammenziehungen. Der Sklerotinsäure scheint ausserdem eine allgemeine hämostatische Wirkung zuzukommen. Da ferner die Sklerotinsäure in kleineren Dosen als das Ergotin wirksam ist, so dürfte sich die alleinige Verwendung dieser, respective der sklerotinsauren Salze empfehlen, wenn diese nicht zu lebhafte Reizerscheinungen verursachten. — Das dialysirte Ergotin wird schliesslich zur subcutanen Anwendung empfohlen.

1005. **R. Kobert,** *über Mutterkorn. Zeitschrift für Naturwissenschaften, herausg. von Brass, Dunker etc. Bd. 57, 1884, Juli-August, p. 493.*

In einem am 7. August 1884 gehaltenen Vortrage betonte ich die Unwirksamkeit des Tanret'schen Ergotinins und rieth vom Gebrauche dieses ganz werthlosen und enorm theuren Präparates ab.

1006. **R. Kobert,** *über die Bestandtheile und Wirkungen des Mutterkorns. Arch. f. exp. Path. und Pharmak. XVIII, p. 316, und Leipzig, Vogel 1884, 64 pp.*

Ich unterscheide im Mutterkorn drei wirksame Bestandtheile, welche Ergotinsäure, Sphacelinsäure und Cornutin heissen.

Die **Ergotinsäure** ist von Zweifel 1875 endeckt worden. Sie ist der Hauptbestandtheil der Sklerotinsäure von Dragendorff und Podwyssotzki, aus welcher sie sich durch Ausfällen mit ammoniakalischem Bleiessig leicht darstellen lässt. Sie ist sehr hygroskopisch und verdirbt leicht. Durch Erhitzen mit Mineralsäuren lässt sie sich in Zucker und eine neue, übrigens unwirksame Base zerlegen. Unter der Einwirkung von Fermenten oder Verdauungssäften geht derselbe Spaltungsprocess vor sich und daher kommt es, dass beim Eingeben derselben per os nur ein verschwindend kleiner Bruchtheil unverändert zur Resorption und zur Wirkung kommt. Bei Einspritzung von ergotinsaurem Natron unter die Haut oder in's Blut treten dagegen schon nach kleinen Dosen sehr erhebliche Wirkungen auf, welche in einer von unten aufsteigenden Lähmung des Rückenmarkes und Gehirns bestehen. Kaninchen, Katzen, Hunde, Meerschweinchen und Hähne, welche auf diese Weise vergiftet werden, können tagelang absolut reflexlos wie in tiefster Narkose daliegen und sich dann wieder erholen. Der Blutdruck ist in diesem Stadium erheblich erniedrigt. Der Uterus ist unbeeinflusst, so dass bei hochträchtigen Thieren keine Ausstossung der Föten stattfindet.

Eine Contraction der Blutgefässe kommt nach Ergotinsäureapplication niemals zur Beobachtung; ebensowenig Gangrän.

Die **Sphacelinsäure** ist das gangränerzeugende Agens des Mutterkorns und hat davon auch ihren Namen. Ihre Darstellung beruht auf der Unlöslichkeit der freien Säure in Wasser und ihrer Löslichkeit in Alkohol. Bei der Entfettung des Mutterkorns mit Aether geht zu Anfang keine Sphacelinsäure mit in Lösung, so dass man einen grossen Theil des Fettes auf diese Weise fortschaffen kann, ohne den Sphacelinsäuregehalt des Mutterkorns dadurch zu ändern. Die Alkalisalze der Säure sind in Wasser leicht löslich, aber sehr zersetzlich.

Die gangränerzeugende Wirkung wurde besonders an Hähnen geprüft. Bei diesen Thieren kommt es nach Verfütterung von kleinen Mengen Sphacelinsäure zum Absterben des Kammes und der Bartlappen. Dauert die Vergiftung lange genug, so können auch Stücke der Zunge, des Gaumens, des Kehldeckels, ja selbst grosse Theile der Flügel nekrotisch abgestossen werden. Als Ursache der Gangrän fand v. Recklinghausen hyaline Thromben in den kleinen Arterien. Er glaubt aus dem mikroskopischen Befunde schliessen zu dürfen, dass es nach der Vergiftung zeitweise zu heftigen und andauernden Contractionen der Arteriolen kommt, und dass während dieser Zeit die hyalinen Thrombosen sich ausbilden, welche dann ihrerseits secundär in einem späteren nicht mehr spastischen Stadium die Blutzufuhr so vermindern, dass Brand eintritt. Aehnlich wie beim Hahn sind die Verhältnisse beim Schweine, während an Kaninchen, Katzen und Hunden keine Gangrän nach Sphacelinsäurefütterungen eintritt, sondern nur Blutungen aus den Gefässen, besonders des Darmtractus, die übrigens auch beim Hahn recht häufig sind. Die Darmschleimhaut geräth beim Contact mit Sphacelinsäure oder deren Salzen in einen Zustand der Entzündung, welcher sehr an Typhus erinnert, und ist aus diesem Grunde die Behandlung des Abdominaltyphus mit sphacelinsäurehaltigem Mutterkorn entschieden zu widerrathen. Die Centralorgane des Nervensystems leiden unter der Einwirkung des auch am Kymographion demonstrirbaren Arterienspasmus sehr bald, und es kommt unter Umständen zu irreparabeln anatomischen Veränderungen derselben. Es ist ziemlich wahrscheinlich, dass die Muterkornpsychosen auf derartige Veränderungen zu beziehen sind.

Die Beziehungen der Sphacelinsäure zum Uterus habe ich noch nicht genügend untersucht, um darüber Definitives aussagen zu können; es spricht aber vieles dafür, dass der Tetanus uteri, wie es nach Einnehmen von Mutterkorn so oft beobachtet worden ist, auf der Wirkung der Sphacelinsäure beruht.

Das **Cornutin** ist das einzige Wirksame der vielen im Mutterkorn enthaltenen Alkaloide.

Das von Tanret dargestellte reine Ergotinin erwies sich als absolut wirkungslos. Das im Handel käufliche Tanret'sche Präparat enthält freilich Blausäure und ist deshalb nicht wirkungslos. Die Hauptwirkung des Cornutins besteht bei Kalt- und Warmblütern in Krämpfen und Muskelsteifigkeit. Nach sehr kleinen Dosen kommt es zu Brechdurchfall, Speichelfluss und Verlangsamung der Herzaction durch Vagusreizung. Der Blutdruck wird durch Cornutin infolge von Reizung des vasomotorischen Centrums gesteigert, der mit dem Rückenmarke in Zusammenhang befindliche Uterus zu Contractionen angeregt, gleichgiltig, ob er Föten enthält oder nicht, und ist deshalb das Eintreten von Abort bei Mutterkornvergiftung auf eine combinirte Wirkung der Sphacelinsäure und des Cornutins zu beziehen. An trächtigen Katzen gelang es mir sowohl mit Cornutin als mit Sphacelinsäure, vorzeitige Ausstossung der Föten herbeizuführen.

Aus den Beobachtungen an Menschen mit convulsivischem Ergotismus lässt sich schliessen, dass es bei chronisch verlaufender Cornutinvergiftung zu einer Degeneration der Muskeln der von den Krämpfen hauptsächlich befallenen Glieder kommt, doch ist dieser Punkt noch nicht genügend experimentell erledigt und wird von mir jetzt weiter verfolgt.

Ich glaube aus meinen Versuchen schliessen zu dürfen, dass die medicinisch benutzten Eigenschaften des Mutterkorns nicht der Ergotinsäure, sondern dem Cornutin und der Sphacelinsäure zukommen, und dass daher das Extr. secalis cornuti der neuen deutschen Pharmakopoe ein sehr ungeeignetes Präparat ist.

1007. ***R. Kobert,*** *über Mutterkornpräparate. Centralbl. f. Gynäkol. 1885, Nr. 1.*

Gehe & Comp. in Dresden-Neustadt führen auf meine Veranlassung von jetzt ab ausser ziemlich reinem Cornutin unter dem Namen Extr. sec. corn. cornutino-sphacelinicum ein billiges Präparat, welches in einem Gramm die gesammte Menge von

Cornutin und Sphacelinsäure enthält, welche in 15 Gramm nativem Mutterkorn enthalten sind. Dieses Extract, welches mit dem Wiggers'schen durchaus nicht identisch ist, wird in der Weise dargestellt, dass zunächt das gröblich zerkleinerte (zerquetschte) Mutterkorn mit Aether oder Petroleumäther von etwa 20 Procent seiner Fette befreit wird. In diese ersten 20 Procent Fett geht erfahrungsgemäss weder Sphacelinsäure noch Cornutin in nennbaren Mengen über. Dann wird das Mutterkorn mit Alkohol vollständig erschöpft, wobei die gesammte Menge von Cornutin und Sphacelinsäure in Lösung geht, und dieser Auszug vorsichtig zu Extractconsistenz eingeengt. Nebenbei geht bei diesem Verfahren mit in Lösung: 1. der Rest des Fettes (13 Procent); 2. der grösste Theil des Ergotinins von Tanret; 3. eine gewisse Menge von Farbstoff, und 4. eine kleine Menge saurer unorganischer Salze. Diese Beimischungen schaden aber nichts, wofern man, wie ich vorschlage, dieses Extract lediglich per os (in Pillenform oder in alkoholischer Lösung) verwendet. Zur Subcutaninjection ist dasselbe ganz ungeeignet, und es empfiehlt sich überhaupt von dieser Methode der Mutterkornapplication trotz des von Marckwald dagegen erhobenen Einspruches so lange ganz abzusehen, bis reines Cornutin und sphacelinsaures Natron im Handel zu haben sein werden.

Der bei der Extraction verbleibende Mutterkornrest wird nach dem Abdunsten des Alkohols fein gepulvert und sofort vor Feuchtigkeit geschützt aufbewahrt. Er enthält die Ergotinsäure in ihrer Gesammtmenge in einer Form, in welcher sie sich vermuthlich beliebig lange hält, ohne ihre Wirksamkeit einzubüssen. Es empfiehlt sich dieses Präparat, welches mit dem entölten Mutterkorn der neuen Pharmakopoe durchaus nicht zu verwechseln ist, als Pulv. sec. corn. spirit. vini extractum ebenfalls in den Handel zu bringen. Es muss dies für die Anhänger der Theorie von Podwyssotzki und Nikitin ein besonders empfehlenswerthes Mutterkornpräparat sein.

Bei vergleichenden Versuchen über den Sphacelinsäuregehalt meines Mutterkornextractes und des aller übrigen Sorten von Extract, welche der amerikanische, französische, englische und deutsche Handel liefert, ergab sich, dass schon 2 Gramm dieses neuen Extractes deutliche Gangränerscheinungen an Hähnen hervorbrachten, während selbst 20 Gramm der anderen Extractsorten diese Wirkung nicht hatten.

1008. **Sydney Ringer** and **Harrington Sainsbury,** *note on some experiments with ergotine. Brit. med. Journ. I, 1884, 19 jan., p. 97.*

In der unter Digitalin bereits beschriebenen Weise wurden Durchströmungsversuche an Schildkröten mit und ohne Zusatz von käuflichem Ergotin zu der zur Durchströmung benutzten alkalischen Kochsalzlösung vorgenommen, wobei sich ergab, dass die mit dem schmierigen Extract versetzte Salzlösung schlechter durchlief, als reine Kochsalzlösung.

1009. **Kokorin,** *über die pathol.-anat. Veränderungen bei der Vergiftung mit Mutterkorn. Inaug.-Dissert. Petersburg 1884.*

b) Vergiftungen.

1010. **N. N.,** *drei Vergiftungen durch Ergotin oder Phosphor? Petersb. med. Wochenschr. 1884, N. F. I, Nr. 12, p. 105.*

Drei Schwangere nahmen zur Abtreibung der Leibesfrucht ein vermuthlich sphacelinsäurehaltiges Mutterkornpräparat und starben danach unter typischen Erscheinungen der Sphacelinsäurevergiftung, besonders multipeln Blutungen. Die sehr interessanten Details dieser Vergiftungen müssen im Original nachgelesen werden.

1011. **Scheffer,** *observation d'un cas d'ergotisme aigu. Gaz. méd. de Strasbourg 1884, Nr. 11, p. 130.*

Eine 53jährige Dame, welche mit ergotinsäure- und cornutinhaltigen Mutterkornpräparaten behandelt wurde, bekam schwere Vergiftungserscheinungen von Seiten beider Substanzen, die sowohl per os als subcutan applicirt worden waren. Infolge der Ergotinsäurevergiftung kam es zu dem Gefühle von Eingeschlafensein und Ameisenkriechen, von den Füssen anfangend und allmälig bis zum Kopfe emporsteigend. Derartige Erscheinungen nach Ergotinsäuremedication an Menschen habe ich zuerst gesehen und 1879 beschrieben. Die Vergiftungserscheinungen von Seiten des Cornutins bestanden in Appetitlosigkeit, Brechen, Uebelkeit, Aufstossen, Aussetzen des Pulses und sehr lange anhaltender profuser Salivation. Auf meine Veranlassung hin wurde Atropin gegeben, worauf der Speichelfluss schnell aufhörte. Nach einiger Zeit wurde leider wieder Mutterkorn, und zwar als Infus verordnet, worauf die Vergiftungserscheinungen in derselben Weise von neuem auftraten, und zwar in solcher Heftigkeit, dass Atropin den Speichelfluss nur momentan zu beseitigen im Stande war.

1012. **Debierre,** *sur l'action physiologique et toxique de l'ergotine à propos d'un empoisonnement par l'ergotine Bonjean. Bullet. gén. de thérap. 1884, 2 livr., p. 52, und 5 livr., p. 418.*

Nach innerlichem Einnehmen einer ziemlich kleinen Menge von Bonjean'schem Ergotin, die wegen einer Lungenblutung verordnet waren, kam es zu Schwindel, Blässe, Krämpfen, Gefühl der Trockenheit im Munde und allgemeiner Hautanästhesie — Symptome, welche wohl ebenfalls in Ergotinsäure- und Cornutingehalt des benutzten Präparates ihre Erklärung finden dürften, wenngleich ich die grosse Verschiedenheit dieses Falles und des vorigen nicht leugnen will.

Bei Versuchen, welche D. über die Wirkung des Ergotinins anstellte, kam es zum Ansteigen der Körpertemperatur.

1013. **R. B. Faulkner,** *an unusual effect of ergot. New York med. Journ. XXXIX, 1884, p. 668.*

1014. **G. J. Engelmann,** *two cases of rupture of the uterus and some reflexions upon the abuse of ergot in obstetrical practice. Philad. med. News 1884, Nr. 14, april.*

1015. **F. Tuczek,** *zur Ergotismusepidemie im Regierungsbezirke Breslau. Deutsche med. Wochenschr. X, 1884, Nr. 49, p. 797.*

T. schlägt vor, in den befallenen Gegenden das Mutterkorn den Bauern gegen gute Bezahlung abzukaufen, eine Massnahme, die in Russland eingeführt ist und sich dort als sehr nützlich erweist.

c) Therapeutisches.

1016. **Ruyssen,** *de l'ergotinine dans le diabète sucré. Thèse de Paris 1884.*

Fünf Fälle von Diabetes wurden mit Subcutaninjectionen von Ergotinin Tanret in Dosen von 0·5 Milligramm behandelt. In allen fünf Fällen liess die Polyurie nach, die Zuckerausscheidung dagegen nicht in allen. Die Wirkung wird erklärt durch Gefässcontraction.

1017. **G. B. Queirolo,** *ricerche pletismografiche sull'acido sclerotinico e sulla segale speronata. Gazz. degli ospit. 1884, Nr. 59, p. 466; la Salute 2 S., Bd. 18, 1884.*

1018. **Bourneville et Bricon,** *de l'emploi de l'acide sclerotinique dans l'épilepsie. Le Progrès méd. 1884, Nr. 21, p. 413.*

Die Sclerotinsäure wurde längere Zeit hindurch theils subcutan, theils innerlich verabfolgt. Die Dosis zur Subcutaninjection betrug pro die 10—60 Milligramm. Bei sieben von zwölf Patienten war danach nach 1—7 Monaten keine Besserung zu constatiren, bei den fünf übrigen trat eine Besserung ein, jedoch kann dieselbe auch in Zufälligkeiten ihren Grund gehabt haben. Die meisten Patienten (Kinder) magerten bei der Cur sehr ab. B. und Br. können das Mittel zu weiteren Versuchen nicht empfehlen; ich auch nicht.

1019. ***Girma**, des effets physiologiques et therapeutiques de l'ergotine dans les troubles congestifs de la paralysie générale. L'Encéphale 1884, IV, Heft 2, p. 160.*

Bekanntlich ist das Ergotin und das Mutterkorn überhaupt bei Psychosen schon oft empfohlen worden, so von A. van Andel, Krafft-Ebing, Schule, Kiernan, Rogers und Anderen. Girma sucht damit besonders die Congestivzustände, welche bei Paralysen vorkommen, zu bekämpfen, indem es für ihn ausgemacht ist, dass das Bonjean'sche Präparat wirklich die Gefässe contrahirt. Er glaubt bei seinen Versuchen recht gute Resultate gesehen zu haben. In Dosen von 0·5—6·0 Gramm pro die beseitigte es cerebrale Hyperämien, und ihre Folgezustände wie heftige Erregungen und Schlaflosigkeit, verhütete apoplectiforme und epileptiforme Anfälle etc. Dosen von 2—4 Gramm Extract Bonjean, meint er, könne man monatelang täglich per os geben, ja es werde dadurch sogar vortheilhaft auf die Verdauungsorgane der Paralytiker eingewirkt. Im Initialstadium der Krankheit gegeben, könne es völlige Heilung hervorbringen. Der gesammte Gefässapparat scheint unter seiner Einwirkung nach G. neue Widerstandskraft zu bekommen. Bei vorgerückten Stadien der Krankheit verhindert es die epileptiformen und apoplectiformen Anfälle oder mindert wenigstens deren Heftigkeit. Es regulirt die Darmfunctionen und macht niemals Gangrän. Ausser dem frischen Pulver kann man auch das wässerige Extract von Bonjean oder die alkoholische Tinctur von Yvon anwenden, selbst subcutan.

1020. ***H. Nebel**, ein Beitrag zur Wirkung des Ergotins bei Psychosen. Laehr's Zeitschr. f. Psychiatrie, Bd. 41, 1884, p. 379.*

Luton in Rheims glaubte 1881 die Entdeckung gemacht zu haben, dass ein Gemisch von 5 Gramm Mutterkorntinctur und 15 Gramm 10procentiger Natriumphosphatlösung eine dem Lustgas ähnliche Wirkung auf Menschen ausübt. Nebel hat darüber an Geisteskranken neue Versuche angestellt, glaubt in einigen Fällen wirklich durch diese Mischung einen ähnlichen Erfolg erzielt zu haben und fordert zu weiteren Versuchen darüber auf. Bekanntlich hat auch Adam (1881) diese Mixtura exhilarans an Patienten probirt und sehr wenig Erfolg gesehen, während er an sich selbst eine mässige Erregung wie nach gutem Weine wahrnahm.

1021. ***J. R. Forrest****, the use of ergot in chorea. The Lancet 1884, I, p. 191.*

F. empfiehlt das liquid extract of ergot unter Zusatz von Arsenik gegen Chorea, weil es in einem Falle zu helfen schien.

1022. ***R. W. White****, the use of ergot in chorea. The Lancet 1884, I, p. 599.*

Dosen von 0·5 Gramm des liquid extract of ergot dreimal täglich beseitigten eine schwere Chorea bald.

1023. ***C. E. Foster****, treatment of chorea by ergot. The Lancet 1884, I, p. 969.*

Auf die Empfehlung von White behandelte F. einen Fall von Chorea, der allen anderen Behandlungsweisen getrotzt hatte, mit flüssigem Mutterkornextract dreimal täglich 20 Tropfen, worauf schnelle Heilung eintrat.

1024. ***Duboué****, des effets comparés de divers traitements de la fièvre typhoïde et de ceux produits en particulier par l'ergot de seigle de bonne qualité. Paris, G. Masson 1883; Gaz. des hôp. 1884, Nr. 49.*

Als kürzlich in der Pariser Akademie eine lange Discussion über die Therapie des Typhus stattfand, theilte D. auch seine Erfahrungen mit, wonach Mutterkorn das beste Mittel dagegen sein soll. Diese Mittheilung wurde von der Akademie sehr kühl aufgenommen und darum hat er dieselbe nochmals in Gestalt einer Monographie veröffentlicht. Dieselbe enthält viele Krankengeschichten, welche mir jedoch wenig Beweiskraft zu haben scheinen.

Die unglückselige Idee, Abdominaltyphuskranke mit Mutterkorn zu behandeln, hat D. bereits in sechs Schriften (1873, 1878, 1881, 1882, 1883 und 1884) niedergelegt und leider kritiklose Leser genug gefunden, welche seinen Worten glauben und dieselbe Behandlungsmethode acceptirt haben. Was man von Mutterkornvergiftung rede, sei reine Uebertreibung oder beruhe auf

Anwendung verdorbenen Mutterkorns. Das gute Mutterkorn könne unmöglich schädliche Folgen haben, denn Tausende ässen es in Frankreich im Brot jahraus jahrein und blieben gesund.

Aehnliche kritiklose Behauptungen enthalten die sechs D.'schen Schriften in Unmenge. Leider ist die letzte derselben sogar in's Englische übersetzt worden.

1025. **Amadée Chassagne,** *contribution à l'étude du traitement de la fièvre typhoïde par le seigle ergoté. Gaz. méd. de Paris 1884, Nr. 16, 17, 19, 20.*

Auf Grund von 82 Beobachtungen an Typhuskranken, welche mit Secale cornutum behandelt wurden, glaubt Ch. dieses Mittel bei Typhus empfehlen zu müssen. Dasselbe wurde in Pulverform innerlich gegeben und bewirkte Cyanose, Schweiss, Kälte der Extremitäten, Erbrechen und häufig Nasenbluten.

Eine ähnliche Mittheilung aus dem Jahre 1883 stammt von Lardier in Rappoldsweiler, der 73 Typhuspatienten mit Mutterkorn behandelte. Man sieht daraus, was mir leider auch genug Aerzte aus Elsass-Lothringen bestätigt haben, dass die Typhusbehandlung mit Mutterkorn auch bereits auf deutschem Grund und Boden um sich gegriffen hat.

1026. **Grillière,** *contribution à l'étude du traitement de la fièvre typhoïde par le seigle ergoté. Thèse de Paris 1884, Nr. 315.*

1027. **R. Kobert,** *zur Behandlung des Abdominaltyphus mit Mutterkorn. Centralbl. f. klin. Med. 1884, Nr. 34.*

Dieser kurze Artikel enthält eine Warnung vor dem Mutterkorn bei Typhus. Dass bisher noch so wenig Schaden damit angerichtet worden ist, beruht lediglich darauf, dass das in den meisten Apotheken käufliche Mutterkorn bereits keine Sphacelinsäure mehr enthält. Aber auch das sphacelinsäurefreie Pulver kann im Darme eines Typhösen nur Schaden anrichten.

1028. **de Giovanni,** *ein Substitut für Chinin. Rivista clinica 1884, Nr. 8.*

G. empfiehlt ein Gemisch von Ergotinum Bonjean und Tinct. Valerian. $\overline{aa}$ 15 + Aq. dest. 90 zur Herabsetzung der Temperatur bei intermittirenden und remittirenden Fiebern, bei Phthise und Puerperalfieber. Ein derartiges Gemisch ist natürlich auf Fiebertemperaturen in kleinen Dosen vollständig ohne Einwirkung.

1029. **Rosinski,** *über die Behandlung der diffusen Nephritis mit Ergotin. Gazeta lekarska 1884, Nr. 37.*

1030. ***M. Friedmann,*** *Secale cornutum als prophylaktisches Mittel gegen Gehörstörungen nach Salicylsäure und Chinin. Wiener med. Presse, 20. Juli 1884.*

Fr. empfiehlt subcutane Ergotininjectionen (0·4 Gramm pro die) nebenbei zu machen, wenn Salicylsäure oder Chinin innerlich gegeben werden.

1031. ***N. Lunin,*** *ein Beitrag zur Therapie des Diabetes insipidus. Jahrb. f. Kinderheilk. N. F. XXI, 1884, p. 420.*

Bei einem elfjährigen Mädchen mit Diabetes insip. sank nach Gebrauch von Mutterkorninfus (2 : 100) die Harnmenge von 7 Liter auf einen Liter pro Tag, und das Kind nahm wieder an Körpergewicht zu.

1032. ***John Dewar,*** *ergot in whooping cough. The therap. Gaz. 1884, VIII, april, p. 157.*

D. ist der Meinung, Keuchhusten mit Mutterkorn stets in kurzer Zeit heilen zu können, was wohl unrichtig ist. Ebenso ist D.'s Empfehlung des Ergotins bei anämischen und kachektischen Zuständen nach meiner Meinung unbegründet.

1033. ***J. T. Suñol,*** *Ergotin bei Lungenkrankheiten, besonders bei Pneumonie. La Independencia Med. u. El Siglo Medico, 12 oct. 1884.*

Die Hauptwirkung des Mutterkorns und des Bonjean'schen Extractes besteht nach S. in einer Steigerung der Contractilität der glatten Musculatur. Daher empfiehlt sich seine Anwendung bei Hämorrhagien, Congestivzuständen und Paralysen der verschiedensten musculösen Organe. Auch bei acuten Affectionen des Respirationstractus kann es mit Vortheil verwandt werden, so bei intensiver Bronchitis mit erschwerter Expectoration, Hämoptyse und Pneumonie. Schwangerschaft contraindicirt die Anwendung nicht, falls man mässige Dosen gibt.

1034. ***Driver*** *(Reiboldsgrün), praktische Beiträge zur Schwindsuchtsbehandlung.*

Ergotinum dialysatum Bombelon hat D. bei Hämoptoe nie im Stich gelassen (0·2—1·0 pro dosi). Es muss subcutan gegeben werden. Rhoden (Lippspringe), P. Niemeyer und E. Kurz (Florenz) haben dasselbe gefunden.

1035. ***Seymour Taylor,*** *on haemoptysis and its treatment. The Lancet 1884, I, p. 1069.*

Ergotin subcutan, nebenbei Morphin und ein Abführmittel innerlich werden gegen Lungenblutungen empfohlen.

1036. **G. G. Everitt,** *Ergot in haemoptysis. Therap. Gaz. VIII, nov. 1884, p. 511.*

In einem Falle von Lungenblutung half mehrere Male, nachdem alle üblichen Mittel vergeblich versucht worden waren, die Einathmung zerstäubten Ergotins (fluid extract).

1037. **D. A. Muñoz,** *über die Behandlung hämorrhagischer Pocken mit Subcutaninjectionen von Ergotin. El Siglo medico, 5 oct. 1884.*

In zwei Fällen von hämorrhagischen Pocken bei Schwangeren glaubt M. einen günstigen Einfluss subcutaner Ergotininjectionen auf die Blutungen (auch aus den Genitalien) gesehen zu haben.

1038. **G. Malfese,** *l'ergotina nelle paralisi ed emorragie vesicali. Il Morgagni 1884, marzo, Nr. 3.*

1039. **R. B. Hamm,** *Ergotin in vesical paresis. Philad. med. Times XIV, Nr. 430, 1884, p. 621.*

1040. **A. Angelini,** *considerazioni sul valore terapeutico locale della ergotina di Bonjean. Gazz. degli ospit. Milano 1884, V, p. 43 u. 52.*

1041. **Howe,** *haematoma auris in a sane person treated with injections of ergot. Philad. med. News 1884, 26 july.*

Wiederholte Einspritzungen von Ergotin in ein Hämatom des Ohres, welche sehr schmerzhaft waren, brachten dasselbe zur Verkleinerung.

1042. **Bauwens,** *de l'iode et de l'ergotine d'Yvon dans le goître et surtout de l'injection perenchymateuse de ces substances. Bullet. de l'acad. de méd. de Belgique 1884, XVIII, Nr. 2, p. 262 u. 270.*

Bei Kropf wurde das Ergotin namentlich 1878 von Coghill empfohlen, gestützt auf die zweifelhaften Beobachtungen von Sédillot und von Halves über die gefässcontrahirende Wirkung dieses Mutterkornpräparates. Bauwens empfiehlt jetzt das Präparat aus demselben unrichtigen Grunde von neuem zur Kropfbehandlung.

1043. **N. S. Davis,** *ergot in pneumonia. The therap. Gaz. VIII, 1884, may, p. 224.*

D. empfiehlt Mutterkornpräparate, besonders das in Amerika so beliebte flüssige Extract bei Pneumonie, weil dadurch die Anschoppung der Lunge verhindert, respective verringert werden soll.

1044. **S. W. Caldwell** *(Trenton Tenn.), normal liquid ergot. Mississipi Valley med. Monthly 1884; the therap. Gaz. VIII, 1884, febr., p. 68, und may, p. 225.*

Bekanntlich haben Mosler und Kussmaul durch Mutterkorninjectionen in sehr vergrösserte Milzen diese zu bedeutender Verkleinerung gebracht. Dasselbe Verfahren empfiehlt jetzt Caldwell, nur dass er statt des Wernich'schen Ergotins das normal liquid ergot von Parke, Davis & Comp. dazu verwendet.

1045. **Fenoglio,** *über parenchymatöse Injectionen von Ergotin in die Milz. Rivista di chim. e farm. 1884, fasc. 1.*

F. spritzte vom gewöhnlichen französischen Bonjean'schen Ergotin mehrmals 50 Milligramm in einen Milztumor und erzielte dadurch beträchtliche Schrumpfung desselben.

1046. **Stocquart,** *über subcutane Injection von Tinct. secalis cornuti. Journ. de med. de Bruxelles, T. 79, p. 130, aug. 1884.*

1047. **Chassagne,** *sur le seigle ergoté. Gaz. méd. de Paris 1884, p. 196, 219 u. 231.*

1048. **Hermann Mauk,** *ein neues Mutterkornextract, Extractum secalis cornuti Denzel. Inaug.-Dissert. Tübingen 1884, Fues. 19 pp.*

Ganz in Uebereinstimmung mit mir kommen Säxinger, Fehling (Stuttgart) und Mauk nach Versuchen an Schwangeren und Gebärenden zu dem Schlusse, dass die Ergotinsäure, respective die durch Ergotinsäuregehalt wirksamen Mutterkornpräparate auf die Bewegungen des Uterus völlig ohne Einfluss sind.

Das Denzel'sche Extract, welches einen wenn auch geringen Gehalt an Cornutin besitzt, machte die Wehen kräftiger und häufiger; jedoch kam es, wie Mauk ausdrücklich hervorhebt, niemals zu Tetanus uteri, was mit meinen Anschauungen gut in Einklang zu bringen ist, denn der Tetanus uteri wird, wie ich glaube, nur durch Sphacelinsäure hervorgebracht.

1049. **Schatz** *(Rostock), die Anwendung des Secale cornutum während der Geburt. Deutsche med. Wochenschr. 1884, X, Nr. 48, p. 775; Gynäkol. Centralbl. 1884, Nr. 41, p. 648.*

Die vornehmlichste Wirkung des Sec. ist nach Sch. die Vergrösserung der Wehenfrequenz. Er erlangte seine Resultate mit einem von Kohlmann (Johannisapotheke Reudnitz-Leipzig) bezogenen Fluidextract (1 cc. = 1 Gramm Sec. corn.) Dasselbe wurde nur innerlich gegeben, weil Sch. schon seit Jahren von der subcutanen Anwendung des Ergotin zurückgekommen ist. Er hat nämlich immer den Eindruck gehabt, als ob die Wirkung bei subcutaner Anwendung langsamer und unsicherer ist.

Das Kohlmann'sche Präparat darf nach Schatz selbst während der ersten Zeit der Geburt gegeben werden.

1050. **Auvard,** *du seigle ergoté en obstétrique. L'Union méd. 23 nov. 1884, Nr. 166, p. 868.*

Au. glaubt, dass der Schatz'sche Vorschlag, Mutterkorn schon während der ersten Geburtsperiode zu geben, ein Rückschritt aber kein Fortschritt ist. Er vertritt, wie die Franzosen überhaupt, den Satz: ne jamais donner de seigle ergoté tant que l'utérus contient quelque chose.

In der Maternité hat Tarnier seit einem Jahre den Gebrauch des Mutterkorns (das einzige dort gebrauchte Präparat war Ergotinin Tanret) ganz abgeschafft. Er erzeugt Uteruscontractionen nur noch durch Injection von warmem Wasser. Dass er von der Anwendung des Tanret'schen Ergotinins abgekommen ist, spricht für die Richtigkeit meiner Ansicht, dass dasselbe wirkungslos ist.

1051. **St H. Serre,** *de l'emploi combiné des injections souscutanées d'ergotine et de courants continus dans le traitement des corps fibreux de l'uterus; observation et réflexions. Montpellier 1884, Boehm et fils. Extr. de la Gaz. hebdom. des sc. méd., avril et mai 1884.*

1052. **Winckel,** *über Ergotinbehandlung der Myome. Chir. Centralbl. 1884, Nr. 42, p. 661.*

W. hat sich des Ergotinins subcutan (dreimal wöchentlich 50 Milligramm) und innerlich mit gutem Erfolge bedient. So habe sich bei einer Patientin nach elfjähriger subcutaner (circa 1500 Injectionen) und innerlicher Anwendung von Ergotin der früher sehr grosse Tumor erheblich verkleinert. Bei einer anderen, welche wöchentlich ein- bis zweimal mit subcutanen Einspritzungen behandelt wurde, sei der Erfolg nach drei Jahren ein ganz vorzüglicher gewesen. Das Mittel hilft nur bei gefässreichen Myomen, bei sehr festen, gefässarmen aber nicht.

1053. **T. J. Happel,** *rigidity of the cervix uteri and the use of ergot. Med. and surg. Rep. 1884, p. 419.*

1054. ***A. Moore,*** *normal liquid ergot hypodermically. The therap. Gaz. 1884, VIII, jan., p. 18.*

M. empfiehlt den Liquor ergotae purificatus (normal liquid ergot) in Dosen von 25 Milligramm subcutan da, wo man kräftige Uteruscontractionen hervorrufen will.

1055. ***H. Emerson,*** *ergot in gynaecology. New York med. Journ., 9 aug. 1884.*

E. empfiehlt dasselbe Präparat wie Moore, jedoch nicht zu subcutaner, sondern zu stomachaler Verwendung und betont, dass er den Magen nicht belästigt.

1056. ***Rulle,*** *über die Wirkung des Mutterkorns bei Septicämie. Petersburger med. Wchschr. 1884, Nr. 18, p. 199.*

R. erklärt sich die günstige Wirkung des Sec. corn. bei beginnender puerperaler Septicämie und Pyämie dadurch, dass der sich stärker contrahirende Uterus das in seinem Cavum enthaltene Gift weniger gut aufnehme. Auch Carblom und Worms betonen die schätzenswerthen Eigenschaften des Sec. corn. als Prophylacticum im Wochenbett. Die Wirkung desselben brauche jedoch keine locale zu sein, da es auf das gesammte Gefässsystem wirkt.

1057. ***W. A. Dobronrarow,*** *noch zwei Fälle nicht operativer Heilung der durch Uterusfibrome hervorgerufenen Leiden. Petersburger med. Wochschr. 1884, Nr. 39, p. 396.*

Wernich'sches Ergotin subcutan und Jodtinctur, sowie Opiumtinctur intrauterin halfen schnell in zwei Fällen von Uterusfibrom.

2. Lathyrus cicera.

1058. ***M. A. Proust,*** *du lathyrisme médullaire spasmodique. Bullet. de l'acad. de méd. XII, 1883, Nr. 27—29, p. 829, 866 u. 882.*

Bei den Kabylen in Afrika trat schon wiederholtemale durch Genuss der Körner von Lathyrus cicera eine endemische Erkrankung auf, die vorwiegend das männliche Geschlecht befällt und den Eindruck einer transversalen Myelitis mit motorischer und sensibler Paraplegie (Lähmung der unteren Extremitäten und der Blase etc.) macht. Allmälig gehen dann die Lähmungserscheinungen zurück, so dass das Gehen wieder möglich wird; es bleibt jedoch das Bild der spastischen Tabes zurück, welches

Proust auf eine Degeneration der Seitenstränge bezieht. Aber auch diese Erscheinungen können schwinden und völlige Wiederherstellung eintreten.

Das Krankheitsbild ist schon von vielen Autoren beschrieben worden, so von Cantani und Brunelli in Italien, von Aerzten Indiens etc. P. Marie hat 1883 im Progrès méd. einen zusammenfassenden Bericht über die Krankheit gegeben, wo er gleichfalls zu dem Resultat kommt, dass die Kranken an der von Charcot als Tabes spasmodique bezeichneten Krankheit zu leiden scheinen.

Zum Beweis der Giftigkeit von Lathyrus cicera lassen sich viele Beobachtungen an Thieren anführen. Schweine starben nach dem Genuss der Frucht rasch; Pferde bekamen danach Lähmung des N. recurrens, so dass die Tracheotomie nöthig wurde. Wurde die Vergiftung noch weiter getrieben, so trat Lähmung der hinteren Extremitäten und Tod ein. Bouley bestätigt diese Beobachtungen in jeder Beziehung. Roy de Méricourt glaubt, dass die Beriberikrankheit auf derselben oder einer ähnlichen Vergiftung beruht, was aber von anderen Autoren, z. B. von Marie bestritten wird.

Der Lathyrismus ist eine keineswegs neue Krankheit. So liegen z. B. aus den Jahren 1861 und 1868 bereits Berichte darüber aus Indien von Irving vor. In der deutschen Literatur ist aber diese Erkrankung so gut wie noch nie besprochen worden, und ich möchte gerade durch ausführliche Erwähnung obiger Thatsachen zu Studien über dieselbe anregen.

In Italien beschrieb Giorgeri 1883 zwei hierhergehörige Krankheitsfälle, welche allerdings durch Lathyrus sativus L. veranlasst worden waren. Es scheint als ob Lathyrus cicera in derselben Weise, nur intensiver wirke. Die Hauptsymptome waren Parese und Zittern gewisser Muskelgruppen. Cantani hält die Krankheit für eine primäre Muskelaffection, welche zu Degeneration der befallenen Muskelbündel führt; Brunelli dagegen hält eine primäre Rückenmarksaffection für den Ausgangspunkt.

1059. **E. de Renzi,** *paralisi spinale spasmodica e latirismo. Riv. clin. dell' Università di Napoli 1884, Nr. 7.*

1060. **L. Astier,** *contribution à l'étude du lathyrisme. Lyon 1884, Pitrat aîné, 51 pp.*

3. Hydrastis canadensis.

a) Chemisches.

Das Hydrastin $C_{22}H_{23}NO_6$ wurde von Durand in Philadelphia 1851 entdeckt und von J. D. Perrins 1862 genauer untersucht. Es ist ein Alkaloid, welches sich neben Berberin in der Wurzel der nordamerikanischen Ranunculacee Hydrastis canadensis L. findet. Es lässt sich durch Umkrystallisiren aus heissem Alkohol schön rein erhalten in Form vierseitiger rhombischer Prismen. In Wasser ist es kaum löslich. Die Salze dagegen sind leicht löslich. Das salzsaure Hydrastin bildet nach F. Mahla in Chicago eine schön blau fluorescirende Lösung, aus der es beim Verdunsten als gummiartige Masse gewonnen wird. Ueberhaupt sind alle Salze colloid; nur das Pikrat bildet nadelförmige Krystalle. Die ersten Elementaranalyen machte Mahla; die jetzige Formel stammt von Kraut.

1061. ***Frederick B. Power,*** *hydrastine. Pharmac. Record. 10 sept. 1884; ferner Deutschamerik. Apothekerztg. V, 1884, p. 404.*

Die Krystalle des Hydrastins sind wasserfrei, farblos und glänzend und schmelzen bei 132° C. Das Hydrastin ist unlöslich in Wasser und in Petroleumbenzin, dagegen löslich in verdünnten Säuren, Chloroform, Benzol, Aether und Alkohol. Die Resultate der Elementaranalysen stimmen nahezu mit der früher angenommenen Formel $C_{22}H_{23}NO_6$ überein. — P. analysirte das Sulfat und das Goldchloriddoppelsalz.

Ein im Handel unter dem Namen „lösliches Hydrastincitrat" vorkommendes Salz bestand aus 1 Theil Hydrastin zu 8 Theilen Citronensäure. Die Stabilität und Löslichkeit des Handelspräparates ist daher durch den grossen Ueberschuss an Citronensäure zu erklären.

Das Hydrastinsulfat ist amorph; das, was im Handel in krystallinischer Form als Hydrastinsulfat verkauft wird, ist in Wahrheit Berberinsulfat.

P. hat dann weiter durch Flückiger's Beihilfe die specifische Drehung des Hydrastins auf —170° festgestellt.

Wie das Berberin, so ist auch das Hydrastin eine Imidbase. Von dargestellten Derivaten sei das jodwasserstoffsaure Aethylhydrastin erwähnt, welches die Formel $C_{22}H_{22}(C_2H_5)NO_6HJ$ hat und gut krystallisirt.

Von A. K. Hale (1873), John C. Burt (1875) und Hermann Lerchen (1878) ist in Hydrastis canadensis noch ein drittes Alkaloid gefunden neben Berberin und Hydrastin, welches Lerchen Xanthopuccin nennt.

J. U. Lloyd, in dessen Laboratorium Power arbeitete, konnte jedoch selbst bei der Verarbeitung vieler Tausende von Pfunden der Pflanze davon keine Spur entdecken.

Mit dem Alkaloid Hydrastin ist das Resinoid Hydrastin nicht zu verwechseln, welches aus derselben Pflanze gewonnen wird, aber leicht abführend wirken soll.

b) Physiologisches.

1062. ***Slavatinski**, über die pharmakologische Wirkung des Hydrastins. Medizinskoje Obosrenje Nr. 16, 1884, p. 346.*

Benutzt wurde ein von Merck in schönen Krystallen dargestelltes Hydrastin. Dosen von 1—2 Milligramm desselben subcutan applicirt bewirkten bei Fröschen binnen 5 Minuten Coordinationsstörungen, Trägheit, Verlangsamung der Reflexe und des Pulses und Respirationsbeschleunigung. 3—5 Milligramm bewirkten strychninartige Convulsionen, die nach Halsmarkdurchschneidung verschwanden. Dosen von 6—10 Milligramm machten nach kurzdauernden Krämpfen complete Lähmung und Herzstillstand in Diastole, der durch nichts aufgehoben werden kann.

Die Erregbarkeit der motorischen Stämme und Endigungen der Nerven nimmt bei der Vergiftung zu. In der sensorischen Sphäre bewirkt das Gift dagegen eine Lähmung der peripheren Enden der Nerven.

An Warmblütern bewirken Dosen von 20 Milligramm pro Kilogramm Thier subcutan applicirt Pulsverlangsamung, Coordinationsstörungen, allgemeine Depression und Stupor. Der Blutdruck bleibt ungeändert. Grössere Dosen bewirken vollständige Lähmung und Tod.

1063. ***Leopold Fellner**, die physiologische Wirkung der Hydrastis canadensis. Med. Centralbl. 1884, Nr. 24, p. 417.*

Das Fluidextract von Hydrastis canadensis setzt in grossen Dosen den Blutdruck herab, in kleinen erhöht es denselben unter Contraction der Gefässe. Diese Gefässcontraction hat centrale Ursachen. Gleichzeitig kommt es dabei zu einer centralen Reizung des Herzvagus und zu lebhaften Contractionen des Uterus und seiner Hörner.

c) Therapeutisches.

Hydrastis ist in Amerika schon seit vielen Jahren als Antiperiodicum im Gebrauch. Man weiss auch schon lange, dass es in grossen Dosen Ohrensausen, wie Chinin, und Pulsretardation veranlasst. In kleineren Dosen macht es ein angenehmes Gefühl von Wärme im Epigastrium. Dosen von 0·1—0·6 werden in Amerika bei Fieber mit Neigung zu profusem Durchfall und colliquativen Schweissen gegen Dyspepsie, Intermittens, Sonnenstich etc. innerlich verordnet. Aeusserlich findet es Anwendung bei Ulcerationen der weiblichen Geschlechtstheile, Hämorrhoiden, Hautkrankheiten, Mundkrankheiten, Ophthalmien. 1883 wurde in Deutschland das Mittel den Frauenärzten durch Schatz empfohlen wegen seiner gefässcontrahirenden Wirkung auf den Uterus.

1064. ***J. Heitzmann**, Hydrastis canadensis in der Geburtshilfe. Wiener Zeitschr. f. Therapie II, Nr. 16 u. 17, p. 121 u. 129.*

14 Krankengeschichten werden angeführt, welche beweisen sollen, dass Hydrastis Blutungen aus den Genitalien zu stillen im Stande ist.

1065. ***A. Poehl**, Mittheilungen über neue Arzneimittel. Wratsch 1884, Nr. 47 u. 49.*

Extractum hydrastis canadensis fluidum wird zu 20 Tropfen pro dosi gegen Metrorrhagie empfohlen.

1066. ***E. Kurz**, Hydrastis canadensis in der gynäkologischen Praxis. Memorabilien XXIX, 1884, Heft 3, p. 271.*

K. verwandte das Fluidextract in Dosen von dreimal täglich 20 Tropfen bei Menstruationsstörungen, Metritis, Oophoritis, Metrorrhagien und Uterusfibromen und glaubt davon günstige Wirkungen gesehen zu haben.

4. Gossypium herbaceum.

Cortex radicis gossypii herbaceae, die Wurzelrinde der ägyptischen Baumwollenstaude, wird seit einiger Zeit als Ersatzmittel des Mutterkorns angesehen. Ob die aus Indien zu beziehende Wurzelrinde ebenso wirkt, ist noch nicht ausgemacht, aber wahrscheinlich. Dasselbe gilt von Gossypium barbadense. In Jamaica ist das Infusum foliorum Gossypii barbadensis zur Anregung der Milchsecretion seit alter Zeit in Gebrauch.

1067. **L. Prochownick** *(Hamburg), über die Wurzel des Baumwollenstrauches (Rad. Gossypii herbac. L.) als ein Ersatzmittel des Mutterkorns. Centralbl. f. Gynäkol. 1884, Nr. 5, p. 65, und Nr. 41, p. 648; Berl. klin. Wchschr. 1884, Nr. 5, p. 79. Vergl. auch Wiener med. Blätter 1883, Nr. 41, p. 1235.*

Das Mittel wirkt bei primärer und secundärer Wehenschwäche sehr gut, stillt Blutungen, macht aber keinen Tetanus uteri. Geburtshilflich kann man das Mittel nicht statt Mutterkorn verwenden, da die Intensität seiner Wirkung zu gering ist, auf gynäkologischem Gebiete wirkt es jedoch viel besser als Mutterkorn. Man gibt es als Infus oder Fluidextract.

Bei Blutungen, welche nach Entfernung von Abortresten anhielten, war der hämostatische Effect sehr deutlich. Bei Myomen wurden die Metrorrhagien oft schon nach einem, meist aber nach drei Monaten geringer; auch liess sich eine Reduction der Tumoren zu dieser Zeit bereits constatiren. Auch Mundé sah ähnlich gute Resultate.

An Thieren hat übrigens J. Charles Martin (1882) sich vergeblich bemüht, irgend welche dem Mutterkorn ähnliche Vergiftungserscheinungen durch Baumwollenwurzelrinde hervorzurufen. Er sah immer nur Stupor, dem bei grossen Dosen sowohl bei Kaninchen als Fröschen centrale Lähmung und Tod folgten. Prochownick glaubt dagegen nach Darreichung eines Baumwurzelrindeninfuses am Uterus von Frauen sehr bald Contractionen wahrnehmen zu können.

1068. **S. Jerzykowski,** *Radix gossypii als Ersatzmittel des Mutterkorns. Gazeta lekarska 1884, Nr. 30.*

Wilhoeft in New-Orleans hat mitgetheilt, dass im Süden der Vereinigten Staaten die Baumwollenwurzel von den Einheimischen als Abortivmittel benutzt wird. Daraufhin wandte sie J. bei Menstruationsstörungen an (und zwar bei Amenorrhoe, Menstruationsverhaltung und vicariirender Menstruation) und sah sehr gute Erfolge. Auch in der geburtshilflichen Praxis sah J. von dem Mittel stark wehenerregende Wirkung, gleichgiltig ob es als Extract oder als Infus gegeben wurde.

5. Ustilago maïdis.

1069. ***Oscar Brefeld,*** *die Brandpilze und deren Formen. Vortrag, gehalten im Club der Landwirthe zu Berlin 1884. Berlin 1884.*

Der Maisbrand wird in Amerika als Cornsmut, d. h. als Maismutterkorn bezeichnet, ist aber ein Pilz ganz anderer Art. Er ist zuerst von Roulin 1829 irrthümlicherweise für Claviceps purpurea gehalten worden. Die ersten chemischen Untersuchungen desselben scheinen John H. Hahn und C. H. Cressler (1882) gemacht zu haben, die jedoch kein befriedigendes Resultat lieferten. Ich selbst (Nr. 1006) fand bei zahlreichen chemischen und physiologischen Versuchen im Maisbrand absolut nichts, was mit Sphacelinsäure oder Cornutin Aehnlichkeit hat. Eine der Ergotinsäure chemisch entfernt ähnliche Substanz liess sich zwar daraus darstellen, war aber gänzlich wirkungslos.

Als Ersatzmittel des Mutterkorns erwähnt diesen Pilz zuerst S. M. Kales.

Brefeld zeigte, dass beim Verfüttern des Pilzes die Lebensfähigkeit im Darmcanale der Wiederkäuer nicht abnimmt, sondern dass er in einem für die Propagation sehr geeigneten Zustande im Koth sich wiederfindet. Die Thiere bleiben dabei ganz gesund.

1070. ***J. Hilson Johnson,*** *Ustilago Maidis. The therap. Gaz. VIII, 1884, jan., p. 16.*

J. berichtet einige Krankengeschichten, welche beweisen sollen, dass der Maisbrand wirklich uteruscontrahirende Wirkungen besitzt.

1071. ***J. Hurley,*** *Ustilago Maidis. The therap. Gaz. VIII, april 1884, p. 162.*

Das Mittel hatte eine deutliche Einwirkung auf den Uterus, musste aber in sehr oft wiederholter Gabe gegeben werden.

6. Turnera aphrodisiaca.

1072. ***Joseph Moeller,*** *folia Turnerae aphrodisiacae sive Damiana. Pharmac. Centralhalle XXV, 1884, Nr. 1, p. 1.*

Ein mit Abbildungen versehener ausgezeichneter Artikel über die Geschichte und die Pharmakognosie dieser höchst interessanten Drogue.

1073. ***J. M. Suggett,*** *remedy for weakness of the sexual organs. The med. World II, 1884, Nr. 7, p. 124.*

Extractum Damianae fluidum + Tinct. Chinae comp. $\bar{aa}$, $\frac{1}{2}$—1 Theelöffel vor jeder Mahlzeit wird als ein nie versagendes Mittel gegen „nervöse Schwäche der Sexualorgane" empfohlen.

Nach Ign. Urban wird die als Damiana bezeichnete, von Lester F. Ward bestimmte Turnera aphrodisiaca von den Indianern in Mexico seit undenklichen Zeiten als Hausmittel benutzt. Man weicht die Blätter in Wasser und gewinnt daraus durch Zusatz von Zucker ein ganz schmackhaftes Getränk. Der Missionär Pater Juan Maria de Salvatierra berichtete schon 1699 über die aphrodisischen Wirkungen dieses Mittels.

Leider sind unsere Kenntnisse davon heute noch fast dieselben wie vor zweihundert Jahren. 1874 führte John J. Caldwell das Mittel wegen seiner „specifischen Wirkung auf die weiblichen Genitalien" in die amerikanische Praxis ein. 1880 schrieb er in einer zweiten Mittheilung ihm auch heilsame Wirkungen auf Niere und Blase zu. Weitere lobende Berichte darüber stammen von F. B. Elmer und C. G. Polk (1879). Nach A. B. Woodward wirkt die Damiana auf's Gehirn und von da aus indirect auf die Genitalorgane. Polk erkennt dies an. T. C. Brannon (1880) will eine Wirkung auf's Kleinhirn und die Medulla nachgewiesen haben, während ein Ungenannter 1881 erklärte, die Wirkung des Mittels beziehe sich lediglich auf das sympathische Nervensystem.

Die gewöhnlichste Darreichungsform ist jetzt das Fluidextract. Ausser Turnera aphrodisiaca gibt es noch eine sehr ähnliche Turnera diffusa. Im Handel kommt statt beider oft die Composite Aplopappus discoides vor, welche jedoch ganz andere Wirkungen hervorbringt. Henry Parsons fand in der Damiana als wirksamen Stoff ein terpenthinartiges harziges Oel.

1074. ***Francis A. Evans**, Damiana. Keystone med. Journ. 1884, june.*

Die Mormonenpriester, welche nach E. sexuelle Excitantien besonders nöthig haben, können ohne Damiana gar nicht mehr existiren. Sie nehmen das Mittel schon zum Frühstück. Der mexicanische Consul F. B. Elmer sagt, das Landvolk in Mexico halte das Mittel für ein Specificum bei Blasen- und Nierenkrankheiten. Nach Evans wirkt es auf die basilaren Theile des Gehirns und reizt von hier aus die Genitalien. Bei Menstruationsstörungen sei sein Nutzen unbestreitbar.

XXV. Die Gruppe des Veratrins.

a) Physiologisches und Toxikologisches.

1075. **Courtin,** *sur l'action physiologique de l'ellébore blanc. Compt. rend. gén. 1884, I, Nr. 42, p. 434.*

Das giftige Princip von Veratrum album geht in den wässerigen und in den alkoholischen Auszug über und wirkt bei intravenöser, subcutaner und stomachaler Application auf den Respirations- und Darmtractus. Es kommt zur Asphyxie, Haemorrhagien in die Lunge und schwerer Darmentzündung.

1076. **Cagny (de Senlis),** *des injections souscutanées de vératrine en médicine vétérinaire. Compt. rend. gén. 1884, I, Nr. 42, p. 438.*

Die Wirkung des Veratrins auf Pferde soll der des Physostigmins und Pilocarpins ähnlich sein. Nach Injection von 200 Milligramm Veratrin unter die Haut eines Pferdes kommt es zu Unruhe, Schweiss, Erniedrigung der Mastdarmtemperatur und Steigerung des Appetites. Auch an sich selbst konnte C. nach entsprechenden Dosen ähnliche Wirkungen wahrnehmen.

1077. **Quinquaud,** *les poisons musculaires. Compt. rend. gén. 1884, I, Nr. 52, p. 549.*

Die Wirkung des Veratrins, Baryts, Bleies und Cyankaliums auf die Muskeln wird besprochen.

1078. **Lloyd N. Horwitz,** *an interesting case of poisoning from Veratrum viride. Philad. med. Times XIV, 1884, Nr. 437, p. 863.*

Ein 28jähriger Mensch, welcher sich in der Reconvalescenz von Abdominaltyphus befand, erhielt durch Versehen einen Theelöffel voll Tinct. Veratri viridis innerlich, worauf der Puls schnell schwach und der Herzschlag kaum hörbar wurde und kalter, zäher Schweiss auftrat. Die Rectaltemperatur wurde subnormal, die Pupillen eng, die Augäpfel prominent und die Respirationen flach und mühsam. Trotz angewandter Gegenmittel und Auswaschen des Magens traten Delirien und der Tod ein.

Die Section ergab fleckweise acute Gastritis. Der Darm zeigte nur die gewöhnlichen typhösen Veränderungen.

b) Therapeutisches.

1079. **Bloedau,** *Veratrin bei Cholera nostras. Allg. med. Centralzeitung 1884, Nr. 93, p. 1362.*

1080. ***E. Weber,*** *zur Veratrinbehandlung der Cholera nostras. Allg. med. Centralzeitung 1884, p. 1441.*

1081. ***J. Chéron,*** *de l'emploi de la vératrine dans le prurit généralisé ou localisé à l'époque de la ménopause. Le Progrès méd. 1884, Nr. 8, p. 158.*

Gegen den Pruritus, welcher im Klimakterium so häufig ist, wird eine Veratrinsalbe 0·15 : 30 adeps und innerlich Veratrin in Pillen à 2 Milligramm, täglich 2—6 Stück, empfohlen.

XXVI. Die Gruppe des Colchicins.

I. Colchicin.

Wegen der recht interessanten Literatur der letzten Jahre über Colchicin verweise ich auf meine ausführlichen Referate in Schmidt's Jahrbüchern, Bd. 201, 1884, p. 231.

1082. ***A. Houdès,*** *sur la colchicine crystallisé. Compt. rend. gén. de l'acad. des sc. T. 98, 1884, p. 1442.*

H. stellte krystallisirtes Colchicin auf folgende Weise dar:

35 Kilogramm Colchicumsamen wurden mit 100 Kilogramm Alkohol erschöpft und durch Abdestilliren ein Extract erhalten. Dieses wurde zu wiederholtenmalen mit dem gleichen Volumen einer Lösung von Weinsäure (1 : 20) geschüttelt, wodurch die fettigen und harzigen Bestandtheile zum Absetzen gebracht werden, während das Colchicin in die saure Lösung geht. Diese wird decantirt, filtrirt und mit einem Ueberschuss von Chloroform geschüttelt, wobei das Colchicin in das Chloroform übergeht. Durch Abdampfen des Chloroforms erhält man das Colchicin bereits in Krystallen, die durch Umkrystallisiren aus einem Gemisch von gleichen Theilen Alkohol, Chloroform und Benzol gereinigt werden. Aus einem Kilogramm Samen wurden auf diese Weise 3 Gramm, aus einem Kilogramm Zwiebeln 0·4 Gramm reine Substanz gewonnen. Dieselbe krystallisirt in Prismen und reagirt sehr schwach alkalisch. Sie ist wenig löslich in Wasser, Glycerin und Aether, aber leicht löslich in Alkohol, Benzol und Chloroform. Die Krystalle enthalten Wasser und schmelzen bei 93° C.; nach dem Trocknen bei 100° ist der Schmelzpunkt 163° C. Sie verbrennen ohne Rückstand und enthalten Stickstoff. Dass das

Colchicin ein Alkaloid ist, geht auch daraus hervor, dass es mit gewissen organischen Säuren Salze bildet. In anderen Beziehungen wieder ähnelt es den Glycosiden; so z. B. darin, dass es nach dem Erwärmen mit verdünnter Schwefelsäure reducirende Eigenschaften bekommt. Bei Versuchen, welche Laborde damit anstellte, erwies es sich als wenig giftig. 60 Milligramm waren nöthig, um ein Meerschweinchen oder Kaninchen zu tödten.

1083. ***S. Zeisel,*** *über dasselbe. Ibid. p. 1587.*

Z. hat 1883 eine Arbeit über krystallisirtes Colchicin veröffentlicht, welche Houdès unberücksichtigt gelassen hat. Aus derselben geht hervor, dass die Krystalle von Houdès gar nicht Colchicin, sondern eine chemische Verbindung von Colchicin mit Chloroform sind. Um die Verbindung zu zerlegen, muss man sie mit Wasser kochen. Z. hat weiter gefunden, dass das Colchicin durch verdünnte Mineralsäuren in Colchiceïn und Methylalkohol gespalten wird. Jenes gibt durch Erhitzen mit concentrirten Mineralsäuren auf 110—120° eine neue Base, welche Z. Apocolchiceïn nennt, und zugleich Methylalkohol und Essigsäure. Bei der Behandlung mit oxydirenden Agentien entsteht aus Colchicin eine neue krystallisirte Substanz.

1084. ***Werner*** *(Markgröningen), Vergiftung mit unreifen Samen der Herbstzeitlose. Württembergisches med. Corresp.-Bl. 1884, Nr. 34, p. 269.*

Ein vierjähriger Knabe ass im Laufe eines Nachmittags zwei Hände voll unreifer Colchicumsamen, sprang noch bis neun Uhr Abends munter umher, bekam aber dann Brechdurchfall, heftige Leibschmerzen und Durst. Am anderen Tage fand der Arzt Mittags den Puls klein und frequent, die Anustemperatur = 39·2; Brechdurchfall bestand nicht mehr. Bald darauf kam es aber zu convulsivischen Zuckungen des Gesichtes und der Extremitäten und bald darauf erfolgte der Tod.

Die Section ergab Hyperämie der Lungen, aber keine Spur von Magendarmentzündung; im Gegentheil war die Schleimhaut des Magens und Darms auffallend blass.

2. Sanguinarin und Chelidonin.

Sanguinarin und Chelidonin gehören nach Harnack zur Gruppe des Colchicins.

1085. ***J. F. Eykmann,*** *über die Alkaloide der Macleya cordata R. Br. Rec. trav. chim. III, 1884, p. 182.*

In der zu den Papaveraceen gehörigen Macleya findet sich Sanguinarin und Macleyin. Letzteres ist ein in Wasser und Alkohol schwer lösliches krystallinisches Alkaloid.

1086. ***J. F. Eykmann,*** *über die Zusammensetzung des Chelidonins. Rec. trav. chim. III, 1884, p. 190.*

E. untersuchte deutsches und japanisches Chelidonin, auf Grund wovon er die gewöhnliche Formel $C_{19}H_{17}N_3O_3$ verwirft.

1087. ***A. v. Kügelgen,*** *Beiträge zur forensischen Chemie des Sanguinarins und Chelidonins. Inaug.-Diss. Dorpat 1884.*

1088. ***G. Dragendorff,*** *über Sanguinarin und Chelidonin. Pharmac. Ztschr. f. Russland 1884, XXIII, Nr. 46, p. 729.*

Sanguinarin und Chelidonin lassen sich nach der subcutanen Einspritzung theilweise im Blute und im Harne unzersetzt wieder auffinden. Ein Mensch, welcher 50 Milligramm Sanguinarin per os nahm, schied dasselbe grösstentheils mit dem Harne binnen 12 Stunden wieder aus. Irgend welche Vergiftungserscheinungen traten nicht auf. Durch Fäulniss werden beide Alkaloide nicht zersetzt.

1089. ***Ad. Lieben*** *und* ***L. Haitinger,*** *über die stickstoffhaltigen Derivate der Chelidonsäure. Ber. d. deutsch. chem. Ges. XVII, 1884, p. 1507; Wiener Monatshefte f. Chemie V, 1884, p. 339.*

1090. ***Jos. Ud. Lerch,*** *Untersuchungen über Chelidonsäure. Wiener Monatshefte f. Chemie V, 1884, p. 367.*

XXVII. Die Gruppe des Aconitins.

I. Aconitalkaloide.

a) Physiologisches und Toxikologisches.

1091. ***Th. Husemann,*** *Aconitin und Aconitpräparate. Pharmac. Ztg. 1884, Bd. 29, p. 185.*

Ein vor einigen Jahren vorgekommener höchst bedauerlicher Vergiftungsfall führte zur neuen Feststellung der Thatsache, dass die käuflichen Aconitpräparate in ihrer Wirksamkeit überaus verschieden sind. Vergl. darüber mein ausführliches

Referat in Schmidt's Jahrbüchern, Bd. 202, 1884, p. 125. — Besonders das Aconitinum germanicum galt bisher mit Recht als recht wenig wirksam. Daraufhin haben Gehe & Comp. aus Aconitum Napellus mit Sorgfalt neue Darstellungen von amorphem und krystallisirtem Aconitin vorgenommen, deren Prüfung durch mich Folgendes ergab:

Beide Präparate wirkten in jeder Beziehung qualitativ und quantitativ gleich, und zwar recht stark. Die tödtliche Dose für einen Frosch betrug im Durchschnitt $^1/_{50}$ Milligramm, jedoch brachten auch Dosen von $^1/_{200}$ Milligramm noch deutliche Vergiftungserscheinungen hervor. Bei $^1/_{100}$ Milligramm trat ein sich langsam entwickelnder, aber dann 20 Stunden anhaltender todartiger Zustand ein, in welchem die Frösche absolut kein Lebenszeichen von sich gaben; dann aber folgte langsame Erholung. Bei $^1/_{50}$ Milligramm tritt der Tod durch Lähmung der das Herz bewegenden sogenannten automatischen Ganglien ein, während der Herzmuskel noch nachher erregbar ist. Bei grösseren Dosen tritt ausser Lähmung des Gehirns, Rückenmarks und Herzens auch Lähmung der peripheren Theile, namentlich der Nerven ein. An Kaninchen von 1400 Gramm wirkten noch Dosen von 0·1 Milligramm, unter die Haut gespritzt, tödtlich; bei Injection in's Blut bewirkten schon Dosen von 0·01 Milligramm auffällige Vergiftungserscheinungen (Störungen der Vagusthätigkeit). Der Tod warmblütiger Thiere erfolgte nach diesen Präparaten, gleichgiltig, ob sie in den Magen, unter die Haut oder in's Blut gebracht wurden, durch Lähmung des Athemcentrums. Ersetzt man die natürliche Athmung durch künstliche, so tritt, wie bei Fröschen (die der Lungenathmung nicht bedürfen) der Tod durch Lähmung der motorischen Ganglien des Herzens ein. Alles in Allem genommen, haben beide Präparate die reine Aconitinwirkung, und zwar so stark wie bisher nur englisches und aus japanischen Knollen dargestelltes Aconitin wirkte. Bei einer Reihe von Spaltungsanalysen, welche W. v. Schroeder mit diesen neuen Aconitinen ausführte, ergab sich, dass sie die theorisch berechnete Menge Aconin und Benzoësäure liefern, woraus gleichfalls hervorgeht, dass sie völlig rein sind.

1092. ***Gardner,*** *on plants used in China as medicines. The London med. Record, 15 febr. 1885, p. 40; Appendix to a Report on the trade of Ichang for the year 1883; London 1884.*

Von arzneilich in China benutzten Aconitwurzeln sind zu nennen die von Aconitum sinense (monk's hood), Ac. Lycoctonum (wolf's-bane) und Ac. variegatum. Ac. sinense wird auch von S. Tsudsioka und J. Murai im Catalogue of the collection of japanese and chinese drugs (Tokio 1883) aufgeführt.

1093. **F. A. Flückiger,** *indische Pharmakognosie. Arch. d. Pharmac., Bd. 222, Heft 7, p. 249.*

Bekanntlich theilt man die Aconitarten pharmaceutisch in giftige und ungiftige. Zu den letzteren gehört Aconitum heterophyllum Wallich und Ac. Wakhma. Die Knollen des letzteren kommen im Norden Indiens vor und enthalten in erheblicher Menge ein nicht giftiges Alkaloid. Ich habe dasselbe auch untersucht und muss die Ungiftigkeit desselben bestätigen.

1094. **G. Jacobowsky,** *Beiträge zur Kenntniss der Alkaloide des Aconitum Lycoctonum. I. Lycaconitin. Inaug.-Dissert. 48 pp., Dorpat 1884, Karow.*

In Aconitum Lycoctonum fanden Dragendorff und Spohn (cf. Nr. 184) nicht die zwei von Hübschmann 1865 angegebenen Alkaloide Lycoctonin und Acolyctin, sondern zwei andere neue, welche sie Lycaconitin und Myoctonin nennen, und die die Formeln $C_{27}H_{34}N_2O_6$ und $C_{27}H_{30}N_2O_8$ haben. Die Hübschmann'schen Substanzen sind Zersetzungsproducte dieser Alkaloide. Jacobowsky untersuchte das Lycaconitin pharmakologisch und fand wie Spohn, dass es keine Aconitin-, sondern Curarinwirkung hat, dass es jedoch zu therapeutischer Benutzung nicht verwendbar ist, da es vom Magen nur wenig absorbirt wird und im Darmcanale in eine unwirksame Modification umgewandelt wird.

1095. **K. F. Mandelin,** *zur Unterscheidung von Nepalin und Aconitin, Pharm. Ztg. f. Russland 1884, p. 41.*

Das Pseudoaconitin von Hübschmann ist identisch mit dem Nepalin von Flückiger und dem englischen Aconitin. Zur Unterscheidung des Nepalins vom eigentlichen Aconitin gibt M. folgendes Verhalten an: Mit einigen Tropfen rauchender Salpetersäure eingedampft, gibt das Nepalin einen moschusähnlichen Rückstand, welcher mit einigen Tropfen alkoholischer Kalihydratlösung eine bald eintretende und einige Zeit anhaltende intensive Karmin- oder Purpurfärbung annimmt; das Aconitin verhält sich bei solcher Behandlung vollständig indifferent. Diese Reaction tritt noch bei 0·01 Nepalin ein.

1096. ***Hartley***, *the spectral examination of the alkaloids. Chem. News 19 dec. 1884, p. 287.*

Die Alkaloide sollen in gewissen Lösungen besondere Spectra geben, einige bandförmige, andere continuirliche und soll es auf diesem Wege möglich sein, namentlich die verschiedenen Sorten von Aconitin, welche im Handel sind, von einander zu unterscheiden und Schlüsse auf ihre Wirksamkeit daraus zu machen.

1097. ***A. Torsellini***, *über die vergleichende Wirkung der Alkaloide des Aconits auf's Herz. Gazz. med. ital. marzo 1884.*

Käufliches Aconitin, Napellin und Lycoctonin würden an ausgeschnittenen Froschherzen geprüft am Roy'schen Apparate. Die Resultate sind unklar. Aconitsäure wirkte entschieden giftig auf's Herz.

1098. ***D. H. Cullamore***, *an experimental and clinical study of Aconitum ferox. Brit. med. Journ. 27 dec. 1884.*

Von allen Aconitsorten fand C. Ac. ferox am giftigsten. Diese Pflanze wächst am Himalaya in einer Höhe von 10.000 bis 14.000 Fuss und wird dort benutzt zur Darstellung von Pfeilgift. Die Wirkung von Ac. ferox ist der von Ac. napellus qualitativ ähnlich, aber nicht gleich, indem Ac. ferox mehr diuretisch und weniger antipyretisch und diaphoretisch wirkt als Ac. napellus. Auch die anästhesirende Wirkung beider Präparate bei rheumatischen Schmerzen ist nicht gleich, sondern bei Ac. ferox stärker. Zur Vergleichung dienten immer gleich bereitete Tincturen. Nach grossen Dosen der Tinctur von Ac. ferox kam es zu Nausea, Erbrechen, Muskeltremor, profusem kalten Schweisse, Trockenheit in der Kehle, brennendem Durst, abwechselndem Gefühle von Hitze und Kälte, Schwachwerden der Respirations- und Herzthätigkeit, Krämpfen und Delirien.

1099. ***A. Geneuil***, *sur l'aconitine. Bullet. gén. de thérap. T. 107, 1884, 15 juillet, p. 30.*

Nachdem G. im Laufe eines Tages 0·8 Milligramm krystallisirtes Aconitin eingenommen hatte, bekam er Abends 10 Uhr Frostschauer, Kriebeln in Armen und Beinen. Die Glieder wurden steif; ein unbehagliches Gefühl im Magen, sowie Blässe des Gesichtes traten auf. Nach Einnehmen von Spiritus Mindereri besserte sich der Zustand rasch.

1100. ***W. A. Jones*** *(Minneapolis), aconite poisoning. Northwestern Lancet 15 dec. 1884, p. 83.*

J. beobachtete zwei Fälle von Vergiftung durch sehr grosse Dosen eines homöopathischen Aconitpräparates.

Der erste Fall betraf einen 40jährigen Mann. Gleich nach dem Einnehmen des Giftes kam es zu schmerzhaftem Brennen im Schlund und Magen, Dyspnoe und Delirien, so dass die Angehörigen glaubten, Patient sei irrsinnig geworden. Sehr bald darauf traten reichliche unfreiwillige Stuhlentleerungen und Erbrechen ein. Auf dem Wege zum Closet brach der Kranke zusammen und war todt.

Im zweiten Falle nahm ein Mann Nachts im Bett dasselbe Präparat in suicidialer Absicht ein und wurde früh todt vorgefunden.

Die Section ergab in beiden Fällen eine auffällige dunkelrothe Färbung des Blutes, sehr beträchtliche Blutüberfüllung der pia mater, Schlaffheit des Herzens und entzündliche Veränderungen im Magen.

b) Therapeutisches.

1101. ***Albert G. Heyl,*** *oleate of aconitia in ophthalmic practice. Philad. med. Times XV, 1884, 18 oct., p. 45.*

Bei Einreibung einer 2procentigen Salbe von ölsaurem Aconitin in die Stirn oberhalb des oberen Lides eines Auges kommt es innerhalb einer Stunde zu profuser Thränensecretion dieses einen Auges und zu Aufhören neuralgischer Schmerzen, falls diese vorher an diesem Auge vorhanden waren. Mehrere Krankengeschichten werden zur Illustrirung dieser Angaben angeführt.

1102. ***A. Kozma,*** *Versuche über die anästhesirende Wirkung des Aconitins bei Empfindlichkeit des Dentins. Orvosi hetilap 1884, Nr. 36.*

1103. ***Grognot,*** *napelline dans la névralgie. Le Progrès méd. 1884, Nr. 10, p. 202.*

Napellin in Dosen von 0·5 Milligramm wird bei Neuralgien innerlich empfohlen, wo andere Mittel im Stich lassen.

1104. *Aconit; Discussion vor der société de thérapeutique am 12. März 1884. Le Progrès méd. 1884, Nr. 11, p. 214.*

Es wird das alte Factum bestätigt, dass manchmal schon minimale Dosen Aconitin vergiftend wirken, während von anderen

Präparaten desselben Aconitins selbst relativ grosse Dosen unwirksam sind.

Labbée und Jules Simon behaupten, dass Kinder Aconit in relativ grösseren Dosen vertragen als Erwachsene. Geneuil (Nr. 1099) ist derselben Ansicht.

1105. ***Oulmont,*** *action de l'aconitine dans les névralgies. Le Progrès méd. 1884, Nr. 5, p. 98.*

Warme Empfehlung des Aconitins innerlich in Pillenform bei Neuralgien des Ischiadicus und Trigeminus.

2. Gelsemium sempervirens.

1106. ***G. Bufalini,*** *sopra una modificazione del ritmo cardiaco per l'azione della gelsemina. Boll. della Soc. tra i cult. d. sc. med. 1884, Nr. 3, marzo.*

1107. ***R. B. Harris,*** *Veratrum viride and gelsemium in the successfull treatment of tetanus. New York med. Rec. 1884, XXVI, p. 34.*

1108. ***C. G. Davis,*** *on Gelsemium sempervirens. Chicago med. Journ. and Examiner 1884, XLVIII, p. 267 u. 610.*

1109. ***E. J. Beall,*** *recovery from tetanus under arsenic and gelsemium. Philad. med. Times XIV, 1884, p. 406.*

Ein Neger, dem bei einem Eisenbahnunglück die Zehen gequetscht worden waren, bekam Tetanus, der auch nach der Amputation im Metatarsus nicht aufhörte. Er erhielt (neben Arsenik) das Fluidextract von Gelsemium vierstündlich fünf Tropfen und genas schnell.

1110. ***N. B. Mc. Kay,*** *Gelsemium in intermittend fever. St. Louis Courier of Medicine 1884; therap. Gaz. VIII, 1884, may, p. 239, und march, p. 132.*

Der Gebrauch des Fluidextractes von Gelsemium sempervirens wird bei Intermittens sehr warm empfohlen.

1111. ***E. Chenery*** *(Boston), the action of Gelsemium. Therap. Gaz. VIII, 1884, nov., p. 508.*

Ch. wandte das Fluidextract häufig mit gutem Erfolge bei Irritabilität der Blase an.

1112. ***D. P. Duncan*** *(Waynesboro), Gelsemium in spasmodic stricture of the urethra. Therap. Gaz. VIII, 1884, febr., p. 59.*

Bei Personen, wo das Einführen eines Katheters in die Blase sehr schmerzhaft oder unmöglich war, sah D. vom Gebrauch des Gelsemiumextractes neben Jodkalium vortreffliche Erfolge.

1113. ***C. H. Watts Parkinson,*** *ptosis and diplopia from Gelsemium. The therap. Gaz. VIII, 1884, sept., p. 432.*

Ein 30jähriger Mann nahm wegen einer Neuralgie eine Mischung aus Liquor gelsemii fluidus und Chinin, worauf die Neuralgie verschwand, aber Diplopie, Ptosis und Undeutlichkeit des Sehens eintrat. Am nächsten Tage erfolgte Heilung.

3. Franciscea uniflora.

Franciscea uniflora Pohl = Brunfelsia uniflora Don. ist eine brasilianische Scrophularinee und wird in ihrer Heimat Manaca genannt.

Die ganze Pflanze, besonders die Wurzel schmeckt ekelhaft bitter und wirkt auf den Gastrointestinaltractus stark reizend, so dass nach deren Gebrauch leicht Brechdurchfall, Abort, ja der Tod eintritt.

In Brasilien gilt das Mittel seit undenklichen Zeiten als Specificum bei Syphilis und Muskelrheumatismus. 1867 berichtete A. Eddmon darüber. Er schreibt der Manaca diaphoretische, diuretische und antisyphilitische Wirkungen zu. In Para wird dieselbe auch äusserlich viel angewandt. Eddon hält es für ausgemacht, dass das wirksame Princip zwar in der ganzen Pflanze enthalten ist, dass aber die Wurzel besonders reich daran ist. Dasselbe lässt sich durch Kochen mit Wasser oder Extraction mit Alkohol leicht ausziehen. Nach Genuss des Manacathees tritt auch bei Gesunden heftige Schweisssecretion ein.

Man unterscheidet eine weisse und eine rothe Manaca im Handel. Die rothe wurde 1883 von Dragendorff und Lenardson untersucht und gefunden, dass dieselbe nicht von einer Scrophularinee, sondern von einer Apocynacee stammt. In derselben wurde ein Alkaloid $C_{15}H_{23}N_4O_5$, Manacin genannt, und eine Säure, welche mit der Gelseminsäure identisch ist, gefunden. Dosen von 10 Milligramm Manacin bewirkten bei Fröschen Muskelcontractionen, starke Hautsecretion und Lähmung der sensibeln Nerven. Bei grösseren Dosen folgte auch Lähmung der motorischen Sphäre. Bei einer Katze trat nach Application von 300 Milligramm per os Durchfall, Muskelzucken und Dyspnoe ein. Die Muskelzuckungen sollen durch Reizung der peripheren Enden der motorischen Nerven zu Stande kommen.

1114. ***Wm. F. Ramsay,*** *Manaca. The therap. Gaz. VIII, 1884, april, p. 162.*

Das Fluidextract der Manaca erwies sich in drei Fällen von subacutem und chronischem Rheumatismus in Dosen von 5—15 Tropfen nützlich. Grössere Dosen erregten Brechen.

1115. ***C. M. Cauldwell,*** *Manaca in the treatment of rheumatism. New York med. Record, 12 july 1884.*

Nach Dosen von fünfmal täglich 20 Tropfen des Fluidextractes der Manaca trat bei gesunden Menschen selbst nach wochenlangem Gebrauch keine Störung ein, nur roch der Urin baldrianartig. Bei Patienten mit den verschiedensten Formen von Rheumatismus kam dasselbe Präparat in Dosen von 1—6 Gramm täglich zur Verwendung. Der Appetit wurde dadurch nicht beeinträchtigt, ja bei einigen Patienten entschieden gesteigert. Einige Patienten bekamen heftigen Stirnkopfschmerz. Irgend ein nützlicher Einfluss auf acuten Gelenkrheumatismus war nicht vorhanden; dagegen schien das Mittel bei chronischem Gelenkrheumatismus entschieden zu nützen, was mit den Erfahrungen von W. S. Gottheil (1883) in Einklang steht. 14 Krankengeschichten, welche dies beweisen sollen, werden angeführt.

1116. ***J. Berger,*** *Manaca. Kansas med. Journ. 1884; therap. Gaz. VIII, 1884, sept., p. 429.*

B. hat seit zwei Jahren alle seine Patienten, welche an chronischem Muskel- oder Gelenkrheumatismus litten, mit Manaca behandelt und davon bessere Resultate gesehen als von irgend einem anderen Mittel. G. Herschell sah 1883 auch bei gonorrhöischem Gelenkrheumatismus davon Erfolg.

XXVIII. Die Gruppe des Antipyrins.

Es ist heutzutage nicht mehr angebracht, alle Fiebermittel in eine Gruppe zu bringen. Man muss vielmehr mindestens eine Zweitheilung eintreten lassen, indem man diejenigen Mittel, welche auf Wechselfieber specifisch heilend wirken, in die eine, die Chiningruppe rechnet, während alle anderen, welche lediglich Fiebertemperaturen herabsetzen, ohne auf die Malariakrankheit specifisch einzuwirken in eine andere, die Antipyringruppe, bringt. Aus rein äusserlichen Gründen kann man hiervon wieder die sicher der aromatischen Gruppe zugehörigen Mittel abtrennen und daraus eine dritte Gruppe bilden, was ich aber nicht thue.

I. Antipyrin.

a) Chemisches und Physiologisches.

1117. ***Ludwig Knorr,*** *über die Constitution der Chinizinderivate. III. Mittheilung. Ber. d. deutsch. chem. Ges. XVII, 1884, p. 2032 u. 546; cf. auch XVI, p. 2597.*

Chinizinderivate nennt Knorr eine neue Classe von Verbindungen, welche sich vom Chinizin, d. h. von einer hypothetischen Base von der Formel

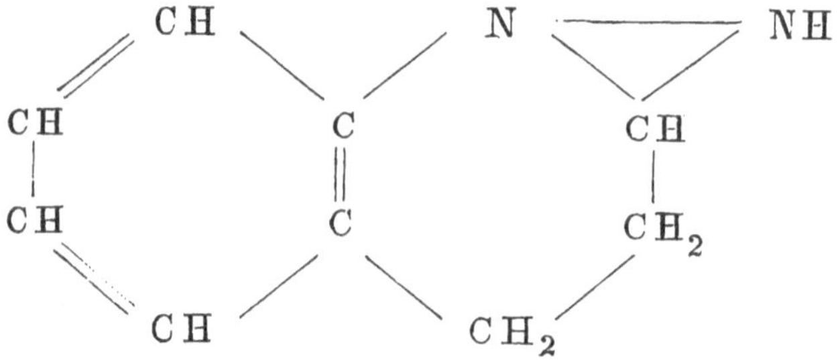

ableiten. Ein Derivat dieser Base ist das Methyloxychinizin und ein Derivat des letzteren wieder das Dimethyloxychinizin oder Antipyrin. Dasselbe hat die Formel $C_{11}H_{12}N_2O$ und zeichnet sich vor allen anderen Chinizinderivaten durch seine grosse Löslichkeit in Wasser aus. Dies ist um so auffallender, als das Methyloxychinizin in Wasser fast unlöslich ist.

In wässeriger Lösung zeigt Antipyrin zwei schöne Reactionen. Durch Eisenchlorid wird es, wie die meisten Chinizinderivate, tiefroth gefärbt; durch salpetrige Säure entsteht in verdünnter Lösung eine blaugrüne Färbung, in concentrirter Lösung die Ausscheidung grüner Krystalle. Diese Reaction beruht auf der Bildung einer Isonitrosoverbindung. Dieselbe ist wahrnehmbar noch bei einer Verdünnung von 1 : 10.000, die Eisenchloridreaction sogar noch bei 1 : 100.000.

Die Darstellung des Antipyrins ist für fast alle Länder patentirt.

1118. ***Maragliano,*** *l'antipirino nuovo antipiretico. Italia medica, giugno 1884; Bullet. delle scienze med. giugno 1884, p. 329; Arch. clin. ital. 1884, Nr. 26.*

Das beste Reagenz für Antipyrin ist Jodjodkalium, welches damit noch bei einer Verdünnung von 1:100.000 eine rothe Färbung gibt. Nach vorhergehender Ansäuerung mit Schwefelsäure kann man auch im Harn damit das Mittel leicht nachweisen; die dabei auftretende Färbung ist rothbraun. Drei Stunden nach der innerlichen Darreichung beginnt es im Harn aufzutreten, in der vierten Stunde ist der Höhepunkt der Ausscheidung erreicht, aber auch nach 24, ja nach 36 Stunden ist sie noch nicht beendet.

M. prüfte die Wirkungen des Mittels an gesunden und kranken Menschen. Es wird sehr gut vertragen, namentlich erregt es kein Brechen. Die Respirationsfrequenz bleibt ungeändert. Die Pulsfrequenz nimmt auch bei Gesunden stetig ab. Der Blutdruck bleibt, soweit das Basch'sche Instrument darüber Auskunft geben kann, unverändert oder steigt ein wenig.

Die Körpertemperatur bleibt bei Gesunden unverändert, obwohl ihre Hautgefässe sich etwas erweitern. An Fiebernden ist diese Erweiterung viel ausgesprochener wahrnehmbar und darum fällt auch ihre Temperatur stets. Die Entfieberung ist von Schweissausbruch begleitet. Nach Eingeben von 1 Gramm Antipyrin wird innerhalb einer Stunde der Temperaturabfall wahrnehmbar und hält 5—6 Stunden an. Mit wiederholten Dosen kann man das Fieber dauernd unterdrücken. Das Mittel wirkt stärker und besser als Kaïrin und ist eine werthvolle Bereicherung unseres Arzneischatzes.

1119. ***Erb,*** *über Antipyrin. Aerztl. Mittheilungen aus Baden, 1884, 31. Juli.*

Erb und Vulpius konnten die von C. Rank (Nr. 1130) angegebene grosse Löslichkeit des Antipyrins nicht bestätigen. Sie fanden, dass es sich höchstens 50procentig löst, wenn nach dem Abkühlen keine Trübung eintreten soll. Ausserdem waren die damit gemachten Injectionen sehr schmerzhaft.

1120. ***R. Renzone,*** *die hauptsächlichsten antipyretischen Mittel und die Art und Weise, sie im Urin wieder zu erkennen. Rivista internaz. di med. e chir. Napoli 1884, I, Heft 1—4; Arch. der Pharmacie, Bd. 222, Juli 1884, p. 518.*

1121. *Fr. Coppola, sull'azione fisiologica dell'antipirina. Parte prima. Rivista di chimica med. e farmac., fasc. IX—X, settembre-ottobre 1884.*

Sämmtliche Versuche C.'s bezogen sich auf Frösche. Dosen von 20—40 Milligramm erhöhen die Reflexerregbarkeit der Thiere infolge einer Einwirkung auf's Rückenmark. Nach 50 bis 80 Milligramm wird auch das Gehirn afficirt und es kommt zu tetanischen Krämpfen. Rückenmarksdurchschneidung bringt sie in dem unterhalb des Schnittes liegenden Theile zum Verschwinden. Auch die Form der Krämpfe ist nicht dieselbe wie beim Strychnin. Die Thiere können im Krampfzustande länger als 24 Stunden verharren; dann hören wohl die spontanen Convulsionen auf, aber die Hyperästhesie bleibt noch zwei Tage erhalten. Gibt man noch grössere Dosen, so treten überhaupt keine Reizungserscheinungen auf, sondern es kommt gleich zur completen Lähmung des Centralnervensystems.

Auf die sensibeln Nerven scheint das Antipyrin nur eine vorübergehende Wirkung zu haben, indem an der Injectionsstelle die Sensibilität für einige Minuten herabgesetzt ist. Die Pupillen werden constant erweitert.

Die Respirationsbewegungen werden spärlich und hören schliesslich ganz auf. Sie beginnen jedoch von neuem zu einer Zeit, wo noch starke Krämpfe vorhanden sind.

Auf die Circulation hat das Antipyrin beim Frosche keinen Einfluss; sie ist selbst zur Zeit der stärksten Vergiftung noch normal. Auch am Williams'schen Apparate lässt sich erst mit überaus grossen Dosen eine Abschwächung der Herzthätigkeit hervorbringen, welche schliesslich zu Lähmung der excitomotorischen Ganglien führt. Der Herzvagus wird vom Antipyrin nicht afficirt. Bei mit nicht zu grossen Dosen vergifteten Fröschen bleibt das Herz manchmal scheinbar in Systole stehen. Diese Systole hat jedoch mit der Digitalinsystole nichts zu thun.

1122. *R. Demme (Bern), physiologische und therapeutische Beiträge zur Kenntniss des Antipyrins. Fortschr. d. Medicin II, 1884, Nr. 20 u. 21.*

Aus einer Anzahl von Thierversuchen ergab sich, dass das Antipyrin in grösseren einmaligen Gaben (bei Fröschen von 0·35 Gramm, bei Kaninchen von 1·0 Gramm) wesentlich durch seine Einwirkung auf das Herz, durch Herzlähmung tödtet. Bei der Einverleibung kleinerer Gaben traten vor Allem Veränderungen des centralen Nervensystems hervor, und zwar zuerst Reizung des Hirns, Kopfmarkes und Rückenmarkes, dann Lähmung ebenderselben Theile.

Die anfängliche Reizung des centralen Nervensystems betraf sowohl die musculomotorischen wie die vasomotorischen Centren und gab sich durch allgemeine tetanische Muskelkrämpfe, sowie durch Steigerung des Blutdruckes kund. Die Lähmung der Nervencentren äusserte sich in Schwinden der Reflexerregbarkeit und continuirlichem Sinken des Blutdruckes (bei Integrität des Herzens). Das Antipyrin gehört nach Demme somit, wie die ihm nahestehenden Körper der Benzolgruppe, der grossen Classe der allgemeinen Protoplasmagifte an. Bei directer Injection in die Muskelsubstanz trat dementsprechend rasch Unerregbarkeit derselben auf. Hieraus erklärt sich auch die bei grossen Antipyringaben so schell eintretende Herzlähmung.

Das Antipyrin, in geeigneter Dose gegeben, nähert sich durch die anfänglich auftretenden nervösen Reizerscheinungen nach D. sehr der Wirkung des Phenols und der Salicylsäure. Bei geringen Graden der Antipyrinvergiftung meint D. die Subcutaninjection kleiner Dosen von Coffeïn zur Erhöhung der Erregbarkeit des Herzmuskels und der Nervencentra empfehlen zu können.

1123. ***Bouchard,*** *méthode intraveineuse et sous-cutanée. Compt. rend. gén. I, 1884, p. 549, Nr. 52.*

Durch Injectionen von Antipyrin in's Blut erzeugt B. Rigidität der Muskeln und einen kataleptischen Zustand der Versuchsthiere. Robin hat diese Versuche wiederholt und bestätigt.

1124. ***Friedrich Müller*** *(Würzburg), Beobachtungen über Antipyrin. Ctrtbl. f. klin. Med. V, 1884, Nr. 36, p. 569.*

Eine milzverkleinernde Wirkung, wie sie Gerhardt für das kalte Bad und Seifert für das Hydrochinon constatirt hat, konnte M. beim Antipyringebrauch so gut wie nicht constatiren. Bei Fiebernden wurde durch das Mittel eine beträchtliche Herabsetzung der Stickstoffausscheidung im Harne bewirkt, und zwar in höherem Grade als dies Sassetzky für das kalte Bad und mittlere Dosen von Chinin und Natriumsalicylat gefunden hat.

Bei gesunden Menschen wurde durch grössere Dosen Antipyrin die Körpertemperatur herabgesetzt, jedoch nur um einige Zehntelgrade, bis an die untere Grenze des Normalen. Die Stickstoffausscheidung schien wie bei Fiebernden herabgesetzt zu werden.

Im Harn tritt nach beträchtlichen Antipyringaben eine hochgradige Vermehrung der gebundenen Schwefelsäuren auf, die bis zur Hälfte der Gesammtschwefelsäure gehen kann. Es ist also danach wahrscheinlich, dass das Antipyrin als Antipyrinschwefelsäure im Harn wiedererscheint. Das freie Antipyrin destillirt mit dem Wasserdampf. Im Destillat des Harns lässt sich keine Antipyrinreaction nachweisen.

Spaltet man jedoch die Aetherschwefelsäuren des Harns durch Kochen mit Salzsäure und neutralisirt dann mit Natronlauge, so gelingt im Destillat alsbald die Antipyrinreaction auf's deutlichste. Bei grösseren Gaben von Antipyrin gelingt der Nachweis im Harn auch ohne Destilliren.

1125. ***J. J. Hage,*** *über Antipyrin. Weekbl. van het Nederl. Tijdschr. vor Geneesk. 1884, Nr. 30.*

Selbst in grossen Dosen bringt das Antipyrin keine Herabsetzung der Temperatur und überhaupt keine Wirkung hervor. Eine Stunde nach dem Einnehmen liess sich das Mittel bereits im Harn nachweisen; 4—6 Stunden danach war sie am stärksten, aber auch in der 30. Stunde noch nicht beendigt. Im Speichel und Schweiss liess sich das Mittel nicht nachweisen.

An einem Kaninchen brachte Subcutaninjection von 0·4 Gramm Antipyrin nach 10 Minuten Schweisssecretion hervor. Im Harn liess sich das Mittel bereits nach 30 Minuten nachweisen.

b) Therapeutisches.

1126. ***W. Filehne,*** *über das Antipyrin, ein neues Antipyreticum. Zeitschr. f. klin. Med. 1884, Bd. VII, Heft 6, p. 641.*

5—6 Gramm Antipyrin, Erwachsenen in drei Dosen mit je einer Stunde Intervall gegeben, beseitigen jedes beliebige Fieber prompt, meistentheils ohne Nebenwirkungen zu verursachen. Dieser Satz wird von allen folgenden Autoren als richtig anerkannt und bestätigt. Der Kürze halber führe ich ihn aber nur hier an.

Die Wirkung war bei den verschiedenen Kranken von verschiedener Dauer, von 7—20 Stunden. Der Anstieg erfolgte ohne Fieberfrost, der Abfall meist ohne Schweiss. Bei Kindern und Phthisikern genügen kleinere Dosen. Die Pulsfrequenz geht der Temperatur entsprechend herunter. Das Mittel wird am besten ohne Corrigens in wässeriger Lösung gegeben.

1127. **P. Guttmann,** *über die Wirkung des Antipyrin. Berliner klin. Wochschr. 1884, Nr. 20, p. 305, vom 19. Mai; deutsche med. Wochschr. X, 1884, Nr. 31, p. 484.*

An 27 hochfiebernden Kranken versuchte G. die Temperatur durch Antipyrin herabzusetzen und sah gute Resultate. Er gab mehrmals 2 Gramm. Der Abfall erfolgte continuirlich und allmälig; die Deferrescenz dauerte mindestens sechs Stunden. Mit der Temperatur sank auch die Pulsfrequenz.

In einer späteren Mittheilung bestätigt G. seine früheren Angaben von der Brauchbarkeit des Mittels in jeder Beziehung. Bei Wechselfieber war es absolut wirkungslos. Bei acutem Gelenkrheumatismus sah jedoch Lenhartz (deutsch. med. Wochenschr. Nr. 31, p. 486) Heileffecte, welche denen nach Salicylsäuredarreichung gleichstehen, ja sie übertreffen.

1128. **H. Falkenheim,** *zur Wirkung des Antipyrins. Berliner klin. Wochschr. 1884, Nr. 24, p. 369.*

Auch F. sah bei Intermittens vom Antipyrin keinen Nutzen.

1129. **Ferd. May,** *Antipyrin, das neueste Antipyreticum. Deutsch. med. Wochschr. X, 1884, Nr. 24, p. 369, Nr. 25, p. 387, und Nr. 26, p. 407.*

1130. **C. Rank,** *über den therapeutischen Werth des Antipyrin. Deutsch. med. Wochschr. X, 1884, Nr. 24, p. 373.*

R. empfiehlt Subcutaninjectionen einer übersättigten Antipyrinlösung (10:5 aq.) in die Glutaealgegend. Abscedirungen sollen nicht folgen. Vergl. jedoch Erb Nr. 1119.

1131. **Penzoldt** *und* **E. Sartorius,** *Antipyrin in der Kinderpraxis. Berl. klin. Wochschr. 1884, Nr. 30, p. 461.*

Nach Versuchen an 21 fiebernden Kindern kommen P. und S. zu folgenden Schlüssen:

1. Das Antipyrin ist bei fieberhaften Krankheiten der Kinder ein sehr zweckmässiges Antipyreticum.

2. In passender Dosis erzielt es Temperaturabfälle um mehrere Grad auf mehrere Stunden.

3. Die Verminderung der Pulsfrequenz ist nicht immer dem Grade der Temperaturerniedrigung entsprechend, sondern schwächer.

4. Die Wirkung auf das Allgemeinbefinden ist gewöhnlich eine günstige.

5. Von störenden Nebenwirkungen wurde nur zuweilen Erbrechen gesehen. Man kann dann das Mittel als Clysma geben.

6. Die zweckmässigste Dosis für den Anfang ist dreimal nach einander in stündlichen Zwischenräumen so viel Decigramme als das Kind Lebensjahre zählt. Als Clysma kann man in einmaliger Gabe drei- bis sechsmal soviele Decigramme verwenden, als das Kind Jahre hat.

7. Eine Gewöhnung an das Mittel schien zuweilen angedeutet.

Demme (Nr. 1122) glaubt aus seinen Thierversuchen schliessen zu können, dass bei Kindern unterhalb des ersten Lebensjahres grössere Einzelgaben als 0·2, bei Kindern bis zum fünften Lebensjahre solche über 0·5 und bei Erwachsenen solche über 2·0 einer sorgfältigen nur im Spitale möglichen Ueberwachung bedürfen.

Aus seinen Versuchen an Kindern mit den verschiedensten fieberhaften Krankheiten zieht Demme folgende Schlüsse:

Das Antipyrin ist auch für das Kindesalter als ein zuverlässiges Antipyreticum zu bezeichnen.

Der durch dasselbe veranlasste, zuweilen selbst gegen 4° C. betragende Temperaturabfall kann sehr rasch, selbst innerhalb einer Stunde erfolgen; meist tritt er jedoch erst im Verlaufe mehrerer Stunden ein. Besonders charakteristisch für die Antipyrinwirkung ist namentlich gegenüber der des Kairin die längere, oft über 24 Stunden sich erstreckende Dauer der Apyrexie, sowie das nur sehr allmälig erfolgende Wiederansteigen der Temperatur.

Im Einklange mit dem Sinken der Temperatur, jedoch noch langsamer sich einstellend, findet meist eine während mehrerer Stunden anhaltende Abnahme der Frequenz der Herzcontractionen statt. Gleichzeitig hiermit tritt eine Zunahme der Spannung der Arterienwandung ein. Der Verlangsamung der Pulsfrequenz geht häufig eine nur kurze Zeit dauernde Zunahme derselben voraus.

Beim Erysipel, sowie der acuten rheumatischen Gelenkentzündung erscheint die Antipyrinwirkung nach Demme besonders prompt und den Krankheitsprocess als solchen günstig beeinflussend und ihn abkürzend. Bei der letzteren Erkrankung scheint die Wirkung des Antipyrin derjenigen der Salicylsäure nahe zu kommen. Bei schwerer diphtheritischer Infection ist der hierbei drohenden Herzschwäche und nicht so seltenen myocarditischen Schädigung des Herzmuskels wegen von der Antipyrinmedication Abstand zu nehmen. Ebenso verbietet sich der Antipyringebrauch bei sehr heruntergekommenen, eine ausgesprochene Schwächung des Herzmuskels darbietenden Individuen.

Sehr kräftige, bis zum Eintritte der febrilen Erkrankung gesunde Individuen vertragen dagegen verhältnissmässig grosse Gaben dieses Arzneimittels ohne Nachtheil.

Das Antipyrin wird sogar von den im Säuglingsalter stehenden Individuen gut vertragen und stört weder den Appetit noch die Verdauung. Nur in seltenen Fällen tritt nach seiner Einverleibung Erbrechen (selbst wiederholtes) auf. Ohrensausen, Schwindel und Eingenommensein des Kopfes wurden nicht beobachtet. Der durch das Mittel bewirkte Temperaturabfall wurde häufig, jedoch nicht regelmässig von allgemeinem, selten profusem Schweissausbruch begleitet. Eine Zunahme der Diurese fand im weiteren Verlaufe der Medication mit dem Mittel häufig statt.

In drei von 23 Fällen stellte sich nach mehrtägigem Gebrauche des Antipyrins ein Antipyrinexanthem ein. Es war ein Erythem, welches höchstens fünf Tage anhielt. Dasselbe trat mehrmals unter Frosterscheinungen und über 24 Stunden anhaltender Temperaturerhöhung auf.

1132. ***P. Argutinsky,*** *über die Wirkung des Antipyrin bei croupöser Pneumonie der Kinder. Wratsch 1884, Nr. 41—42, p. 696 und 716.*

1133. ***E. Bielschowsky,*** *Beiträge zur Antipyrinbehandlung. Breslauer ärztl. Ztschr. 1884, VI, 23. Aug., Nr. 16, p. 194.*

Bei einem Typhuspatienten, dessen typhöses Exanthem nach Aussetzen des Antipyrins geschwunden war, sah B. bei neuer Verabreichung blutige Quaddeln, besonders an den Extremitäten, aufschiessen. Später zeigte sich nach neuer Darreichung ein mehr scarlatinaähnlicher Ausschlag. Der Puls ging nicht immer der Temperatur parallel herab. Bei einzelnen Typhuspatienten trat Collaps ein, bei anderen unter Schüttelfrost, Ansteigen der Temperatur statt Abfall. Ein Haemoptoiker bekam nach Einnehmen des Mittels einen neuen Blutsturz. Die Kranken zogen das Chinin dem Antipyrin vor.

1134. **Paul Ernst**, *Antipyrinexanthem. Ctrbl. f. klin. Med. V, 1884, Nr. 33, p. 521.*

Bei einem Knaben und einer alten Frau, sowie drei anderen Patienten wurde ein masernähnliches Exanthem nach Antipyrin bemerkt.

1135. **A. Cahn**, *über Antipyrin und Antipyrinexantheme. Berl. klin. Wochschr. 1884, Nr. 36, p. 569.*

Der Puls nimmt bei Antipyrin an Frequenz ab, an Spannung aber zu. Dementsprechend steigt die Diurese. Der Urin zeigt keine Färbung und ist frei von Glycuronsäuren und gepaarten Schwefelsäuren. Vergl. dagegen oben Nr. 1124.

Eisenchloridzusatz verleiht dem Harne eine auch in der Hitze beständige burgunderrothe Färbung, eine Angabe, die unabhängig von C. auch Rosenfeld macht.

Bisweilen tritt wie beim Chinin nach Darreichung von Antipyrin ein Hauterythem auf. Der Ausbruch kann von einem Fieberanfall begleitet sein.

1136. **Alexander**, *I. und II. Bericht über die Wirkungen und Nebenwirkungen des Antipyrins. Breslauer ärztl. Ztschr. 1884, VI, Nr. 11 u. 14, p. 169.*

Das Mittel wirkte auch vom Anus aus. Die Subcutaninjectionen waren etwas schmerzhaft. Bei Typhuskranken trat manchmal ein Exanthem auf, welches meist den Masern sehr ähnlich war; ausnahmsweise hatte es auch ein miliaria- oder urticariaartiges Aussehen.

Bei Gelenkrheumatismus hatte das Antipyrin gute, ja specifische Wirkung. Bei Recurrens, wo binnen 40 Stunden 17 Gramm des Mittels verabfolgt wurden, hielt sich die Temperatur während des ganzen Anfalles auf nahezu normaler Höhe; auch das subjective Befinden der Pat. war während der künstlichen Entfieberung meist ein besseres. Geheilt wurde die Krankheit durch das Mittel aber durchaus nicht.

1137. **Secchi** *(Reinerz und St. Remo), zur Wirkung des Antipyrin bei Phthise; Exanthem nach Anwendung desselben. Breslauer ärztl. Ztschr. VI, Nr. 15, p. 184.*

S. sah bei mehreren Patienten nach Antipyringebrauch ein Quaddelexanthem auftreten.

1138. **M. Weiss**, *zur Kenntniss der toxischen Exantheme. Wiener med. Presse 1884, p. 728.*

1139. **E. Suñer** *(Madrid), la antipirina. El Genio medico-quirurg. 1884, Nr. 1430 u. 1434, vom 5. Aug. und 7. Sept.*

In Spanien ist das Antipyrin durch Kispert eingeführt. S. glaubt damit auch Intermittens heilen zu können. Ein stark juckendes Antipyrinerythem wurde einmal beobachtet.

1140. **Carl v. Noorden,** *zur Wirkung des Antipyrins. Berl. klin. Wochschr. 1884, Nr. 32, p. 503.*

Den beim Sinken der Temperatur nach Antipyringebrauch ausbrechenden Schweiss bekämpfte N. durch Agaricin (zweimal 5 Milligramm) oder Atropin. Da die Entfieberung trotzdem eintritt, so kann das Antipyrin nach seiner Meinung nicht durch gesteigerte Wärmeabgabe, sondern nur durch verminderte Wärmebildung wirken.

Der arterielle Blutdruck wird vom A. nicht beeinflusst; die Spannung der Arterienwand nahm dagegen zu. Bei Pneumonie und Erysipel nützt es wenig, viel bei Phthise und Typhus.

1141. **L. v. Hoffer,** *über den Werth des Antipyrins als Antipyreticum. Wiener med. Wochschr. 1884, Nr. 47, p. 1391, vom 22. Nov.*

Der Werth des Antipyrins als Fiebermittel ist ein sehr hoher. Der namentlich bei Phthisiker danach auftretende Schweiss konnte durch Agaricin sehr gemindert werden. Unangenehme sonstige Nebenerscheinungen fehlten. Der Harn enthält niemals Eiweiss. Die Spannung der Blutgefässe nimmt unter der Einwirkung des Mittels zu, so dass vorher dikrote Pulse oft normal wurden. Abgebildete Curven bestätigen dies.

Der Puls sinkt nicht so stark wie die Temperatur. 3 Gramm ist die beste Dose; sie ist binnen drei Stunden einzunehmen. Die Subcutanapplication ist nicht zu empfehlen, die im Clysma dagegen wohl.

1142. **A. Heidenhain** *(Koeslin), über Antipyrin. Berl. klin. Wochschr. 1884, Nr. 47, p. 755.*

Man kann das Antipyrin mit Vortheil auch als Clysma appliciren.

1143. **Meissen,** *Antipyrin bei Phthise. Deutsche med. Wochschr. X, 1884, 18. Dec., p. 827.*

Das Antipyrin wirkt bei Phthisikern besonders prompt und gleichmässig und wird in dieser Wirkung von keinem bisher bekannten Fiebermittel auch nur annähernd erreicht. Die danach bei den Phthisikern eintretende Euphorie ist eine ganz auffallende. Druck, Hitze im Kopf, Unruhe und Magenverstimmung verschwinden gänzlich. Nebenwirkungen, wie Ohrensausen, Benommenheit, Schwindel, Erbrechen, Appetitlosigkeit fehlen. Nach längerem Gebrauche tritt eine gewisse Gewöhnung ein. Dosen von 5 Gramm werden selbst von Schwerkranken pro Tag vertragen. Beim Abfallen der Temperatur tritt Schweiss auf, aber beim Wiederanstieg nicht. Durch gleichzeitige Agaricindarreichung kann auch das erste Schwitzen umgangen werden.

Antipyrinexantheme traten in etwa 10 Procent der Fälle auf.

1144. **A. Murri,** *febbre e antipiretici. Gaz. degli ospit. 1884, Nr. 89—91.*

1145. **M. Denux,** *étude sur la valeur thérapeutique de l'antipyrine. Thèse de Paris 1884.*

1146. **Ampugnani,** *sull'antipirina. Rivista clin. e terap. 1884.*

1147. **A. Pribram,** *über das Antipyrin. Prager med. Wochschr. 1884, Nr. 40—42.*

Der dikrote Typhuspuls wurde durch Antipyrin normal. Die Respirationsfrequenz ging selbst bei Pneumonie und anderen Athmungshindernissen mit der Entfieberung durch das Mittel herab. Die auf der Höhe des Fiebers oft trockene, rissige Zunge wurde nach mehrtägigem Gebrauche des Mittels feucht und weich, das Sensorium freier, das subjective Befinden erheblich besser. Harn und Stuhl waren nicht wesentlich verändert. Milztumoren zeigten selbst nach grossen Dosen keine Verkleinerung. Collaps wurde nur einmal nach dem Mittel beobachtet. Gelenkrheumatismus wurde günstig beeinflusst.

Die Diazoreaction Ehrlich's, welche in mehreren Fällen von Typhus und Tuberculose genau beobachtet wurde, verschwand regelmässig während der Antipyrindarreichung, ohne dass der Krankheitsprocess sich dabei änderte. Antipyrin an sich hinderte die Reaction nicht.

Masern- und scharlachartige Exantheme wurden nach Antipyringebrauch mehrfach beobachtet.

1148. **Reber,** *über Antipyrin. Correspbl. f. Schweizer Aerzte XIV, 1884, p. 506.*

1149. **E. Rapin,** *notes et note complémentaire sur l'antipyrine. Revue méd. de la Suisse rom. 1884, p. 404 u. 532.*

Das Mittel verursachte fast bei allen Patienten Brechreiz.

1150. **N. A. Sassetzki**, *einige Worte über Antipyrin. Wratsch 1884, Nr. 25, p. 411.*

S. hat von dem Mittel nur gute Resultate gesehen. Die volle Wirkung trat erst nach 4—5 Stunden ein und hielt 3 bis 7 Stunden an. Der Temperaturabfall war stets von Schweissausbruch begleitet. Der Puls wurde dabei langsamer, nie aber schwächer, eher voller.

1151. **A. Geier**, *zur Wirkung des Antipyrins bei Kindern und Erwachsenen. Deutsche med. Wochschr. 1884, Nr. 45, p. 728, 6. Nov.*

Bei Kindern trat manchmal Erbrechen auf, bei Erwachsenen nie. Einmal kam ein Erythem vor. Profuse Schweisssecretion ist häufig, kann aber nach v. Noorden's Vorgang durch Agaricin gemindert werden.

Im Grossen und Ganzen ist nach G. und Dusch das Mittel sehr empfehlenswerth und dem Chinin meist vorzuziehen.

1152. **J. Neufeld**, *Antipyrin, ein neues antifebriles Mittel. Gazeta lekarska 1884, Nr. 40, p. 764.*

Bei Typhus leistet das Antipyrin treffliche Dienste; bei Intermittens nützt es aber nichts.

1153. **Liebermeister**, *über Antipyretica. Berl. klin. Wochschr. 1884, Nr. 37, p. 599.*

Abkühlende Bäder und Antipyretica, besonders Antipyrin werden von L. empfohlen. Bouchard will dagegen den Typhus mit Carbolsäure (0·5 Gramm pro die) behandelt wissen, da dies causal wirke.

1154. **A. Busch** *(Lübeck), zur antifebrilen Wirkung des Antipyrins. Berl. klin. Wochschr. 1884, Nr. 27, p. 424.*

1155. **M. Jahn**, *Antipyrin im Puerperalfieber. Deutsche med. Ztg. II, 1884, p. 299.*

1156. **Frédéric Wurtz**, *sur l'antipyrine. Bullet. gén. de thérap. 1884, Nr. 12.*

1157. **A. C. Girard**, *antipyrine, the new antipyretic. Philad. med. News 1884, dec., Nr. 23.*

1158. **Caruso**, *sul potere antifebbrile del' antipirina. Gazz. degli ospit. 1884, Nr. 89—91.* **Murri**, *febbre e antipiretici. Ibid. 1884, Nr. 89.*

1159. **Mingazzini**, *sull' azione mista dell' antipirina e della cairina. Gazz. degli ospit. 1884, Nr. 104.*

1160. **A. Bianchi,** *antipirina e cairina. Lo Sperimentale 1884, Nr. 10, ottobre.*

1161. **H. Huchard,** *recherches thérapeutiques sur un nouvel antipyrétique, l'antipyrine. Union méd. 1884, II, Nr. 169 u. 172, p. 901 u. 937.*

1162. **Kostylew,** *über Antipyrin. Medicinskoje Obosrenje 1884, Nr. 21.*

1163. **A. Hirschler,** *über die antipyretische Wirkung des Antipyrins. Orvosi hetilap 1884, Nr. 46.*

1164. **A. Rozniatowski,** *briefliche Mittheilungen über die Wirkung des Antipyrins. Gazeta lekarska 1884, Nr. 75.*

1165. **Mitropolski,** *Antipyrin bei Abdominaltyphus und croupöser Pneumonie. Medicinskoje Obosrenje 1884, Nr. 21.*

1166. **Demuth,** *das Antipyrin als Antipyreticum. Bayerisches ärztl. Intelligenzbl. 1884, p. 551 u. 566.*

1167. **L. Secretan,** *sur la cairine et l'antipyrine, deux nouveaux fébrifuges. Rev. méd. de la Suisse rom. 1884, p. 684.*

1168. **H. Lehmann,** *neuere Antipyretica, besonders das Antipyrin. Inaug.-Dissert. Berlin 1884.*

1169. **O. Tilmann,** *Antipyrin, das neueste Antipyreticum. Berlin 1884.*

1170. **V. Patella,** *la cairina e l'antipirina. Gaz. med. ital. Prov. Venete 1884, Nr. 50.*

2. Kairin.

a) Physiologisches und Chemisches.

1171. **O. Fischer** *und* **E. Renouf,** *einige Derivate des Chinolins und Pyridins. Berl. chem. Ber. XVII, 1884, p. 755.*

Das Ortho-oxy-hydro-äthyl-chinolin bildet die Basis des Kairin A, dessen salzsaures Salz von Höchst aus unter dem Namen Kairin in den Handel gebracht wird. Die freie Base kann daraus leicht gewonnen werden. Sie krystallisirt in monoklinen Prismen. In kleinen Mengen ist sie unzersetzt destillirbar. Sie riecht stechend, äthylaminartig und besitzt eine bemerkenswerthe Oxydirbarkeit in alkalischer Lösung.

Eine Probe in Natronlauge gelöst wird beim Schütteln mit Luft sehr rasch zersetzt unter Abscheidung schwarzer humusartiger Flocken.

Charakteristisch sind folgende Reactionen. Eine alkoholische Lösung wird durch eine Spur Eisenchlorid dunkelbraun; durch Eisenvitriol werden dunkle schwarzgrüne Flocken abgeschieden. Gegen Eisensalze ist die Kairinbase überhaupt sehr empfindlich, so dass vollkommen farblose Krystalle derselben durch den Eisengehalt gewöhnlichen Filtrirpapiers bereits bräunlich-violett verfärbt werden. Gelbes Blutlaugensalz erzeugt in der sauren Lösung einen voluminösen Niederschlag, welcher ziemlich schwer in Wasser löslich ist.

Phosphorwolframsäure bringt einen sehr schwer löslichen, schwach gelblichen Niederschlag hervor. Versetzt man eine angesäuerte Kairinlösung mit Natriumnitrit, so bildet sich ein intensiv gelber Farbstoff.

Das salzsaure Salz der Base, also das Kairin des Handels, krystallisirt in glänzenden rhombischen Prismen, die leicht in Wasser, schwer in Salzsäure löslich sind. Ihr Geschmack ist anfangs kühlend salpeterartig, hinterher bitter. Eine verdünnte wässerige Lösung gibt mit wenig Eisenchlorid eine rasch wieder verschwindende, violette Reaction; mehr Eisenchlorid erzeugt eine tiefbraune Färbung, respective einen solchen Niederschlag.

Sehr charakteristisch ist das Verhalten des Kairins gegen doppelt chromsaures Kali. Eine verdünnte neutrale Lösung des Kairins in Wasser gibt nämlich damit zuerst eine dunkle Färbung; nach wenigen Secunden scheidet sich alsdann ein schwer löslicher, tief dunkelvioletter Farbstoff ab, der sich in Alkohol mit mauveïnähnlicher Farbe löst.

Das Aeth-oxy-hydro-äthyl-chinolin oder Aethylkairin bildet ebenfalls gut krystallisirende, in Wasser leicht lösliche Salze.

Von weiteren in vorliegender Arbeit besprochen Körpern sei nur noch das Oxypyridin erwähnt, welches sehr leicht lösliche Salze bildet.

1172. **v. Mering,** *über das Schicksal des Kairin im menschlichen Organismus. Ztschr. f. klin. Med. VII, 1884, Supplementheft, p. 149.*

Bei Einführung des Kairins in den Organismus des Menschen und der Thiere nimmt die Menge der gebundenen Schwefelsäure des Harns zu und die der nicht gebundenen dementsprechend ab. Dies kommt dadurch zu Stande, dass das Kairin sich ähnlich wie das Phenol im Organismus zu Kairinschwefelsäure paart und als solche im Harn erscheint. v. M. hat diese Substanz aus dem Harn rein dargestellt und analysirt. Ein kleiner Theil des Kairins wird wie auch vom Phenol im Organismus weiter oxydirt und ertheilt dem Harn das dunkle Aussehen, welches der Kliniker als Carbolharnfärbung bezeichnet. Ein weiterer, noch kleinerer Theil des Kairins paart sich mit Glycuronsäure und dieser Paarling dreht die Ebene des polarisirten Lichtes nach links und wirkt auf Fehling'sche Kupferlösung reducirend.

1173. ***Petri** und **Lehmann**, Kairin bei Phthise, sowie über den Nachweis einer danach im Harn auftretenden Aetherschwefelsäure. Med. Centralbl. 1884, Nr. 18, p. 305.*

Die Anwesenheit einer gepaarten Schwefelsäure wird constatirt. Die Gegenwart derselben im Harn ist durch eine höchst charakteristische schöne Reaction für Jeden leicht nachweisbar. Nach Ansäuern mit Essigsäure und vorsichtigem tropfenweisen Zusatz einer Chlorkalklösung wird die Harnprobe prachtvoll fuchsinroth.

1174. ***R. Renzone**, i principali farmaci antipiretici e il modo di riconoscerli nella urina. Riv. internaz. di med. e chir (Napoli) 1884, p. 328.*

1175. ***A. Murri**, sul meccanismo dell' antipiresi della cairina. Estratto dai rendic. della soc. med.-chir. di Bologna 1884, marzo-aprile; Bullet. delle scienze med. marzo-aprile 1884; Arch. ital. de biologie V, Heft 9, 1884.*

M. zeigt, dass beim Gebrauche des Kairins eine Volumszunahme der Gliedmassen fiebernder Individuen eintritt, woraus er auf eine Erweiterung und stärkere Füllung der Gefässe schliesst.

1176. ***G. B. Queirolo**, richerche pletismografiche sulla febbre e sulla cairina. (Istit. di clinica med. della R. Univ. di Genova.) La Salute, Italia med. 1884, Separatabdruck; Gazz. degli ospit. 1884, Nr. 38.*

Bei fiebernden Menschen findet nach Q. während des Ansteigens des Fiebers eine Contraction und während des Abfalls eine Dilatation der peripheren Gefässe statt. Kairin bedingt bei gesunden Personen eine Erweiterung der peripheren Gefässe. Ist die Wirkung des Mittels erschöpft, so folgt eine Verengerung. Bei Fiebernden findet dasselbe statt.

1177. ***E. Maragliano**, ricerche sulla modalità d'azione della cairina. Archivio clinico italiano 1884, Nr. 25, 21 giugno; med. Centralbl. 1884, Nr. 39, p. 673 u. 696.*

Der Blutdruck bleibt bei Gesunden nach Kairindarreichung normal, Puls- und Respirationsfrequenz dagegen fallen. Die Ausscheidung desselben im Urin ist binnen acht Stunden beendet; die Harnausscheidung wird dabei angeregt. Die von de Renzi beobachteten nervösen Störungen kommen nur sehr selten vor, ebenso gastrische Erscheinungen. Bei Gesunden tritt kein Temperaturabfall ein, selbst wenn man 4 bis 5 Gramm pro Stunde gibt, wie auch Filehne (1882), Seiffert (1883) und Koffer (1883) angeben, während Draschke (1883) und Pribram Temperaturerniedrigung gesehen haben wollen. Bei Fieber dagegen wirkt das Mittel prompt temperaturherabsetzend, wenn auch die Herabsetzung nur von kurzer Dauer ist. Auf die Krankheit selbst hat das Mittel jedoch keinerlei Einfluss. Die Temperaturherabsetzung kommt zu Stande durch vermehrten Zufluss von Blut zur Haut und dadurch bedingte Vermehrung der Wärmeabgabe. Die Blutkörperchen sollen bei Anwesenheit von Kairin weniger Sauerstoff aufnehmen können als sonst.

1178. **Morochovez,** *über die physiologische Wirkung des Kairin. Medizinskoje Obosrenje 1884, Heft 9, p. 928.*

Das Mittel wurde theils in die Vena saphena und theils von der Linea alba aus in das Duodenum von Hunden gespritzt. Schon nach Dosen von 0·5 bis 1·0 wird das Arterienblut braunschwarz und zeigt grosse Neigung zum Coaguliren. Emile Girat (Thèse de Paris 1883), welcher ähnliche Versuche angestellt hat, redet geradezu von einer Sepiafarbe des Kairinblutes. Die rothen Blutkörperchen werden kugelig und deutlich braun. Spectroskopisch zeigt sich, dass Methämoglobin vorhanden ist. Das Thier sieht dementsprechend cyanotisch aus; die Schleimhäute werden bleifarbig. Die Speichelsecretion nimmt zu, ebenso die Gallensecretion. Die Farbe der Galle wird fast schwarz. Die Pancreassecretion ändert sich nicht. Ein Einfluss auf die Nierensecretion scheint auch nicht zu bestehen. Der Urin wird grün und enthält Gallenfarbstoffe und Kairin (Reaction mit rauchender Salpetersäure). Der Blutdruck sinkt schnell ab; der Puls wird schwach, die Respiration dyspnoisch.

M. nimmt eine Schwächung des Herzmuskels durch Kairin an; daher hört auch bei grossen Dosen der Herzschlag vor der Respiration auf. An Fröschen liess sich Curarewirkung constatiren. Girat dagegen will eine periphere Lähmung der sensibeln Nerven constatirt haben. Die temperaturherabsetzende Wirkung des Mittels erklärt M. durch Methämoglobinbildung. M. hält das Mittel für contraindicirt bei Herzkrankheiten, Lungenkrankheiten und Anämie.

Newiadomsky sah gefährlichen Collaps und Cyanose nach vier Dosen von je 0·4 Gramm bei einer Frau mit croupöser Pneumonie.

Shaternikoff sah bei einer anämischen Puerpera nach 3 × 0·25 Gramm hochgradige Präcordialangst und Oppressionsgefühl eintreten. Ein weiterer nicht genannter Arzt sah nach Kairin den Tod folgen.

Dass das Kairin im Blute Methämoglobinbildung und dadurch mancherlei Störungen verursacht, ist sicher. Es ist nur auffallend, dass dies den deutschen Forschern verborgen bleiben konnte.

1179. ***C. E. Quinquaud,*** *méthode pour apprécier l'action des médicaments sur la nutrition à propos de la kairine. Tribune méd. Paris 1884, XVI, p. 244.*

1180. ***P. Albertoni*** *ed* ***J. Guareschi,*** *chinolina, kairolina, kairina ed altri derivati chinolinici. Torino 1883, 38 pp.*

b) Therapeutisches.

1181. *Kairine as an antipyretic. Therap. Gaz. VIII, 1884, march, p. 129 u. 142.*

Die ersten Versuche über Kairin an Menschen wurden in Amerika von Shattuck und Draper gemacht. Sie bestätigen das in Deutschland früher Gefundene.

1182. ***A. Steffen,*** *über die Wirkungen des Kairins. Jahrb. f. Kinderheilk., Bd. 21, Heft 1—2, 1884, p. 124.*

Nach dem Vorgange von Filehne, Hallopeau, Guttmann, Knipping, E. Cohn und Zadek, Seifert, Riegel, Freymuth und Pölchen, Merkel, Janssen etc. hat St. Versuche mit Kairin gemacht, und zwar an Kindern. Er tadelt den schlechten Geschmack des Mittels und meint, die antipyretische Wirkung desselben sei der des Hydrochinons ähnlich, nur etwas schwächer. Bei der Entfieberung trat starker Schweiss auf. Der Urin wurde nach Einnahme des Mittels dunkelgrün.

1183. ***Sorgius,*** *über die Anwendung des Kairins bei Lungenphthise. Berl. klin. Wochschr. 1884, Nr. 12, p. 179.*

In der Brehmer'schen Heilanstalt zu Görbersdorf hatte S. Gelegenheit, viele Erfahrungen über das Kairin zu sammeln und fasst diese in folgende Sätze zusammen.

Das Kairin macht in schweren Fällen von fieberhafter Phthise allerdings eine Temperaturerniedrigung auf einige Zeit, übt auch keine unangenehmen Nebenwirkungen aus, erfordert aber eine sehr sorgfältige Ueberwachung des Patienten durch den Arzt und ist deshalb für die Privatpraxis überhaupt unbrauchbar. Selbstverständlich beeinflusst es den phthisischen Process in keiner Weise.

1184. **Hermann Hadlich** *(Kassel), über Kairin. Chir. Centralbl. 1884, Nr. 8, p. 123.*

1185. **A. Halla,** *über die antipyretische Wirkung des Kairins. Prager med. Wochschr. 1884, p. 61, 74, 82, 98, 107 u. 114.*

Halla erklärt das Kairin für ein zur Herabsetzung von Fiebertemperaturen sehr ungeeignetes Mittel, namentlich weil es stets zu Schüttelfrösten Veranlassung gibt. Hadlich dagegen hält es für ein ganz ausgezeichnetes Febrifugum.

1186. **R. Schulz,** *die Behandlung des Typhus abdominalis mit Kairin. Deutsch. Arch. f. klin. Med., Bd. 35, 1884, p. 169.*

Sch. fand das Kairin gänzlich ungeeignet, bei Abdominaltyphus die abendlichen Fieberexacerbationen zu beseitigen. Es traten ferner stets Fröste, Schweiss und Collaps dabei auf. Den cyklischen Krankheitsverlauf des Typhus fand er nicht nur nicht verkürzt, sondern verlängert und von zahlreichen und schweren Recidiven gefolgt, so dass er vermuthet, die durch Kairin erzielten niederen Temperaturen könnten geradezu dem Naturheilprocesse und der Zerstörung der Bacillen entgegenwirken. Escherich (Würzburg) schliesst sich diesen Ausführungen an.

1187. **A. Bianchi,** *un caso di apiressia nella polmonite attenuto con la cairina. Gazz. degli ospit. 1884, Nr. 13.*

Bericht über einen Fall von croupöser Pneumonie, der durch Kairin neun Tage lang auf normaler Temperatur gehalten wurde. Aehnliches sah Maragliano (Nr. 1190).

1188. **E. Maragliano,** *valore antipiretico della cairina e sue applicazioni terapeutiche. Salute; Italia med., Genova 1884, XVIII, p. 1, 9, 17.*

1189. **E. Maragliano,** *sul modo di dosare e di somministrare la cairina. Gazz. degli ospit. 1884, Nr. 6.*

1190. **E. Maragliano,** *sul trattamento della pneumonite colla cairina, Gazz. degli ospit. 1884, Nr. 32.*

1191. **D. Weruschski,** *über die temperaturerniedrigende Wirkung des Kairins bei fiebernden Kranken. Wojenno med. shurnal (russisches militärmedicinisches Journal) 1884, Juni bis Juli; Ruskaja Medicina 1884, Nr. 21.*

1192. **Nikolski,** *das Kairin in der Therapie. Russkaja Med. 1884, Nr. 40—42.*

Dem Kairin kommt nach N. die Bedeutung nicht zu, welche man ihm ursprünglich beigelegt hat. Weruschski sah danach profuse Diarrhoen und Collaps eintreten. Die antifebrile Wirkung fand er nicht constant und nicht anhaltend.

1193. **James H. Hutchinson,** *a note on kairin. Philad. med. Times 1884, XV, Nr. 444, p. 157.*

H. wandte das Mittel mit Erfolg an, um Temperaturerniedrigung und um Schweissausbruch zu erzielen. Bei nicht fiebernden Personen kam die diaphoretische Wirkung nicht zu Stande.

1194. **Alexejew,** *über die neuen Antipyretica. Russkaja Medicina 1884, Nr. 9.*

Kairin wirkte prompt; jedoch geht die Wirkung schnell vorüber; auch stört der heftige Schweiss.

1195. **R. S. Archer,** *a clinical note on kairin. Brit. med. Journ. 1884, p. 711.*

1196. **Gui,** *sulla cairina. Bullet. d. soc. Lancisiana d. osped. di Roma 1884, p. 25.*

1197. **B. Graziadei,** *sopra la cairina. Riv. di chimica med. e farm. II, 1884, p. 84.*

1198. **S. Varaglia,** *note sulla kairina. Gazz. delle cliniche 1883, Nr. 24—25.*

1199. **J. Maere,** *des applications thérapeutiques de la kairine. Annales et Bulletin de la Société de Médecine de Gand, juin 1884.*

1200. **Dobrzycki,** *über Kairin. Arch. der Warschauer med. Gesellschaft, Bd 79, 1884, p. 610. Russisch. Cf. Medycyna 1883, Nr. 30—34.*

1201. **J. K. Crook,** *a contribution to the therapeutics of kairin. Philad. med. News 1884, Nr. 12.*

1202. **J. Ensing,** *über die Wirkung des Kairin. Nederl. Weekblatt 1884, Nr. 29.*

1203. **E. Drély,** *essay sur la thérapeutique par le chlorhydrate de kairine. Lyon 1884, impr. nouvelle, 55 pp., 4⁰.*

1204. ***G. Lapponi,*** *la cairina. Rivista ital. di terap. e ig. (Piacenza) 1885, IV, p. 69.*

1205. ***A. Krokiewicz,*** *über einige neuere Mittel, welche gegen innere Krankheiten empfohlen worden sind. Medycyna 1884, Nr. 46—48.*

Arbutin, Milchsäure, Cannabinum tannicum, Extract. stigmatum maïdis, Chinoidinum citricum, Kairin und Paraldehyd werden besprochen.

1206. ***G. Guidi,*** *la cairina anche in pediatria. Gazz. degli ospit. 1884, Nr. 56, p. 435 u. 443.*

Auch bei Kindern liessen sich Fiebertemperaturen durch Kairin schnell und ohne störende Nebenerscheinungen beseitigen.

1207. ***J. Trussewitsch,*** *Kairin innerlich und subcutan verbunden mit gleichzeitigen Carbolsäureklystieren als bestes temperaturerniedrigendes Mittel. Wratsch 1884, Nr. 39, 40, 42.*

Bei 33 Fällen von Erysipel wurde durch Kairin innerlich oder subcutan eine starke Temperaturerniedrigung hervorgebracht.

1208. ***E. Peiper,*** *über Kairin. Deutsche med. Wochschr. X, 1884, Nr. 2, p. 20.*

Es wirkte sehr stark fieberwidrig. Bei Intermittens wirkte es nicht; auch Cohn und Zadek (1883) sahen dabei nur unvollkommene Wirkung.

1209. ***W. Schnaubert,*** *über Kairin bei Flecktyphus. Medicinski Westnik 1884, Nr. 10.*

1210. ***W. Puschkarew,*** *Kairin bei Typhus exanthematicus. Jesh. klin. Gas. 1884, Nr. 26.*

Kairin erniedrigte zwar nach P. die Temperatur der Flecktyphuskranken; aber es folgte ein schnelles Wiederansteigen. Der Krankheitsverlauf wurde von dem Mittel nicht abgekürzt. Schnaubert (1156) kam bei Behandlung von 32 Fällen von Flecktyphus zu ähnlichen Resultaten.

1211. ***W. Naegeli,*** *über die Behandlung des gelben Fiebers mit Kairin. Berl. klin. Wochschr. 1884, Nr. 36, p. 573.*

Bei Behandlung von Kranken mit gelbem Fieber kam N. zu folgendem Resultate.

Nach 3 $\times$ 1 Gramm Kairin sank das Fieber, und Euphorie trat ein. Die Dosis musste aber oft wiederholt werden, so dass binnen 3—7 Tagen je einem Patienten 22—67 Gramm Kairin verabfolgt wurden.

1212. *J. Fähnrich, über die Wirkungsweise des Kairins bei Variola, Morbillen und Erysipel. Ztschr. f. Heilk., Bd. IV, 1884, p. 446.*

1213. *D. Szabó, Kairin im Wochenbett. Orvosi hetilap 1884, Nr. 39.*

3. Thallin.

1214. *G. Vulpius, über Thallinpräparate. Arch. d. Pharmacie, Bd. 222, Nov. 1884, p. 840.*

Thallin ist der Vulgärname für ein von Skraup in Wien entdecktes Derivat des Parachinanisols, für welches die Badische Anilin- und Sodafabrik in Ludwigshafen ein Patent besitzt. Bis jetzt sind es die Verbindungen des Tetrahydroparachinanisols mit Schwefel- und Weinsäure, welche die genannte Fabrik unter der Bezeichnung Thallinsulfat und Thallintartrat versandt hat.

Was die nähere chemische Constitution des Thallins oder Tetrahydroparachinanisols anlangt, so ist dasselbe als der Methyläther des tretrahydrirten Paraoxychinolins anzusehen, und es soll die Bezeichnung Chinanisol die Verwandtschaft mit dem Anisol, dem Methyläther des Phenols andeuten. Den genetischen Zusammenhang des Thallins mit dem Chinolin zeigen folgende Formeln:

C_9H_7N = Chinolin,

$C_9H_6N(OH)$ = Paraoxychinolin,

$C_9H_6N(OCH_3)$ = Paramethyloxychinolin = Parachinanisol,

$C_9H_6H_4N(OCH_3)$ = Tetrahydroparamethyloxychinolin = Tetrahydroparachinanisol = Thallin.

Das Thallinsulfat und das Tartrat sind weisse Krystallmehle, von denen das erstere unter dem Mikroskope deutliche Säulen erkennen lässt. Auch mit Salzsäure liefert die neue Base ein gut krystallisirendes Salz, welches jedoch hygroskopischer ist. Das Thallinsulfat besitzt einen eigenthümlichen aromatischen, an Anisöl erinnernden Geruch, während das Tartrat in ausgeprägtester Weise nach Cumarin duftet. Der Geschmack beider Salze ist in concentrirter Lösung ein wenig angenehmer, scharf und salzig zu gleicher Zeit, während die verdünnten Lösungen angenehm aromatisch schmecken. Das Sulfat ist in seinem fünffachen Gewichte kalten Wassers löslich; in heissem Wasser löst es sich viel stärker und scheidet sich beim Erkalten in schönen Krystallen wieder aus. In Alkohol ist es schwer und in Aether gar nicht löslich. Das Tartrat ist in allen Vehikeln schwerer löslich; in Wasser 1 : 10.

Die ausgeprägteste und schärfste Reaction der Thallinsalze besteht in ihrem Verhalten gegen Eisenchlorid, womit sie eine smaragdgrüne Färbung geben, von welcher auch der Name „Thallin" stammt.

Dieselbe Färbung wird auch von Kaliumbichromat, Chlor, Brom, Jod etc. hervorgebracht. Pikrinsäure gibt mit Thallinlösungen einen starken gelben Niederschlag. Rauchende Salpetersäure färbt Thallinlösungen tiefroth und dieser Farbstoff kann mit Chloroform ausgezogen werden.

Das freie Thallin duftet stark nach Cumarin.

1215. *R. v. Jaksch, Thallin, ein neues Antipyreticum. Wiener med. Presse 1884, Nr. 46, p. 1474; Wiener med. Wochschr. 1884, Nr. 48, p. 1422.*

1216. *R. v. Jaksch, über die therapeutische Wirkung einiger neuer Chinolinbasen. Ztschr. f. klin. Med. VIII, 1884, p. 442.*

Da sowohl das Chinolin als das Kairin zweifellos antipyretische Wirkungen entfalten, so konnte man hoffen, dass auch andere, dem Chinin chemisch näherstehende Derivate des Chinolins gleichfalls antipyretische, ja vielleicht sogar specifisch chininartige Wirkungen entfalten würden. Aus diesem Grunde wurden die nachstehenden Substanzen von J. methodisch durchuntersucht.

1. Das Paraoxychinolin = C_9H_7NO wurde als salzsaures Salz verwandt, welches geruchlos und geschmacklos ist und sich in Wasser leicht löst. Die Lösungen reagiren stark sauer und haben die Eigenschaft, beim Zusatz von Eisenchlorid eine dunkelkirschrothe Färbung anzunehmen. Beim Stehen an der Luft in wässeriger Lösung zersetzt sich das salzsaure Paraoxychinolin rasch unter Bildung stark braungefärbter Zersetzungsproducte. Bei gesunden Kaninchen bewirkte dasselbe nach subcutaner Application eine geringe Temperaturerniedrigung.

2. Das Tetrahydroparaoxychinolin = $C_9H_{11}NO$ kam ebenfalls als salzsaures Salz zur Verwendung. Dasselbe ist in Wasser leicht löslich, reagirt neutral, hat einen süsslich beissenden Geschmack und nimmt bei Eisenchloridzusatz eine rothviolette Farbe an. An der Luft zersetzt es sich leicht. Die Substanz ist ein heftiges Gift, welches bei Kaninchen nach Darreichung von 0·2—0·6 Gramm binnen zwei Stunden unter tonischen Krämpfen

den Tod herbeiführt. Beim Stehen an der Luft verliert jedoch die Substanz bald ihre giftigen Eigenschaften.

3. Das Parachinanisol = $C_{10}H_9NO$, welches nach Skraup das halbe Chininmolekül enthält und deshalb besonders genau untersucht werden musste, kam als weinsaures, salzsaures und schwefelsaures Salz zur Verwendung. Das Tartrat ist ein unangenehm bitter schmeckender, auf der Zunge Brennen verursachender, angenehm pfefferminzartig riechender Körper, der in warmem Wasser leicht, in kaltem etwas schwerer löslich ist. Die Lösungen fluoresciren wie Chinin und reagiren stark sauer.

Versuche an Kaninchen ergaben, dass sämmtliche Salze weder hervorragend antipyretische noch giftige Wirkungen enthalten.

Versuche an fiebernden Menschen ergaben, dass den genannten Salzen allerdings antipyretische Wirkungen zukommen. Da dieselben jedoch sehr gering sind, da specifisch heilsame Wirkungen auf die Krankheitsprocesse nicht beobachtet werden konnten, so glaubt Jacksch, dass diese Körper einen Platz im Arzneischatz nicht beanspruchen können.

Der Harn der Patienten nahm nach Darreichung der Salze einen deutlichen Geruch nach Chinanisol und eine dunkelbraungelbe Farbe an, blieb aber frei von Blut, Eiweiss und Zucker. Auf Zusatz von Eisenchlorid nimmt er eine rothe Färbung an. Die die Färbung bedingende Substanz lässt sich durch Extraction mit Aether dem nativen Harn nicht entziehen, wohl aber nach vorhergehender Behandlung mit Säure.

4. Das Thallin oder Tetrahydroparachinanisol = $C_{10}H_{13}NO$ kam als weinsaures, salzsaures und schwefelsaures Salz zur Verwendung.

Versuche an Kaninchen ergaben, dass diese Salze die Körpertemperatur gesunder Kaninchen beträchtlich herabsetzen, ohne sonst giftig zu wirken. An gesunden oder nicht fiebernden kranken Menschen brachten Dosen von 0·2—0·5 Gramm ausser schwacher Schweisssecretion keine Wirkung hervor. Bei Patienten mit Wechselfieber, Pneumonie, Gelenkrheumatismus, Typhus, puerperaler Sepsis, Tuberculose und Pleuritis exsudativa setzten die Thallinsalze dagegen die Temperatur prompt herab, ohne ausser Schüttelfrösten und Schweiss erhebliche Nebenwirkungen unangenehmer Art hervorzurufen. Eine specifische Einwirkung auf den Krankheitsprocess war bei Intermittens und Gelenkrheumatismus nur im geringen Grade oder nicht vorhanden.

5. Das Aethylthallin oder Aethyltetrahydroparachinanisol = $C_{12}H_{17}NO$ bildet sehr leicht lösliche, angenehm bitter schmeckende Salze. Die Lösungen derselben färben sich bei Eisenchloridzusatz roth. Das salzsaure Salz ist stark hygroskopisch. Sämmtliche Salze bewirken an gesunden Thieren in Dosen von 0·6 Gramm bedeutende Temperaturerniedrigung, ohne sonst giftig zu wirken. Die Wirkung auf fiebernde Menschen war der des Thallins qualitativ gleich, quantitativ aber etwas schwächer.

Der Harn nimmt nach Darreichung von Thallin oder Aethylthallin eine dunklere Farbe an, und zwar erscheinen die an Farbstoff reichen Harne meist gelbbraun mit einem Stiche in's Grünliche, während die an Farbstoff armen Harne deutlich gelbgrün aussehen. Beim Stehen an der Luft ändert sich die Farbe dieser Harne nicht. Mit Eisenchlorid färben sie sich purpurroth; die grösste Intensität der Färbung tritt jedoch nicht sofort, sondern erst nach 2—3 Minuten ein. Nach einigen Stunden geht die Färbung in Schwarzbraun über.

Bereits $^1/_2$ Stunde nach Verabreichung des Thallins zeigt der Harn die Reaction. Dieselbe hält 24—48 Stunden lang an. Schüttelt man Thallinharne ohne Zusatz von Säuren oder von Alkalien mit Aether, so geht in diesen eine Substanz über, welche sich mit verdünnter Eisenchloridlösung intensiv dunkelgrün färbt. Diese Farbe macht nach einer Stunde einer braunrothen Platz. Genau so verhalten sich auch verdünnte Thallinsalzlösungen. Auch bei Zusatz von Alkalien zum Harn und darauf folgendem Schütteln mit Aether tritt in diesen der mit Eisenchlorid sich grün färbende Körper über. Wird der Harn dagegen mit einer Säure versetzt und dann mit Aether ausgeschüttelt, so findet man im Aetherextract eine Substanz, welche sich mit Eisenchlorid roth färbt.

Aus diesem Verhalten der Aethylthallin- und Thallinharne lässt sich schliessen, dass ein Theil des Thallins unzersetzt aus dem Körper ausgeschieden wird; ein anderer grösserer Theil jedoch scheint in einen Körper übergeführt zu werden, welcher sich mit Eisenchlorid roth färbt und der wahrscheinlich eine Säure ist.

4. Dichinolin.

1217. ***W. Roser,*** *ein Dichinolin aus Benzidin. Ber. d. deutsch. chem. Ges. XVII, 1884, p. 1817.*

Nachdem schon früher Weidel ein Dichinolin $C_{18}H_{12}N_2$ dargestellt hat, hat auch Roser jetzt ein solches synthetisch dargestellt. Es ist mit dem vorigen isomer, aber nicht identisch. Sein salzsaures Salz ist in Wasser leicht löslich.

XXIX. Die Gruppe des Chinins.

I. Chinin.

a) Botanisches.

1218. ***A. Flückiger,*** *the Cinchona Barks. London 1884, Churchill.*

Eine Uebersetzung des bekannten deutschen Buches von Fl. über die Chinarinden mit Zusätzen von Power.

1219. ***Th. Husemann,*** *de Kinacultuur in Azië 1854—1882. Arch. d. Pharmacie, Bd. 222, 1884, Juli, p. 487.*

H. gibt in diesem Artikel eine Besprechung des hochinteressanten in Batavia erschienenen Werkes von Bernelot Moens über die Entwicklung der asiatischen Chinacultur. Das Moens'sche Buch enthält treffliche Phototypien der bis jetzt noch in Cultur stehenden Species (Chinchona Ledgeriana Moens, C. Calisaya Moens, C. Josephiana Wedd, C. Pahudiana How., C. Hasskarliana Miq., C. officinalis L., C. lancifolia Mutis, C. succirubra Pav., C. micrantha Ruiz und Pavon, C. caloptera Miq. und C. cordifolia Mutis).

1220. *The botany of Cinchona Ledgeriana. The Pharmac. Journ. and Trans. XIII, 1884, p. 577.*

Der Artikel stammt von J. E. Howard, wurde aber erst nach dessen Tode veröffentlicht. Vergl. E. M. Holmes, über dasselbe, ibid XIV, p. 424.

1221. *Cinchona cultivation and alkaloid manufacture in Bengal. The Pharmac. Journ. and Trans. 13 sept. 1884, p. 205.*

1222. ***Hodgkin,*** *China bicolorata. The Pharmac. Journ. and Trans. 16 aug. 1884, p. 126.*

Die Tecamzrinde, auch China bicolorada genannt, stammt wie die Cuprearinde von einer Remijia, die H. als Remijia bicolorada zu benennen vorschlägt. Ueber die Gattung Remijia hat ferner Planchon einen ausgezeichneten botanischen Artikel veröffentlicht, der selbstverständlich diejenigen beiden Arten, von denen die China cuprea abgeleitet wird, am ausführlichsten betrachtet. Die Verbreitung der Gattung erstreckt sich übrigens, wenn man mit Weddell verschiedene Landenbergien hineinzieht, auf ein sehr grosses Gebiet von Südamerika. Die südlichsten Species finden sich in der brasilianischen Provinz Minas Geraes auf den Bergen, besonders auf eisenhaltigem Territorium; dann kommen solche am Amazonenstrome und am Rio negro vor, ferner am Rande des Beckens des Amazonenstromes in Englisch-Guyana (Remijia macromenia), nach Westen zu am Orinoko in der Gegend von Esmeralda (Remijia hispida), wodurch ein Zusammenhang der brasilianischen Arten mit den die China cuprea liefernden Remijien von Neu-Granada hergestellt wird. Es ist bekannt, dass die Gattung Cinchona etwa in denselben Grenzen vom 20.⁰ s. Br. bis zum 10.⁰ n. Br. vorkommt, aber ihre Verbreitung ist auf einen engen Streifen beschränkt, während die Remijien in der ganzen ungeheuren Ebene im Osten der Cordilleren gefunden werden. Junge Rinden der brasilianischen Arten hat übrigens nach Herbariumexemplaren neuerdings Charropin anatomisch untersucht; doch liegen uns die genaueren Resultate seiner Studien bisher nicht vollständig vor.

1223. ***H. Karsten,*** *Cinchona L. und Remijia DC. Arch. d. Pharmacie, Bd. 222, Nov. 1884, p. 833.*

K. zeigt in diesem Artikel, dass die Cinchona pedunculata keine Remijia DC. ist, und dass man die Mutterpflanze von China cuprea nicht sicher kennt.

1224. ***Robert Cross,*** *red bark of cinchona. The Pharmac. Journ. and Trans. 13 dec. 1884, p. 463.*

1225. ***W. T. Thiselton Dyer,*** *the disputed identity of the red bark of the nilgiris. The Pharmac. Journ. and Trans. 20 dec. 1884, p. 481.*

Die rothe Rinde ist eine schlechte Chinarinde.

1226. *Report of a subcommittee of the Dimbula planters association on Cinchona. The weekly Ceylon Observer 24 may 1884.*

1227. *Bolivian cinchona forests. Journ. of the Society of Arts, 13 june 1884.*

In Bolivia werden seit 1878 Chinabäume gezogen und gedeihen so gut, dass in kurzer Zeit der Preis der Chinarinden bedeutend wird fallen müssen.

1228. **Gibbs,** *cultivation of cinchona in Bolivia. The Pharmac. Journ. and Trans. 15 nov. 1884, p. 383.*

b) Pharmaceutisches und Chemisches.

1229. **B. H. Paul,** *Chinadecocte. Arch. der Pharmacie, Bd. 222, December 1884, p. 943.*

1230. **Redwood,** *aqueous extraction of cinchona bark. The Pharmac. Journ. and Trans. 5 april 1884, p. 797.*

1231. **R. Wright,** *Tincture of quinine. The Pharmac. Journ. and Trans. 13 sept. 1884, p. 214.*

1232. **B. H. Paul,** *decoction and infusion of cinchona bark. The Pharmac. Journ. and Trans. 26 july 1884, p. 61.*

1233. **Redwood,** *liquid extract of cinchona. The Pharmac. Journ. and Trans. 6 dec. 1884, p. 441 u. 453.*

1234. **Rich. W. Giles,** *liquid extract of cinchona. The Pharmac. Journ. and Trans. 20 dec. 1884, p. 500.*

1235. **A. J. Cownley,** *Redwood's process for liquid extract of cinchona. The Pharmac. Journ. and Trans. 3 may 1884, p. 887.*

1236. *Cinchona robusta. The Pharmac. Journ. and Trans. 3 may 1884, p. 883.*

1237. **Benjamin H. Paul,** *report on analyses of specimens of Cinchona bark. The Pharmac. Journ. and Trans. 23 febr. 1884, p. 666.*

1238. **M. Rozsnyay,** *über die polarisatorische Prüfung der Chinaalkaloide. Rundschau für die Interessen der Pharmacie, 1884, p. 2.*

1239. **Freire Domingos,** *novo processo volumetrico para dosar a quinina das cascas de quina no estado de sulfato. Uniao medica (Rio de Janeiro), Marzo 1884, Nr. 3.*

1240. **Y. Shimoyama,** *über die quantitative Bestimmung der Chinaalkaloide. I. Bestimmung des Gesammtgehaltes der Chinarinden. Arch. d. Pharmacie, Bd. 222, 1884, p. 695.*

Sh. bespricht die verschiedenen Methoden der Bestimmung des Gesammtalkaloidgehaltes und findet diese meistentheils unzulänglich. Die beste Methode ist die von H. Meyer.

1241. ***G. Mazzara***, *monochloressigsaures und dichloressigsaures Chinin. Gazz. chim. XIII, 525, 1884.*

Ausser dem mono- und dichloressigsaurem Chinin hat M. auch ein Chloralchinin in Krystallen dargestellt. Dasselbe ist in Aether löslich. Die Lösung fluorescirt beim Zusatz von Säure.

1242. ***R. Palm***, *Alkaloidreactionen mit Natriumsulfantimoniat. Arch. der Pharmacie, Bd. 222, Juli 1884, p. 510.*

P. fügt der grossen Anzahl von Reagentien auf Alkaloide ein neues hinzu; er hat gefunden, dass das Natriumsulfantimoniat in vielen Fällen charakteristische Niederschläge gibt. Mit Chininsulfat in verdünnten neutralen Lösungen entsteht eine weisse Trübung, in stärkeren Lösungen gelbe Flocken, welche beim Erhitzen zusammenballen. Cinchoninsulfat gibt einen gelben Niederschlag, der nicht zusammenballt. Morphiumhydrochlorat setzt gelbe Flocken ab, welche nach dem Absetzen dem gepulverten Gutti gleichen. Strychninnitrat lässt weisse, an der Luft goldgelb werdende Flocken fallen, welche nicht löslich im Ueberschuss des Natriumsulfantimoniats, wie ein Theil der oben erwähnten Niederschläge, deren Zusammensetzung übrigens von dem Verfasser noch nicht ermittelt ist.

1243. ***F. A. Flückiger***, *über Phenolphtaleïn. Arch. der Pharmacie, Bd. 222, 1884, Heft 16, p. 605.*

In Alkalien mit schön rother Farbe löslich, wird das Phenolphtaleïn bekanntlich beim Neutralisiren mit Säure farblos. Dies gilt jedoch nicht für Ammoniaksalze, indem diese unabhängig von der Reaction sich dem Farbstoff gegenüber unter allen Umständen als Säuren verhalten, d. h. auch in neutraler, ja sogar in schwach alkalischer Lösung denselben entfärben. Dasselbe hat nun Flückiger auch für Alkaloide nachgewiesen.

Eine Anzahl von Salzen des Chinins, Morphins, Codeïns, Strychnins und Brucins, welche der Prüfung unterzogen wurden, entfärbten die farbige Lösung trotz nicht saurer Reaction.

c) Physiologisches.

1244. ***Hobart A. Hare***, *the action of the sulphate of quinia on the blood. Philad. med. Times XV, 18 oct. 1884, p. 43.*

Die Verhinderung der Auswanderung der Leucocythen durch Chinin beim Cohnheim'schen Versuche kommt nicht zu

Stande durch Lähmung der Leucocythen, sondern durch Abschwächung der Herzthätigkeit, wie schon H. Köhler behauptete, und durch Contraction der Gefässmuscularis.

1245. **A. Murri,** *febbre e antipiretici. Gazz. degli ospitali 1884, Nr. 89—91.*

Chinin, Salicyläure, Kaïrin und Antipyrin wirken dadurch, dass sie den Wärmeverlust an der Körperoberfläche vermehren, durch stärkeren Blutzufluss zur Peripherie.

1246. **N. A. Sassetzky,** *über den Einfluss fieberhafter Zustände und antipyretischer Behandlung auf den Umsatz der stickstoffhaltigen Substanzen und die Assimilation N-haltiger Bestandtheile der Milch. Virchow's Arch., Bd. 94, 1884, p. 485.*

An 14 Kranken mit exanthematischem Typhus verglich S. die Wirkung des Chinins, des salicylsauren Natrons und der kalten Bäder auf den Stoffwechsel und fand, dass der Umsatz der N-haltigen Substanzen und die Ausscheidung der Phosphate durch alle drei Antipyretica vermindert wird, jedoch durch Chinin und Natronsalicylat in geringerem Grade als durch kalte Bäder. Die Quantität des Harns wurde unter Anwendung von Chinin und salicylsaurem Natron constant, unter dem Einfluss kalter Bäder meistentheils vermehrt. Die festen Bestandtheile und der Stickstoff der Nahrung (Milch) wurden bei antipyretischer Behandlung besser resorbirt als ohne solche, und zwar bei Anwendung von Chinin und Natr. salic. in geringerem Grade als bei kalten Bädern.

1247. **Prior,** *über den Einfluss des Chinins auf den Stoffwechsel des gesunden Organismus. Pflüger's Arch., Bd. 34, 1884, p. 237.*

Proportional mit der Grösse der verabreichten Chiningabe stieg die Harnmenge, andererseits aber trat eine Verminderung in der Bildung derjenigen Harnbestandtheile ein, welche als Endproducte der Eiweisszersetzung im Harne ausgeschieden werden. Der Stoffwechsel wird also durch Chinin retardirt, Dies liess sich sowohl an Hunden im Stickstoffgleichgewicht wie auch an Hungerthieren zeigen.

1248. **V. Cervello,** *sull'emoglobinuria da chinina. La Medicina contemporanea I, 1884, Nr. 3, marzo; vergl. Rivista clin. e terap. 1884, p. 310.*

1874 hat Tomaselli darauf aufmerksam gemacht, dass es eine Art der besonders an Malariakranken vorkommenden Chininvergiftung gibt, welche sich in convulsivischem Zittern, kaltem Schweiss, Erbrechen, Dyspnoe, Blutharnen und Icterus äussert. Federici und Cervello haben nun einen weiteren derartigen Fall beobachtet und sichergestellt, dass es eine wirkliche Chininhämoglobinurie gibt. In anderen Fällen wieder traten krampfhafte Erscheinungen in den Vordergrund, und es kann selbst der Tod unter Tetanus eintreten. Vergl. darüber Raccogl. med. 1884, Nr. 11—13 und Gazz. degli ospit. 1884, 72 und 80.

1249. **A. A. Smith,** *the danger of large doses of quinine. New York med. Journ. 1884, p. 115.*

1250. **Schwabach** *(Berlin), über bleibende Störungen im Gehörorgane nach Chinin- und Salicylsäuregebrauch. Deut. med. Wochschr. X, 1884, Nr. 11, p. 163.*

Wie schon Kirchner (1883) und Schilling (1883), so constatirte auch Schw., dass Chinin und Natriumsalicylat in medicinalen Dosen eine sichtbare Einwirkung auf das Gehörorgan (Röthung und Schwellung) haben, und dass manchmal dauernde Störungen, wohl auf Blutungen beruhend, zurückbleiben, wie Kirchner solche an Thieren experimentell erzeugt hat. Dass Erblindung nach Chininmedication vorkommt, ist ja gleichfalls bekannt.

1251. **D. S. Lamb,** *poisoning by quinine in typhoid fever. New York med. Journ. 1884, p. 549.*

1252. **J. W. Wright,** *three cases illustrating the occasional action of large doses of quinine. New York med. Journ. 1884, p. 116.*

1253. **Tumas,** *Materialien zur Pharmakologie des Chininum bromatum. Jeshenedelnaja klinitscheskaja Gaseta (Botkin's klin. Wochschr.) 1884, Nr. 6.*

Das Bromchinin hemmt die Fäulniss und Alkoholgährung. Es erniedrigt den Blutdruck durch Erweiterung der Gefässe, wobei der Puls sich verlangsamt. Der Tod tritt ein durch Respirationsstillstand.

Die Erregbarkeit der psychomotorischen Centra und der Reflexcentra wird bedeutend herabgesetzt. Bei chronischen Vergiftungen an Hunden kommt es zu Verlust des Körpergewichtes, Schlaffheit, Herabsetzung der Körpertemperatur, der Schmerzempfindung und der elektro-cutanen Sensibilität, der Erregbarkeit der psychomotorischen Centren und zu Verlangsamung der motorischen Leitung. Chlorchinin wirkt ähnlich.

1254. **H. C. Wood**, *note upon antipyretic studies. The Journal of Physiology V, Nr. 3, 1884, p. 141.*

Polemisches über die Chininwirkung, in Folge eines Angriffes von H. Arntz.

d) Therapeutisches.

1255. **Petronio Costetti**, *cura della colera. Bollet. delle scienze mediche, agosto 1884, fasc. 2; Gazz. degli ospit. 28 ottobre 1884.*

Subcutaninjectionen von Chinin und Strychnin werden bei Cholera empfohlen, da sie als „Tonica des Nervensystems" wirken.

1256. **Semmola**, *cura fisiologica della colera. Bullet. gén. de thérap. 15 dec. 1884.*

Ueber die bei der Cholera anzuwendenden Arzneimittel sagt S. abgesehen von der Empfehlung des Opiums Folgendes. Bei Hyposthenie des Herzmuskels sind Subcutaninjectionen von Coffeïn, im subcyanotischen Stadium Sauerstoffinhalationen und Injectionen von Chinin zu machen.

1257. **G. Garofalo**, *sulla importanza della via intestinale e dello enteroclismo per l'assorbimento dei sali di chinina. Il Morgagni 1884, nov., Nr. 11—12.*

1258. **A. Martinez Cerecedo**, *el bromhidrato de quinina en el paludismo y su asociacion con el valerianato de cafeina. Siglo méd. (Madrid) 1884, Bd. 31, p. 311. Vergl. Nr. 1253.*

1259. **George S. Hull**, *large doses of quinine in the treatment of typhoid fever. Philad. med. News 1884, II, Nr. 20, nov.*

1260. **Arzeli**, *valore delle injezioni ipodermiche di chinino per differenziare una febbre malarica una febbre tifoidea e da altre febbri. Gazz. degli ospit. 1884, gennajo, Nr. 2.*

1261. **Weissenberg**, *Behandlung der Angina catarrhalis mittelst Chinin. Allg. med. Centralztg. 1884, p. 401.*

1262. **Seeligmüller**, *über Herzschwäche. Deutsch. med. Wochschr. X, 1884, Nr. 42, p. 680.*

Vom Chinin in ganz kleinen Dosen (dreimal täglich 20 Milligramm) sah S. bei Herzschwäche oft guten Erfolg.

1263. **Charcot**, *traitement du vertige de Menière par le sulfate de quinine à haute dose. Gaz. des hôp. 1884, Nr. 58.*

1264. **B. Naunyn**, *Kritisches und Experimentelles zur Lehre vom Fieber und von der Kaltwasserbehandlung. Arch. f. exp. Pathol. u. Pharm. XVIII, 1884, Heft 1—2.*

Die Antipyretica (Chinin, Natron salicylicum etc.) wendet N. bei der Behandlung des Abdominaltyphus so gut wie niemals an.

1265. ***Beljakow,*** *ein Fall von Chininidiosynkrasie. Jeshenedelnaja klin. Gas. 1884, Nr. 17.*

1266. ***Rabuteau,*** *sur quelques incompatibilités et contreindications médicamenteuses. Compt. rend. de la soc. de biolog. 1884, Nr. 1.*

R. theilt einige das Chinin betreffende Wahrnehmungen mit. Bei gleichzeitiger Darreichung von Jodkalium und Chininsulfat glaubt er, dass durch Abscheidung von freiem Jod Reizungserscheinungen auftreten.

Zur Zeit der Menstruation hält R. das Chinin für contraindicirt, da es auf den Uterus erregend einwirke.

1267. ***R. Pick*** *(Coblenz), über die Anwendung des Chinins in Form von Suppositorien. Deutsch. med. Wochschr. X, 1884, Nr. 18, p. 277.*

P. empfiehlt das Chinin als Suppositorium (in Cacaobutter) zu verabfolgen. Vorhergehende Entleerung des Mastdarmes und nachfolgendes langes Zuklemmen der Nates macht diese Application, welche besonders für Kinder empfohlen wird, aber etwas complicirt. Der Erfolg ist ein prompter.

2. Chinoidin.

Das Chinoidin wurde 1828 von Sertuner als Chinaalkaloidgemisch erkannt. Die darin enthaltenen Alkaloide sind sämmtlich amorph und können daher nicht daraus dargestellt werden. Man gewinnt das Chinoidin, indem man die dunkeln Mutterlaugen, aus denen das Chininum sulfuricum herauskrystallisirt ist, mit kohlensauren Alkalien behandelt, als bräunlichen Niederschlag, der bei gelinder Wärme ausgewaschen zu einer dunkelbraunen harzartigen Masse zusammenschmilzt. Im Handel kommt es als crudum, depuratum und purissimum vor. Das letztere ist bei uns officinell. An sich ist dieses jedoch ebenso wie die daraus bereitete Tinctur schlecht zu nehmen und erregt oft Erbrechen. Bessere Wirkung glaubte man sich versprechen zu dürfen von einem reineren Präparate, hergestellt durch nochmalige Lösung des reinen Chinoidins in Säuren und Aether und Fällung mit Ammoniak. Der so dargestellte harzfreie Stoff heisst β-Chinin oder amorphes Chinin und ist viel löslicher als das ursprüngliche Präparat. Das salzsaure Salz des amorphen Chinins ist als Chininum amorphum muriaticum im Handel zu haben und zum Beispiel von Pick und von Binz warm empfohlen.

In späterer Zeit wurde von Klamann ein Chinoidinum tannicum empfohlen. Es wird dargestellt durch Zusatz von Tannin zu verdünnter Chinoidinlösung unter späterer Zufügung von Ammonium oder Natrium aceticum. Bei seiner Billigkeit (10 Gramm = 2 Mark) und seiner Geschmacklosigkeit erscheint das Mittel besonders für die Kinderpraxis empfehlenswerth.

Wenig genannt und noch weniger benutzt ist das citronensaure Chinoidin. Es wird dargestellt, indem man eine wässerige 15procentige Citronensäurelösung mit Chinoidin sättigt. 1868 hat es Buchner warm empfohlen, woraufhin es besonders in Italien vielfach geprüft wurde. Macchiavelli in Mailand erklärte, dass es intern wie subcutan ausgezeichnete Dienste leistet; Righini in Novara hält es für allseitig empfehlenswerth; Baroffio in Florenz nennt es ein entschiedenes und kräftiges Fiebermittel, Buffini in Mailand ein sehr werthvolles Heilmittel; Barbieri in Turin besprach es anerkennend, de Mathei (1869) rühmt ihm positive Vortheile nach; 1870 wurden auf Veranlassung des Cultusministeriums in der Charité Versuche angestellt, deren Resultat war, dass das Mittel sich wegen seiner Sicherheit der Wirkung und Billigkeit empfehle; die von Haller im Wiener allgemeinen Krankenhause (1870—1872) angestellten Versuche führten ebenfalls zu dem Resultate, dass das Mittel die Beachtung der ärztlichen Welt verdiene. Trotz alledem ist dasselbe bei uns noch fast gar nicht bekannt und benutzt.

Hagens hat 1882 darüber in Danzig und Spandau umfassende Untersuchungen gemacht an mehr als 230 Wechselfieberkranken. Er benützte ausschliesslich das Jobst'sche Präparat. Dasselbe stellt verschieden grosse Blätter dar und ähnelt ungemein Lacca in tabulis. Es ist braun, durchscheinend, geruchlos, in hermetischem Verschluss oder an trockener Luft hart, spröde und brüchig wie reines Chinoidin, bedarf aber festen Abschlusses, da es begierig Feuchtigkeit annimmt und dann schnell klebrig wird und zusammenbarzt. Der Geschmack ist bitterlich, unangenehm. Der Genuss erregt Kratzen im Halse, Durst, Brennen der Rachenschleimhaut, Uebelkeit und Speichelabsonderung. Das

Präparat löst sich in kaltem Wasser nur sehr langsam, in heissem dagegen leicht und vollkommen schon in zwei Theilen desselben. Ebenso ist es in Spiritus und Glycerin leicht löslich. Infolge des ungemein grossen Verbrauches des Präparates im russisch-türkischen Feldzuge hat sich der Preis pro Kilo von 15 auf 6 Mark erniedrigt.

Die physiologische Wirkung des Chinoidinum citricum auf den gesunden Organismus ist gering. Brechen und Uebelkeit folgt nur bei grossen Dosen. Der Puls bleibt unbeeinflusst. Die Behinderung einer eventuellen Diapedesis der weissen Blutkörperchen, wie sie nach Binz, Martin und Jerusalimsky Chinin ausübt, und die Hemmung der amöboiden Bewegungen derselben, wie sie für das Chinin Scharrenbroich und Zahn constatirten, kommt nach Schwalbe keinem Chinoidinpräparate zu. Ebenso gibt es beim Chinoidin keinen Chininrausch. Die Urinsecretion wird etwas vermehrt, die Farbe des Harns dunkel bräunlich. Der Chininnachweis im Harn gelingt bei Chinin nach Lepidi Chioti manchmal schon nach 15 Minuten, bei den übrigen krystallisirbaren Chinaalkaloiden nach zwei Stunden, beim Chinoidincitrat nach einer Stunde. Die Temperatur gesunder Individuen sinkt nach dem Mittel gar nicht oder nur spurweise, die fiebernder (bei Typhus, Pneumonie, Masern, Gelenkrheumatismus etc.) sehr wenig.

Unverkennbar, wenngleich hinter Chinin zurückstehend, war nach Versuchen mit faulendem Fleisch, Urin, Zuckerlösung etc. die fäulnisswidrige, conservirende Kraft des Mittels.

Bei Intermittens in allen Formen und Stadien hatte das citronsaure Chinoidin in den Versuchen von Hagens ganz ausgezeichnete Wirkung. Die Application geschah theils subcutan, theils per os.

Die Einspritzungen unter die Haut wurden sehr gut vertragen. Das therapeutische Resultat war jedoch bei der stomachalen Application besser als bei der subcutanen. Die durchschnittlich erforderliche Menge zur Sistirung der Anfälle betrug bei innerlicher Verabreichung 4 Gramm, bis zum Ausbleiben des dritten Anfalles 7 Gramm. Der Preis der Cur belief sich im Durchschnitt auf 2—4 Pfennige!

Die milzcontrahirende Wirkung des Mittels war eine sehr befriedigende.

Hagens empfahl für spätere Versuche über dieses Mittel sich betreffs der Zeit und der Grösse der Gabe ganz nach den für Chinin existirenden Vorschriften zu richten. Eine Vergiftung kommt nicht vor, den es wurden von ihm 22 Gramm binnen neun Tagen an eine Person verabfolgt, ohne dass eine Spur von Cinchonismus aufgetreten wäre.

Die Verabreichung des Mittels in Lösung ist seines schlechten Geschmackes wegen misslich. Hagens empfahl folgendes Recept:

Chinoidini citrici }
Extr. Absynth. sicc } āā 4·0
Acidi citrici 1·5
M. f. p.; div. in part. aeq. Nr. IV.
DS.: 1 Pulver auf einmal.

Ich habe das Mittel ohne Absynthzusatz ebenfalls oft angewandt und kann es bei Intermittens sehr warm empfehlen. Die Pulver müssen jedoch ganz frisch gemacht sein, weil sie schon nach wenigen Tagen eine chemische Veränderuug erleiden.

1268. ***D. Finkler*** *und* ***Prior,*** *über Chininum amorphum boricum. Deutsch. med. Wochschr. X, 1884, Nr. 6, p. 81.*

Das von C. Zimmer in Frankfurt in den Handel gebrachte Chininum amorphum boricum soll die Wirkungen der Borsäure mit denen des Chinins verbinden. In Dosen von 0·5—1·0 mehrmals hintereinander gegeben wirkte es wie Chinin. Es wurde bei Typhus, Erysipel, septischem Fieber und Phthise probirt. Auch typische Neuralgien heilt es.

1269. ***Pribram,*** *über borsaures Chinin. Compt. rend. gén. I, 1884, p. 256.*

Pr. verwandte vielfach amorphes borsaures Chinin und findet, dass es grade so wie anderes Chinin wirkt, nicht besser, aber auch nicht schlechter.

1270. ***E. de Vry,*** *Darstellung eines guten Chinoidinpräparates. New-Yorker Pharmac. Rundschau 1884, Nr. 6.*

Das reine Chinoidin ist ein Gemisch von zwei Alkaloiden, von denen eines rechts und eines links dreht. Das rechts drehende ist in Aether leicht löslich.

3. Chinidin.

Um keine Irrungen zu begehen, muss man wissen, dass im Handel zwei Chinidine unterschieden werden, von denen das erste mit Conchinin identisch ist und hier von mir gemeint wird, während das zweite mit Cinchonidin identisch ist. Das erstere wird aus den sogenannten Cuprearinden in grossen Mengen gewonnen und ist billig.

1271. **Hooper,** *analyses of some old cinchona barks. The Pharmac. Journ. and Trans. 16 aug. 1884, p. 136, u. 13 sept., p. 218.*

In einigen alten Cinchonarinden von Madras fand H. 1·99 Procent Chinidin, was höher ist als alle bis jetzt bekannt gewordenen Procentsätze.

1272. **A. Hartge,** *Beiträge zur Kenntniss der Chinidin-(Conchinin-) Resorption nebst Berücksichtigung seines forensisch-chemischen Nachweises. Inaug.-Dissert. Dorpat, Karow 1884, 54 pp.*

1273. **A. Hartge,** *zur Wirkung des Chinidinum sulfuricum bei Fiebernden. Petersburger med. Wochschr. [N. F. I] 1884, Nr. 51, p. 507.*

Das von Jobst in Stuttgart bezogene neutrale schwefelsaure Chinidin setzte bei Typhösen die Temperatur prompt herab und verursachte keinerlei unangenehme Nebenerscheinungen. Das Mittel wird vom ganzen Verdauungscanal aus in kurzer Zeit vollständig resorbirt, und die Resorption ist bei Einnahme per os beim Menschen gewöhnlich bereits im Ileum beendet. Bei subcutaner Application erfolgt die Resorption um vieles rascher und sind die Intoxicationserscheinungen demgemäss heftiger. Die Elimination aus dem Organismus erfolgt durch alle Secrete und Excrete, namentlich durch den Harn, den Speichel und wahrscheinlich auch durch Schweiss und Thränen. Seine physiologischen und antifebrilen Eigenschaften stimmen mit denen des Chinins vollständig überein, ebenso die Beeinflussung des Stoffwechsels, was H. durch Versuche an sich selbst festgestellt hat.

Dosen von 0·01 pro Kilogramm machen am Menschen Trockenheit im Munde, solche von 0·02 Schläfrigkeit, Abspannung, Ohrensausen, Dosen von 0·03 Funkensehen, Schweiss, Erbrechen.

Das Mittel ist, wie schon Strümpell fand, ein gutes Ersatzmittel des Chinins namentlich bei Malaria.

4. Cinchonidin.

Das Cinchonidin, welches im Handel auch als Chinidinum II bezeichnet wird, fehlt in den Cuprearinden, während es sonst meist als Begleiter des Chinins vorkommt.

1274. ***E. de Vry,*** *du sulfate de quinine. Compt. rend. gén. 1884, I, p. 213.*

V. fand in dem basischen Chininsulfat des Handels, gleichgiltig ob er es aus England, Italien oder Deutschland bezog, stets 5—18 Procent Cinchonidin.

1275. ***P. Thielick,*** *Beiträge zum gerichtlich chemischen Nachweise des Cinchonidin. Inaug.-Dissert. Dorpat 1884; Schnakenberg, 275 pp.*

1276. ***J. Marty,*** *contribution à l'étude du sulfate de cinchonidine envisagé au point de vue physiologique et thérapeutique. Bull. gén. de thér. 1884, avril et mai, p. 355, 394 u. 445.*

Das schwefelsaure Cinchonidin hat wie das Chinin die Eigenschaft, Intermittens beseitigen zu können, nur wirkt es schwächer auf schwere Malaria ein und verursacht andererseits bei grosser Dose leicht Vergiftungserscheinungen.

1277. ***W. O. Henry,*** *ist der Cinchonidinsulfat ein Oxytokicum? St. Louis Med. and Surg. Journ. 1884.*

Wenn die Geburtsthätigkeit einmal angefangen hat, vermehrt das Cinchonidin die Kraft und die Stärke der Uteruscontractionen. In gewöhnlicher Dose hat es auf den nicht im Gebären begriffenen Uterus keinen Einfluss.

1278. ***J. E. Winters,*** *a case of poisoning by sulphate of cinchonidine. New York med. Journ. 1884, p. 117.*

5. Homochinin und Cupreïn.

1279. ***O. Hesse,*** *über Chinin und Homochinin. Liebig's Ann. d. Chem., Bd. 225, 1884, p. 95.*

In der Rinde von Remijia pedunculata (China cuprea) ist Chinin und Homochinin enthalten. Letzteres hat die Formel $C_{20}H_{24}N_2O_2$. Es löst sich leicht in Alkohol und Chloroform. Es schmeckt sehr bitter und reagirt stark basisch. In überschüssiger Schwefelsäure gelöst, zeigt es blaue Fluorescenz. Mit Chlorwasser und Ammoniak färbt es sich dunkelgrün. Es dreht links.

Das neutrale salzsaure Salz ist leicht löslich und amorph, das saure ist krystallinisch. Durch wiederholtes Fällen aus saurer Lösung mit Natronlauge wird das Homochinin vollständig in Chinin umgewandelt.

1280. ***B. H. Paul*** *and* ***A. J. Cownley,*** *the homoquinine of cuprea bark. The Pharmac. Journ. and Trans. 1884, 20 sept., p. 221, 22 nov., p. 401, und 6 dec., p. 455.*

Das Hesse'sche Homochinin zerfällt leicht in zwei Alkaloide, von denen das eine vielleicht Chinin oder etwas dem Aehnliches ist; das andere aber ist ein neues Alkaloid, dem P. und C. den Namen Cupreïn beilegen. Dieses Alkaloid lässt sich nicht in Chinin umwandeln.

6. Cinchen und Chinen.

1281. **W. J. Comstock** und **W. Königs**, *zur Kenntniss der China-Alkaloide. Ber. d. deutsch. chem. Ges. XVII, 1884, p. 1984.*

C. und K. haben schon früher aus dem Cinchonin eine neue Base $C_{19}H_{20}N_2$, Cinchen genannt, dargestellt. Aus demselben kann leicht Apocinchen $= C_{18}H_{17}NO$ dargestellt werden.

Jetzt haben dieselben in ähnlicher Weise aus dem Chinin und Cinchonidin zwei Basen dargestellt. Erstere ist das Chinen; letztere, das Cinchoniden, ist wohl mit dem Cinchen identisch.

7. Cinchonamin.

1282. **A. Arnaud** und **L. Padé**, *Nachweis von Salpetersäure und Nitraten in vegetabilischen Geweben.*

1881 hat A. in der Rinde der Remijia Purdieana ein neues Alkaloid entdeckt, welches sich vom Cinchonin nur durch ein Plus von zwei Atomen Wasserstoff unterscheidet.

In ihrer jetzigen Mittheilung empfehlen A. und P. das schwefel- und das salzsaure Salz des neuen Alkaloides als höchst empfindliches Reagens auf Salpetersäure, mag dieselbe nun frei oder mit Basen verbunden sein.

Zum qualitativen Nachweis hat man nur nöthig, eine salzsaure Cinchonaminhydrochloratlösung zu der Flüssigkeit, welche ein Nitrat enthält, zu setzen; es bilden sich sehr bald eine Menge kleiner, dem blossen Auge sichtbarer Kryställchen; in der Wärme erfolgt die Ausscheidung noch schneller, die Kryställchen sind jedoch mikroskopisch klein. Zum Nachweis von Nitraten in pflanzlichen Geweben werden Schnitte der frischen Pflanzen in eine mit wenig Salzsäure angesäuerte Lösung des Hydrochlorats (1:250) gelegt, worauf unter dem Mikroskop die Zellen mit Cinchonaminnitratkryställchen angefüllt erscheinen. Die Verfasser untersuchten in dieser Weise Digitalis purpurea, Parietaria officinalis, Borago officinalis. Stücke der Stengel von Sedum, Urtica,

Solanum tuberosum, welche zwölf Stunden in dieser Flüssigkeit gelegen hatten, zeigten sich an der Oberfläche mit den Krystallen des Nitrats bedeckt; die Nitrate waren aus den Zellen herausdiffundirt.

Der Nachweis der Salpetersäure in Regenwässern, Mineralwässern, überhaupt da, wo sie sich nur in geringer Menge befindet, kann auf diese Weise leicht ausgeführt werden. Bis jetzt ist das Cinchonamin noch ein seltener Stoff; es lässt sich jedoch in grossen Mengen darstellen, da die Rinde der Remijia Purdieana reich daran ist.

1283. **O. Hesse,** *über die Rinde von Remijia Purdieana Wedd. und ihre Alkaloide. Liebig's Annalen der Chem., Bd. 125, 1884, p. 211.*

H. hat aus der genannten Rinde eine Anzahl von neuen Alkaloiden dargestellt und das Vorkommen von Cinchonamin, welches Arnaud angegeben hatte, bestätigt. Letzteres ist durch die Unlöslichkeit seines Nitrates ausgezeichnet.

Die neuentdeckten Alkaloide sind Concusconin = $C_{23}H_{26}N_2O_4 + H_2O$, Chairamin = $O_{22}H_{26}N_2O_4 + H_2O$, Conchairamin = $C_{22}H_{26}N_2O_4$, Chairamidin = $C_{22}H_{26}N_2O_4$ und Conchairamidin = $C_{22}H_{26}N_2O_4$.

8. Anhang: Berberin und Pereirin.

1284. **L. v. Hirschhausen,** *Beiträge zur forensischen Chemie der wichtigeren Berberideenalkaloide. Inaug.-Dissert. Dorpat 1884.*

1285. **J. N. Lloyd,** *upon two sulphates of berberine. Americ. Drug. sept. 1884, p. 166.*

Es gibt zwei Berberinsulfate. Das Bisulfat $C_{20}H_{17}NO_4.H_2SO_4$ ist in Wasser schwer löslich, das andere, erst von L. entdeckte Monosulfat $(C_{20}H_{17}NO_4)_2H_2SO_4$ ist sehr leicht löslich.

1286. **J. F. Eykman,** *über die wirksamen Bestandtheile der Nandina domestica Thunb. Rec. trav. chim. III, 1884, p. 197.*

Die zu den Berberideen gehörige Nandina domestica enthält ein giftiges Alkaloid Nandinin $C_{19}H_{19}NO_4$ und ausserdem Berberin.

1287. **J. E. Eykman,** *über das Vorkommen von Berberin in Orixa Japonica (Thunb.) Rev. des trav. chim. III, p. 202, 1884.*

E. isolirte aus dem holzigen Theile des Stammes und der Wurzel der zu den Rutaceen gehörigen Orixa japonica Berberin.

1288. ***John J. Schultz,*** *the alkaloids of Coptis trifolia. Americ. Journ. of Pharmacy, may 1884.*

Ganz in Uebereinstimmnng mit den Angaben von E. Z. Gross (1873) fand Sch. in der Coptis zwei Alkaloide. Das erste derselben ist Berberin, welches in einer Menge von 0·8 Procent in der Drogue vorkommt. Das zweite Alkaloid ist nur in einer sehr geringen Menge (0·012 Procent) vorhanden und konnte daher seine Natur noch nicht festgestellt werden.

1289. ***J. Moeller,*** *Mahonia aquifolium DC. The Pharmac. Journ. and Trans. 26 april 1884, p. 865.*

Mahonia aquifolium DC. = Berberis aquifolium Pursh ist eine in Nordamerika einheimische Berberidacee, aus der Jungk in Michigan neuerdings eine gelbe amorphe Base dargestellt hat, welche schöne weisse Salze bildet und Mahonin genannt wird. Dieses Alkaloid hat mit Berberin grosse Aehnlichkeit und ist vielleicht damit identisch. Die Pflanze und das Alkaloid werden in Amerika bei Syphilis sehr viel angewandt an Stelle des Jodkaliums und sollen die damit erzielten Resultate nicht schlecht sein. Auch bei Katarrh der Vagina und des Uterus will man davon Erfolge gesehen haben. Die Beeren der Pflanze sind übrigens geniessbar und haben im eingemachten Zustande einen gewissen Wohlgeschmack.

1290. ***Arzelà,*** *contributo allo studio sul solfato di berberina contro il tumoro splenico e le febbri da infezione malarica. Lo Sperimentale 1884, Nr. 7, luglio.*

1291. ***Almir Nina & Freire,*** *el chlorato de pereirina en los fiebres intermittentes paludicas. Il Siglo medico 1884, Nr. 1554.*

In der Pereirorinde (von Geissospermum laeve oder von G. Vellosii) hat 1838 Correa de los Santos, ein brasilianischer Apotheker, das Pereirin entdeckt und daraus dargestellt. Später haben Hesse und Peretti die Anwesenheit zweier Alkaloide darin angegeben. Czerniewsky und Dragendorff haben sich sodann mit dem Gegenstande weiter beschäftigt. Sie fanden, dass das eine derselben der sauren Lösung durch Benzin, das zweite durch Chloroform entzogen werden kann. Das in's Benzin übergehende Alkaloid ist das Geissospermin, das in Chloroform übergehende das Pereirin. Aus alkalischer Lösung kann das Geissospermin durch Benzin, Chloroform und durch Amylalkohol ausgeschüttelt werden, doch geht gleichzeitig auch Pereirin mit über.

Das Geissospermin hat manche Aehnlichkeit mit dem Strychnin und gibt z. B. wie dieses die Reaction mit Schwefelsäure und Kaliumbichromat. Die ersten physiologischen Versuche über das Geissospermin stellte 1882 Czerniewsky an Fröschen und Katzen an. Die Pereirorinde als solche wurde als Medicament zuerst von Valladao, Maia, Simoni, Chernowicz, Silva und Ildefonso Gomez empfohlen. Nachdem Ezéquiel Correa die Anwesenheit des Pereirins in der Rinde angegeben hatte, wurde dasselbe 1839 auch vom Hamburger Apotheker Goos dargestellt. Die ersten physiologischen Versuche darüber scheinen 1877 Cypriano, Freitas und Bochefontaine gemacht zu haben. Dieselben wurden 1881 von Lacerda fortgesetzt und ergaben, dass das salzsaure Pereirin das vasomotorische Centrum lähmt und dass es auf die Herzmusculatur schwächend einwirkt. Einige weitere Versuche an Fröschen und Katzen stellte 1882 Czerniewsky an.

Die specifische Wirkung des Pereirins bei Intermittens fand 1883 Nina und beschrieb sie in der Gazeta medica da Bahia und 1884 in seiner Inauguraldissertation.

1292. ***G. A. Barbaglia****, über ein viertes Alkaloid des Buchsbaumes, Parabuxinidin. Ber. d. deutsch. chem. Ges. XVIII, 1884, p. 2655; Gaz. chim. II, 1884, p. 249.*

Aus den grünen Blättern und Zweigen von Buxus sempervirens L. hat B. im vorigen Jahre drei neue Farbstoffe: Buxoverdin, Buxorubin und Buxoxanthin isolirt. Jetzt hat er daraus neben dem mit dem Berberin identischen Buxin ein neues Alkaloid, Parabuxinidin dargestellt. Es bildet durchsichtige Prismen und ist in Wasser unlöslich, dagegen leicht löslich in Alkohol.

1293. ***E. Heckel*** *und* ***Fr. Schlagdenhauffen****, über die Rinde von Bois-piquant. Compt. rend. de l'acad. des sc. T. 98, 1884, p. 996.*

Die von den Antillen als Clavalier jaune und von Cayenne als Bois piquant eingeführten Rinden stammen von Xanthoxyllum Cariboeum *Lk* und Xanthoxyllum Perrottetii und werden von den Eingebornen mit Erfolg als Fiebermittel bei Malaria verwandt. H. und Schl. stellten aus dem alkoholischen Auszuge zwei Alkaloide dar, ein krystallinisches und ein amorphes, die beide sehr giftig sind.

XXX. Die Gruppe der Ptomatine.

Die Ptomatine — oder, wie sie gewöhnlich mit Verletzung aller grammatischen Regeln genannt werden, die Ptomaïne — haben mit der Pharmakotherapie fast noch nichts zu thun, so dass ich dieselben schon aus diesem Grunde übergehen könnte. Ich kann dies um so eher aber auch deshalb, weil ich von Anfang an die darauf bezügliche Literatur gesammelt und in den Schmidt'schen Jahrbüchern, Bd. 201, 1884, p. 3 und Bd. 204, 1884, p. 3 und p. 113 besprochen habe.

III. Mittel, welche durch moleculare Eigenschaften Veränderungen verschiedener Art an den Applicationsstellen hervorbringen.

XXXI. Die Gruppe der einhüllenden Mittel.

1. Leinsamen.

1294. ***Edward Cullinan jun.,*** *die Chemie des Leinsamens. Deutsch-amerik. Apothekerztg., Bd. 5, 1884, p. 304.*

Der Schleim des Leinsamens wird nach Thomé durch Umwandlung der Epidermalzellen bei Verdickung der Zellenwände gebildet. Unter dem Einflusse von Wasser schwellen die inneren Zellenschichten an und zerreissen die Zellen, worauf der Schleim zu Tage tritt. Man erhält den Schleim aus den Testis durch Kochen mit Wasser oder Ausschütteln mit angesäuertem Wasser, Filtriren, Erhitzung bis zur Coagulirung des Albumins, Concentriren und Präcipitiren mit Alkohol.

Die so gewonnene Substanz ist weniger durchsichtig und brüchig als gewöhnliches Gummi und unlöslich in kaltem Wasser und Alkohol. In trockenem Zustande enthält sie circa 10 Procent Asche und nach Abzug der letzteren liefert sie bei der Elementaranalyse Zahlen, welche der Formel $C_{12} H_{20} O_{10}$ entsprechen. Salpetersäure liefert beim Kochen mit der Substanz Mucinsäure.

1295. ***Th. Greenish,*** *further contribution to the pharmacy of linseed. The Pharmac. Journ. and Trans. 30 aug. 1884, p. 169.*

2. Zucker.

1296. ***O. Hehner,*** *abstract of a lecture on the adulteration of honey. The Analyst 1884, p. 181.*

1297. ***Oscar Houck,*** *Sorghum-sugar. Americ. Journ. of Pharmacy, mai 1884.*

Die Moorhirse, Sorghum saccharatum, liefert einen ausgezeichneten Rohrzucker in grosser Menge.

1298. **A. Muntz** *et* **V. Marcano,** *sur le perseïte. Compt. rend. de l'acad. des sc. T. 99, 1884, p. 38.*

Die Früchte von Laurus Persea enthalten eine dem Mannit ähnliche Zuckerart, den Perseït $= C_6 H_{14} O_6$. Er krystallisirt in kleinen Nadeln.

3. Süssholz.

1299. **Luther J. Schroeder,** *examination of Glycyrrhiza extracts. Americ. Journ. of Pharmacy 1884, june.*

Es fehlt an einer Methode der quantitativen Glycyrrhizinbestimmung; daher ist die Werthbestimmung des Succus liquiritiae sehr misslich.

XXXII. Die Gruppe der Geruchs- und Geschmackscorrigentien.

1300. **H. Beaunis,** *recherches expérimentales sur les conditions de l'activité cérébrale et sur la physiologie des nerfs; recherches sur le temps de réaction des sensations olfactives. Paris 1884, 166 pp.*

Nach einer von ihm ad hoc erfundenen Methode bestimmte B. die einfache Reactionszeit der Geruchsempfindung bei verschiedenen Substanzen. Dieselbe betrug in Hundertstel Secunden ausgedrückt bei:

Ammoniak	37·8
Essigsäure	46·2
Kampher	50·2
Asa foetida	52·5
Schwefelammonium	54·4
Chloroform	56·3
Schwefelwasserstoff	59·0
Baldrian	60·0
Pfefferminzöl . . .	63·0
Carbolsäure	67·0.

B. unterscheidet bei diesen Substanzen: 1. solche, welche nur die Endigungen des Olfactorins erregen, 2. solche, welche ausschliesslich die sensibeln Nervenendigungen reizen, 3. solche, welche beides thun. Die Pfefferminze rechnet er zur ersten Kategorie, Ammoniak zur zweiten, die Essigsäure zur dritten. Zum Beweise hiefür beruft sich B. auf einen Mann, welcher absolut ohne Geruchsinn ist. Derselbe empfindet Essigsäure und Ammoniak, ohne sie jedoch unterscheiden zu können; Aether, Chloroform, Moschus, Asa foetida und Pfefferminze erregten bei ihm keinerlei Empfindung. Die Körper dieser letzten Gruppe, also die eigentlichen Riechsubstanzen, theilt B. dann wieder in Parfums und in Odeurs.

Die Reactionszeit für die anderen Sinne untersuchte B. ebenfalls. Er fand für

das Tastgefühl	10·6
„ Gehör . .	15·9
„ Gesicht. .	23·0

1301. ***H. v. Pechmann*** *und* ***W. Welsh,*** *über einige neue Cumarine. Ber. d. deutsch. chem. Ges. XVII, 1884, p. 929 u. 1647.*

P. und W. haben eine Methode entdeckt, durch welche Phenole in Cumarine übergeführt werden können. Es gelang aus sehr vielen Phenolen solche Cumarine darzustellen. Dieselben haben einen charakteristischen Geruch und fluoresciren zum Theil sehr schön.

1302. ***Villaret,*** *von der Hygieneausstellung. Berl. klin. Wochschr. 1884, Nr. 1, p. 14.*

Haarmann und Reimer in Holzmünden verkaufen ein Vanillinum arteficiale, von dem 20 Gramm einem Kilogramm Vanilleschoten entsprechen. In den Schoten ist jedoch noch ein ätherisches Oel, welches an der Wirkung der Vanille als Geschmacks- und Geruchscorrigenz mit betheiligt ist und dem künstlichen Vanillin natürlich abgeht.

1303. ***A. Layet,*** *étude sur le vanillisme. Revue d'Hygiène 1884, V, 9. Vergl. Revue sanitaire de Bordeaux, déc. 1883, Nr. 2.*

Bekanntlich kennt man als Symptome der Vanillevergiftung schon längst profuse Diarrhoen, Erbrechen und Wadenkrampf. L. beobachtete in Bordeaux bei Arbeitern, welche die Vanille zu reinigen und zu bearbeiten haben, stark juckende papulöse

Hautausschläge, Abschilferung und Brennen der Haut, Entzündung der Conjunctiva, chronischen Schnupfen, Kopfschmerzen, Schwindel, Muskelschmerz, Nasenreiz, geschlechtliche Aufregung, Schlaflosigkeit. Ob die auf der Vanille vorkommenden Milben oder das ätherische Vanillenöl daran schuld sind, wagt L. nicht zu entscheiden.

Es ist bekannt, dass der Hafer ein aromatisches Princip enthält, ähnlich dem der Vanille, welches den frisch geernteten Körnern einen Geruch und eine Wirkung verleiht, infolge deren Pferde und Menschen manchmal berauscht werden. Journet hat diesen Stoff mit Wasser und Alkohol extrahirt. Bouchert hat 1883 ihn zum Gegenstand einer Untersuchung gemacht.

1304. **Naudin,** *l'essence de chamomille. Bull. de la soc. chim. XLI, 1884, p. 483.*

N. stellte aus den Kamillenblüthen zwei krystallinische Substanzen dar, indem er die Blüthen mit Petroleumäther auszog und den Verdampfungsrückstand mit Alkohol aufnahm. Die eine Substanz, Anthemen genannt, krystallisirt in zarten Nadeln, hat die Formel $C_{16}H_{36}$ und ist in Wasser unlöslich, löslich dagegen in Alkohol und in Aether.

1305. **W. Dymock,** *the essential oils of Blumea lacera D.C. and Sphaeranthus indicus L. The Pharmac. Journ. and Trans. 1884, 7 june, p. 985.*

Blumea hat einen sehr angenehmen kampherartigen und Sphaeranthus einen rosenartigen Geruch. Beide riechende Körper sind ätherische Oele. Die Pflanzen werden in Indien viel gebaut. Blumea wird zu einem sehr wirksamen Insectenpulver viel benutzt. Sphaeranthus ist ein renommirtes Heilmittel, welches tonisch, desobstruirend, alterirend und namentlich aphrodisirend wirken soll.

1306. **John C. Thresh,** *proximate constituents of Hedychium spicatum. The Pharmac. Journ. and Trans. 8 nov. 1884, p. 361.*

Hedychium spicatum ist eine hindostanische Scitaminee, die ihres Wohlgeruches wegen ähnlich wie Weihrauch gebraucht wird. 1871 wurde sie von Cooke genau beschrieben. Thr. fand im Petroleumauszug farblose Krystalle von der Formel $C_{12}H_{14}O_3$ und ein gelbliches, überaus stark und angenehm riechendes Oel.

1307. **W. Ferguson,** *the noyan or noyean vine or plant. The weekly Ceylon Observer, july 9, 1884.*

Die Convolvulacee Ipomoea sinuata, welche aus Georgia und Florida stammt, aber jetzt in Indien, Hindostan, Bengalen und Ceylon sehr verbreitet ist, enthält in ihren Blättern einen stark riechenden Stoff, der zum Würzen von alkoholischen Getränken viel benutzt wird und an Blausäure erinnert.

1308. ***Pierce,*** *Asa foetida. The Pharmac. Journ. and Trans. 1884, XV, p. 1019.*

P. hat fünf Sorten von Asa foetida untersucht und darin 3—9 Procent ätherisches Oel, 26—33 Procent Gummi und 47 bis 65 Procent Harz gefunden. Der Aschengehalt war ein sehr schwankender. Eine Sorte hatte nur 5 Procent, die anderen 12, 25 und 56 Procent Asche.

XXXIII. Die Gruppe der aromatischen und bittern Mittel.

I. Allgemeines.

1309. ***R. Sigismund,*** *die Aromata in ihrer Bedeutung für Religion, Sitten, Gebräuche, Handel und Geographie des Alterthums bis zu den ersten Jahrhunderten unserer Zeitrechnung. Leipzig 1884, Winter, 234 pp.*

Eine Durchmusterung dieses ausgezeichneten historischen Werkes über Wohlgerüche ergibt nach Flückiger folgende Uebersicht, die der Leser sich selbst zusammenstellen muss, da der Verfasser seiner Arbeit keinerlei Inhaltsverzeichniss oder Register beigegeben hat. Er bespricht: I. Gründe des Gebrauches der Aromata. — II. Natur der Aromata und ihre Fundorte. — III. Geschichte der Räucherung. — IV. Die wohlriechenden Salben. — V. Gebrauch der Aromata zu Getränken und Speisen. — VI. Handel der Araber, Hunjariten, Phönikier; die Araber und die Odyssee; Sabäer. — VII. Handel des nördlichen Arabien. — VIII. Handel in Aethiopien, Ceylon, Indien etc. — IX. Handelsstrassen zu Lande. — X. Niedergang der Sabäer. — XI. Schluss.

1310. ***A. Fortunatoff,*** *über die physiologische Wirkung der Bittermittel. Inaug.-Dissert. Petersburg 1884.*

1311. ***J. C. Thresh***, *the pungent principles of plants. The Pharmac. Journ. and Trans. 1884, 6 aug., p. 126; 13 sept., p. 208; 20 sept., p. 234.*

Für das Paradol, die wirksame Substanz aus den Paradieskörnern, fand Th. die Formel $C_9H_{14}O_2$; es ist daher isomer mit dem Capsaïcin aus Capsicum annuum. Gingerol, das scharfe Princip des Ingwers, ist wahrscheinlich dem Paradol homolog, doch scheint die Substanz noch nicht genügend rein erhalten zu sein; als empirische Formel ergab sich bisher $C_5H_8O_2$. Auch die wirksamen Körper aus dem Pfeffer und der Galanga wurden nur in annähernder Reinheit erhalten. Alle diese scharfen Substanzen sind sehr oxydirbar, zum Theil reduciren sie Silbersalze. Durch Aetzkali wird der brennende Geschmack schnell zerstört und eine Verbindung mit dem Alkali gebildet. Capsaïcin ist krystallisirbar, die anderen Verbindungen bilden zähe, unkrystallisirbare Flüssigkeiten, sie geben amorphe Salze mit Baryum, Calcium nnd Blei.

2. Spanischer Pfeffer.

1312. ***F. Strohmer***, *die chemische Zusammensetzung und Prüfung des Paprikas. Chem. Centralblatt [3 R.], Bd. 15, 1884, p. 577.*

Der Paprika repräsentirt die vermahlene, trockene Frucht (Samen und Kapsel) von Capsicum annum L. (gemeine Beissbeere), einer zu den Solanaceen gehörenden Pflanze, deren Heimat Ostindien ist, und die darum auch hin und wieder als Capsicum indicum Sobel bezeichnet wird. Die Pflanze wird behufs der Paprikagewinnung, namentlich in Ungarn, Spanien und Griechenland, cultivirt. Eine besonders langfrüchtige Spielart derselben ist Capsicum longum, die lange Beissbeere, welche ebenfalls den eigentlichen Paprika liefert.

Der in England und Amerika verwendete Cayennepfeffer (Neger- oder Vogelpfeffer, auch Guineapfeffer) repräsentirt dagegen die vermahlene Frucht von Capsicum frutescens W. und Capsicum baccatum, Pflanzen, welche von manchen Botanikern als eigene Arten, von anderen jedoch nur als Spielarten der Stammpflanze des Paprikas betrachtet werden.

Nach den Untersuchungen von St. enthält der spanische Pfeffer folgende Substanzen.

1. Ein fettes Oel ohne scharfen Geschmack und Geruch.

2. Einen kampherartigen Körper, welcher scharf schmeckt und riecht und das eigentliche würzende Princip des Paprikas repräsentirt (Capsicin). Derselbe ist in den Schalen und Kernen enthalten, wie es scheint in ersteren jedoch in grösseren Mengen als in letzteren. Hier ist er in fettem Oele gelöst.

3. Einen harzartigen Körper, den rothen Farbstoff (Capsicumroth), welcher nur in den Schalen enthalten ist.

1313. **F. P. del Barco,** *usos médicos del cápsicum y su especial aplicacion en el tratamiento de la fiebre amarilla. Crón. med. Lima 1884, I, p. 69.*

Die Capsicumpräparate werden gegen gelbes Fieber empfohlen.

1314. **M. Pierangeli,** *la tintura di capsico nell'ascesso freddo. Accad. med.-chir. di Napoli, nov. edic. 1884.*

Tinct. Capsici soll bei Intermittens von Nutzen sein.

3. Gewöhnlicher Pfeffer.

1315. **W. Lenz,** *ein Beitrag zur chemischen Untersuchung von Pfefferpulver. Ztschr. f. analyt. Chem., Bd. 23, p. 501, 1884.*

1316. **E. Geissler,** *zur Untersuchung des Pfeffers. Pharmac. Centralhalle, Bd. 24, 1884, p. 521.*

1317. **Rabourdin,** *über die gegenwärtige Verfälschung des Pfeffers in Frankreich. Journ. de Pharm. et de Chim. 1884, p. 289.*

In Frankreich hat die Verfälschung des Pfeffers bisher ganz unbekannte und ungeahnte Dimensionen angenommen. Früher wurde der Pfeffer in den Magazinen der Gewürzkrämer mittelst Mühlen zerkleinert, und der Verkäufer hatte dadurch eine Bürgschaft für die Echtheit des Productes; jetzt haben Grossindustrielle das Zerkleinerungsgeschäft sich angeeignet und liefern Pfefferpulver in versiegelten Büchsen und Säcken und mit Etiketten, welche die Reinheit garantiren. Trotz der Garantie der Verkäufer ist die Reinheit dieses Pfeffers vollständig illusorisch und R. trägt kein Bedenken, es auszusprechen, dass mehr als die Hälfte der vom Handel in Pulverform gelieferten Waare der Verfälschung unterliegt. Wir erfahren durch R., dass die alten Manipulationen der Pfefferverfälscher aufgegeben sind, und dass man jetzt die sogenannten grignons d'olive, d. h. die beim Mahlen der Olivenkerne resultirenden Rückstände, welche äusserlich nur sehr schwer von pulverisirtem Pfeffer zu unterscheiden sind und auch ziemlich genau beim Verbrennen die nämliche Aschenmenge geben, beimischt. Das Mikroskop weist allerdings die Verfälschung nicht schwer nach; man erkennt ohne Mühe die polyëdrischen, länglichen, unregelmässigen Zellen mit stark incrustirten Wänden oft mit einer schwarzen Linie im Centrum. Besonders deutliche Resultate liefert die mikroskopische Untersuchung im polarisirten Lichte, wobei die Zellen der Oeltrestern glänzend und hell, diejenigen des Pfeffers schwarz, gelb oder braun erscheinen. Quantitativ bestimmt R. diese Verfälschung durch das Gewicht des Cellulosenrückstandes, welcher nach längerem Kochen mit sehr verdünnter Schwefelsäure und Trocknen hinterbleibt und beim Pfeffer selbstverständlich weit geringer als bei den zerkleinerten Olivenkernen ist.

Nicht viel besser als in Frankreich sind die Verhältnisse auch in Deutschland.

1318. **A. Ladenburg,** *Synthese des Piperidins und seiner Homologen. Ber. d. deutsch. chem. Ges. XVII, 1884, p. 156 und 388.*

Bekanntlich ist es Hofmann (1881) gelungen, durch Destillation der Ammoniumbasen des Piperidins und des Coniins zwei neue Kohlenwasserstoffe, das Piperylen und das Conylen zu gewinnen, eine Entdeckung, welche nicht nur einen tieferen Einblick in die Constitution dieser beiden Alkaloide ermöglichte, sondern auch die Chemie um eine neue Methode zur Ermittlung der Constitution complicirter organischer Basen bereicherte.

Nachdem Hofmann, Königs und Schotten das Piperidin in Pyridin übergeführt haben, hat L. jetzt das Umgekehrte versucht. Wirklich gelang es ihm durch Einwirkung von Natrium auf eine alkoholische Pyridinlösung diese wenigstens theilweise in Piperidin überzuführen.

1319. **A. Ladenburg** *und* **C. F. Roth,** *Nachweis der Identität von synthetischem Piperidin mit dem aus Piperin gewonnenen. Ber. d. deutsch. chem. Ges. XVII, 1884, p. 513.*

1320. **C. Schotten,** *über die Oxydation des Piperidins. Ber. d. deutsch. chem. Ges. XVII, 1884, p. 2544.*

1321. **H. Swięcicki,** *über den Einfluss des Piperidins auf die Scheidencontractionen. Gazeta lekarska 1884, Nr. 16, p. 297.*

Piperidin reizt die motorischen Nervencentra der Athmungsorgane, des Herzens und der Vagina.

1322. *Künstliches Heliotropin (Piperonal). Chemikerzeitung 1884, Nr. 11, p. 173.*

Als Ausgangspunkt zur Darstellung dieses bekanntlich als Parfum sehr geschätzten Stoffes dient der Pfeffer, und zwar am besten der weisse Pfeffer.

Bei der Darstellung aus Piperin wird dieses durch alkoholische Kalilösung in piperinsaures Kali übergeführt und dieses dann mit Kaliumpermanganat oxydirt.

4. Einige aromatische Oele.

1323. ***F. A. Flückiger,*** *zur Kenntniss des Kümmelöls. Arch. der Pharmacie, Bd. 222, 1884, p. 361.*

1324. ***G. Heppe,*** *über Cassiaöl und dessen Prüfung. Pharmac. Centralhalle, Bd. 25, 1884, p. 468.*

1325. ***Poleck*** *und* ***Lustig,*** *einige neue Derivate des Carvacrols. Tagebl. der Naturf.-Vers. zu Magdeburg 1884, p. 81.*

Das Carvol ist der sauerstoffhaltige Bestandtheil des ätherischen Oeles von Carvum Carvi L. neben dem Carven, einem zur Classe der Terpene gehörigen Kohlenwasserstoffe. Seine Zusammensetzung entspricht der Formel $C_{10}H_{14}O$. Durch Behandeln mit syrupdicker Phosphorsäure geht das Carvol unter lebhafter Reaction, welche sich, wie Kekulé und Fleischer beobachteten, bis zur explosiven Heftigkeit steigern kann, in das isomere Carvacrol über. Das Carvacrol ist gleichzeitig isomer mit dem Thymol.

1326. ***H. Goldschmidt,*** *zur Kenntniss des Carvols. Ber. d. deutsch. chem. Ges. XVII, 1884, p. 1577.*

Eine von Kekulé vor längerer Zeit aufgestellte Hypothese, wonach das Carvol des Kümmelöls eine dem Kampher ganz analoge Structur hat, wird als sehr wahrscheinlich nachgewiesen.

1327. ***F. Beilstein*** *und* ***E. Wiegand,*** *über Angelikasäure und Tiglinsäure. Ber. d. deutsch. chem. Ges. XVII, 1884, p. 2261.*

Aus Römisch-Camillenöl wurde Angelikasäure dargestellt und gezeigt, dass sie eine ähnliche Constitution hat wie die Tiglinsäure.

1328. ***Henri Almès,*** *de l'emploi de la phellantrie dans le traitement des affections dites de poitrine. Gaz. méd. de Paris 1884, p. 362.*

Wasserfenchel spielt seit alten Zeiten in der Volksmedicin eine grosse Rolle, besonders bei Phthisis pulmonum.

1329. **R. Kayser**, *über im Safran vorhandene Substanzen. Ber. d. deutsch. chem. Ges. XVII, 1884, p. 2228.*

Der Safran, d. h. die getrockneten Blüthen des zu den Irideen gehörenden Crocus sativus L. enthält mehrere interessante krystallisirbare Körper.

Das ätherische Safranöl hat die Formel $C_{10}H_{16}$ und gehört also in die Gruppe der Terpene. Es ist kaum gelblich gefärbt, dünnflüssig, besitzt einen äusserst intensiven Safrangeruch und nimmt sehr leicht Sauerstoff aus der Luft auf, wobei es sich verdickt und eine bräunliche Farbe bekommt.

Der Safranfarbstoff, Crocin, hat die Formel $C_{44}H_{70}O_{28}$. Er ist leicht löslich in Wasser und verdünntem Weingeist. Concentrirte Schwefelsäure färbt ihn tiefblau. Das Crocin spaltet sich beim Behandeln mit verdünnter Salzsäure sehr leicht unter Wasseraufnahme in Crocetin und Zucker. Das Crocetin ist ein hochrothes Pulver, welches nur spurweise in Wasser, leicht aber in Alkohol und Aether löslich ist. In Alkalien löst es sich orangegelb. Mit Blei, Calcium und Baryum bildet es gefärbte, unlösliche Salze. Der neben dem Crocetin aus dem Crocin abgespaltene Zucker, Crocose genannt, hat die Formel $C_6H_{12}O_6$ und dreht die Polarisationsebene nach rechts. Sein Reductionsvermögen ist aber nur halb so gross als das der Dextrose.

Das Picrocrocin oder Safranbitter hat die Formel $C_{38}H_{66}O_{17}$ und ist wie das Crocin ein Glycosid. Es lässt sich aus dem Safran mit Aether ausziehen und bildet farblose Krystalle. Es spaltet sich beim Erwärmen mit Säuren unter Wasseraufnahme in ätherisches Safranöl und Safranzucker. Es ist dies der erste Fall der Spaltung eines Glycosides in ein Terpen und Zucker. Der Zucker ist mit der vorhin erwähnten Crocose identisch.

1330. **O. Wallach**, *über die Bestandtheile einiger ätherischen Oele. Liebig's Annalen d. Chemie, Bd. 225, p. 314.*

Der den Hauptbestandtheil des Cajeputöls bildende Körper hat die Formel $C_{10}H_{18}O$ und ist identisch mit dem Cyneol des Wurmsamenöls.

Der Hauptbestandtheil des Ol. cortic. aurant., der Kohlenwasserstoff Hesperiden, steht dem Cynen zwar nahe, ist mit ihm aber nicht identisch.

5. Achillea millefolium.

1331. ***J. M. Lwow,*** *Millefolium als Mittel gegen Fluor albus. Med. West. 1884, Nr. 1.*

Summitates et Flores Millefolii als Thee innerlich sind ein altes Volksmittel gegen weissen Fluss in Russland. L. wandte es in 34 Fällen an und sah bei nicht auf Gonorrhoe beruhenden Fällen von Fluor albus schnell dauernde Heilung. Das Mittel wird 2—3mal täglich tassenweise genommen.

1332. ***V. A. Manasseïn,*** *über Achillea millefolium. Wratsch 1884, Nr. 2, p. 28.*

M. erinnert in einer Anmerkung zur vorigen Arbeit, dass Annenkoff den Blättern und Blüthen der Schafgarbe die Wirkung eines Bittermittels zuschreibt, wie denn Zanoni aus dieser Pflanze auch wirklich einen Bitterstoff, das Achilleïn dargestellt hat. Planta hat diesen dann weiter untersucht und Puppi ihn bei Intermittens empfohlen.

6. Menyanthes trifoliata.

1333. ***Girard,*** *traitement de la migraine. Lyon medical 1884, Nr. 46, p. 369.*

Ein Infus von 0·5 Gramm folia Trifolii fibrini wird als schnell und sicher wirkendes Mittel bei gewissen Formen der Migräne empfohlen.

7. Cnicus benedictus.

1334. ***P. M. Krasnikow,*** *Tinctura seminum cardui Mariae bei Hämoptyse. Medicinskoje Obosrenje 1884, Nr. 19; Ber. d. med. Ges. zu Tambow 1884, Nr. 7.*

In sechs Fällen halfen Dosen von 30—40 Tropfen dieser Tinctur stündlich genommen sehr schnell bei Hämoptyse, nachdem andere Mittel im Stich gelassen hatten. Lesenewitsch sah schon 1882 ähnliche Resultate.

8. Hopfen.

1335. ***J. Ossipoff,*** *vorläufige Notiz über das Hopfenöl aus käuflichem Lupulin. Journ. pr. Chem., Bd. 28, 1884, p. 447.*

1336. ***H. Bungener,*** *Beitrag zur Kenntniss der Bitterstoffe des Hopfens. Zeitschr. f. d. ges. Brauw., Bd. VII, 1884, p. 93.*

Die Hopfenbittersäure ist mit Ausnahme von Wasser löslich in allen Lösungsmitteln. Aus der ätherischen Lösung erhält man sie in 1 Centimeter langen Krystallen. Dieselbe geht mit Kupferacetat eine Kupferverbindung ein. Die gelöste, sowie gepulverte Hopfenbittersäure färbt sich bald gelb, wird harzig und geht in einen isomeren Körper über. Oxydationsmittel rufen die Bildung von Baldriansäure hervor. Die Natur der Hopfenbittersäure scheint die eines Aldehydes oder einer schwachen Säure zu sein. Die Frage, ob der Hopfen lediglich dieser Säure und ihrer harzigen Modification seinen Bittergeschmack verdankt, lässt B. noch unbeantwortet.

Aus 6 Kilogramm Lupulin liessen sich 400 Gramm Hopfenbittersäure gewinnen. Dieselbe hat die Formel $C_{25}H_{35}O_4$. In Wasser ist sie zwar an sich unlöslich, löslich aber im Hopfenöl und gemischt mit diesem auch im Biere.

Anhangsweise sei noch bemerkt, dass Max Cornu der französischen Gartenbaugesellschaft eine aus Japan stammende und aus Samen aufgezogene neue Hopfenvarietät vorgelegt hat, deren untere Blätter nicht wie bei unserem Hopfen abfallen und deren Wachsthum ein äusserst rasches ist, so dass dieser Hopfen in einem Jahre die Höhe von 23 Fuss erreicht.

9. Lupinen.

1337. **Ernst Täuber,** *über den Alkaloidgehalt verschiedener Lupinenarten und Varietäten. Landwirthschaftliche Versuchsstationen, Bd. 29, 1884, p. 449.*

1338. **Georg Baumert,** *über den flüssigen Theil der Alkaloide aus Lupinus luteus. Landwirthschaftliche Versuchsstationen, Bd. 30, 1884, p. 295.*

1339. **Georg Baumert,** *weitere Untersuchungen über den flüssigen Theil der Alkaloide aus Lupinus luteus, besonders über das Lupinidin. Landwirthschaftliche Versuchsstationen, Bd. 30, 1884, p. 139.*

1340. **Georg Baumert,** *Einwirkung von Acetylchlorid und Essigsäureanhydrid auf Lupinin. Annalen der Chemie, Bd. 224, 1884, p. 313.*

1341. **Georg Baumert,** *das Lupinidin aus Lupinus luteus. Annalen der Chemie, Bd. 224, 1884, p. 365.*

B. hat aus der gelben Lupine zwei Alkaloide, Lupinin = $C_{21}H_{40}N_2O_2$ und Lupinidin = $C_8H_{15}N$ dargestellt. Beim Behandeln des Lupinins mit wasserentziehenden Agentien entstehen neue coniinähnliche Basen. Von weiteren Derivaten ist Oxylupinin = $C_{21} H_{40} N_2 O_5$, Anhydrolupinin = $C_{21} H_{38} N_2 O$ und Dianhydrolupinin = $C_{21} H_{36} N_2$ zu nennen. Das dem Paraconiin isomere Lupinidin bildet ein Hydrat = $C_8 H_{17} NO$, welches ebenfalls gut krystallisirt.

Die Verwandtschaft des Lupinidins mit dem Coniin äussert sich ausser in der Formel auch darin, dass es an der Luft unter schneller Oxydation einen intensiven Schierlingsgeruch annimmt. Dieser Verwandtschaft wegen war es von Interesse, die physiologische Wirkung der Lupinenalkaloide zu prüfen. Ich fand bei mit den Baumert'schen Originalpräparaten angestellten Versuchen, dass sowohl das Lupinin als das Lupinidin auf Frösche curareartige Wirkungen ausübt. Wegen der von mir auch an Warmblütern angestellten Versuche siehe Schmidt's Jahrbücher, Bd. 204, 1884, p. 11. Dort habe ich auch ausführlich auseinandergesetzt, dass die Lupinenalkaloidvergiftung mit der Lupinose absolut nichts zu thun hat. An Menschen scheint das Lupinin wie ein Bittermittel zu wirken und den Appetit zu erhöhen.

10. Absinth.

1342. ***Fernand Roux**, étude sur l'absinthine, principe amer de l'absinthe. Bullet. gén. de therap. 30 nov. 1884, p. 438.*

Versuche an Hühnern ergaben, dass sowohl grosse Dosen Absinthin (bis zu 2 Gramm), auf einmal gegeben, als kleine Dosen, lange Zeit fortgegeben, den Thieren absolut nicht schaden. Der Stuhl wird danach weich aber nicht flüssig.

Die Meinung von Bouchut und Desprès, dass dieser Bitterstoff giftig sei, ist als widerlegt zu betrachten. Dass dagegen das Absinthöl sehr giftig ist, haben z. B. die Versuche von C. F. Bohm und mir (1879) gezeigt. Dujardin-Beaumetz und Audigé (vergl. 296) sahen an mit Absinthkraut oder Absinthtinctur gefütterten Schweinen Hauthyperästhesien, Contracturen und epileptische Zustände auftreten.

Bei Versuchen von Roux an Patienten mit Anorexie und Chloroanämie zeigte sich, dass das Absinthbitter ein brauchbares Arzneimittel ist, denn es erhöhte sichtbar den Appetit dieser Kranken und verhalf ihnen zu einem weichen regelmässigen Stuhlgange.

1343. *Suicide by absinthe. Philad. med. Times 1884, XIV, Nr. 426, p. 469.*

Ein Arbeiter trank eine grosse Menge Absinthschnaps, wurde comatös, bekam Convulsionen und starb.

II. Quassia.

Der Bitterstoff der Quassia, das Quassiin, ist zwar schon seit 1835 bekannt; in Krystallen wurde er aber erst neuerdings gewonnen und in diesem Zustande besonders von A. Christensen (1882) einer genauen Analyse unterzogen.

1344. **V. Oliveri** *und* **A. Denaro,** *über Darstellung und Zusammensetzung des Quassiins. Gazz. chim. XIV, 1884, p. 1.*

Aus der wässerigen Abkochung des Holzes wird das Quassiin als Tannat mit Gerbsäure gefällt, mit Bleicarbonat zersetzt und zur Trockne verdampft. Aus dem trockenen Rückstand wird das Quassiin mit heissem Alkohol ausgezogen und durch mehrfaches Umkrystallisiren aus Alkohol gereinigt. 30 Kilogramm Holz liefern 10 Gramm Quassiin. Es krystallisirt in feinen monoklinen Nadeln. In Wasser ist es nur 0·2procentig löslich. Die Lösung dreht rechts und reducirt Fehling'sche Lösung. An der Luft wird sie gelb. Das krystallisirte Quassiin hat nach O. und D. die Formel $C_{32}H_{44}O_{10}$, nach Christensen $C_{31}H_{42}O_9$.

Aus dem Quassiin lässt sich leicht ein Anhydrid $= C_{32}H_{42}O_9$ Quassid genannt und eine Säure, Quassinsäure, darstellen. Wahrscheinlich ist es der Methyläther der letzteren. Bei Destillation des Quassiins mit Zinkstaub entsteht Naphthalin. In Wasser ist das krystallisirte Quassiin nach Christensen nur 1 : 1230 löslich, dagegen löst es sich leicht in Alkalien und sehr leicht in Chloroform (1 : 2).

Aehnliche Angaben macht auch Adrian, welcher sich ebenfalls neuerdings mit dem krystallisirten Quassiin beschäftigt hat.

Die physiologische Wirkung des krystallisirten und amorphen Quassiins untersuchte 1882 Campardon und fand, dass dasselbe die Secretion der Speicheldrüsen und Nieren stark anregt.

Rabuteau (Nr. 1266) sagt bei Gelegenheit einer Mittheilung über das Chinin, das Quassiin übe einen contractionserregenden Einfluss auf die glatte Musculatur des Uterus aus, und daher seien quassiinhaltige Biere für Frauen oft gefährlich.

1345. ***Henry B. Evans,*** *Quassia as a cure for cholera. The therap. Gaz. VIII, 1884, sept., p. 400.*

Als 1860 in Bengalen die Cholera sehr wüthete, erwiesen sich Impfungen mit Quassiatinctur in den Arm nützlich, so dass dadurch nach E. viele Hunderte vom sicheren Tode gerettet sein sollen.

12. Cotorinde.

Nach allen bisher über die Cotorinde und die beiden darin enthaltenen Stoffe Cotoïn und Paracotoïn angestellten Versuchen wirken diese Mittel bei chronischem Magendarmkatarrh mit Neigung zu Durchfällen günstig.

Auch Albertoni in seiner Experimentalarbeit vom Jahre 1883 kommt zu diesem Resultate, und zwar erklärt er sich dasselbe durch die unter dem Einflusse der zwei Substanzen entstehende stärkere Blutfülle der Abdominalorgane. Es sei bei dieser Gelegenheit darauf aufmerksam gemacht, dass ein amerikanischer Uebersetzer der Albertoni'schen Arbeit Coto und Cotton = Baumwolle verwechselt hat, wodurch eine nicht geringe Confusion entstanden ist, die sich in Folge sinnlosen Abschreibens durch eine ganze Reihe amerikanischer Journale hinzieht.

1346. ***Blumenberg,*** *über Cotoïn. Wratsch 1884, Nr. 39—41, p. 662, 684 u. 701.*

Frau Bl. gab gegen Diarrhoe Dosen von 2 bis 3 Gramm Cotoïn dreimal täglich bei 14 Patienten mit chronischer Diarrhoe, sah aber nur bei zwei derselben Heilung eintreten, dagegen erhöhte das Mittel bei einigen den Appetit; andere bekamen danach Erbrechen, Schwindel, Kopfschmerz, allgemeine Schwäche, Blässe, profuse Schweisssecretion. Alle diese Symptome traten aber nur bei den erstenmalen der Darreichung auf.

XXXIV. Die Gruppe der Gerbsäure.

a) Chemisches.

1347. ***C. Etti,*** *über das Verhalten des Tannins und der Eichenrindengerbsäure gegen verschiedene Reagentien. Ber. d. deutsch. chem. Ges. XVII, 1884, p. 1820.*

Während Tannin mit verdünnter Schwefelsäure gekocht unter Wasseraufnahme in toto in Gallussäure übergeht, liefert die Eichenrindengerbsäure ebenso behandelt keine Spur Gallussäure, nimmt überhaupt kein Wasser auf, sondern liefert ein Anhydrit. Diese und viele andere Reactionen zeigen, dass beide Gerbsäuresorten total verschiedene Körper sind. Die Eichenrinde enthält nun, wie Etti fand, zwei Gerbsäuren, und zwar Quercus Robus eine von der Formel $C_{17}H_{16}O_9$ und Quercus pubescens eine von der Formel $C_{20}H_{20}O_9$.

1348. ***Antony Guyard,*** *über die Einwirkung von Luft auf Tanninlösungen und über die Tanninbestimmungen. Bullet. de la soc. chim. Bd. 41, p. 336, 1884.*

Reine Luft übt auf verdünnte wässerige Tanninlösungen keine Einwirkung aus; die Umwandlung von Tannin in Gallussäure vollzieht sich vielmehr unter dem Einflusse atmosphärischen Staubes oder von Fermenten ohne Mitwirkung von Sauerstoff. Dagegen wird Tannin in alkalischer Lösung auch durch reine Luft angegriffen. Mit Essigsäure versetztes Bleiacetat ist ein werthvolles Reagens für die Tanninuntersuchungen, weil Bleigallat, nicht aber Bleitannat darin löslich sind. Man kann also mit diesem Reagens beide leicht trennen.

1349. ***C. Böttinger,*** *über Rindengerbsäuren. Ber. d. deutsch. chem. Ges. XVII, 1884, p. 1123.*

B.'s Untersuchungen beziehen sich auf die Gerbstoffe aus Eichen-, Fichten-, Quebracho-, Mangler-, Mimosa-, Hemlock-, Chestnutoakrinde und Terra japonica. Von den Resultaten sei hier angeführt, dass die Eichenrindengerbsäure als der Methyläther des Condensationsproductes des Acetessigaldehyds mit Tannin angesehen werden muss.

1350. ***A. Fridolin,*** *vergl. Unters. über die Gerbstoffe der Nymphaea alba und odorata, Nuphar luteum und advena, Caesalpinia coriaria, Terminalia Chebula und Punica Granatum. Pharmac. Ztg. f. Russland 1884, p. 393—591.*

Viele neue Gerbsäuren wurden dargestellt und analysirt. Alle lieferten mit 1·5procentiger Schwefelsäure zersetzt Gallussäure und Ellagsäure, die Granatgerbsäuren ausserdem noch Glycose.

1351. ***Perret,*** *Bestimmung des Gerbstoffes in Pflanzensubstanzen, besonders in der Eichen-, Birken- und Tannenrinde, dem Quebracho, der Chinarinde, dem Dividivi etc. Bullet. Paris. T. 49, p. 22, 1884.*

1352. **A. Bergholz**, *ein Beitrag zur Kenntniss der Kinogerbsäure. Inaug.-Dissert. Dorpat 1884.*

b) Therapeutisches.

1. Die gewöhnliche Gerbsäure.

1353. **A. Cantani**, *die gerbsaure warme Enteroklysie bei der Behandlung der Cholera. Med. Centralbl. 1884, Nr. 44, p. 769; deutsche med. Wochschr. X, 1884, Nr. 45, p. 739; Gazz. degli ospit. 1884, Nr. 88.*

C. glaubt die Cholera in ihrem Initialstadium bekämpfen zu können durch Injection von Gerbsäurelösungen (5 bis 10 : 200) in den Darm. Er hält diese für ein wahres Abortivmittel. Die Formel, nach welcher Vitone und Paolucci sie anwenden, ist Infus. Flor. Chamom 2000 + Acid tannic. 3—6 + Gummi arab. 30—50 + Laudanum liq. 30—50.

1354. **Cantani e Maragliano**, *l'enteroclisi tannica calda nella colera. Il Morgagni, nov. e dic. 1884.*

1355. **A. Cantani**, *la reazione del sangue nel colera. — L'acido tannico ed il bacillo virgoliforme. Il Morgagni 1884, ottobre, Nr. 10.*

1356. **Perli**, *sulla cholera. Archivio clinico ital. 29 nov. 1884.*

Tannin in Chamillenthee gelöst wird zur Enteroklyse empfohlen.

1357. **Duboué**, *prophylaxie et traitement du choléra asiatique. Bullet. gén. de thér. 30 oct. 1884.*

D. empfiehlt, Tannin als Prophylacticum und als Heilmittel, in schlimmen Fällen sogar zur intravenösen Injection. Die Gerber blieben in Italien selbst in den von der Cholera am stärksten heimgesuchten Orten von der Krankheit frei.

1358. **Paul Berthod**, *triple angiome de la langue, traité par les injections de tannin (1:10) et le thermo-cautère. Gaz. méd. de Paris 1884, Nr. 38.*

2. Wallnussblätter.

1359. **Cooperider**, *chestnut leaves in whooping cough. Therap. Gaz. VIII, 1884, may, p. 224.*

C. empfiehlt das Fluidextract der Wallnussblätter bei Keuchhusten in Dosen von 15—60 Tropfen.

3. Condurango.

1360. ***T. Lauder Brunton,*** *physiological action of Condurango. The Lancet 1884, I, p. 812; Journ. of Physiol. V, 1884, p. 17.*

Es gelang B. nicht, in der Condurangorinde ausser der Gerbsäure ein giftiges Princip nachzuweisen, während nach Schmiedeberg ein eigenartiges Glycosid und ein strychninartig wirkendes Alkaloid sicher darin enthalten sind.

Unter dem Titel Stipites Micaniae Guaco kommt neuerdings die Condurango von Venezuela viel in den Handel, während die gewöhnliche Condurango von Mataperro stammt. Es fehlt nicht an Empfehlungen der Guaco gegen Schlangenbiss, Wechselfieber, Rheumatismus, Gicht, Hydrophobie, Syphilis und Cholera, doch ist natürlich von allen diesen Anwendungsweisen noch keine sichergestellt.

4. Verbascum thapsus.

1361. ***George F. Hawley,*** *mullein leaves. Western med. Reporter, jan. 1884.*

In Dublin wurden mit den Blättern von Verbascum thapsus bei Phthise und bei Asthma gute Resultate erzielt. Die trockenen Blätter werden mit Milch gekocht, colirt und die Flüssigkeit Abends und Morgens getrunken. Das Mittel wirkt entschieden den tuberculösen Durchfällen entgegen, was vielleicht auf seinen Gehalt an Gerbsäure zu beziehen ist. Bei Asthma werden die Blätter auch geraucht. Die Dyspnoe verschwindet dabei für einige Zeit.

1362. ***Quinlan*** *(Dublin), mullein leaves in phthisis. New York med. Rec. 20 sept. 1884, p. 319.*

1363. ***B. W. Richardson,*** *on mullein in phthisis. Brit. med. Journ. nov. 1884, p. 907.*

1364. ***C. M. Cauldwell,*** *mullein leaves smoked in phthisis. Therap. Gaz. VIII, 1884, july, p. 318.*

Richardson und C. sahen keine Wirkung von dem durch Quinlan so gepriesenen Mittel, gleichgiltig ob es getrunken oder geraucht wurde.

5. Eucalyptus rostratus.

1365. ***F. J. Hudson,*** *Eucalyptus rostratus als Heilmittel der Diarrhoe. Heitler's Centralbl. d. Ther. II, 1884, p. 66.*

In mehr als 200 Fällen schwerster, unstillbarer Diarrhoe erwies sich das sehr gerbsäurehaltige Mittel als Decoct (1 : 20 bis 40) wirksamer als alle anderen Mittel.

6. Bartung.

1366. *W. T. Thiselton Dyer, Bartung. The Pharmac. Journ. and Trans. 9 aug. 1884, p. 101.*

In Dymock's Vegetable materia medica wird unter dem Namen Bartung eine Plantagoart angeführt, deren Samen bei Dysenterie von vorzüglichem Nutzen sein sollen. Wahrscheinlich ist diese Pflanze unser gemeiner Plantago major. Ihre Wirksamkeit dürfte wohl auf einem Gehalte an Gerbsäure beruhen.

7. Rubus procumbens.

In den Verhandlungen der medicinisch-chirurgischen Facultät zu Maryland beschrieb John S. Lynch 1883 die ausgezeichneten Wirkungen einer als dewberry root oder rad. Rubi procumbentis bezeichneten Pflanze bei Dysenterie und Durchfall überhaupt. Er verwandte sowohl die von ihm selbst gesammelte Pflanze, als ein käufliches Fluidextract derselben. Er meint, dass eine in der Wurzel enthaltene Gerbsäure die specifische stopfende Wirkung bedinge. Bei Sommerdiarrhoe der Kinder will er ganz ausgezeichnete Resultate gesehen haben. Das Fluidextrat wird theelöffelweise gegeben.

1367. *Dewberry root. Therap. Gaz. VIII, 1884, july, p. 362.*

In diesem Artikel wird darauf hingewiesen, dass das von Lynch bezeichnete Fluidextrat der amerikanischen Pharmakopoe von verschiedenen Rubusarten, namentlich von Rubus villosus Ait., R. canadensis Lin. und R. trivialis Mich. herstammt. Rubus procumbens (Mühlenberg) ist synonym mit R. canadensis Lin. Die Wurzeln der einzelnen Rubusspecies von einander zu unterscheiden ist ganz unmöglich. Der Name Dewberry ist besser durch low blackberry zu ersetzen, denn so wird die Pflanze allgemein genannt.

1368. *J. Francis (Halstead), dewberry in dysentery. Therap. Gaz. VIII, 1884, july, p. 318.*

Das Mittel ist in der That bei Dysenterie von Werth.

In ähnlicher Weise wie die Rubuswurzel wird, wie ich hier anhangsweise bemerken will, in Europa und Amerika auch *Lythrum salicaria* bei chronischen Durchfällen seines Gerbsäuregehaltes wegen vom Volke gebraucht. In früheren Zeiten war das Mittel in vielen Ländern sogar officinell.

Wahrscheinlich ebenfalls hierhergehörig ist eine Drogue, welche unter dem Namen herba Homerianae von Triest aus in den Handel kommt und von *Polygonum aviculare* zu stammen scheint. Sie hat ihren Namen von einem gewissen Homero, der in Südrussland das Mittel, welches seines Gerbsäuregehaltes wegen schon längst von der Volksmedicin benutzt wurde, zuerst emphatisch gegen Schwindsucht empfahl.

8. Epilobium angustifolium.

1369. **A. Patton,** *Epilobium in chronic dysentery, diarrhoea and ulcerations of the bowels. Therap. Gaz. VIII, 1884, dec., p. 552.*

P. hat an sich selbst Abkochungen des frischen Krautes von Epilobium angustifolium gegen chronische Durchfälle sehr nützlich gefunden. Er wendet das Mittel seit Jahren auch in seiner Praxis an und es hat ihn nie im Stiche gelassen. Wo die Pflanze nicht frisch zu haben ist, da kann man auch das Fluidextract verwenden. Die Pflanze ist in Europa und Amerika sehr gemein.

Vielleicht ist die Wirkung der *Mangifera indica,* welche unter dem Namen Mango bark, und der *Garcinia mangostana,* welche als Mango fruit neuerdings in Amerika als Specifica bei Dysenterie und unstillbaren Durchfällen empfohlen werden, eine ähnliche.

9. Arctostaphylos glauca.

1370. **H. W. Rand,** *manzanita. Therap. Gaz. VIII, 1884, may, p. 240.*

Die Blätter der Ericacee Arctostaphylos glauca Lind. sind in Californien seit alter Zeit unter dem spanischen Namen Manzanita als adstringirendes Heilmittel im Gebrauch. Bei Gonorrhoe, Leukorrhoe, Blasenkatarrh werden vom Gebrauche des Fluidextractes gute Erfolge berichtet.

10. Statice brasiliensis.

1371. ***Fr. Aug. Dalpe,*** *Baycuru root. Americ. Journ. of Pharm. 1884, july.*

Baycuru ist der Vulgärname einer brasilianischen Plumbaginacee, wahrscheinlich der Statice brasiliensis, die bei den Eingebornen ihrer arzneilichen Kräfte wegen in hohem Ansehen steht und auch von den Aerzten zu Fomentationen und Gurgelwässern viel benutzt wird.

Landell bezeichnet sie geradezu als vorzügliches Adstringens. Dalpe zog den Verdampfungsrückstand der alkoholischen Tinctur der Wurzel nach dem Zusatz von Alkali mit Chloroform aus und erhielt so ein Alkaloid, welches nach mehrfacher Reinigung sich in Krystallen gewinnen liess und Baycurin genannt wird. Ausserdem enthielt der alkoholische Auszug Tannin und Harz.

11. Sizygium jambolanum.

1372. *Sizygium. The Lancet 1884, II, 2 aug., p. 208.*

Sizygium jambolanum ist eine ostindische Myrtacee, welche von Banatrala bei drei Fällen von Diabetes angewandt wurde. Die Urinmenge nahm ab und der Zuckergehalt sank auf Null trotz Genuss von Amylaceen.

Ein in der Rinde enthaltenes adstringirendes Princip, vielleicht eine Gerbsäure, soll die Ursache sein.

12. Hamamelis virginica.

1373. *Hamamelis virginica. The Pharm. Journ. and Trans. 1884, 22 march, p. 760.*

Der Name witch hazel wurde der in Nordamerika, Japan, China, Indien, Madagascar und Afrika sehr verbreiteten Hamamelis virginica L. gegeben wegen der Aehnlichkeit ihrer Blätter mit der englischen hazel = Corylus avellana L., welche zum Zaubern und Hexen viel benutzt wurde. Die Pflanze ist ein in Nordamerika sehr häufiger Strauch, welcher gleichfalls in alten amerikanischen Zaubergeschichten eine Rolle spielt, wie Carver (1766) ausdrücklich angibt. Nach van der Espt (Nr. 1375) wurde die Hamamelis 1736 durch Collinson in Europa eingeführt. Im medicinischen Gebrauch sind Blätter und Rinde der H. virginica.

Das active Princip lässt sich sowohl mit Wasser als mit Alkohol extrahiren. A. Lea lenkte 1868—69 zuerst die Aufmerksamkeit auf einen in der Drogue enthaltenen Bitterstoff, sowie auf eine sehr reichlich vorhandene Gerbsäure. Die Indianer haben seit undenklicher Zeit Breiumschläge aus Hamamelis bei Anschwellungen und Schmerzen in den Gliedern angewandt. Unter den Negersklaven galt die Baumwollenwurzel als Abortivum und die Hamamelis als Mittel, Fehlgeburten zu verhüten. Phares in Newtonia (Miss.) überzeugte sich durch eigene Versuche 1847 von der Richtigkeit dieser Angabe. Infolge des Tanningehaltes wird eine Abkochung von Hamamelis seit langer Zeit als Gargarisma und zum Ausspülen der Vagina benutzt. Eine daraus bereitete Salbe wird bei wunden Hämorrhoidalknoten gerühmt. Auch eine flüchtige Substanz muss in der Drogue enthalten sein, denn ein alkoholisches Destillat der frischen Rinde, Hazeline genannt, wird, wie bei uns der Arnicaspiritus, allgemein angewandt, und zwar sowohl innerlich als äusserlich.

King empfahl das Rindendecoct bei Ophthalmie, J. Fountain und N. S. Davis bei Haemoptoe und Haemoptyse.

1374. ***Hector Guy,*** *recherches sur les propriétés thérapeutiques, chimiques et physiologiques de l'Hamamelis virginica. Thèse de Paris 1884.*

Selbst in sehr grossen Dosen Thieren eingegeben, bewirkt die Hamamelis keinerlei Vergiftung. Ebenso ist sie für Menschen ganz ungiftig. Namentlich von einer Einwirkung auf das Gefässsystem konnte absolut nichts wahrgenommen werden. Die Pflanze enthält sicher kein Alkaloid, wohl aber vielleicht ein ätherisches Oel. Espt fand in derselben Gerbsäure, Gallussäure und eine aromatische Substanz. Was man bei Hämorrhoiden von Wirkung gesehen haben will, bedarf noch sehr der Bestätigung.

1375. ***V. van der Espt,*** *monographie de l'Hamamelis virginica ou noisetier des sorcières. Journ. de méd., chir. et pharmacol. Bruxelles 1884, LXXVIII, p. 350 u. 461.*

1376. ***Dujardin-Beaumetz,*** *sur l'Hamamelis virginica et sur ses propriétés thérapeutiques. Bull. gén. de thérap. 1884, p. 193.*

Von Hamamelis virginica werden Früchte, Blätter und Rinde medicinisch verwendet (als Abkochung, Infus, Extract, Tinctur etc.) bei Hämorrhagien, Hämorrhoiden und Varicen. D.-B. empfiehlt das Fluidextract bei Hämorrhoiden; bei Varicen und Haemoptoe sah er keinen Erfolg. Hamamelin oder Hamamelidin ist ein aus der Rinde bereitetes pulverförmiges Extract.

1377. ***Dujardin-Beaumetz,*** *sur l'Hamamelis virginica. Le Progrès méd. 1884, Nr. 15, p. 295.*

Die Tinctur und ein hydroalkoholisches Extract erwies sich bei localem und bei innerlichem Gebrauche von entschieden günstigem Einflusse bei Varicen, Hämorrhoiden und anderen venösen Varicositäten. Die Dosis betrug zweistündlich 10 Tropfen der Tinctur. Bei Schwangerschaft darf das Mittel nicht angewandt werden, da es, wie man auch im Experiment an Fröschen zeigen kann, die glatte Musculatur zur Contraction bringt. Campardon (Le Progrès méd. 1884, p. 1016) hat von den genannten Dosen bereits Intoxicationserscheinungen gesehen.

1378. ***Tison,*** *sur l'Hamamelis virginica. Bullet. gén. de thérap. 1884, Nr. 7, juillet.*

1379. ***P. Jousset,*** *über dasselbe. Ibid, p. 27.*

1380. ***G. Spasiano,*** *l'Hamamelis virginica. Riv. internaz. di Med. e Chir. (Napoli) 1884, Nr. 8—9.*

Hamamelisrinde im Decoct (20:400) soll das beste Hämostaticum sein.

1381. ***J. Merces,*** *Hazeline as an uterine haemostatic agent. The Brit. med. Journ. 1884, I, p. 810.*

Von der so warm empfohlenen Hazeline sah M. bei Uterusblutungen nur geringe Erfolge.

1382. ***Gunning,*** *on hazeline as a haemostatic agent. Brit. med. Journ. oct. 1884, p. 711.*

In einem Falle von profuser Menstruation, wo alle andern Mittel im Stich gelassen hatten, half Hazeline, vierstündlich 2 Gramm, schnell und dauernd. In einem weiteren Falle von unstillbarer Blutung aus einem verletzten Finger half Hazeline, mit Wasser āā äusserlich angewandt, schnell.

1383. ***Chute,*** *Hazeline in menorrhagia. Practit., aug. 1884.*

Zwei Drachmen Hazeline 2—3mal täglich innerlich gegeben, sollen die Menorrhagie schnell beseitigen und nebenbei noch schmerzstillend wirken.

1384. ***O. P. Langworthy,*** *witch hazel in haemorrhages. Therap. Gaz. VIII, 1884, march, p. 111.*

Das Fluidextract und das Infus der frischen Pflanze (Rinde von Zweigen und Wurzel) half bei verzweifelten Blutungen, besonders bei Haemoptyse ausgezeichnet.

1385. **Isaac P. Alger,** *witch hazel in haemorrhage. Therap. Gaz. VIII, 1884, april, p. 163.*

A. sah in einem Falle von Haemoptoe schlimmster Art vom Hamamelisthee schnelle und dauernde Besserung.

1386. **W. O. Bridges,** *witch hazel as a haemostatic. Therap. Gaz. VIII, 1884, oct., p. 457.*

Bei Hämorrhoidalblutungen, Menorrhagien und ähnlichen Blutverlusten half das Fluidextract in Dosen von stündlich zwei Tropfen schnell.

1387. **Will D. Christy,** *witch hazel in venous haemorrhage. Therap. Gaz. VIII, 1884, sept., p. 401.*

Chr. wendet das Mittel schon seit vielen Jahren bei Blutungen, besonders aus venösen Gefässen, mit dem besten Erfolge an. Er meint, man könne dasselbe geradezu als Venentonicum bezeichnen. Intoxicationen kommen dabei nie vor.

1388. **B. F. Nicholls,** *notes of four cases of caricose veins treated with Hamamelis. Philad. med. Times XIV, 1884, Nr. 437, p. 862.*

In vier Fällen von stark varicös erweiterten Fussvenen half das Hamamelisextract in Dosen von viermal täglich ein Theelöffel unter einem Glas Wasser ausgezeichnet.

1389. **J. R. Black,** *therapeutical remarks on hamamelis virginica. Med. and. surg. Rep. II, 1884, p. 371.*

XXXV. Die Gruppe des Terpentinöls.

I. Das Terpentinöl.

a) Chemisches und Toxikologisches.

1390. **Br. Radziszewski** *und* **J. Schramm,** *über die künstliche Bildung eines Terpens. Berl. chem. Ber. XVII, 1884, p. 838.*

Aus Fuselamylen wurde ein Körper dargestellt, welcher die Formel und den Geruch des Terpentinöls besitzt und wahrscheinlich das erste künstliche Terpentinöl ist.

1391. ***Giovanni Spica,*** *Schinus mollis. Gazz. chim. ital. XIV, 1884, p. 199.*

Landerer glaubte 1862 in den Früchten von Schinus mollis Piperin gefunden zu haben. Sp. kann dies nicht bestätigen; er fand nur Terpentinöl und α-Thymol.

1392. ***Lebedeff,*** *zufällige Vergiftung mit Terpentinöl, welche den Verlauf einer Schwindsucht gut beeinflusste. Medicinskoje Obosrenje 1884, Nr. 13.*

b) Therapeutisches.

1393. ***Lépine,*** *terpine. Medical Times, 29 nov. 1884, p. 768.*

Terpinhydrat wird empfohlen bei chronischer und subacuter Bronchitis und chronischer Nephritis an Stelle von Terpentinöl.

1394. ***H. Vigouroux,*** *cas de croup, guéri par les vapeurs produites par la combustion d'un mélange de térébenthine et de goudron. Gaz. des hôp. 1884, p. 539.*

1395. ***E. Masson,*** *notice sur un cas de diphthérie guéri par des vapeurs de térébenthine et de goudron. Rev. méd. de la Suisse rom. 1884, p. 402.*

1396. ***Renou,*** *traitement de la diphthérie par l'inhalation de vapeurs antiseptiques. Gaz. des hôp. 1884, Nr. 141.*

1397. ***L. Haret,*** *traitement de la diphthérie par les inhalations de goudron et d'essence de térébenthine. Gaz. méd. de Nantes 1884—85, p. 7.*

1398. ***P. Guttmann,*** *über Diphtheritis. Deutsche med. Wochschr. X, 1884, Nr. 47, p. 764.*

G. verwirft die Behandlung der Diphtheritis mit Papayotin, da er von derselben niemals Erfolge gesehen hat, empfiehlt dagegen Terpentinöl. Vergl. über die Terpentinölbehandlung der Diphtheritis auch die Discussion der Berliner med. Gesellschaft, welche sich in der Berl. klin. Wochschr. Nr. 50, p. 804, findet.

1399. ***Jozefowicz,*** *Beitrag zur Anwendung des Terpentinöls bei Diphtherie. Gazeta lekarska 1884, Nr. 5.*

1400. ***Hübner*** *(Berlin), die Diphtheritis und ihre Behandlung. Nach eigenen Erfahrungen am Krankenbette. Berlin 1884, II. Aufl., F. Luckhardt, 20 pp.*

Die Anwendung des Terpentinöls bei Diphtheritis ist keineswegs neu. So findet sich z. B. eine Publication darüber von Possel aus dem Jahre 1880 und von P. Hampeln in Riga vom Jahre 1882.

H. sagt, dass er das Mittel bereits seit Jahren bei Diphtheritis mit Erfolg anwende. Die erste Wirkung des Mittels soll nach ihm in der Reinigung und Desinfection des Darmcanales liegen.

1401. ***Satlow,*** *über die Behandlung der Diphtherie mit grossen Dosen von Terpentinöl innerlich. Berl. klin. Wochschr. 1884, Nr. 36, p. 579.*

S. gibt das Terpentinöl esslöffelweise bei Erwachsenen und theelöffelweise bei Kindern. Zugleich Priessnitz'sche Umschläge und Wein. Diarrhoe folgt meist. S. sah bei dieser Behandlungsweise ausgezeichnete Resultate.

1402. ***Delthil,*** *d'un traitement spécifique de la diphthérie par la combustion d'un mélange d'essence de térébenthine et de goudron de gaz. Paris 1884, Lauwereyns, 22 pp.; Bull. et mém. de la soc. méd. d. hôp. d. Paris 1884, p. 201; Montpellier medical T. 27 [II S., T. 3], oct. 1884, p. 354.*

Das einzige Specificum bei Diphtheritis ist goudron des usines à gaz, d. h. Gastheer, während der goudron de Norvége Husten erregt. Man mischt den Theer mit Terpentinöl und zündet das Gemisch an. Die Dämpfe sind das Heilsame.

1403. ***Domenico Arzillo,*** *l'olio essenziale di trementina nella cura della difterite. Il Morgagni 1884, Nr. 7.*

1404. ***W. H. Witt,*** *turpentine in diphtheria. Therap. Gaz. VIII, 1884, sept., p. 401.*

Terpentinölemulsionen innerlich und Pinseln des Rachens mit Terpentinöl erwies sich bei Diphtheritis sehr nützlich.

1405. ***Conrad George*** *(Ann Arbor), turpentine in diphtheria. Therap. Gaz. VIII, 1884, aug., p. 367, und sept., p. 456.*

Terpentinöl innerlich in Dosen von 20 Tropfen bis zu zwei Theelöffeln erwies sich als das brauchbarste Mittel bei schweren Fällen von Diphtheritis. Die Darreichung geschah unter Milch. Bisweilen trat Strangurie, fast immer Zunahme der Harnsecretion, in einigen Fällen sogar Blutharnen auf.

1406. ***P. Smolitschew,*** *Aushusten eines Blutegels aus dem Kehlkopf nach Terpentinölgebrauch. Wratsch 1884, Nr. 45.*

1407. ***L. Tumas,*** *ein Fall von durch Terpentin geheilten Gallenstein. Jeshenedelnaja klinitscheskaja Gaseta 1884, Nr. 29.*

1408. *Die Waldwolle als antiseptisches Verbandmaterial von* ***H. Kümmell*** *(Hamburg). Deutsche med. Wochenschr. 1884, Nr. 35, p. 561. —* ***Thomas Greenish,*** *pine or forest wool. Pharmac. Journ. and Trans. 15 nov. 1884, p. 381.*

Die Waldwolle (pro Centner 26 Mark) wird fabrikmässig aus Kiefer- oder Tannennadeln hergestellt und hat Tannenwaldgeruch. K. hat sie bei 240 Operationen als Occlusivverbandmaterial angewandt und sehr gute Erfolge gesehen. Sie wird in Leinwandsäckchen gepackt, so in heisses Wasser getaucht, dann ausgepresst und auf die Wunde gelegt. Nach Koch'scher Methode auf ihren Bacteriengehalt untersucht, zeigte sie sich fast frei von Bacterien. Nur Penicillium glaucum, Aspergillus niger und ein unschädlicher Micrococcus flavus kamen darin ausnahmsweise vor.

1409. **P. Vogt,** *Terpentininjectionen bei malignen Geschwülsten. Mitth. aus der chir. Klinik in Greifswald. Wien 1884, Urban u. Schwarzenberg, p. 196.*

Da Terpentinölinjectionen mit oder ohne Zusatz von Alkohol meist eitrige Entzündung hervorrufen, so wandte V. sie an, um in malignen Tumoren einen ihre Entwicklung hindernden Eingriff zu machen. Dies gelang ihm bei einem Mediastinalcarcinom und bei einem Sarcom des Unterschenkels.

1410. **Cecchini,** *sulla cura dei seni fistolosi con le injezioni di olio essenziale di trementina. Gazz. degli ospitali 1884, gennajo, Nr. 1.*

2. Eucalyptusöl.

1411. **E. Merck,** *über Oleum Eucalypti. Bericht pro Februar 1884.*

Neben dem eigentlichen Oleum Eucalypti, welches aus den Blättern von Eucalyptus globulus gewonnen wird, kommt neuerdings noch eine zweite Sorte in den Handel, welche von australischen Eucalyptusarten stammt. Das echte Oel riecht angenehm rosenartig und ist rechtsdrehend, während das australische unangenehm terpentinölartig riecht und linksdrehend ist. Ferner ist das echte in 90procentigem Alkohol in jedem Verhältniss löslich, das australische aber nicht.

1412. *Eucalyptus globulus and its use. Therap. Gaz. VIII, 1884, may, p. 217.*

Der Export von Eucalyptusöl von Melbourne nach Europa ist ein sehr bedeutender. v. Müller zählt über 60 Eucalyptusspecies in Australien auf, und alle scheinen ein Oel zu enthalten. Der wirksame Bestandtheil aller ist das Eucalyptol. Dasselbe hat ausser stark antiseptischen localen Wirkungen auch Allgemeinwirkung; so steigert es z. B. nach Gimbert die Ausscheidung des Harnstoffes bedeutend. Nach einigen Autoren ist das Eucalyptusöl ein Gemisch von Cymol, Terpentinöl und einem neuen Körper von der Formel $C_{10}H_{40}O$. Die Blätter von Eucalyptus amygdalina enthalten sechsmal mehr Oel als die von Eucalyptus globulus.

1413. **Stephan F. Dupon,** *Eucalyptus as a prophylactic and therapeutic agent in diphtheria and malarial fever. Therap. Gaz. VIII, 1884, febr., p. 62.*

Eucalyptusöl ist ein Specificum bei Diphtheritis und Malaria.

1414. **Henry J. Huston,** *Eucalyptus in acute tonsillitis. Therap. Gaz. VIII, 1884, march, p. 132.*

Eucalyptusextract unter warmem Wasser wurde mittelst Spray inhalirt und beseitigte einige Anginen.

1415. *Eucalyptus globulus in whooping-cough. Therap. Gaz. VIII, 1884, june, p. 273.*

Bei 30 Kindern liessen nach dem Gebrauche von Eucalyptuspräparaten die Keuchhustenanfälle entschieden nach.

1416. **C. Barlow,** *case of dyspepsia and chronic chills, treated with tincture of Eucalyptus globulus. Therap. Gaz. VIII, 1884, july, p. 311.*

1417. **Bonamy,** *Eucalyptus in pulmonary gangrene. Therap. Gaz. VIII, 1884, aug., p. 384.*

In einem Falle von unzweifelhafter Lungengangrän beseitigte die Tinctur von Eucalyptus, innerlich genommen, schnell den Foetor und zuletzt das Leiden überhaupt.

3. Lippia mexicana.

Die Lippia mexicana ist eine südamerikanische Verbenacee, welche nach V. Podwyssotzki durch einen Gehalt an ätherischem Oel und einer Kampherart, dem Lippiol, bei Brustkrankheiten ähnlich wirkt wie Terpentin.

Eine Patientin, welche 0·3 Gramm Lippiol innerlich bekommen hatte, bekam nach einer halben Stunde ein rothes Gesicht, wurde müde und fing an zu schwitzen. Dieselben Wirkungen brachte die Tinctur hervor, die zugleich die emphysematöse Dyspnoe deutlich herabsetzte. Podwyssotzki empfiehlt demnach die Tinctur, und zwar die aus der frischen Pflanze. Die Maximaldose derselben ist halbstündlich ein Theelöffel.

1418. ***W. S. Gottheil,*** *Lippia mexicana. Therap. Gaz. VIII, 1884, febr., p. 58.*

Bericht über einige Fälle, in denen Husten und Dyspnoe durch Lippiatinctur nicht gebessert wurden.

1419. ***Cravan Bosley,*** *Lippia mexicana in acute catarrh of respiratory passages. Therap. Gaz. VIII, 1884, febr., p. 63.*

Bei acuten Katarrhen der Respirationswege erwies sich die Lippia als Expectorans; zugleich trat unter ihrer Wirkung Schweiss auf.

4. Myrtus Chekan.

Unter dem Namen Folia Chekan kommen die Blätter von Myrtus Chekan aus den centralen Provinzen von Chili in den Handel. 1882 lieferte J. Möller eine botanische Skizze der Pflanze. Die Blätter sind durchscheinend punktirt, zunächst geruchlos; beim Reiben entwickeln sie einen gewürzhaften Geruch. Ihr Geschmack ist anfangs gewürzig angenehm, dann aber unangenehm bitter. In die medicinische Praxis wurden sie durch William Murrell eingeführt, wo sie sich infolge eines Gehaltes an ätherischem Oel schnell bei der Behandlung chronischer Katarrhe der Respirationsorgane eingebürgert haben. Unter den darüber existirenden empfehlenden Mittheilungen ist namentlich die von Dessauer, Chefarzt des deutschen Hospitals zu Valparaiso, zu nennen. Er schreibt dem Mittel expectorirende, diuretische und antiseptische Wirkungen zu.

1420. ***F. G. Hackleman,*** *cheken in chronic cough. Therap. Gaz. VIII, 1884, febr., p. 63.*

Bei chronischer Bronchitis, Phthise und Keuchhusten erwies sich der Gebrauch von Myrtus Chekan von grossem Nutzen. Viele andere Aerzte fanden dasselbe.

5. Thymol.

1421. ***Bozzolo,*** *Thymol gegen Cholera. Gazz. med. Ital. Prov. Venete, 19 July 1884; Arch. clinico ital. Gagosto 1884, Nr. 32.*

Thymol wird als bestes Mittel gegen Cholera empfohlen, da es, ohne giftig zu sein, im Darme desinficirend wirke.

6. Safrol.

1422. ***Julius Schiff,*** *über das Safrol. Ber. d. deutsch. chem. Ges. XVII, 1884, p. 1935; Tagebl. d. Naturforscherversammlung zu Magdeburg 1884, p. 79.*

1423. **Th. Poleck,** *über die chemische Constitution des Safrols. Ber. d. deutsch. chem. Ges. XVII, 1884, p. 1940.*

Das Safrol ist der Hauptbestandtheil des ätherischen Oeles von Sassafras officinalis Nees. Beim Abkühlen liefert es farblose, lichtbrechende Krystalle des monoklinen Systems. Es hat, wie schon Saint Eore 1844 fand, die Formel $C_{10}H_{10}O_2$. Beim Vermischen mit rauchender Salpetersäure entzündet es sich, wie schon 1698 Tourenfort fand; von verdünnter Salpetersäure wird es zu Oxalsäure und Kohlensäure oxydirt.

7. Juniperusöl.

1424. **J. Bachmaier,** *über die therapeutische Verwendung der Juniperus-Präparate. Wien. med. Blätter 1884, p. 679.*

8. Copaivbalsam.

1425. **J. C. Mc. Mechan,** *the use of balsam copaiba in chronic cystitis. Cincinnati Lancet and Clinic 1884, XII, p. 786.*

9. Perubalsam.

1426. **Fr. Eklund** *(Stockholm), on the rational treatment of chilblains. Therap. Gaz. VIII, 1884, april, p. 155.*

Mehrere Perubalsam enthaltende Linimente werden gegen Frostbeulen empfohlen.

XXXVI. Die Gruppe des Senföls, der Cantharidinsäure und des Euphorbiumharzes.

I. Cantharidin.

1427. **Eugen Dietrich,** *über das Cantharidin. Ztschr. f. analyt. Chem., Bd. 23, 1884, p. 283.*

Cantharidin löst sich in 30.000 Theilen kalten und 15.000 Theilen heissen Wassers; die Löslichkeit steigt jedoch, wenn dem Wasser Alkohol, Glycerin, etwas Schwefelsäure oder eine Spur ätherisches Oel zugesetzt werden. Das beste Lösungsmittel für

Cantharidin ist Ameisensäure; in ameisensaurer Lösung lässt sich das Cantharidin auch destilliren. Lässt man einen Tropfen wässeriger Cantharidinlösung auf einem Objectträger verdunsten, so krystallisirt das Cantharidin in mikroskopischen, das Licht stark brechenden Krystallen, die im polarisirten Lichte noch bei starker Vergrösserung ein so schönes buntes Bild zeigen wie kein anderes Krystalloid. Für gerichtliche Fälle kann diese Methode des Nachweises sehr werthvoll werden. Cantharidin dialysirt gut und kann dadurch von vielen anderen Stoffen unterschieden werden.

Rossi hat darauf aufmerksam gemacht, dass verschiedene Species von Coleopteren (Meloë, Mylabris, Cetonia) blasenziehende Substanzen enthalten, die ihm Cantharidin zu sein schienen. P. Giacosa hat daraufhin den blasenziehenden Stoff von Epicometis hirsutella untersucht, aber kein krystallisirtes Cantharidin daraus gewinnen können.

1428. ***A. Langowoi,*** *über die Alteration des Gefässsystems und der inneren Organe infolge von Cantharidin. Fortschritte der Medicin 1884, II, Nr. 13, p. 437.*

Die unter der Einwirkung von Cantharidin entstehenden pathologisch-anatomischen Veränderungen des Körpers, besonders der Nieren, sind schon oft studirt worden, so von Cornil, Browicz, Brose, Benet, Aufrecht, Eliaschoff und Germont. L. wiederholte diese Versuche an Kaninchen, Hunden und Katzen mit sehr kleinen Giftdosen (unter 1 Milligramm), die öfters gegeben wurden. So gelang es ihm, die Thiere über zwei Monate zu beobachten. Die an diesen Thieren gewonnenen Resultate sind folgende.

Bei einmaliger Einführung einer nicht tödtlichen Gabe verschwanden die anatomischen Veränderungen schliesslich spurlos. Wurde die Vergiftung wiederholt, so fanden sich die Capillaren der Niere und anderer Organe dilatirt; bei grösseren Dosen kam es zu Läsionen der Capillarwand infolge nutritiver Störung und daher zu Extravasaten (unter die Nierenkapsel, zwischen die Glomerulusschlingen, in die Höhlen der Bowman'schen Kapseln und in die Harncanäle) in verschiedenen Organen, z. B. in der Leber, Lunge, dem Herzen, der Haut, dem Magen und Darm. Später kam es in den Herden zu Infiltrationserscheinungen und in den grösseren Gefässen zu Anschwellung der Endothelkerne, Desquamation der Epithelien, Anschwellungen der Kerne der

Media und zu Oedem der Adventitia. Die rapide Alteration des Epithels der gewundenen Harncanälchen wird wohl zum Theil einer directen Wirkung des ausgeschiedenen Cantharidins zuzuschreiben sein. An der durch alle diese Momente veranlassten chronisch entzündlichen Affectionen der Niere betheiligen sich alle Elemente der letzteren (Nephritis diffusa toxica).

Die verschiedenen Formen von Nierenentzündung, die parenchymatöse, die interstitielle Entzündung, die Glomerulonephritis und die hämorrhagische Nephritis bilden nach L. wesentlich einen pathologischen Process, welcher auf der Affection der Capillaren beruht. Zwischen diesen Formen besteht nur ein quantitativer, aber kein qualitativer Unterschied.

Nach längere Zeit fortgesetzter Cantharidinvergiftung können interstitielle Veränderungen auch in anderen Organen (Herz, Leber, Lunge) auftreten.

L. ist geneigt, die Wirkung des Phosphors, der Chromsäure und des Aloins mit denen des Cantharidins zu identificiren. Auch die pathologisch-anatomischen Veränderungen bei Typhus, Pocken, Scharlach, Masern, Syphilis bringt er in Analogie dazu, und zwar in dem Sinne, dass durch alle diese Krankheiten und Gifte schliesslich multiple Cirrhosen hervorgebracht werden können.

Nach Liebreich (deutsche med. Wochschr. 1884, Nr. 1, p. 12) verschwindet die Cantharidinnephritis schnell wieder.

1429. ***Lautré***, *intoxication cantharidienne par le vésicatoire. Gaz. des hôp. 1884, p. 1024.*

L. beobachtete an sich selbst nach Auflegen zweier grosser Blasenpflaster (wegen rechtsseitiger Pleuritis) folgende typische Vergiftung.

Sechs Stunden nach dem Auflegen verspürte L. zuerst in der ganzen rechten Brusthälfte einen heftigen Schmerz, der sich allmälig über die ganze Brust, den Kopf und Bauch verbreitete. Die Haut des Körpers wurde heiss und bedeckte sich mit klebrigem Schweisse; die Kopfschmerzen wurden unerträglich; dann traten leichte convulsivische Zuckungen ein; L. verfiel in Delirien und begann zu singen und zu schreien. Alsbald trat auch Erbrechen, anfangs schleimiger, später blutiger Massen, hinzu und ein fixer Schmerz in der Blase machte sich bemerklich. Urindrang und Erectionen wurden nicht verspürt. Diese

Symptome dauerten ziemlich unverändert neun Stunden, um sich dann allmälig wieder zu verlieren. Aber noch eine Woche lang hielten grosse Abgeschlagenheit und gastrische Störungen an, um erst dann völlig zu verschwinden.

1430. ***Liachnizki**, ein Beitrag zur Pharmakologie des Cantharidins. Inaug.-Dissert. Petersburg 1884.*

1431. ***Edward T. Bruen**, experimental use of cantharides as a diuretic. Philad. med. Times XIV, 1884, Nr. 421, p. 275.*

B. empfiehlt den Gebrauch von Tinctura cantharidum innerlich in Dosen von drei- bis fünfmal täglich 3—6 Tropfen bei Nephritis chronica uraemica und Harnverhaltung sowie bei Herzfehler mit Hydrops. Er will stets ausgezeichnete diuretische Resultate damit erzielt haben.

2. Monardenöl.

Dieses Oel wurde neuerdings von Schimmel und Comp. durch Destillation der in Amerika als Pferdeminze (horsemint) bezeichneten Monarda punctata gewonnen. Im Geruch steht es zwischen Thymianöl und Spanisch-Hopfenöl. In der Kälte scheidet sich daraus ein krystallinischer Körper ab, der von Flückiger als Thymol erkannt wurde. Das Oel muss aber noch andere physiologisch wirksame Agentien enthalten, denn es wirkt beim Einreiben in die Haut stark irritirend. Als Hautreizmittel wird es auch in der Pharmakopoe der Vereinigten Staaten aufgeführt.

3. Anemonin.

Anemonin oder Pulsatillenkampher bildet die wirksame Substanz von Anemone nemorosa, Pulsatilla pratensis, Ranunculus flammula, R. bulbosus und R. sceleratus. Es bildet farblose Krystalle.

1432. ***H. Frölich**, über Ranunculus acris als Heilmittel. Bayer. ärztl. Intellegbl. 1884, Nr. 43, p. 477.*

Innerlich genommen reizt das Mittel die Zunge, Speiseröhre, den Magen und Darm bis zur Entzündung und wirkt stark auf die Harnabsonderung. Aeusserlich (Blüthen und Knospen der frischen Pflanze zu einem Brei verrieben) applicirt, kommt es zur Röthung und blasigen Abhebung der Haut. Diese Wirkung tritt langsamer ein als beim Senfteig, ist aber kräftiger als beim Senf und ähnelt der der Pockensalbe.

1433. ***Borchheim***, *on the use of Pulsatilla in acute epididymitis. Journ. of. cut. and ven. diseases, April 1884.*

B. empfiehlt gegen acute Epididymitis stündlich zwei Tropfen Tinct. Pulsatillae zu geben.

1434. ***H. M. Lawson***, *treatment of orchitis mechanically and with Pulsatilla. Therap. Gaz. VIII, 1884, june, p. 271.*

L. empfiehlt dieselbe Behandlung wie Borchheim.

1435. ***N. L. North***, *on the untrustworthiness of fluid extracts with practical notes regarding Rhus toxicodendron, Pulsatilla, Cereus Bouplandi and other plants. New York med. Record 1884, II, p. 92.*

4. Alvelos.

1436. ***Numa Pampilio***, *history and use of Alvelos milk. Therap. Gaz. VIII, 1884, dec., p. 525.*

Alvelos ist der Vulgärname einer Euphorbiacee Namens Philantros, welche sich im Innern der Provinz Pernambuco in steinigen Spalten findet. (Vermuthlich heisst der Name Philandros.)

Man unterscheidet drei Species davon, welche als männliche, weibliche und wilde Alvelos bezeichnet werden. Der Saft der wilden ist mild und geniessbar; der Saft der männlichen wirkt heftig irritirend wie Cantharidinlösung; der der weiblichen steht in der Mitte zwischen beiden. Der Saft aller drei Arten wird von den Eingebornen seit alter Zeit zum Bestreichen von Tumoren benutzt, welche danach narbig sich retrahiren (freilich oft unter Blutungen) und ganz schwinden können. 1882 litt Dr. Joaquim Guines an einem Epitheliom des Gesichtes und wurde unter Anwendung der Alveloscur schnell und radical geheilt. Dadurch wurde Joas Baptista Gitirana Costa veranlasst, das Mittel in grösserem Massstabe anzuwenden und so kam es zu allgemeinem Gebrauche.

Pampilio glaubt, dass der Saft aller drei Alvelosarten wirksam ist. Er hält für das Active darin nicht den cantharidinartig reizenden Stoff, sondern ein Ferment. Dasselbe bleibt noch wirksam, wenn man den Saft vorsichtig eintrocknet und mit Vaselin zu einer Salbe verarbeitet.

1437. ***Ignacio Alcibiades Velloso***, *a new cure for cancer. The Lancet 1884, I, p. 404; therap. Gaz. VIII, 1884, may, p. 223.*

V. führte die ersten der eben erwähnten Curen aus. Er betont, dass der Milchsaft leicht verdirbt und dass Heilungen daher nur mit frischem Safte erzielt werden können. Er will jetzt ausgedehnte Versuche an Patientinnen mit Uteruscarcinomen machen.

5. Andromeda.

Andromeda ist eine Ericacee. Von A. polifolia L. ist längst bekannt, dass sie ein Narcoticum acre enthält. A. mariana L. in Nordamerika wirkt wie Daphne Mezereum blasenziehend. Aehnliches gilt von A. ovalifolia und nitida.

1438. ***P. C. Plugge,*** *über das Vorkommen von Andromedotoxin in Andromeda polifolia L. Archiv der Pharmacie 1883, Bd. 221, p. 813.*

Nachdem P. im vorigen Jahre aus dem Holze und den Blättern von Andromeda Japonica Thumb. einen stark giftigen irritirenden Bestandtheil — das Andromedotoxin — abgeschieden hatte, hat er nun untersucht, ob dieser Stoff auch in der hier wild wachsenden Andromeda polifolia L. vorkomme.

Zuerst hat er sich durch Fütterung an Kaninchen mit dieser Pflanze, oder durch Einspritzung des wässerigen und alkoholischen Extractes derselben bei Fröschen und Kaninchen überzeugt, dass Andromeda polifolia wirklich zu den Giftpflanzen gehört. Dann wurden Versuche zur Darstellung des Andromedotoxins aus grösseren Mengen von Blättern der Andromeda polifolia unternommen und das Verhalten des gewonnenen Productes mit dem des Andromedotoxins aus Andromeda Japonica verglichen. Das Resultat dieser Vergleichung geht dahin, dass der Verfasser auf Grund des chemischen Verhaltens der Substanz mit voller Gewissheit annimmt, dass die hier heimische Art ihre Giftigkeit ebenfalls dem Andromedotoxin verdankt.

1439. ***R. F. Fristedt,*** *über Andromeda polifolia, Homeriana etc. Upsala läkare för. förhandl. 1884, p. 416.*

6. Taxus baccata.

Es ist eine alte, durch viele Sectionen von Menschen und Thieren bestätigte Erfahrung, dass die Nadeln des Eibenbaumes Gastroenteritis hervorbringen und dadurch tödtlich wirken. In England, wo die Eibe wie bei uns der Sadebaum im Rufe steht,

Abtreibung der Leibesfrucht hervorrufen zu können, kommen solche Vergiftungen immer wieder von neuem vor.

1440. ***D. B. Balding,*** *a case of poisoning by eating twigs of the yew tree. British med. Journ. I, 1884, april, p. 818.*

Ein Mädchen wurde todt im Bett gefunden, nachdem sie vorher junge Zweige der Eibe gegessen hatte.

XXXVII. Die Gruppe der organischen Abführmittel.

I. Allgemeines.

1441. ***C. L. Dana,*** *the neuro-mechanisms of the alimentary tract and the action of drugs upon them. Therap. Gaz. VIII, 1884, oct., p. 449.*

Die meisten Abführsalze wirken durch Reizung der Darmmusculatur, die vegetabilischen Abführmittel hingegen durch Vermehrung der Secretion, der Galle und des Darmsaftes und durch Anregung der Peristaltik. Aloë bewirkt nur Peristaltik der unteren Darmabschnitte; Jalape, Elaterium, Podophyllin, Scammonium Gutti und Coloquinthen vermehren die Peristaltik und verursachen seröse Absonderung, aber keine Vermehrung des eigentlichen Darmsaftes.

1442. ***Charles Lasegue,*** *constipation and its treatment. Therap. Gaz. VIII, 1884, nov., p. 486.*

Abführmittel sollen in starker Verdünnung genommen werden, namentlich die salinischen. Der Magen soll dabei leer sein. Sie sollen nicht nur einige Tage, sondern monatelang genommen werden. Bei Atonie des Magens empfiehlt sich Rhabarber, zur Anregung der Absonderung von Galle und Darmsaft das Extract von Cascara sagrada.

1443. ***Hugo Henrichsen,*** *Beitrag zur Kenntniss von der Wirkung der Abführmittel. Inaug.-Dissert. Kiel 1884, Schmidt & Klaunig, 48 pp.*

Die von H. untersuchten Abführmittel Ricinusöl, Glaubersalz, Brustpulver und Bittersalz hatten bei Versuchen, welche Verfasser an sich selbst anstellte, eine Verminderung der Harnabsonderung zur Folge, besonders das Glaubersalz und Bittersalz. Diese Verminderung fällt besonders in die ersten zehn Stunden nach der Zufuhr. Wahrscheinlich gibt das Blut während der abführenden Wirkung der Salze Wasser an den Darminhalt ab.

Die Menge der festen Bestandtheile im Harn nimmt an den Salztagen beträchtlich zu, und zwar hat das Karlsbader Salz schon in den ersten Stunden nach der Zufuhr diese Wirkung, während sie beim Glaubersalz erst nach 5 bis 10 Stunden eintritt.

1444. **F. Pensato,** *contribuzioni sperimentali sull' azione dei purganti. Riv. internaz. di Med. e Chir. (Napoli) 1884, Nr. 6—10, p. 309, 377, 450 und 610.*

1445. **G. Cesari** e **R. Frignani,** *la cura catartica per injezione ipodermica e rettale. Modena 1884, Moncti e Namias, 74 pp.*

2. Ricinusöl.

1446. **W. Soper,** *association de la glycérine de l'huile de ricin. Presse méd. Belge 1884, Nr. 43, p. 343.*

Ricinusöl + Glycerin $\overline{aa}$ wird als Abführmittel empfohlen.

3. Crotonöl.

1447. **R. H. Smiley,** *vesicating and purgative principles of croton oil. St. Louis Druggist, 26 april 1884.*

Harold Senier hat 1883 angegeben, dass Crotonöl mit einem Ueberschuss von Alkohol versetzt in demselben nicht mehr ganz löslich ist, während es in weniger Alkohol sich löst. Der im Alkohol unlösliche Theil enthält das abführende und der gelöste Theil das hautreizende Princip. Pillen, welche 30 Milligramm des abführenden Principes enthalten, empfehlen sich zur Einführung in die Praxis, denn wie John W. Meek fand, führt schon eine derselben ordentlich ab. Smiley bestätigt alle Angaben von Senier und empfiehlt die Pillen sehr.

Lacharrière hat neuerdings gefunden, dass das Crotonöl sich vorzüglich zur Behandlung von Alopecia areata eignet. Welcher Bestandtheil des Oeles diese Wirkungen ausübt, ist noch unbekannt. Lacharrière glaubt, dass es ein sporentödtender, also ein antiseptischer sei.

4. Coloquinthen.

1448. **Dragendorff** *und* **E. Johannson,** *über das Colocynthin. Pharmac. Ztschr. f. Russland 1884, XXIII, p. 754.*

Nach Subcutanapplication von 0·15 Colocynthin bei Katzen gab der Harn schon nach einer Stunde die Reactionen des Colocynthins und Colocyntheïns. Auch die Fäces enthielten reichliche Mengen beider Substanzen. Beide liessen sich ferner in der neunten Stunde nach der Application in Leber, Galle, Blut und Dickdarm deutlich nachweisen.

Bei Katzen, welchen nach der Unterbindung des Pylorus 0·3 Gramm Colocynthin per os gegeben wurde, fand sich in dem zwei Stunden darauf gelassenen Harne und in den nach vier Stunden entleerten Fäces reichlich Colocynthin und Colocyntheïn. Um dieselbe Zeit liessen sich auch beide Substanzen in inneren Organen nachweisen. Es findet also jedenfalls eine Resorption des Colocyntheïns vom Magen aus statt und ist es nicht unwahrscheinlich, dass ein Theil desselben, respective des durch die Zersetzung desselben entstandenen Colocyntheïns in der Leber zurückgehalten und allmälig durch die Galle in den Darm geführt wird. Colocyntheïn wirkt auf den Darm viel stärker als Colocynthin und macht starke anatomische Reizerscheinungen.

1449. **Lefébure,** *les pilules de coloquinte composées. Le Progrès med. 1884, Nr. 19, p. 383.*

5. Rhabarber.

1450. **William Elborne,** *a report on english rhubarb. The Pharmac. Journ. and Trans. 1884, 16 aug., p. 136.*

E. fand in der Wurzel von Rheum officinale 3·5 Procent Cathartinsäure, 14·3 Procent Chrysophansäure und Tannin, 2·6 Procent Harz und 6·5 Procent Schleim. Der Werth der Wurzel von Rheum officinale kommt demjenigen der asiatischen Wurzel gleich.

1451. **William Elborne,** *remarks on chinese rhubarb. The Pharmac. Journ. and Trans. 20 dec. 1884, p. 497.*

Von grosser Bedeutung erscheint eine Hypothese von E. über die Abstammung des chinesischen Rhabarber. Die Pharmakognosten sind bekanntlich in zwei Lager geschieden, indem die Einen Rheum officinale, die Anderen Rheum palmatum var. Tangutiana als Stammpflanze des Rhabarber ansehen. Nach E. gibt es aber zwei Sorten chinesischen Rhabarbers, eine mit dem bekannten weissen Adernetz und rothem körnigen Bruche und eine zweite mit longitudineller Verästelung weisser Adern und dunklem, körnigem Bruche. Diese letztere entspricht nach E. dem von Usher cultivirten Rhabarber von Rheum officinale, dagegen nicht die bessere Sorte, welche er auf Rheum palmatum bezogen wissen will. Jedenfalls bedarf die Angelegenheit noch genauerer Feststellung an Ort und Stelle; doch weist E. noch nach, dass jene zwei Sorten auch im chinesischen Handel streng geschieden werden und grosse Preisdifferenzen zeigen.

6. Elaterin.

1452. **Ernst Johannson,** *forensisch chemische Untersuchungen über das Colocynthin und Elaterin. Inaug.-Dissert. Dorpat 1884, Karow, 35 pp.*

1453. **Dragendorff** *und* **Johannson,** *über Elaterin. Pharmac. Ztschr. f. Russland 1884, XXIII, p. 763.*

Elaterin, welches in Dosen von 0·2 bis 0·3 Gramm Katzen per os gegeben war, fand sich nach neun Stunden im Magen, reichlicher im Dünndarm und noch reichlicher im Dickdarm und den Fäces wieder. Im Harn, Blut und den innern Organen liess es sich niemals nachweisen und glauben daher D. und J., dass es nicht resorbirbar ist und mit dem Kothe unverändert abgeht. Durch Fäulniss wird es nicht zersetzt.

7. Jalapin.

1454. **Poleck** *und* **Samelson,** *über das Jalapin. Tagebl. der Naturforscherversammlung zu Magdeburg 1884, p. 81.*

Das Jalapin ist ein harzartiges Glycosid, welches in den Knollen von Ipomoea oribazensis Led. enthalten ist und diesen durch Alkohol entzogen werden kann. Der Name Jalapin wurde von Mayer gegeben; später wies dann Spirgatis die Identität von Scammonin und Jalapin nach. Samelson findet die von Mayer gegebene Formel $C_{34}H_{56}O_{16}$ für Jalapin richtig. Das Glycosid geht beim Behandeln mit kochendem Barytwasser in Jalapinsäure über nach der Formel

$$C_{34}H_{56}O_{16} + 2\,Ba(OH)_2 = 2\,C_{17}H_{28}O_9\,Ba + 2\,H_2O$$

Jalapin + Barythydrat = jalapinsaures Baryum + Wasser.

Das Jalapin ist also das Anhydrid der zweibasischen Jalapinsäure, deren Salze wie sie selbst in Wasser löslich sind.

Wird Jalapin in kleinen Portionen mit verdünnter Salzsäure behandelt, so wird es in Traubenzucker, Dextrose und einen in Wasser unlöslichen harzartigen Körper, das Jalapinol, gespalten, welches aus Alkohol in langen feinen Nadeln krystallisirt und bei 63^0 schmilzt. Es hat die Formel $C_{16}H_{30}O_3 + \frac{1}{2}H_2O$. Es ist ein Aldehyd, welches durch Kaliumhydroxyd einerseits in Jalapinolsäure, andererseits in Isobutylalkohol übergeführt werden kann. Die Oxydationsproducte des Jalapins und des Jalapinols sind vorzugsweise Iso- und Oxyisobuttersäure. Beim Behandeln des Jalapins mit rauchender Salpetersäure entsteht als Oxydationsproduct neben Kohlensäure und Isobuttersäure die bereits von Mayer beobachtete Ipomsäure $= C_{10}H_{18}O_4$, welche mit der Adipinsäure zwar isomer, aber nicht identisch ist.

Bekanntlich hat bereits Buchheim nachgewiesen, dass die abführende Wirkung dem Jalapin als Anhydrid zukommt. Das Hydrat hat auf den Darm keinen Einfluss.

8. Aloïn.

1455. **G. A. Keyworth,** *a fossil Aloë from the Wealden. The Pharmac. Journ. and Trans. 6 sept. 1884, p. 193.*

1456. **H. V. Sjögren,** *über Aloë. Upsala läkare för. förhandl. 1883/84, p. 475.*

1457. **Henry Charles Plenge,** *aloin. The Pharmac. Journ. and Trans. 25 oct. 1884, p. 330.*

9. Evonymin.

Ich habe unter den Mitteln der Digitalisgruppe bereits ein Evonymin besprochen und dort angedeutet, dass das, was die Praktiker unter Evonymin verstehen, gar kein reines Glycosid, sondern ein Extract ist, welchem gegen alle chemischen Regeln der Name Evonymin von den Amerikanern beigelegt worden ist, und welches abführend wirkt. Das darin enthaltene abführende Princip ist noch nicht genügend chemisch untersucht.

Paschkis (Nr. 985) fand im alkoholischen Extract der Wurzelrinde von Evonymus europaeus und verrucosus Mannit und ein braunes Harz. Sicher trägt der Mannit zu der abführenden Wirkung mit bei. Paschkis machte auch einige Versuche mit dem Harze, dem wässerigen Extracte und dem Fluidextracte an Kaninchen, an sich selbst und an Patienten und fand, dass alle drei Präparate abführende Wirkungen entfalten, wenngleich diese Wirkung nicht immer sicher eintritt. Constantin Paul und sein Schüler Conil erklären das genannte Harz für ein Excitans des Darmes und ein Stimulans der Leber, was auch schon Blondeau vorher angegeben hat.

Senator in seiner schon mehrfach erwähnten Mittheilung (Nr. 276) sagt, das Evonymin wirke zwar sicher, fast drastisch, mache aber Leibschmerzen.

10. Podophyllin.

Das im Handel als Podophyllin bezeichnete unreine Präparat wurde 1881 von V. Podwyssotzki einer eingehenden chemischen Untersuchung unterzogen und als wirksame Substanz das Podophyllotoxin dargestellt und analysirt. Dasselbe ist eine schwach sauer reagirende, sehr complicirt zusammengesetzte Substanz, welche beim Behandeln mit Alkalien in das ebenfalls abführend wirkende Pikropodophyllin und in die unwirksame Podophyllinsäure zerfällt. Das Podophyllotoxin geht vom Darme aus allmälig in's Blut über und kann bei grossen Dosen von da aus Wirkungen auf das centrale Nervensystem entfalten, welche in Coordinationsstörungen, Krämpfen und Schwächezuständen bestehen.

Die Ansicht, dass das Podophyllin ein Cholagogum sei, stützt sich auf ältere Versuche von Rutherford.

1458. ***Dulácska,*** *über die Wirkung des Podophyllins. Pester med.-chir. Presse 1884, Nr. 16.*

Die in die ungarische Pharmakopoe eingeführte Dose von 1·5 Gramm Podophyllin wird von D. als viel zu hoch erklärt. Dosen von 0·2 Gramm machten bereits heftigen Durchfall und wässerige Transsudation in den Darm. Schon 0·02 Gramm war wirksam und steigerte nebenbei auch den Stoffwechsel der Leber.

1459. ***Walter B. Reynolds,*** *a case of poisoning by Podophyllum peltatum. New York med. Record 1884, II, Nr. 13, p. 345.*

1460. ***Henri Huchard,*** *formes cliniques de la colique hépatique. Journ. de méd., fondé par Lucas-Championnière. LV, nov. 1884, p. 489.*

Podophyllin wird als das beste Cholagogum empfohlen.

11. Iridin.

Unter dem Namen Irisin oder Iridin kommt eine aus dem Rhizom von Iris versicolor dargestellte extractförmige Substanz in den Handel, welche dem Podophyllin sehr ähnlich wirken soll. Das Mittel scheint namentlich durch Rutherford's Empfehlung in Aufnahme gekommen zu sein.

1461. **D. Barry Hart**, *on the use of iridin in the treatment of the sickness of early pregnancy. Journ. of the american med. Association, 12 april 1884.*

Die gallentreibende Wirkung des Mittels soll das Erbrechen der Schwangern mindern.

12. Asaron.

Asarum europaeum, der Haselwurz, enthält eine Substanz Asaron, deretwegen das Mittel in manchen Gegenden Deutschlands als kräftiges Abführmittel im Gebrauch ist.

1462. **Benvenuto Rizza** *und* **A. Butlerow**, *über das Asaron. Ber. der deutschen chem. Ges. XVII, 1884, p. 1159.*

Das Asaron wurde 1814 von Görz entdeckt und von Blanchet und Sell 1833 zum erstenmale analysirt. R. und B. geben ihm die Formel $C_{12}H_{16}O_3$. Es ist krystallisirbar, schmilzt bei 59⁰ und lässt sich destilliren.

1463. **Theodor Poleck**, *über Asaron und das ätherische Oel von Asarum europaeum. Berl. chem. Ber. XVII, 1884, p. 1415.*

Poleck und Staats fanden, dass das Asaron ausgezeichnet phosphorescirt, in Nadeln krystallisirt und bei 61⁰ schmilzt. Es ist im reinen Zustande geruchlos; der meist anhaftende Geruch beruht auf Beimischung eines ätherischen Oeles.

13. Pipitzahoïnsäure.

1464. **Th. Greenish**, *pipitzahoic acid or vegetable gold. The Pharmac. Journ. and Trans. XIV, 1884, p. 698.*

Perezia fruticosa, eine Mutisiacee aus Centralamerika und Mexico, enthält eine bereits 1855 von Liebig und Wald analysirte Säure von der Formel $C_{30}H_{20}O_6$, Pipitzahoïnsäure genannt, die ein Anthrachinonderivat ist und in goldenen Nadeln sublimirt. Sie hat stark abführende Eigenschaften und verdiente deswegen medicinische Beachtung. 1883 wurde sie von Vigener wieder in das Gedächtniss der Aerzte gerufen. Greenish gibt mikroskopische Abbildungen der Drogue.

14. Phytolaccin.

Phytolacca decandra L., die gemeine Kermesbeere, ist in Nordamerika heimisch und wird dort viel verwandt, da Kraut, Beeren und Wurzel einen Brechdurchfall erregenden Stoff enthalten, so dass selbst das Fleisch der Vögel, welche diese Beeren fressen, abführend wirken soll. Die Wurzel wird als Brech- und Abführmittel viel angewandt. Die Verwendung des schönen rothen Saftes der Beeren zum Weinfärben musste seiner Giftigkeit wegen in Portugal verboten werden.

1465. **Preston**, *an alkaloid in poke root. Americ. Journ. of Pharmacy, nov. 1884, p. 567.*

In der Wurzel von Phytolacca decandra fand P. ein Alkaloid Phytolaccin. Es bildet farblose, in Alkohol und Wasser lösliche Krystalle. Dieses Alkaloid ist nicht mit dem von G. Claussen 1879 aus den Samen dargestellten Phytolaccin zu verwechseln, welches stickstofffrei ist. Es bildet schöne nadelförmige Krystalle und ist unlöslich in Wasser. Versuche über die pharmakologischen Wirkungen dieses Alkaloides liegen nicht vor.

1466. **N. A. Herring**, *poke berries for diphtheria. The med. World II, 1884, Nr. 7, p. 116.*

Das Fluidextract von Phytolacca decandra wird als Specificum gegen Diphtheritis empfohlen. H. und ein College von ihm benutzen es schon seit 25 Jahren und glauben, dass es immer geholfen hat. Die Wirkung tritt sowohl ein bei innerlicher Darreichung als auch bei Anwendung als Gargarisma.

1467. **D. P. Duncan**, *Phytolacca decandra and mint in inflamed mammae. Therap. Gaz. VIII, 1884, march, p. 110.*

D. hält das Fluidextract der Phytolaccawurzel innerlich und local angewandt für ein Specificum bei Mastitis.

15. Tamus communis.

Tamus communis L., der gemeine Schmeerwurz, ist eine auch in Deutschland und in Lothringen vorkommende Dioscoree. Davon war früher officinell Rad. Tami v. Bryoniae nigrae. Dieser dicke fleischige Wurzelstock schmeckt scharf und bitter und soll ebenso auf den Harn wie auf die Darmabsonderung anregend wirken; auch äusserlich bei Gicht. Die jungen Sprossen werden wie Spargel genossen, bewirken aber leicht Erbrechen und Durchfall. Die Franzosen bezeichnen die Pflanze als Taminier und die Wurzel als Racine de Sceau-de-Notre-Dame.

1468. ***H. Coutagne,*** *note sur un cas d'empoisonnement par les fruits du taminier. Lyon méd. 1884, Nr. 25, 22 juin; Extrait Lyon 1884, Plan, 12 pp.*

Ein zweijähriges Kind starb unter Koliken nnd Erbrechen und im Darm fanden sich bei der Section Ueberreste von Beeren der Pflanze und Kerne. Daraufhin angestellte Versuche an Fröschen, Meerschweinchen und Hunden ergaben, dass diese Beeren, sowie ein alkoholischer Auszug derselben Convulsionen mit folgender Lähmung verursachen. Hunde wurden nach siebzehn Beeren innerlich gegeben deutlich paretisch.

Unter den Pflanzen, welche nach E. J. Eastes in den englischen Kräuterläden (herbalist shops) verkauft werden, befindet sich auch radix Tami, und zwar wird diese Wurzel dort zu Kataplasmen verwendet, welche bei Hordeolum und Chalazium die Erweichung herbeiführen sollen.

16. Palillo.

1469. *Palillo. The Lancet 1884, II, 2 aug., p. 208.*

Unter diesem Namen versteht man eine mexicanische Pflanze, Croton morifolius, welche von Duges und Armendaris untersucht wurde. Sie enthält ein mit dem Crotonöl nicht identisches Oel, von dem 2—3 Tropfen abführend wirken. Die Eingebornen benutzen das Infus der Blätter bei Gastralgie und Atonie des Magens. Die Tinctur der Blätter soll bei Gesichtsneuralgien innerlich und äusserlich vortrefflich wirken.

17. Rhamnus Purshiana.

1470. ***Wm. Craig,*** *note on the bark of Rhamnus purshiana in the treatment of habitual constipation. Edinburgh med. Journ. june 1884, p. 1115.*

Rhamnus purshiana = Cascara sagrada ist eine californische Faulbaumart, welche in Californien seit undenklicher Zeit als Abführmittel benutzt wird. Die Rinde enthält Tannin, ein krystallisirbares Alkaloid und mehrere Harze, die zusammen 10 Procent der Rinde ausmachen und die Wirksamkeit derselben als Abführmittel bedingen. Es gelingt leicht, aus der Rinde ein braunes, rothes und gelbes Harz zu isoliren.

Eberle fand bei einer neuerdings ausgeführten Analyse 45% Magnesium- und Calciumsalze, sowie ebenfalls harzartige Massen. Es lässt sich, meine ich, mit grösster Wahrscheinlichkeit annehmen, dass das abführende Princip der Cascara sagrada mit dem unserer Faulbaumrinde identisch ist, dass mithin gar kein Grund vorliegt, warum wir ein bei uns wachsendes Mittel für theures Geld aus dem Auslande beziehen sollen.

Nach W. H. Bell in Logansport und Carter in Liverpool hat die Anwendung der Cascara sagrada auch Nutzen bei Dysenterie.

Unter der Bezeichnung *Cascara cordial* versteht man eine Mischung aus Extract der Cascara sagrada mit vielen aromatischen und abführenden Zusätzen, welches angenehm zu nehmen ist und sicher abführend wirkt. Man kann es den Tamar-indien-Pastillen an die Seite setzen. Unter dem Namen *Cascara amarga* kommt eine Rinde in den Handel, welche mit Cascara sagrada absolut nichts zu thun hat. Sie stammt von einer noch wenig bekannten Simarubee, Namens Picramnia und enthält ein Alkaloid Picramnin, aber kein abführendes Princip.

1471. ***Emilius Thompson,*** *305 cases of habitual constipation, treated with Cascara sagrada. Brit. med. Journ. 1884, I, p. 556.*

Das Fluidextract in Dosen von dreimal täglich 10 Tropfen, sowie ein festes Extract in Dosen von 0·05—0·10 Gramm täglich beseitigte selbst die hartnäckigste Verstopfung. Erbrechen und Leibschmerzen wurden nur ausnahmsweise beobachtet.

1472. ***Paul Landowski,*** *note sur l'emploi du cascara sagrada. Union médicale 1884, Nr. 183.*

L. verwandte das Pulver der Rinde in Dosen von 0·25 Gramm ein- bis zweimal täglich und erzielte dadurch weiche Stühle ohne Koliken. Nur ganz ausnahmsweise musste die Dosis verdoppelt werden. Der Appetit wurde durch das Mittel nicht gestört, sondern gehoben.

1473. *Ueber Cascara sagrada und cordial. Therap. Gaz. VIII, 1884, p. 11, 16, 17, 47, 62, 187, 207, 237, 239, 279, 502 u. 509.*

Ich kann auf diese 12 Mittheilungen nicht einzeln eingehen, da sie sämmtlich nichts weiter besagen als was ich schon vorher mitgetheilt habe.

Senator hat das Mittel als Tinctur sehr häufig angewandt und empfiehlt dieselbe als sicheres, nicht reizendes Abführmittel in Dosen von dreimal täglich einen Theelöffel.

1474. **Eymeri,** *du Cascara sagrada (Rhamnus purshiana). Étude clinique et therapeutique. Thèse de Paris 1884, Nr. 336.*

18. Argemone mexicana.

1475. **Regnar,** *Argemone mexicana. Therap. Gaz. VIII, 1884, may, p. 213.*

Argemone mexicana L. ist der Name einer in Centralamerika heimischen Papaveracee. Sie enthält einen bittern Milchsaft, welcher reizende Eigenschaft hat. Die Samen enthalten ein Oel, welches in Dosen von 30 Tropfen purgirend wirkt und als Abführmittel dort allgemein benutzt wird.

XXXVIII. Die Gruppe der Wurmmittel.

1. Das Pelletierin.

1476. **W. v. Schroeder,** *über das Pelletierin. Arch. f. exp. Path. u. Pharm., Bd. XVIII, 1884, p. 381.*

1878 isolirte Tanret aus der Granatwurzelrinde vier Alkaloide, welche Pelletierin, Isopelletierin, Pseudopelletierin und Methylpelletierin heissen. Alle vier sind flüchtig und bilden krytallinische Salze, das Pelletierin aber nur sehr schwer.

Injicirt man Fröschen subcutan 0·01—0·02 Gramm eines Pelletierinsalzes, so beobachtet man nach etwa 10—30 Minuten eine deutliche Zunahme der Reflexerregbarkeit. Der Zustand der gesteigerten Reflexerregbarkeit erreicht sehr allmälig am zweiten oder dritten Tage sein Maximum, um dann nach circa 5—6 Tagen langsam zur Norm wieder zurückzukehren. Bei maximaler Erregbarkeit treten in der Regel Tetanusanfälle ein, doch meist nur während kurzer Zeit. Die Erscheinung beruht, wie die analoge, durch Strychnin oder Morphin hervorgerufene, in einer Erhöhung der spinalen Reflexe, denn sie lässt sich ebenso an Thieren beobachten, welchen durch entsprechenden Schnitt das Gehirn vom Rückenmark getrennt ist. Man überzeugt sich ferner leicht, dass die beobachteten Tetanusanfälle, ebenso wie die durch Strychnin und Morphin erzeugten, als Reflextetani aufzufassen sind, und auch hier geht mit der abnorm gesteigerten Reflexerregbarkeit eine abnorm gesteigerte Erschöpfbarkeit des Rückenmarks Hand in Hand. Ausser diesem Einfluss, welchen das Pelletierin auf das Rückenmark ausübt, zeigt sich, allerdings nur kurze Zeit andauernd, eine Wirkung auf das Gehirn, die in einer Lähmung besteht. In der ersten Stunde der Vergiftung, wenn bereits die Zunahme der Reflexerregbarkeit des Rückenmarkes deutlich hervorgetreten ist, benutzt der Frosch die ihm gebotene Gelegenheit zur Flucht nicht mehr, führt aber auf einen Reiz hin den Sprung in normaler Weise aus. Ja man kann ihn, wenn man vorsichtig verfährt, auf den Rücken legen, in welcher Lage er verharrt, bis ein stärkerer Reiz ihn wieder zur Einnahme der normalen hockenden Stellung bringt.

Die Muskeln werden durch Pelletierin wie durch Veratrin, nur schwächer, beeinflusst; dies gilt auch für den Herzmuskel. Die Endigungen des Vagus im Herzen werden durch das Mittel schliesslich paralysirt.

Was Kaninchen und Meerschweinchen anlangt, so gehört das Pelletierin zu den weniger heftig wirkenden Giften. Für Kaninchen war 0·30 Gramm schwefelsaures Pelletierin die letale Dose, aber auch nur, wenn das Gift direct in die Jugularis injicirt wurde. Selbst subcutan werden erheblich grössere Mengen vertragen, indem offenbar die Ausscheidung des Pelletierins sehr rasch erfolgt. Für Tauben bildete 0·28 Gramm, für Meerschweinchen 0·25—0·28 Gramm pro Kilo die tödtliche Gabe.

Auch bei Warmblütern tritt die Wirkung des Pelletierins auf das Centralnervensystem durchaus in den Vordergrund des Vergiftungsbildes. Erhöhung der Reflexerregbarkeit des Rückenmarkes und Störungen der Locomotion, die wohl auf das Kleinhirn zu beziehen sind, bilden die wichtigsten Vergiftungssymptome, die besonders an Tauben sehr charakteristisch ausgeprägt sind. Dazu kommt dann eine Erregung des Gefässnervencentrums und eine Lähmung des Vagus.

Was die Wirkung des Pelletierins auf den Menschen anbetrifft, so liegen darüber in der Klinik von Dujardin-Beaumetz angestellte Versuche vor, die von Rochemure 1879 ausführlich mitgetheilt worden sind. Dieselben sind sowohl mit dem

Gemenge der vier Granatwurzelalkaloide, welches anfangs schlechthin Pelletierin genannt wurde, als auch mit dem reinen Pelletierin und Isopelletierin ausgeführt worden. Die Wirkungsweise war in beiden Fällen die gleiche, nur fanden quantitative Unterschiede im Grade der Wirkung statt. Es wurde das Gift subcutan und per os den Versuchspersonen verabfolgt. Locale Affectionen traten nach der subcutanen Injection nicht auf.

Die Wirkung des Pelletierins ist auch hier wesentlich centraler Natur. Schon nach 0·04 Gramm subcutan stellte sich Schwere des Kopfes ein. Nach 0·1 Gramm kamen hierzu ein leichtes Schwindelgefühl, Schwäche in den Gliedern und Nebelsehen. Die Dosis wurde bis auf 0·5 Gramm subcutan gesteigert, wodurch alle Symptome stärker ausgeprägt wurden. Weiter durfte der sehr starken Schwindelempfindung wegen nicht gegangen werden. Die Wirkung trat meist schon nach 6—8 Minuten ein. In Bezug auf Puls und Temperatur wurde keine Aenderung constatirt. — Nach 0·5 Gramm, per os eingeführt, traten dieselben Symptome, nur später, nach $^1/_2$—1 Stunde auf. Das Bewusstsein war immer völlig klar. Diese Versuche wurden an normalen Menschen ohne die Absicht einer Bandwurmcur gemacht.

Aus den 26 Krankengeschichten, welche Rochemure mittheilt und in denen meist 0·4—0·5 Gramm schwefelsaures Pelletierin per os gegeben wurde, ist ebenfalls ersichtlich, dass die Vergiftungssymptome in der Regel schon in der ersten halben Stunde auftraten und in Schwindelgefühl, Nebelsehen, Nausea und grossem Schwächegefühl in den Extremitäten, besonders den Beinen, bestanden. Letzteres wurde häufig so stark, dass Gehen nur mit äusserster Anstrengung möglich war. Ferner traten Gefühle von Ameisenkriechen und manchmal Wadenkrämpfe auf.

Einzelne Patienten verglichen den Zustand mit Trunkenheit, wohl des starken Schwindels und der gestörten Locomotion wegen, denn das Sensorium war immer frei. Nach 0·5 Gramm pflegten die Vergiftungserscheinungen zwei bis drei Stunden anzuhalten, um dann allmälig sich zu verlieren.

Zur Abtreibung eines Bandwurmes genügten 0·4 Gramm Pelletierin, während Methyl- und Pseudopelletierin keine und Isopelletierin schwache wurmabtreibende Eigenschaften besitzt. Diese Angaben Rochemure's wurden von H. Witt, Béranger-Féraud, Dujardin-Beaumetz, Laboulbène bestätigt. Nur in einem von Bruté 1883 beschriebenen unklaren Falle kam es nach 0·4 Gramm Pelletierin zum Abgang zweier Taenien, am folgenden Tage aber zu Brechen, Diarrhoe und choleraartigen Erscheinungen.

Was die Wirkung des Pelletierins auf Bandwürmer selbst anlangt, so fand Schr., dass es bereits bei einer Concentration von 1:10000 dieselben bewegungslos macht. Sobald man sie dann in ein giftfreies Medium bringt, leben sie schnell wieder auf.

Zur Verwendung in der Armenpraxis empfiehlt Schr. ein modificirtes Extract der Granatwurzelrinde, während für Begütertere die Verwendung des Pelletierins als schwefelsaures Salz (0·4 Gramm) das Rationellste ist. Um dasselbe schwerer resorbirbar zu machen, gibt man 0·5 Gramm Gerbsäure gleichzeitig und nach 30 Minuten ein kräftiges Abführmittel.

1477. **Friedmann,** *Pelletierinum tannicum als Bandwurmmittel. Heitler's Centralbl. d. ges. Ther. 1884, Märzheft, p. 100.*

Das Pelletierinum tannicum ist ein Gemisch von 1 Theil reinem Pelletierin mit 3 Theilen Gerbsäure. In Dosen von 3 bis 6 Gramm (halbstündlich 0·5 Gramm) wirkte es prompt abtreibend auf Bandwürmer. Tags zuvor wurde der Darm durch Ricinusöl entleert.

1478. **J. L. Dickey,** *Pelletierine a new taenifuge. Philad. med. News 1884, Nr. 13, p. 360.*

2. Filix mas.

1479. **C. Forbes,** *Male fern and pome granate root bark compared in their action on taenia solium. Glasgow med. Journ. II, 1884, p. 20.*

1480. **Ph. Fuchs,** *zur Anwendung des Extractum Filicis maris aethereum als Bandwurmmittel. Wien. med. Blätter 1884, p. 1507.*

1481. **J. Maj,** *Extractum Filicis maris aethereum bei Cholera. Gazz. med. ital. Lombardia, 15 nov. 1884.*

In neun Fällen erwies sich das Farnkrautextract als ein treffliches Choleramittel. M. gab es mit Opium und Mucil. gummi arabici. Er glaubt, dass das Mittel die Cholerabacterien tödtet.

3. Santonin.

a) Botanisches und Chemisches.

1482. **F. A. Flückiger,** *Notiz über die Wurmsamenpflanze. Arch. d. Pharmacie, Bd. 222, Heft 16, p. 612; deutsche Medicinalzeitung 1884, p. 79.*

In der Stadt Tschemkent in Russland wird eine grosse Fabrik gebaut, um aus dem Zittwersamen Santonin zu gewinnen. Auf dem ganzen Erdball sind nur zwei Orte bekannt, wo der Zittwersamen als Culturpflanze erscheint, und zwar in einigen Strichen von Südamerika und im Thale des Arissiflusses bei Tschemkent. Bisher gibt es nur fünf Santoninfabriken, von denen drei deutsch, eine englisch und eine russisch ist.

Fl. liess sich nun aus Tschemkent durch Knapp Exemplare der Pflanze schicken und fand, dass dieselbe ganz mit der Willkomm'schen übereinstimmt und ebenso mit der von Bentley und Trimen abgebildeten Artemisia pauciflora. Die gleiche Pflanze hatte auch bereits Hohenacker als Artemisia maritima α) pauciflora Ledeb. aus Sarepta vertheilt und Fl. erhielt sie durch Horvath 1874 aus Zaritzyn. Es mag nun den Systematikern überlassen bleiben, die Pflanze endgiltig als Artemisia Cina festzustellen oder sie als eine Form von maritima zu betrachten; Fl. findet keine erheblichen Unterschiede.

1483. ***C. Hell*** *und* ***H. Stürcke****, über das Wurmsamenöl. Bericht der deutsch. chem. Ges. XVII, 1884, p. 1970.*

Das ätherische Oel des Wurmsamens, das heisst der Blüthenköpfchen von Artemisia Vahl und anderen Arten, welches von Böhringer und Geyer in Winnenden im Grossen dargestellt wird, enthält einen Körper von der Formel $C_{10}H_{18}O$. Durch wasserentziehende Mittel werden daraus zwei Kohlenwasserstoffe Cynen $= C_{10}H_{16}$ und Dicynen $= C_{20}H_{32}$ gebildet; in geringerer Menge entsteht auch noch ein drittes $C_{10}H_{18}$.

1484. ***C. Hell*** *und* ***Ad. Ritter****, über die Einwirkung von Halogenwasserstoffsäuren auf Wurmsamenöl. Ber. d. deutsch. chem. Ges. XVII, 1884, p. 1975.*

Beim Einleiten von Salzsäuregas in Wurmsamenöl in der Kälte erstarrt die ganze Masse zu einem Krystallbrei. Die Krystalle haben die Formel $C_{10}H_{18}O + HCl$. Wasser zerlegt dieselbe wieder in Wurmsamenöl und Salzsäure.

1485. ***O. Wallach*** *und* ***W. Brass****, über das Oleum cynae; ein Beitrag zur Kenntniss der Terpene. Liebig's Annalen der Chemie, Bd. 225, 1884, p. 291.*

Aus dem rohen Wurmsamenöl haben W. und B. als Hauptbestandtheil die Verbindung $C_{10}H_{18}O$, welche sie Cyneol nennen, isolirt. Es ist optisch inactiv. Seine in der Kälte hergestellte

Verbindung mit Salzsäure hat die Zusammensetzung $(C_{10}H_{18}O)_2HCl$ und zerlegt sich beim Erhitzen in Cynen $C_{10}H_{16}$, Wasser und Salzsäure. Das reine Cynen riecht citronenartig und wird durch concentrirte Schwefelsäure und Schwefelphosphor in Cymol umgewandelt.

1486. **Fr. Betz,** *über den Nachweis des Santonins im gallehaltigen Urin. Betz' Memorabilien, Bd. 28, 1884, p. 531.*

b) Physiologisches und Toxikologisches.

1487. **Dragendorff** *und* **Alexander Neumann,** *über Santonin. Pharmac. Zeitschr. f. Russland 1884, XXIII, p. 747.*

Die Ansicht, dass das Santonin vom Darmcanal aus so gut wie nicht resorbirt werde, liess sich nicht bestätigen; D. und N. meinen vielmehr, das Mittel werde vom Magen und Dünndarm aus schnell resorbirt und nach eingetretener Spaltung im Blute zum Theil durch den Harn, zum Theil durch die Schleimhaut des Darmes wieder ausgeschieden. Versuche mit Pylorusunterbindungen beweisen dies. Die Fäces können dabei eine röthliche Farbe annehmen, wie Betz schon 1860 fand.

Marié und Dubois fanden 1883, dass santonsaures Natron auch bei subcutaner Application Spulwürmer abtreibt. Dies wird nach obigen Versuchen nicht mehr unmöglich scheinen.

1488. **B. Luchsinger,** *ist Santonsäure wirklich ein ausschliessliches Hirnkrampfgift? Plüger's Arch., Bd. 34, p. 293, 1884.*

Binz hatte 1877 behauptet, Santonsäure sei ein Hirnkrampfgift. Luchsinger zeigt jetzt, dass auch nach der Halsmarkdurchschneidung sich damit noch Krämpfe an Kaninchen erzielen lassen.

1489. **Dunoyer,** *aphasie transitoire toxique. Gaz. hebd. de méd. et de chir. 1884, Nr. 39, p. 645.*

Ein 20jähriges kachektisches Mädchen hatte gegen Spulwürmer 50 Milligramm Santonin eingenommen. Drei Stunden darauf war sie ausser Stande zu sprechen. Nur das Wort „mais" konnte sie hervorbringen. Das Sensorium war ganz klar. Am folgenden Tage völlige Euphorie. Die Aphasie hatte mit dem Momente begonnen, wo Patientin anfing gelb zu sehen. Mit dem Verschwinden des Gelbsehens kam die Sprache wieder.

1490. **Heimbeck,** *Santoninvergiftung. Norsk Magazin for Lägeväsen. 3. Reihe, Bd. 14, 1884, p. 38.*

Nach nur 0·06 Gramm Santonin traten bei einem 5jährigen Mädchen ziemlich starke Vergiftungserscheinungen, wie Xanthopsie, Delirien, Erbrechen und Bewusstlosigkeit auf. Später folgte Heilung. Was das genauere Verhalten dieser Santoninxanthopsie anlangt, so fand Mari 1883 an sich selbst, dass man nach 0·4 Gramm für zwölf Stunden farbenkrank wird: Weiss erscheint gelb-grüngelb, Dunkles erscheint violett, Gelb erscheint gebleicht, Blau wird grün, Grüngelb wird grau. Das Spectrum ist um 10 Millimeter zu kurz.

c) Therapeutisches.

1491. ***Wischnewski***, *Spulwürmer als Ursache von Tetanus und Trismus; Heilung. Wratsch 1884, Nr. 29.*

Ein 14jähriger Knabe wurde wegen Tetanus und Trismus in's Spital gebracht. Nach drei Dosen Santonin à 50 Milligramm und einer Dose Ricinusöl gingen 25 Spulwürmer und nach zwei Tagen auf Wiederholung dieser Medication noch 6 derselben ab. Es erfolgte völlige Heilung.

Eine 20jährige höchst anämische Bäuerin litt an Chorea minor und Schlaflosigkeit. Am Herzen waren Geräusche wahrnehmbar. Da die Fäces viel Ascarideneier enthielten, wurde, da Patientin auch noch allgemeine Krämpfe bekam, 0·45 Gramm Santonin und am folgenden Tage Ricinusöl gegeben. Darauf gingen 10 Ascariden und einen Tag später bei Wiederholung derselben Medication noch 6 Stück ab. Es erfolgte völlige Heilung.

1492. ***W. Rensengr***, *einige Worte über Dosirung und Wirkungsweise des Santonin. Medicinski Westnik 1884, Nr. 10 u. 11.*

Auf Grund einer 40jährigen Kinderpraxis empfiehlt B. dem wurmkranken Kinde soviel Gran Santonin pro die zu geben als das Kind Jahre zählt, und zwar vier Tage hindurch. Hinterher wird einmal Ricinusöl gegeben.

1493. ***St. v. Puchy***, *zur Anwendungsweise des Santonins. Wien. med. Blätter 1884, p. 108.*

4. Kusso.

1494. ***E. Masse***, *le kousso, son usage en Abyssinie, ses divers modes d'emploi; quelle place ce médicament doit il occuper dans la thérapeutique. Gaz. hebd. d. sc. méd. de Bordeaux 1884, IV, p. 262.*

1495. *Koussinate of soda. Pharmac. Record, 15 may 1884; Lancet 1884, II, p. 31.*

Das kussinsaure Natron ist ein amorphes leicht lösliches Pulver, welches ausgezeichnete wurmabtreibende Eigenschaften besitzt und sowohl zu Bandwurm- als zu Spulwurmcuren verwendet werden kann.

5. Kamala.

1496. **W. Kirkby,** *note on kamala. The Pharmac. Journ. and Trans. 1884, 10 may, p. 897.*

Dymock führt eine Sorte von Kamala an, welche nicht von Rottlera tinctoria, sondern von Flemingia congesta stammt, einer arabischen oder indischen Pflanze.

6. Doliarin.

1497. *Doliarin. The Pharmac. Journ. and Trans. XV, p. 568, 1884.*

Doliarin ist das active Princip der brasilianischen Pflanze Urostigma doliarium Miq., welches von Vortmann dargestellt ist und die Formel $C_{23} H_{39} O_2$ hat. Es ist in Brasilien officinell und ist in Dosen von 0·1—0·2 Gramm ein vorzügliches Wurmmittel.

XXXIX. Die Gruppe der Carbolsäure.

I. Phenol.

a) Chemisches und Physiologisches.

1498. **A. B. Griffith,** *über das Vorkommen von Phenol in Stamm, Blättern und Zapfen von Pinus sylvestris. Chem. News, Bd. 49, p. 95.*

Aeltere Stammstücke enthielten 0·1221% Phenol, jüngere 0·0654%, Blätter 0·0936—0·0315%, Zapfen 0·0773—0·0293%.

1499. **E. Drechsel,** *Elektrolysen und Elektrosynthesen. Journ. f. prakt. Chem. N. F. XXIX, 1884, p. 229.*

Es ist D. gelungen, durch sogenannte elektrische Wechselströme, das heisst durch rasch aufeinanderfolgende Oxydationen und Reductionen Phenolätherschwefelsäuren synthetisch darzustellen. Er meint, dass auch im Organismus der Process der Bildung derselben ein ähnlicher ist.

1500. ***Stolnikow,*** *Vergleichung der Wirkung des Phenols und des phenolschwefelsauren Kalium. Ztschrft. f. physiol. Chem. VIII, 1884, p. 271.*

Die Phenylätherschwefelsäure ist viel weniger giftig als die Carbolsäure. Die Giftwirkung der gepaarten Säure äussert sich bei Fröschen in vorübergehender Paralyse; bei Warmblütern treten fast keine Vergiftungserscheinungen ein. Ebenso wirkt pyrogallolmonoätherschwefelsaures Kali weniger giftig als Pyrogallol und resorcindiätherschwefelsaures Kali weniger giftig als Resorcin. St. schliesst daraus, dass die Hydroxylgruppe die Giftigkeit des Resorcins, des Phenols etc. bedingt.

1501. ***Cahill,*** *on carbolic treatment. The Lancet 1884, I, p. 941.*

In lebendem Gewebe (Blut, Eiter, Serum, Lymphe) kommt es überhaupt zu keiner fauligen Zersetzung. Antisepsis ist daher in gewissem Sinne etwas Ueberflüssiges. Der Nutzen der Carbolsäure beruht nur darin, dass sie die Absorptionskraft des Granulationsgewebes erhöht.

1502. ***Parrot*** *et* ***H. Martin,*** *recherches expérimentales ayant pour but de transformer le tubercule vrai ou infectieux en corps étranger inerte sous l'influence de reactifs divers. Revue de méd. 1883, oct.*

In therapeutischen Gaben können alle bisher versuchten parasiticiden Agentien den Tuberkelbacillen nichts anhaben (Salicylsäure, H_2O_2, Brom, Carbolsäure); die Impfung der damit verriebenen tuberculösen Massen liefert immer wieder Tuberkel. Dies gilt für die Carbolsäure, selbst wenn sie 5procentig genommen wird.

1503. ***E. Schill*** *und* ***B. Fischer,*** *über die Desinfection des Auswurfes der Phthisiker. Mittheilungen d. kais. Gesundheitsamts II, 1884, p. 131.*

Da im Sputum Tuberkelbacillen und Sporen vorkommen, musste sich die Desinfection auf beides erstrecken. Zu den Versuchen wurde theils frisches, theils getrocknetes Sputum benutzt, denn Koch hat gezeigt, dass dasselbe erst nach Monaten an Wirksamkeit verliert. Die Desinfection gelingt übrigens bei trockenem Material viel schwieriger als bei feuchtem. Beim

Faulen verloren feuchte Sputa selbst nach sechs Wochen ihre Virulenz nicht. Beim Zusatz von desinficirenden Flüssigkeiten zu frischen Sputis erwiesen sich nur wenige Substanzen als kräftig genug, Bacillen und Sporen zu tödten, nämlich nach 20stündiger Einwirkung absoluter Alkohol, gesättigte wässerige Salicylsäurelösung, dreiprocentige wässerige Carbolsäurelösung, Essigsäure, Liquor ammon. caust., gesättigtes Anilinwasser, endlich der Dampf von Anilinöl, wie er sich bei Zimmertemperatur entwickelt. Bei nur zweistündiger Einwirkung wurde dagegen selbst eine 5procentige Carbolsäurelösung in ihrer Wirkung unsicher. Als ganz unwirksam erwiesen sich Kreosotwasser (1 : 100), Thymol in Alkohol (5 : 100), Arsenige Säure (1 : 100), ges. Naphthalinwasser, Jodkaliumlösung (1 : 100), Bromkaliumlösung (1 : 1000), Bromwasser (1 : 100), Jodwasser (1 : 500), gesättigtes Jodoformwasser, Jodoform in Oel (5 : 100), Jodoform in Terpentinöl (5 : 100), Natronlauge (2 : 100), Kalilauge (10 : 100).

Die Versuche mit getrockneten Sputis ergaben, dass einstündiges Erhitzen auf 100° zur vollständigen Vernichtung der Virulenz noch nicht hinreicht, wahrscheinlich aber mehrstündiges. Strömender Wasserdampf von 100° desinficirte die trockenen Sputa nach 30—60 Minuten, die frischen schon binnen 15 Minuten. Kochen mit Wasser vernichtete die Infectionskraft der Sputa nach 10—20 Minuten. Sublimat erwies sich selbst in einer Lösung von 2 : 1000 als unfähig, Sputa zu desinficiren.

Das praktische Resultat obiger Versuche ist, dass man die Desinfection der Sputa in Krankenhäusern auf bequeme und billige Weise erzielen kann, wenn man sie entweder mit 5procentiger Carbolsäurelösung $\overline{aa}$ 24 Stunden stehen lässt, oder ohne Carbolsäure einige Zeit kocht.

1504. ***Brugnatelli**, studii sperimentali sulla terapia della tubercolosi. Gaz. degli ospit. 1884, Nr. 70.*

Gleichzeitig mit Simon und Coze in Nancy suchten Br. und Sormani in Pavia nach Substanzen, welche die Virulenz der Tuberkelbacillen vernichten. Die mit den zu untersuchenden Substanzen gemischten Sputa wurden Meerschweinchen injicirt und diese Thiere nach 40—100 Tagen getödtet und auf Tuberculose untersucht. Dabei ergab sich, dass Kreosot, Kampher und Phenol in grossen Dosen die Virulenz der Sputa aufheben. Die Carbolsäure musste dazu 5procentig genommen werden.

b) Toxikologisches.

Wer sich für die Pharmakologie der Carbolsäure und namentlich für die Casuistik der Vergiftungen, welche damit vorgekommen sind, interessirt, den verweise ich auf meine diesbezüglichen Zusammenstellungen in Schmidt's Jahrbüchern, Bd. 193, p. 117, Bd. 194, p. 2 und 229, die vollständiger sind als alle darüber sonst existirenden Berichte.

Auch im Jahre 1884 sind trotz der Verdrängung der Carbolsäure durch Sublimat doch wieder eine ganze Anzahl von Carbolvergiftungen vorgekommen.

1505. ***J. C. Mitchell,*** *cases of poisoning by carbolic acid, Paris green, belladonna. Canada Lancet (Toronto) 1883—84, XVI, p. 297.*

1506. ***P. Morelli,*** *avvelenamento per acido fenico. Giorn. internaz. d. scienze med., p. 441, 1884.*

1507. *Poisoning by carbolic acid. The Pharmac. Journ. and Trans. XIII, 1884, 5 jan., p. 539; Lancet 1884, II, p. 937, 22 nov.*

Nach dem Genusse einer unbekannten Menge Phenol trat stertoröses Athmen, Lividität der Haut und schneller Tod ein.

1508. ***F. G. Gade,*** *tödtliche Carbolsäurevergiftung. Norsk Magazin for Laegevidenskab, 3. Reihe, Bd. 14, 1884, p. 234.*

Ein 71jähriger Mann, welcher durch Versehen einen Esslöffel 90procentiger Carbolsäure eingenommen hatte, wurde nach einigen Minuten bewusstlos, bekam Trachealrasseln, leichte Krämpfe, Cyanose, kleinen und schwachen Puls und starb nach 13 Minuten. Die Section ergab die gewöhnlichen Aetzungserscheinungen.

1509. ***Woltering,*** *Carbolsäurevergiftung; Tod in 10 Minuten. Allgem. med. Centralztg. 1884, Nr. 67, p. 973.*

Ein Lehrling eines Droguengeschäftes nahm aus Versehen einen gehörigen Schluck 90procentiger Carbolsäurelösung, eilte auf den Hof um dort Wasser nachzutrinken, brach daselbst aber zusammen und starb.

1510. ***Liman,*** *über Carbolsäurevergiftung. Berl. klin. Wochschr. 1884, Nr. 45, p. 725.*

L. demonstrirte den Charitéärzten am 12. Juni die Eingeweide einer Person, welche an innerlich genommener Carbolsäure gestorben war. Er führte dabei an, dass auf diese Weise zu

Stande gekommene Carbolvergiftungen relativ selten seien. Die Mundschleimhaut war im vorliegenden Falle von Veränderungen frei. Speiseröhrenschleimhaut getrübt, besonders nach unten zu. Magenschleimhaut ähnlich wie bei der Carbolsäurevergiftung weisslich verschorft; Submucosa ziemlich frei. Pylorusgegend wenig, Duodenum stark afficirt. Der Tod erfolgte nach 20 Minuten. Dosis unbekannt.

1511. ***Grünewaldt,*** *ein Fall von Carbolsäurevergiftung. Petersb. med. Wochschr. 1884, Nr. 22, p. 247.*

Nach einem irrthümlicherweise verabfolgten Carbolklysma, welches 30 Gramm Acid. carbol. glyc. liquef. enthielt, trat bei einer Schwangeren nach einer Stunde Collaps und Tod ein. Das Klysma war nicht wieder abgegangen.

1512. ***Bartel,*** *über dasselbe. Ibid.*

Nach einem Klysma, welches 2 Gramm Carbolsäure enthielt und nicht abging, entstand binnen 20 Minuten schwerer Collaps, der jedoch nicht zum Tode führte.

1513. *Two cases of carbolic acid poisoning. The Lancet 1884, I, p. 148 u. 235.*

Ein zweijähriges Kind trank 15 Gramm der rohen 30procentigen Carbolsäure und kam doch mit dem Leben davon.

Ein zweiter Arzt, der einen ähnlichen Fall sah, untersuchte diese rohe Carbolsäure und fand, dass sie sehr viel Theeröl enthielt, wodurch sie, wie er glaubt, ziemlich unschädlich wird.

1514. ***G. M. Altara,*** *un caso di avvelenamento per acido fenico, guarita colla canfora. Spallanzani (Modena) 1884, 2. s. XIII, p. 64; Italo-Lombard. med. Gazz. 5 aprile 1884.*

1515. ***Altara,*** *ein Fall von Carbolsäurevergiftung. Italo-Lombard. med. Gaz. 5. April 1884.*

Bei einer Patientin mit Puerperalfieber, der Ausspülungen der Vagina mit einprocentiger Carbolsäure dreimal täglich gemacht wurden, trat Collaps, Absinken der Temperatur, Pulslosigkeit, kalter Schweiss, Unfähigkeit zu schlingen und Eiweissharnen ein. Binnen drei Stunden nahmen diese Erscheinungen in bedrohlichster Weise zu. Altara verordnete 0·4 Kampher in 180 Gramm Orangensyrup, stündlich ein Esslöffel, und sah danach schnell alle Vergiftungssymptome schwinden.

1516. ***G. W. Grote*** *(Bristol), a case of poisoning by carbolic acid. The Lancet 1884, II, p. 669, 11 oct.*

Ein 71jähriger Mann nahm irrthümlicherweise eine unbekannte Menge Carbolsäure ein. In wenigen Minuten trat Coma ein und die Fähigkeit des Schluckens hörte ganz auf; Resp. angestrengt; Patient macht den Eindruck eines Sterbenden. Therapie: dreimalige Auswaschung des Magens, sodann Haferschleim mit Ei und Brandy; letzteres, weil die Herzthätigkeit auszusetzen anfing. Ferner Erwärmung des sehr kalten Körpers. Völlige Genesung, aber langsam. Am dreizehnten Tage konnte Patient sich zum erstenmale aufsetzen im Bett.

1517. ***A. Hind,*** *a case of carbolic acid poisoning. The Lancet 1884, I, p. 659, 18 april.*

Ein 17jähriges Mädchen trank aus Versehen 180 Gramm 14procentiger roher Carbolsäure. Sie erhielt gleich darauf das Weisse von 14 Eiern und warme Milch, worauf reichliches Erbrechen erfolgte. Auch das Erbrochene des folgenden Tages roch noch stark nach Carbol. Der Bauch schwoll und wurde schmerzhaft, ebenso der Schlund; der Urin wurde schwärzlich; es trat aber doch Genesung ein.

1518. ***Oliver,*** *a case of carbolic acid poisoning. Medical Times and Gazette, march 1884, p. 282; Brit. med. Journ. 1884, p. 356.*

Ein 2jähriges Kind trank 15 Gramm rohe Carbolsäure und wurde sofort comatös; die Pupillen eng und die Muskeln schlaff. 90 Gramm Olivenöl und etwas Zinksulfat, sowie Aether und Brandy retteten das Kind, jedoch folgte eine heftige Entzündung des Fauces und des Larynx.

1519. ***Joseph Salomon,*** *Vergiftung mit Carbolsäure und Alkohol bei einem 14 Tage alten Kinde. Arch. d. Kinderheilk. V, 1884, Heft 7—8, p. 313.*

Von einer Mischung Alkohol + Carbolsäure āā bekam ein 14tägiges Kind aus Versehen 1—2 Theelöffel. Brechen, Zuckungen, Dyspnoe, Durchfall folgten. Allmälig trat Verengerung des Oesophagus ein, so dass häufig bougirt werden musste. Als das Kind $2^1/_2$ Jahre alt war, wurde mit Erfolg die Oesophagotomie ausgeführt.

1520. ***Hoffmann,*** *empoisonnement par l'acide phénique; guérison. Gaz. des hôp. 1884, p. 780.*

1521. ***Cartaz,*** *paralysie vésicale consécutive à l'usage de l'acide phénique en pansement. Montpellier méd. II. S. T. 3., Oct. 1884, p. 357; Gaz. méd. de Paris 1884, Nr. 42.*

Einmal nach Ausspülen des Uterus mit Carbol und einmal nach einem Carbolverband trat complete aber vorübergehende Blasenlähmung ein.

c) Therapeutisches.

1522. **A. Gretschichin** *(Kars), über den Einfluss der Carbolsäure auf den fiebernden Organismus. Verhandl. d kaukasischen med. Gesellsch. 1883—84, Beilage (russisch); Petersburger med. Wochschr. 1884, Nr. 1, p. 10.*

Das Mittel wurde nach dem Vorgang von Warfvinge in Form von Clysmen bei 30 Patienten angewandt, welche an Abdominaltyphus, Flecktyphus, croupöser Pneumonie und Erysipelas faciei litten.

Stets begann nach 10—12 Minuten eine Verminderung der Temperatur, welche 2—3 Stunden zunahm und dann wieder zurückging. Die Herabsetzung betrug meist 3·0—3·5° C. Zugleich trat Schweiss ein, und Puls und Respiration wurden verlangsamt. Unangenehme Nebenwirkungen wurden nie beobachtet. Die angewandten Dosen waren 8—12 Gran. Die Verabreichung per os, welche Roth und Haudelin empfehlen, rief selbst in kleinen Dosen Gastricismus hervor.

1523. **Pietro Pucci,** *il trattamento della pneumonia fibrinosa. Il Morgagni XXVIII, fasc. IX, Sept. 1884, p. 584.*

Die Behandlung mit Carbolsäure wird eingehend besprochen.

1524. **P. Menou,** *étude critique sur le traitement de la fièvre typhoïde par l'acide phénique. Paris 1884, Davy, 54 pp.*

1525. **Schtscheglow,** *Behandlung der Dysenterie mit Ausspülungen des Dickdarms mit 0·05procentiger Carbolsäurelösung. Russkaja Medicina 1884, Nr. 31—32.*

1526. **Valle Antonio,** *dell' acido fenico nella difteria. Archivio clinico italiano 1884, Nr. 24, 14 giugno.*

1527. **R. Lee,** *atmospheric desinfection and its application in the treatment of disease. Brit. med. Journ. 1884, I, 12 april.*

L. empfiehlt einen sehr unvollkommenen Apparat zur Herstellung von Carboldämpfen bei Keuchhusten, Diphtheritis Phthise etc.

1528. **Declat,** *cura antisettica delle malattie della pelle mercè l'acido fenico o suoi composti. 16°, 236 pp., Roma 1884, Elzevir.*

Eine Uebersetzung aus dem Französischen.

1529. **Washburn**, *carbolic acid injections in haemorrhoids. Philad. med. Reporter, 15 aug. 1884.*

Die Carbolsäure-Injectionen in Hämorrhoidalknoten werden gegen den Vorwurf der Gefährlichkeit vertheidigt. Die Resultate sollen recht gut sein.

1530. **J. W. Grirard**, *carbolic acid injections in haemorrhoids. Therap. Gaz. 1884, march, p. 121.*

Bericht über einen alten Schuster, der von Ort zu Ort zieht und durch Carbolsäure-Injectionen schon zahllose Personen von Hämorrhoiden geheilt hat und dem nie eine Cur schlecht verlaufen ist.

1531. *Carbolic acid injections in haemorrhoids. Ibid. april, p. 170.*

C. B. Richmond hat mehr als 50 Hämorrhoidalknoten durch Injection einer Lösung von 0·25—0·75 Carbolsäure in Glycerin + Wasser āā 4·0 Gramm zum Verschwinden gebracht. Die injicirte Menge beträgt 10—20 Tropfen. Nach der Injection entzündet sich der Knoten, um mit dem Abklingen der Entzündung selbst zu schwinden.

N. C. B. Haviland injicirt $^1/_4$—1 cc. einer 66procentigen Carbolöllösung, worauf der Inhalt des Knotens sofort fest wird und sammt dem Knoten ohne grosse Reizungserscheinungen resorbirt wird.

Henry H. Chase injicirt 1—10 Tropfen einer 33procentigen Lösung von Carbolsäure in Glycerin oder Olivenöl in den Knoten und sah ebenfalls sehr gute Resultate.

G. A. Smith injicirt ein Gemisch aus Carbolsäure und Naphthalin und ist mit seinen Resultaten recht zufrieden. Ueble Zufälle hat keiner der genannten Autoren beobachtet.

1532. **Wm. T. Fleet**, *carbolic acid injections in piles. Ibid. may, p. 215; july, p. 317.*

Fl. hat in den letzten fünf Jahren alle Hämorrhoidalknoten, welche ihm vorkamen, mit Carbolglycerin-Injectionen behandelt und alle ohne üble Zufälle zum Verschwinden gebracht. Bei einem Arzt fanden sich sehr viele grosse innere Knoten, so dass derselbe sich bereits zu einer eingreifenden chirurgischen Operation entschlossen hatte; aber nach obiger Methode behandelt, wurde er binnen einer Woche dauernd geheilt.

1533. **J. R. Kinney** *(Minneapolis), treatment of haemorrhoids by carbolic injections. Ibid. aug., p. 352.*

Die Ansichten der Lehrbücher über die in Rede stehende Behandlungsmethode der Hämorrhoiden ist eine sehr getheilte. Bryant erklärt dieselbe für eines gebildeten Chirurgen unwürdig; Andrews in Chicago, einer der grössten amerikanischen Praktiker, hat 3300 Fälle zusammengestellt, in welchen dieselbe ausgeführt wurde. Von diesen verliefen sieben letal, aber nur, weil die Injectionen in fahrlässiger Weise gemacht worden waren. Andrews empfieht daher diese Methode sehr. Kelsey in seinen „Krankheiten des Rectums und des Anus" schliesst sich dieser Empfehlung durchaus an. Kinney selbst hat 60 Fälle so behandelt und niemals ernste Zufälle dabei eintreten sehen. Er injicirt 0·10—0·25 Cc. eines 33procentigen Carbolöls. Vor der Injection muss durch ein Laxans der Darm ordentlich entleert sein. Der Anus wird bei der Operation gut zugestopft und Alles sauber gereinigt. Der Knoten selbst wird vor der Injection mit dem Finger ausgedrückt. In vielen Fällen kommt es zur Verschorfung, dann zur Abstossung des Schorfes und Granulationsbildung. Aber auch in diesen Fällen sind die Patienten nicht gezwungen, im Bett zu bleiben, können vielmehr sogar auf Arbeit gehen.

1534. ***Robert Abbe***, *observations on hydrocele etc. New York med. Journ., vol. 38, Nr. 25, p. 682, 1884.*

Die von Levis empfohlene Injection von Carbolsäure in den Hydrocelensack wird lebhaft befürwortet; sie sei schmerzlos und erzeuge ein gutes plastisches Exsudat. Nach zu grossen Dosen kommt es allerdings zur Vereiterung des Hydrocelensackes.

1535. ***L. Labbé***, *note sur l'emploi des lavages phéniqués intraarticulaires dans l'hydarthrose chronique. Bull. de l'acad. de méd. 1884, p. 752.*

1536. ***Balser***, *Beitrag zur antiseptischen Wundbehandlung. Langenbeck's Arch., Bd. 29, Heft 3—4, 1884.*

In der chirurgischen Klinik zu Giessen wird nach wie vor Carbolsäure zum chirurgischen Verband benutzt. Mit Hilfe desselben wurden ausgezeichnete antiseptische und aseptische Resultate erzielt und niemals unangenehme Nebenwirkungen beobachtet.

1537. ***C. Denis***, *de l'acide phénique dans le traitement des affections oculaires à forme sécrétante. Thèse de Paris, avril 1884, 43 pp., Davy.*

Sehr häufig empfiehlt sich eine Behandlung eiternder Augenkrankheiten mit Carbolsäure. So z. B. wird die Ophthalmie der

Neugebornen mit 0·2procentiger Carbolsäure behandelt. Dieselbe muss in vielen Fällen stündlich mittelst Spray in's Auge geblasen werden. (cf. darüber Bullet. de thérap. CVI, 1884, p. 288 und CV, p. 93).

1538. ***Magawly***, *über Antiseptik in der Augenheilkunde. Petersburger med. Wochschr. 1884, Nr. 18, p. 200.*

Carbolsäure wird vom Auge nur 1procentig vertragen und ruinirt feine Instrumente; Borsäure wird 4procentig vertragen und schädigt die Instrumente nicht. Zum Verband werden Borlint und Borwatte benutzt. Auch Jodoform und Sublimat 0·1procentig haben ihre Vorzüge.

2. Zincum sulfocarbolicum.

1539. ***E. Bottini*** *(Pavia), lo zinco-solfofenato in chirurgia. Studii sperimentali e clinici. Gazz. degli Osped. 1884, Fasc. 1.*

Das sulfocarbolsaure Zink bildet geruchlose weisse Krystalle, welche sich in Wasser, Alkohol und anderen Lösungsmitteln lösen. Nach Bottini leistet es als Asepticum und Antisepticum Vorzügliches. In 5procentiger Lösung hebt es die Bewegung der Mikroorganismen auf lange Zeit auf; in 10—15procentiger Lösung tödtet es dieselben. Da das Salz nicht flüchtig ist, lassen sich damit imprägnirte Verbandstoffe sehr lange unverändert aufheben. Das Mittel greift Cutis und Schleimhäute nicht an, ruft keine locale Anästhesie, kein Erythem und kein Ekzem hervor. Selbst in die Gelenke, die Bauch- und Brusthöhle kann man es in starken Lösungen bringen, ohne dass es giftig wirkt. Mit indifferenten Pulvern (Zucker) gemischt, empfiehlt es sich zum Trockenverband offener Wunden.

3. Trichlorphenol.

Die ausgezeichneten antiseptischen Eigenschaften des Trichlorphenols sind schon längst bekannt, aber von den Praktikern noch viel zu wenig gewürdigt. Vergl. darüber mein Referat in Schmidt's Jahrbüchern Bd. 197, 1883, p. 233.

1540. ***Bragin***, *Trichlorphenol bei Erysipelas. Jeshenedelnaja klin. Gazeta 1884, Nr. 13, p. 236.*

In 8 Fällen von Erysipel wurde eine 5procentige Trichlorphenollösung äusserlich aufgepinselt und dadurch schnell Röthung und Schmerz vermindert und schliesslich beseitigt.

4. Brenzkatechin.

1541. **R. Maguire,** *the darkening in colour of certain urines on exposure to the air. The Brit. med. Journ. 1884, I, p. 808.*

Nach dem Einführen von Brenzkatechin, Hydrochinon, Resorcin, Pyrogallol, Protokatechusäure und ähnlicher Körper wird der an der Luft stehende Harn, namentlich bei alkalischer Reaction, schnell schwarz.

1542. **L. Brieger,** *über den Einfluss der Dihydroxylbenzole auf Febris intermittens und über das Princip der gruppenweisen Betrachtung der Arzneien. Charité-Annalen IX, 1884, p. 244.*

Von den drei Dihydroxylbenzolen wirkt das Brenzkatechin am stärksten, dann folgt in absteigender Linie Hydrochinon und dann Resorcin. Der Monomethyläther des Brenzkatechins ist ebenfalls stärker giftig als der des Resorcins. Die Dimethyläther sind sämmtlich ungiftig.

5. Hydrochinon.

1883 hat L. Lewin durch eine Experimentaluntersuchung über das chemische und pharmakologische Verhalten der Folia Uvae Ursi und des Arbutins im Thierkörper es wahrscheinlich gemacht, dass der Nutzen beider genannten Substanzen auf einer unter gewissen Umständen vor sich gehenden Abspaltung von Hydrochinon beruht.

Die Bärentraubenblätter enthalten sehr viel Tannin, ferner Gallussäure, Urson und Arbutin. Das Urson bildet farblose, seidenglänzende Nadeln, ist aber in Wasser, verdünnten Säuren und Alkalien unlöslich und kommt daher für die therapeutische Wirkung nicht in Betracht. Das Arbutin stellt farblose Säulen dar, welche in Wasser leicht, weniger in Alkohol löslich sind. Es schmeckt bitter. Seiner Zusammensetzung nach ist es ein wechselndes Gemisch aus zwei Glycosiden, bei deren Spaltung ausser Zucker im einen Falle mehr Hydrochinon und im anderen mehr Methylhydrochinon entsteht.

Es besitzt keine reducirenden Eigenschaften, wohl aber das daraus entstehende Hydrochinon (und den Zucker). Das Arbutin ist ferner nicht gährungsfähig, dagegen dreht es die Ebene des polarisirten Lichtes nach links. Der daraus entstehende Zucker dreht sie dagegen nach rechts. Das Hydrochinon ist optisch inactiv. Ein Decoct der Bärentraubenblätter ist infolge seines Arbutingehaltes linksdrehend und bleibt es auch nach dem Entfärben mit Thierkohle.

Die ersten Untersuchungen über das Verhalten des Arbutins im Organismus stammen von Jablonowski. Er nahm binnen zwei Tagen 18 Gramm ein und liess danach einen beim Stehen grünlich werdenden Harn, der bei Eisenchloridzusatz einen blauen Niederschlag bildete. Hydrochinon konnte er im Harn nicht nachweisen. Spätere therapeutische Versuche von Hughes und Schroff führten zu keinen entscheidenden Resultaten. 1877 stellte v. Mering fest, dass nach dem Einnehmen von Arbutin bei Kaninchen im Harn gepaarte Schwefelsäuren auftreten, aus denen man durch Kochen mit Säuren Hydrochinon und Methylhydrochinon gewinnen kann.

Lewin injicirte Kaninchen Arbutin per os und subcutan und fand, dass danach der Harn reducirende und linksdrehende Eigenschaften bekommt und eine grünliche Farbe annimmt. Bei Einbringung von 3 Gramm in den Magen erfolgte der Tod unter Erscheinungen der Magenentzündung. Lewin schliesst aus seinen Versuchen, dass das Arbutin nach subcutaner und stomachaler Application im Organismus der Kaninchen gespalten wird, und zwar gerade so wie ausserhalb des Körpers durch Kochen mit Säuren oder durch Emulsin. Die olivengrüne Färbung des Harns rührt von Hydrochinon her.

Diese Harnveränderungen durch Hydrochinon wurden auch schon früher vielfach beobachtet und beschrieben. Steffen machte 1882 darauf aufmerksam, dass sich nach Eingabe von Hydrochinon bei kleinen Kindern Flecke in den Windeln finden, die anfangs bläulich, nach kurzer Zeit röthlich und schliesslich schmutzigbraun werden. 1883 hat Seifert ähnliche Angaben gemacht. Die analogen Färbungen, welche sich nach Einführung von Carbolsäure in den thierischen Organismus bemerkbar machen, sind nach den Untersuchungen von Baumann und Preusse ebenfalls auf Hydrochinonbildung zurückzuführen. Dieselben Autoren wiesen durch Analysen von Carbolharnen nach, dass diese neben gefärbten Producten Hydrochinon als Hydrochinonschwefelsäure enthalten. Die bei manchen Carbolharnen erst beim Stehen eintretende Dunkelfärbung erfolgt dadurch, dass sich die ausgeschiedene Hydrochinonschwefelsäure spaltet und das hierbei frei werdende

Hydrochinon sich unter dem Einflusse der Luft zu gefärbten Verbindungen oxydirt. Es erfolgt dies um so schneller, je alkalischer der Harn ist. Aus solchem dunkelwerdenden Carbolharn lässt sich freies Hydrochinon durch Aether ausziehen.

Ein ganz ähnliches Verhalten nun zeigt nach Lewin das aus dem Arbutin sich bildende Hydrochinon. Dasselbe wird als Hydrochinonschwefelsäure ausgeschieden. Wird der Harn gleich zersetzt, mit alkalischer Reaction entleert, oder wird er beim Stehen an der Luft zersetzt und alkalisch, so findet eine Spaltung der Hydrochinonschwefelsäure statt, und das freiwerdende Hydrochinon wird allmälig zu gefärbten Verbindungen weiter oxydirt. In dunkelndem Arbutinharn findet sich freies Hydrochinon, das durch Extraction mit Aether erhalten werden kann.

Aber nicht die ganze Menge des in den Körper eingeführten Arbutins zerfällt nach Lewin in Hydrochinon und Zucker. Es zeigte sich vielmehr, dass schon nach Einverleibung von relativ kleinen Mengen von Arbutin solches sich unverändert im Harn wiederfindet, wo es durch seine Linksdrehung erkannt werden kann.

Was die toxische Dose des Arbutins anlangt, so müsste sie, wenn eine solche vorhanden wäre, von der Menge des aus demselben gebildeten Hydrochinons abhängig sein.

Die Giftwirkung der Dihydroxylbenzole und des Hydrochinons insonderheit ist, wie Brieger fand, bei Kaltblütern grösser als bei Warmblütern. In starker Concentration lähmt letzteres schnell die Musculatur und schwächt beträchtlich die Function der Ganglien. In mässiger Concentration wirkt es nur schwach auf die Muskeln, gar nicht auf die nervösen Elemente ein. Nach 0·25 Gramm per os verabreichtem Hydrochinon sah Brieger bei Kaninchen gar keine Folgewirkungen auftreten. Nach 0·5 Gramm erfolgten eine halbe Stunde nach dem Einnehmen kurz andauernde Krämpfe in den Extremitäten, von denen sich das Thier jedoch bald wieder erholte. Erst 0·75 Gramm Hydrochinon riefen Convulsionen anfangs in den vorderen, später in den hinteren Extremitäten hervor, die sich rasch zu allgemeinen klonischen Krämpfen steigerten; es trat Athemnoth auf, Speichel- und Thränensecretion erschienen vermehrt, die Temperatur stieg um circa $1^1/_2{}^0$ C., und das Thier starb.

Bei Menschen sind von Brieger nach Einführung von Hydrochinon als Giftwirkung beobachtet worden: Schwindel,

Ohrensausen, Beschleunigung der Athmung, Kleinheit des Pulses und Abnahme seiner Frequenz. Dazu kommt ab und zu allgemeiner Fieberschauer und Cyanose.

Indessen kommen nach L. diese Hydrochinonwirkungen fast gar nicht für das Arbutin in Betracht, da aus letzterem ja die ungiftige Aetherschwefelsäure entstehe. Nur für den Fall, dass bereits im Körper, speciell der Blase, eine Spaltung der Hydrochinonschwefelsäure einträte, würde an eine Resorption von Hydrochinon zu denken seien müssen. Indessen seien die hier in Frage kommenden Mengen so geringfügig, dass man mit Recht annehmen könne, das Arbutin sei eine unschädliche Substanz. Die im Körper neben der Hydrochinonschwefelsäure etwa entstehenden Oxydationsproducte sind, obgleich man ihnen giftige Wirkungen zuschreibt, noch so wenig erforscht, dass in dieser Beziehung keine bestimmten Angaben gemacht werden können.

Lewin erörtert dann weiter, dass der Nutzen, welchen Bärentraubenthee manchmal bei Blasenkatarrh hat, auf Abspaltung von Hydrochinon aus dem Arbutin beruht, und dass es daher rationeller ist, überhaupt die Folia uvae ursi durch Arbutin zu ersetzen.

Gegen diese Erörterungen, namentlich gegen den Nutzen des Arbutins bei Blasenkrankheiten sind nun 1884 Einwände erhoben worden, welche mich veranlassten, die Lewin'sche Arbeit hier mit zu besprechen.

1543. ***H. Paschkis,*** *über die arzneiliche Wirkung des Arbutins und der Folia uvae ursi. Wiener med. Presse, 1884, Nr. 13, p. 396.*

P. behandelte 8 Fälle von Blenorrhoe der Harnröhre und 8 Fälle von Cystitis mit Arbutin. Auf die ersten 8 Fälle hatte diese Behandlungsmethode wenig Einfluss; in allen blieb vielmehr die Secretion durchaus unverändert eitrig, während allerdings in 3 Fällen Schmerzlinderung zu bemerken war. Jedoch war in einem Falle nach Genuss von 30 Gramm binnen 12 Tagen vom 6. Tage ab Schmerz in den Schwellkörpern des Penis, Harndrang und Blut im Harn zu constatiren. Bei sämmtlichen 8 Fällen von Cystitis trat in Bezug auf die Secretion auch nicht die geringste Aenderung ein; nur in 3 derselben konnte von einer geringen Schmerzlinderung die Rede sein. Die Reaction des Harns blieb alkalisch, ja in 2 Fällen, wo der Harn ausnahmsweise sauer war, wurde er alkalisch.

P. bemerkte weiter, dass der Harn grün gefärbt wurde, zumal bei alkalischer Reaction, jedoch entscheidet er nicht, ob dies auf Hydrochinonbildung beruht.

Schliesslich stellt P. den Satz auf, dass, wenn die Arbutinwirkung auf Hydrochinonbildung beruht, dieses in grossen Dosen und einige Zeit hindurch zu geben ist. Da ferner eine grosse Menge Arbutin unverändert im Harn wiedergefunden werden konnte, so hält er die Wirkung desselben für eine höchst zweifelhafte.

1544. **Ernst Feibes,** *über das Schicksal des Arbutins im menschlichen Organismus. Inaug.-Dissert. Würzburg 1884, 24 pp.*

Unabhängig von Paschkis und ziemlich gleichzeitig mit ihm untersuchten Kunkel und Feibes ganz dieselbe Frage wie jener.

Der alkoholische Auszug der Bärentraubenblätter wurde eingedunstet, mit Wasser aufgenommen, mit Bleiacetat von Gerbsäuren befreit und das Filtrat nach dem Entbleien eingedunstet. Diese Methode der Arbutindarstellung ist bequemer als die bisher übliche, wo die Blätter direct mit Wasser ausgezogen werden. Das specifische Drehungsvermögen des erhalteneu Arbutins war $= -67{\cdot}2^0$, also stärker als das des Traubenzuckers ($= +56^0$). Von Verdauungssäften wurde das Arbutin bei Körpertemperatur nur langsam angegriffen. Frischer Speichel bewirkte erst nach einstündiger Digestion bei 40^0 C. eine merkbare Zersetzung; frischer Hundemagensaft dagegen schon nach einer Viertelstunde. Durch Kochen mit Schwefelsäure liess sich das Arbutin glatt spalten; der dabei entstehende Zucker scheint Traubenzucker zu sein.

Die Versuche über das Verhalten des Arbutins im Organismus stellten Kunkel und Feibes an sich selbst an. Die Mengen, welche sie auf einmal Abends nahmen, betrugen zwischen 4 und 9 Gramm. Sie bemerkten danach auch nicht das mindeste Unbehagen. Auch die von Schroff und von Menche (1883) beobachtete diuretische Wirkung konnte nicht constatirt werden. Die Untersuchung des Harns ergab unzweifelhaft, dass weitaus der allergrösste Theil des genossenen Arbutins unzersetzt und in relativ kurzer Zeit den Organismus wieder, und zwar mit dem Harn, verlässt. Dasselbe konnte nämlich im Harn spektroskopisch leicht direct quantitativ und nach dem Spalten mit Schwefelsäure aus dem Zuckergehalt indirect quantitativ bestimmt werden. Wenn 5 Gramm eingegeben waren, wurden auch 5 Gramm wiedergefunden.

Der Harn hatte im frischen Zustande ganz normales Aussehen, verfärbte sich aber an der Luft bald rothbraun. Diese Verfärbung trat bei alkalischer Reaction rascher und intensiver ein als bei saurer und rührt von Hydrochinon und dessen Zersetzungsproducten her. Die Ausscheidung des Arbutins war schon am nächsten Morgen beendet.

Das Auftreten von Benzoësäure im Harn, welches Jablonowski angibt, konnte selbst nach Einnehmen von 9 Gramm Arbutin nicht bestätigt werden.

Ein Fall von Cystitis, welcher mit Arbutin behandelt wurde, zeigte absolut keine Besserung.

Die Vff. kommen daher zu dem Resultate, dass die Anwendung des Arbutins, weil es im Organismus so gut wie nicht zersetzt wird, unrationell ist.

1545. ***G. Leubuscher,*** *über Arbutin. Correspbl. d. allgem. ärztl. Vereines für Thüringen 1884, Nr. 10.*

Mit Arbutin wurden 3 Fälle von Blasenkatarrh behandelt, eine leichte Cystitis gonorrhoica und zwei schwere Fälle von Cystitis purulenta bei Myelitikern. Während in dem ersten Falle der Blasenkatarrh ziemlich rasch unter dem Gebrauch des Mittels verschwand, blieb in den beiden anderen das Mittel nicht allein völlig wirkungslos, sondern es zeigte sich während des Arbutingebrauches eine deutliche Vermehrung des Eiters, und es traten im Harne diphtherische Fetzen auf; in neuester Zeit dagegen konnte Rossbach bei einer allen Mitteln trotzenden Nierenblutung bei einem Nephritiker durch Arbutin die Blutung in wenigen Stunden zur Heilung bringen. Das Mittel wurde mehrere Wochen hindurch in Dosen von 5·0 pro die gegeben. Die Folia uvae ursi wurden in Decoct von 60·0 : 200·0 ohne Wirkung verabreicht.

1546. ***J. Moeller,*** *folia arctostaphylli glaucae. The Pharmac. Journ. and Trans., 26 april 1884, p. 864.*

Unter dem Titel Manzanita kommt seit einiger Zeit eine Drogue in den Handel, welche aus den Blättern der californischen Arctostaphyllos glauca Lind. besteht. J. H. Flint (Arch. d. Pharmacie, Bd. 218, p. 89) fand darin Arbutin. In Californien wird die Pflanze ihrer diuretischen Eigenschaften wegen seit langer Zeit angewandt, und sie soll namentlich bei Katarrh der Urogenitalorgane, Menorrhagie und Incontinentia urinae heilsam wirken.

1547. **Ungar,** *Arbutin bei Blasenkatarrh. Berl. klin. Wochschr. 1884, Nr. 43, p. 692.*

U. theilt einen Fall von bedeutender Besserung eines Blasenkatarrhs durch Arbutin mit.

1548. **A. Schmitz** *(Bonn), Beiträge zur Kenntniss der Wirkung des Arbutins. Centrlbl. f. klin. Med. V, 1884, Nr. 49, p. 777.*

Schm. theilt zwei Krankengeschichten mit, welche zeigen, dass unter Umständen der Nutzen des Arbutins bei Blasenkatarrh ein sehr bedeutender ist. Dasselbe wurde in Lösung 2·5 : 180·0, zweistündlich 1 Esslöffel, gegeben. Dass es Fälle von Blasenkatarrh gibt, welche durch das Mittel nicht gebessert werden, soll damit natürlich nicht bestritten werden.

Den Nutzen des Bärentraubenthees bei schweren, namentlich gonorrhoischen Blasenkatarrhen habe ich selbst in der Praxis so oft erprobt, dass er für mich nie zweifelhaft gewesen ist.

1549. **Enriquez Suñer,** *Arbutin. El Genio medico-quirurgico 1884, 7 febr.*

1550. **Z. Kniaziolucki,** *ein Fall von Febris intermittens quotidiana mit Hydrochinon geheilt. Prz. lek. Nr. 12, 1884.*

Ein 14jähriges Mädchen, welches seit sechs Monaten an Intermittens quotidiana litt, wurde durch 4 × 0·5 Gramm Hydrochinon pro die binnen sechs Tagen dauernd geheilt.

1551. **Paul Seifert** *(Dresden), Hydrochinon als Antipyreticum. Berl. klin. Wochschr. 1884, Nr. 29, p. 450.*

Bei Typhus, Pneumonie, Scharlach, Pleuritis, Phthise wirkte das Hydrochinon in Dosen von 1—6 Gramm pro Tag recht befriedigend antipyretisch, ohne Nebenerscheinungen zu machen. Das Sensorium wurde danach sogar freier.

1552. **Rostoschinsky,** *über die Wirkung des Hydrochinon. Ber. d. med. Ges. zu Tambow 1884, Nr. 6; Medizinskoje Obosrenje 1884, Nr. 19.*

Das Mittel setzt bei Fiebernden die Temperatur stark herab (in Dosen von 0·5 Gramm); die Wirkung geht aber schnell vorüber. Beim Wiederansteigen der Temperatur tritt intensiver

Rigor auf. Grosse Dosen verursachen Schweissausbruch. Die Temperatur Gesunder wird nicht beeinflusst.

1553. ***L. Bart** und **J. Schreder,** über die aus Hydrochinon in der Natronschmelze entstehenden Körper. Wiener Monatshefte für Chemie, V, Nov. 1884, p. 589.*

6. Resorcin.

1554. *Beitrag zur Kenntniss des Resorcins im Urin. Weekblad van het nederl. tijdschrift voor geneeskunde Nr. 40, 1883.*

Wird Resorcin in den menschlichen Organismus eingeführt, so ergibt die Behandlung des nach 2—3 Stunden gelassenen Urins mit Chlorzink, Jod und Ammoniak eine dunkelblaue Farbe, die sich in fester Form als Farbstoff absetzt. Hydrochinon und Brenzkatechin geben die Reaction nicht.

Resorcinlösungen geben die Reaction auch; das Mittel scheint also wenigstens theilweise vielleicht unverändert im Harn wieder aufzutreten.

1555. ***Justus Andeer,** über Resorcin. Bayer. ärztl. Intelligbl. 1884, Nr. 27, p. 99 u. 300; deutsche Medicinalztg. p. 259; Prager med. Wochschr. p. 106 u. 377; Wiener med. Presse p. 1213, 175, 207 u. 270; Monatshefte d. prakt. Dermat. Nr. 1—7; Petersburger med. Wochschr. Nr. 6, p. 58; med. Centralbl. Nr. 8, p. 116, Nr. 12, p. 193, Nr. 41, p. 737, u. Nr. 51, p. 913.*

Das Resorcinum purissimum resublimatum macht nicht nur kein Erbrechen, sondern stillt es; ja es wirkt nach A., der für das Mittel eine unbegrenzte Vorliebe hat, geradezu narcotisch.

Bei den verschiedensten Leiden des Halses und Kehlkopfes, besonders bei Laryngitiden und tuberculösen Geschwüren des Larynx wirkte es schmerz- und hustenstillend; in einem Falle von Tetanus traumaticus wirkte es krampfwidrig.

Bei Resorcinvergiftungen soll Natriumsulfat gar nichts nützen, dagegen Rothwein von ausgezeichneter Wirkung sein.

A. empfiehlt das Resorcin äusserlich bei Scarlatina, Rötheln, Masern, Variola, Ekzem, Rhagaden, Erfrierungen, Lepra, Anthrax, Erysipel, inficirten Wunden, Lymphangitis etc.

A. glaubt im sogenannten Voreuter der Kuh Resorcin gefunden zu haben und setzt dies mit der Milchbildung in Verbindung.

1556. **Epaminonda Federici**, *analisi di un avvelenamento per resorcina e alcuni esperimenti sulla medesima. Lo Sperimentale 1884, Nr. 11, nov.*

1557. **G. Paoletti**, *l'enteroclismo e la resorcina nella cura della dissenteria. Gazz. degli ospit. 1884, gennajo, Nr. 4, p. 28.*

1558. **Le Blond**, *de l'emploi de la résorcine dans le traitement de la diphtherie. Union méd. II, 1884, p. 37.*

1559. **G. Zeni** e **C. Bettelli**, *contribuzione allo studio dell azione della resorcina sulla temperatura e sul ricambo materiale in condizioni di sanità. Riv. clin. di Bologna 1884, agosto, p. 720.*

Die Benutzung des Resorcins zur Erniedrigung der fieberhaft erhöhten Körpertemperatur ist schon alt. Vergl. über denselben Gegenstand die Inaug.-Dissert. von Victor Surbeck (Bern, 1883).

1560. **Queirolo**, *azione della resorcina sulla milza. Gazz. degli ospit. 1884, marzo, Nr. 24.*

1561. **Bogusch**, *zur Behandlung des Durchfalls mit Resorcin und Salicylsäure. Medic. Obosrenje 1884, Nr. 15.*

Beide Substanzen sollen in heissem Ricinusöl gelöst verabfolgt werden.

1562. **C. W. Tangeman**, *resorcin in diseases of the ear. The therap. Gaz. VIII, aug. 1884, p. 348.*

1563. **G. Cattani**, *über die Anwendung des Resorcins bei Hautleiden. Monatshefte f. prakt. Dermatol. 1884, p. 274.*

1564. **P. Weselsky** *und* **R. Benedict**, *über Resorcinfarbstoffe. Wiener Monatshefte f. Chemie V, Nov. 1884, p. 605.*

1565. **J. Andeer**, *das Resorcinderivat Phloroglucin. Med. Centralbl. 1884, Nr. 12, p. 193.*

Das Phloroglucin ist wie die Pyrogallussäure ein Trioxybenzol. Es besitzt keine eiweisscoagulirenden und fäulnisswidrigen Eigenschaften. Ein Gemisch desselben mit Salzsäure eignet sich sehr gut zur Schnellentkalkung von Knochen zu mikroskopischen Zwecken.

7. Salicylsäure.

a) Physiologisches und Chemisches.

1566. **A. B. Griffiths** *und* **E. C. Conrad**, *über das Vorkommen von Salicylsäure in den cultivirten Varietäten von Viola tricolor und in den Violaceen überhaupt. Chem. News, Bd. 49, 1884, p. 146.*

G. und C. fanden bei zwei Versuchen in den Blättern des Stiefmütterchens 0·1329 und 0·1330, in den Stengeln 0·0852 und 0·0856, in den Wurzeln 0·0531 und 0·0529% Salicylsäure, in den Blüthen dagegen nur Spuren. Die Blätter sind also am reichsten daran.

1567. *L'acide salicylique et les denrées alimentaires. Le texte de la circulaire de M. le ministre du commerce au sujet de la prohibition de l'acide salic. dans les denrées alimentaires. Annales d'hygiène publique [3 S.] XI, Nr. 4, avril 1884, p. 396.*

Ueber den Gebrauch der Salicylsäure zur Conservirung von Nahrungsmitteln sagt das Comité consultatif d'Hygiène Publique (durch Brouardel): für Leute, welche die Salicylsäure schlecht eliminiren, ist der tägliche Gebrauch derselben sehr gefährlich, ja selbst für Gesunde kann sie vielleicht schädlich sein. Darum ist sie als Conservirungsmittel für Speisen zu verbieten.

1568. *Du salicylate de soude, étude critique et observations. 11e édition. Paris 1884, Delahaye et Lecrosnier, 16 p.*

1569. ***C. Blarez,*** *sur le dosage de l'acide salicylique. Bordeaux 1884, Gounouilhou, 16 pp. avec tabl. Extrait du Bull. des travaux de la soc. de pharmac. de Bordeaux, juillet-août 1884.*

1570. ***J. A. Barral,*** *über Salicylsäure in Bier und Wein. Industrie-Blätter, Bd. 21, p. 124, 1884.*

B. schliesst aus seinen Versuchen, dass ein Zusatz von höchstens 10 Gramm Salicylsäure pro Hektoliter Bier genügt, um die Essigbildung und andere Veränderungen dieses Getränkes zu verhindern, und dass ein solcher Zusatz der Gesundheit nicht nur nicht schädlich, sondern wohlthätig für dieselbe ist.

Um Nachgährungen in bereits fertigen Weinen zu verhindern, genügt nach dem Verfasser eine Menge von 50—80 Milligramm pro Liter.

1571. ***E. Maragliano,*** *Wirkung des salicylsauren Natrons auf die Circulation. Zeitschr. f. klin. Med. VIII, 1884, p. 248.*

Unter der Einwirkung des salicylsauren Natrons auf gesunde Menschen tritt meist eine deutliche Pulsverlangsamung und eine kleine Steigerung des Blutdruckes ein.

1572. ***Friedrich Hecker,*** *Untersuchungen über die Ausscheidung verschiedener Arzneimittel durch den Harn bei Gesunden und Kranken. Erlanger Inaug.-Dissert. Landau 1884, 39 pp.*

An Gesunden und Kranken der verschiedensten Art wurde bestimmt, wie schnell Jodkalium und Natriumsalicylat aus dem Körper durch den Harn ausgeschieden wird. Die gegebene Dosis betrug immer 0·25 Gramm und wurde in einer Stärkemehlkapsel gegeben.

Die kürzeste Dauer der Ausscheidung betrug für Jodkalium 29 Stunden und für Natriumsalicylat 21 Stunden. Der mittlere Werth berechnet sich für ersteres auf 41·88 und für letzteres auf 24·24 Stunden. Die Ausscheidung wurde beeinflusst von der Herzthätigkeit, von der Function und Durchlässigkeit der Nieren und von der Resorption von Seiten des Magens, endlich auch noch von der gesteigerten oder verminderten Diurese. Nachtrinken reichlicher Mengen von Selterwasser schaffte die Substanzen schneller wieder nach aussen; bei unvollständiger Compensation von Herzfehlern ging die Ausscheidung langsam, bei vollständiger schnell vor sich.

H. glaubt, dass es möglich ist, mit Zuhilfenahme sonstiger Erscheinungen aus einer Verlangsamung der Ausscheidung von Jodkalium und Natriumsalicylat diagnostische Schlüsse zu ziehen auf bestehende Circulationsstörungen, Störungen in der Function der Nieren oder ihrer Durchlässigkeit und auf Störungen von Seiten der Resorption.

1573. ***S. W. Lewaschew,*** *Beiträge zur Lehre über den Einfluss alkalischer Mittel auf die Zusammensetzung der Galle. Zeitschr. f. klin. Med. VII, p. 609, und VIII, p. 48, 1884.*

Unter dem Einflusse von per os eingeführtem Natriumsalicylat in Dosen von 1—4 Gramm nimmt die Concentration der Galle, wie Versuche an Hunden zeigten, beträchtlich ab. Es werden also im Vergleich zum Wasser relativ weniger feste Bestandtheile abgesondert, und zwar betrifft diese Verminderung alle wesentlichen festen Bestandtheile der Galle in gleichem Masse. Die Wirkung hält mehrere Tage an. Ob diese Abnahme der festen Bestandtheile eine absolute oder relative ist, ist eine wie Röhmann bemerkt, von L. nicht genügend gewürdigte Frage. Es scheint, als ob die L.'schen Versuche dazu berechtigten anzunehmen, dass in der That die absolute Menge der in der Zeiteinheit gebildeten festen Gallenbestandtheile unter der Einwirkung von Natriumsalicylat für längere Zeit abnimmt.

1574. **E. Balette,** *action du salicylate de soude sur l'utérus. Thèse de Paris 1884.*

Wie Bucquoy entdeckt hat, kann das salicylsaure Natron Menorrhagien und Abort veranlassen. Durch Versuche an Thieren liess sich dies jedoch nicht bestätigen.

1575. **Hastreiter,** *Salicylsäure-Dyspnoe. Med. chir. Correspbl. f. deutsch-amerik. Aerzte, p. 219, 1884.*

1576. **W. Erb** *(Heidelberg), zur Kenntniss der Nebenwirkungen der Salicylsäure. Berl. klin. Wochschr. 1884, Nr. 29, p. 445.*

Nach ziemlich kleinen Dosen von Natron salicylicum oder freier Salicylsäure trat bei einem jungen Kaufmann mit Gelenkrheumatismus mehrfach unter Fieber ein Hauterythem auf. Derartiges Fieber ist bereits beobachtet worden von Lürmann (1876) und Baruch (1883). Dieses Salicylfieber kann sogar mit Schüttelfrost verbunden sein.

1577. **Emil Israel,** *Haematurie nach Salicylsäuregebrauch. Centralbl. f. klin. Med. V, 1884, Nr. 13, p. 201.*

1883 hat M. Loeb einen Fall mitgetheilt, wo bei einem Gelenkrheumatismuspatienten während des Gebrauches von Natriumsalicylat Haematurie auftrat. I. theilt einen ebensolchen Fall mit, will die Haematurie aber nicht auf das Mittel, sondern auf den Gelenkrheumatismus bezogen wissen. Dafür spricht, dass bei fortgesetztem Gebrauche des Salzes Haematurie und Gelenkrheumatismus schnell schwand. Die haemorrhagische Nephritis würde dann also als in der Niere localisirter Gelenkrheumatismus zu deuten sein.

b) Therapeutisches.

1578. **R. Desportes,** *du meilleur moyen d'administrer le salicylate de soude. Gaz. des hôp. 1884, Nr. 36, p. 283.*

1579. **Hallopeau,** *du meilleur moyen d'administrer le salicylate de soude. Union médicale 1884, Nr. 48, avril.*

1580. **V. Marsiglia,** *sull'impiego del salicilato di soda nella scarlattina. Il Morgagni 1884, aprile, Nr. 4.*

1581. **C. R. Illingworth,** *the salicylates in diphtheria. The Lancet 1884, I, p. 327.*

Salicylsaures Natron wird zu innerlichem Gebrauche bei Diphtheritis warm empfohlen.

1582. **E. Ory,** *note sur le traitement de l'angine diphthéritique par les applications locales et réiterées d'une solution concentrée d'acide salicylique. France méd. 1884, p. 618.*

1583. **L. H. Stout,** *Salicylate of sodium in septic poisoning. Philad. med. Times XIV, 1884, p. 406.*

Bei einer septischen Phlegmone trat nach internem Gebrauch von Natriumsalicylat Heilung ein.

1584. **Ramsey,** *salicylic acid in the use of cerebro-spinal meningitis. Western medical Reporter, march 1884; Philad. med. Times 1884, XIV, Nr. 439, p. 936.*

R. nimmt eine Beziehung des acuten Gelenkrheumatismus zur Cerebrospinalmeningitis an, behandelte daher letztere Krankheit mit Salicylsäure und sah in fünf Fällen Heilung eintreten.

1585. **Hervouët** et **Pérochaud,** *traitement de la fièvre typhoïde par l'acide salicylique et par l'acide phénique. Journ. de méd. de l'ouest (Nantes) 1883, XVII, p. 369.*

1586. **Wagner** *(Leipzig), über Typhusbehandlung. Deutsche medicin. Wochschr. X, 1884, Nr. 40, p. 649.*

W. warnt vor dem Gebrauche des Natronsalicylats in grossen Dosen bei Typhus, da er danach Myocarditis und Fettdegeneration des Herzmuskels hat eintreten sehen.

1587. **Carey,** *salicylic acid treatment of enteric fever. Medic. Press and Circular nov. 1884, p. 428.*

1588. **Holst,** *Natron salicylicum bei Diabetes. Petersb. med. Wochschr. 1884, Nr. 47, p. 471.*

In einem Falle von Diabetes sank die Zuckermenge des Harns beim Gebrauche grösserer Dosen von Natronsalicylat (0·9 Gramm viermal täglich) fast auf Null.

1589. **Unschuld** *(Neuenahr), über den Diabetes mellitus. Berl. klin. Wochschr. XXI, Nr. 25, p. 408.*

U. empfiehlt Rothwein aus dem Ahrthale, vermischt mit einer Auflösung von Salicylsäure in Cognac und grosse Dosen Opium.

Nach Frerichs (Nr. 248) kann man bei Diabetes probeweise Natronsalicylat geben; es hilft aber nicht immer.

1590. **V. Kirchbaur,** *Behandlung des Wechselfiebers mit Natron salicylicum. Allg. med. Centralztg. 1884, p. 1297.*

1591. ***L. Finkelstein,*** *Natron salicylicum bei Hemicranie. Wratsch 1884, Nr. 29, p. 487.*

Nach den Erfahrungen des Verfassers, welche auf 14 Beobachtungen beruhen, ist Natriumsalicylat ein sicheres Mittel, um Anfälle von Migräne, wenn dieselben nicht neuroparalytischer sondern sympathico-tonischer Natur sind, zu lindern und sogar zu coupiren. Er verabreichte gewöhnlich 2 Gramm und wiederholte diese Dosis nach einer halben Stunde. In vielen Fällen verschwand der Kopfschmerz schon in 5—10 Minuten nach der zweiten Dose.

1592. ***G. Miranda,*** *la medicacion salicilica en la tos ferina. Ensayo med. (Caracas) 1884, p. 119.*

1593. ***Blyckaerts*** *(de Dormael), emploi du salicylate de soude contre les phénomènes prodromiques du rhumatisme articulaire. Presse med. Belge 1884, Nr. 46, p. 365.*

Bl. hat an sich und fünf anderen Patienten Versuche gemacht, die aber nichts Neues enthalten.

1594. ***H. v. Hebra,*** *abortive Behandlung weicher Schanker. Wiener med. Presse 1884, Nr. 14.*

Nach gründlicher Reinigung und gehöriger Abtrocknung wird reine Salicylsäure in Pulverform auf das Geschwür und seine nächste Umgebung gebracht und darüber ein wenig Watte mit Heftpflaster befestigt. Dies wird täglich einmal und bei starker Eiterung zweimal erneuert. Nach drei Tagen hat sich das Geschwür mit einem ziemlich mächtigen weissen Schorfe bedeckt.

Die Salicylsäure wird nun ausgesetzt, der Schorf stösst sich ab, und die kleine Wunde benarbt sich schnell. Meist kommt es gar nicht zur Bubonenentwicklung.

1595. ***Anders,*** *Salicylsäure als Abortivmittel in der Therapie des weichen Schankers. Gazeta lekarska 1884, Nr. 50.*

Die Hebra'sche Behandlungsmethode erwies sich sehr zweckmässig.

1596. ***L. A. Girard,*** *de l'emploi du salicylate de soude contre les complications cardiaques récentes du rhumatisme articulaire aigu. Bordeaux 1884, Bonnot, 56 pp., 4°.*

1597. ***E. Winge,*** *Salicylsäure beim Rheumatismus acutus. Norsk Magazin f. Laegevidenskab 1884, p. 30.*

Salicylsäure wirkt stärker als ihr Natronsalz, wird aber schlechter vertragen.

1598. ***St. Clair Thomson***, *some evidence with regard to salicylate of soda. The Lancet 1884, Nr. 21, p. 932.*

Bei Tonsillitis ist das Natriumsalicylat ein sehr empfehlenswerthes Mittel.

1599. ***Pierleone Tommasoli***, *il salicilato di soda nella cura dell' epididimite acuta blennorrhagica. Giornale ital. delle malattie veneree e della pelle (Milano) 1884, Nr. 4.*

1600. ***O. Lassar***, *Salicylbehandlung von Urticaria gravis und Pityriasis alba. Monatshefte f. prakt. Dermatol. 1884, Nr. 7.*

Eine bei einem sonst gesunden jungen Manne seit 6 Jahren in ganz unberechenbaren, schweren Spontanattacken sich äussernde Urticaria wurde durch Natriumsalicylat in Dosen von $3 \times 1{\cdot}5$ Gramm, binnen 4 Stunden zu nehmen, auf's beste beeinflusst, indem die Eruptionen dadurch coupirt wurden und nach und nach spärlicher und milder auftraten. Aehnlich wirkte das Mittel in einem zweiten Falle, in welchem Chinin und Kissingen wiederholt vergeblich gebraucht worden waren.

Mit dem Namen Pityriasis alba belegt L. eine in allen wesentlichen Punkten mit der Ichthyose übereinstimmende, aber acquirirte Hautkrankheit bei einem Knaben, die durch äusserliche Anwendung von 2procentiger Salicylvaseline binnen wenigen Wochen fast ganz beseitigt wurde.

8. Gaultheriaöl.

1601. ***H. H. Seelye***, *the new specific for rheumatism. Being an analysis of one hundred and eighteen cases treated with the oil of Gaultheria. New York med. Journ. 1884, II, p. 507 u. 542.*

1602. ***C. Bozzolo***, *ittiolo ed olio di Gaulteria procumbens nel reumatismo e nella febbre. Gazz. degli ospit. 1884, Nr. 29—31.*

Gleichzeitig mit Kinnicut (1882) aber unabhängig von ihm wandte B. das Wintergrünöl therapeutisch an. Dasselbe enthält bekanntlich 90 Procent des Methyläthers der Salicylsäure.

Dementsprechend erzeugt es auch wie die Säure Schweiss, Ohrensausen, Taubheit, Schwere im Kopf etc., nimmt sich aber viel besser ein, besonders wenn man es emulgirt. Es wirkte überall da, wo die Salicylsäure wirkt. Der Harn riecht stark nach dem Oele, gibt die Salicylreaction mit Eisenchlorid und enthält beträchtliche Mengen Harnsäure. Die gewöhnlichen Dosen waren 6 Gramm binnen zwei Stunden.

1603. ***Isaac Edward Leonard,*** *oleum Gaultheriae. The Pharmac. Journ. and Trans. 1884, 7 june, p. 992.*

Leubuscher (Nr. 535) sagt über das Mittel Folgendes: In einer grösseren Reihe von acuten Gelenkrheumatismen, die mit Ol. Gaulth. behandelt wurden, wurde in allen Fällen eine ebenso prompte Wirkung erzielt, als sonst mit Natrium-salicylat, als Mitwirkungen wurden auch hier Ohrensausen und Schwerhörigkeit beobachtet. Dass das Ol. Gaulth. von den Amerikanern als Stomachicum gegeben wird, erscheint L. nicht recht begreiflich, denn bei den Jenenser Kranken verdarb es innerhalb ganz kurzer Zeit völlig den Appetit und wirkte überhaupt schlecht auf den Verdauungsapparat ein. Die Dosis war 1·0 Gramm in Kapseln, zweistündlich.

9. Salicin.

1604. ***Stefano Tonoli,*** *sulla salicilina e sui preparati salicilici. Gazz. med. ital. Lombardia, Nr. 35—39, 1884.*

1605. ***O. Dornblüth,*** *zur Praxis und Theorie der Arzneimittelbehandlung des Diabetes mellitus. Inaug.-Dissert. Rostock 1884.*

An vier genau controlirten Diabetikern (in Rostock) fand D., dass Jodoform nach Moleschott gereicht die Zuckermenge und das Allgemeinbefinden gar nicht beeinflusst, dagegen hatte Salicin (dreimal täglich 3—6 Gramm vor dem Essen) eine sehr günstige Wirkung auf beides. Das salicylsaure Natron wirkte ähnlich, hatte in so hoher Dose jedoch unangenehme Nebenwirkungen. Auch Carbolsäure (dreimal täglich 0·5 Gramm) wirkte recht günstig.

D. ist geneigt, die günstige Wirkung dieser und anderer Mittel (Opiate, Chinin, Ergotin) aus einer Einwirkung auf das vasomotorische Centrum im verlängerten Marke herzuleiten.

1606. ***William H. Greene,*** *eine neue Synthese des Saligenins. Chem. News 1884, T. 50, 15 aug.*

10. Benzoësäure.

1607. ***Albert R. Leeds,*** *über das Benzureïd. Journ. Amer. Chem. Soc., Bd. T. VI, 1884, 15—16.*

1608. ***Ed. Hirschhorn,*** *Beitrag zur Chemie der Siambenzoë. Pharm. Ztschr. f. Russland, Bd. 23, p. 601.*

1609. **Oscar Jacobsen,** *über die Beimengungen der aus Siambenzoë sublimirten Benzoësäure. Archiv der Pharmacie, Bd. 222, p. 366, 1884.*

1610. **R. Guaita,** *il benzoato di soda nella diarrea estiva de' bambini. Riv. ital. di terap. e ig. 1884, IV, p. 2.*

Die Sommerdiarrhoe ist nach G. eine auf Mikroben beruhende Krankheit, welche durch Natriumbenzatlösungen schnell und sicher beseitigt wird.

11. Aseptol.

1611. **J. V. Bellaserra,** *nuevo antiséptico el aceptol ó ácido ortoxyfenil sulfuroso. Rev. de ciencias méd. 1884, p. 686.*

Das Aseptol ist ein Analogon der Salicylsäure; seine chemische Zusammensetzung entspricht der Formel $C_6H_4(OH)SO_2H$, d. h. es ist Oxyphenylsulfinsäure (Acid. orthooxyphenylsulfurosum). Es stellt eine klebrige, röthlich gefärbte Flüssigkeit von 1·45 specifischem Gewichte und schwachem, an Carbolsäure erinnerndem Geruche dar. Weder bei innerlichem, noch bei äusserlichem Gebrauche soll das Aseptol die giftigen Wirkungen des Phenols äussern und besonders bei grösseren chirurgischen, sowie bei Augenoperationen Anwendung finden.

12. Saccharin.

1612. *Saccharin, ein Derivat des Steinkohlentheers. Pharm. Centralhalle XXV, 1884, Nr. 45, p. 527.*

Das neue noch wenig bekannte Mittel wird aus Steinkohlentheer gewonnen, bildet monokline Krystalle, hat antiseptische Wirkungen und soll in der Behandlung der Diabetiker eine Rolle spielen. Es ist von zwei Chemikern entdeckt, deren Namen nicht bekannt sind.

13. Kreosot.

1613. **M. J. Maigret,** *de la créosote en thérapeutique; injections souscutanées de peptone créosotée. Thèse de Paris, 47 pp., Davy 1884.*

1614. **E. Lasniée,** *de la créosote de hêtre associée au baume de tolu et au goudron de Norvége. L'Union méd. 1884, Nr. 166, p. 872.*

Ein Gemisch von Kreosot, Pia liquida und Tolubalsam wird zum innerlichen Gebrauch für Lungenkranke empfohlen.

Es kommt in Kapseln in den Handel, welche Gouttes Livoniennes de Trouette-Perret genannt werden.

1615. ***Schilling,*** *zur Behandlung der Diphtheritis. Allg. med. Ctrlztg. 1884, Nr. 37.*

Kreosot innerlich (und subcutan) wird gegen Diphtheritis empfohlen. Die Resultate sollen eclatant sein.

1616. ***A. Alvarado-Franchy,*** *du lupus, de ses divers moyens de traitement et en particulies des applications locales de créosote et de calomel. Montpellier, imp. Hamelin frères 1884, 51 pp., 4°.*

14. Chrysophansäure.

1617. ***Stocquart,*** *l'acide chrysophanique administré par les voies stomacale et hypodermique dans le traitement des maladies de la peau. Annal. de dermat. et syph. IV, 1884, Nr. 1, p. 15.*

Nach dem Vorgange von Napier (1882) versuchte St. mit günstigem Erfolge die interne Verwendung der Chrysophansäure in Pillenform und in wässeriger Lösung und die subcutane Injection des in Wasser gelösten Medicamentes bei Acne, Ekzem, Pityriasis, Psoriasis und Urticaria und sah fast ausnahmslos gute Resultate, obwohl alle Localbehandlung weggelassen wurde. Die Dosis betrug per os pro die 10 Milligramm bei Kindern und 30 Milligramm bei Erwachsenen. Selbst nach diesen, wie er meint, kleinen Dosen traten indessen nicht selten rasch gastrische Störungen, Herzklopfen, Präcordialangst, Schwindel, Erbrechen und Fröste auf. Zur Subcutaninjection wurden 1—10 Milligramm Säure verwandt pro dosi; in der Hälfte der Fälle trat jedoch Zellgewebsvereiterung auf.

1618. ***Stocquart,*** *traitement des affections cutanées du pavillon de l'oreille par l'usage interne de l'acide chrysophanique. Journ. de méd. de Bruxelles, nov. 1884, p. 483.*

Bei Ekzemen des äusseren Ohres wird der innerliche Gebrauch von Chrysophansäure (20 Milligramm pro die) empfohlen.

1619. ***A. Dérobert,*** *du traitement topique du psoriasis par l'acide chrysophanique. Thèse de Paris, 2 juillet 1884; Davy.*

17 Patienten mit Psoriasis wurden mit einer Auflösung von Chrysophansäure in Traumaticin behandelt. Der Erfolg war sehr gut; die Wäsche wurde nicht dabei ruinirt; üble Nebenwirkungen traten nicht auf.

1620. *J. Bellan, contribution à l'étude du traitement du psoriasis et en particulier de son traitement par les traumaticines médicamenteuses. Thèse de Paris, 23 juillet 1884.*

Nach Versuchen an 25 Psoriasiskranken empfiehlt B. sehr die Einpinselung der erkrankten Hautstellen erst mit einer Auflösung von Chrysophansäure in Chloroform und darüber alsdann mit Traumaticin. Nach drei Wochen erfolgt meist Heilung; jedoch kommen Recidive vor. Pyrogallussäure wirkt viel schwächer.

15. Pyrogallussäure.

1621. *F. Bottey, note sur l'emploi de l'acide pyrogallique dans le traitement des chancres et des bubons chancreux. Annales de dermat. et de syph., vol. IV, Nr. 7—8, 1884.*

1622. *Brocq, über dasselbe. Ibid. Nr. 10.*

Die Pyrogallussäure ist 1883 von Vidal als das beste topische Mittel zur Behandlung weicher und phagedaenischer Schanker empfohlen. Die Schmerzen sollten mässig und von sehr kurzer Dauer sein und die caustische Wirkung sich uur auf das erkrankte Gewebe beziehen. Das venerische Geschwür sollte sich rapid in eine einfache Wundfläche verwandeln. Bottey sah dagegen in jeder Beziehung das Umgekehrte, allerdings ohne genau die Vidal'schen Vorschriften einzuhalten.

16. Naphthol und Naphthalin.

1623. *Shoemaker, über Naphthol. Monatshefte f. prakt. Dermatol. III, Nr. 2—3, 1884.*

Gegenüber den von Neisser und Kaposi beschriebenen giftigen Wirkungen des Naphthols (oder Naphtols) weist Sh. darauf hin, dass reines Naphthol absolut unschädlich, das im Handel käufliche aber niemals rein ist.

Das reine Naphthol wurde bei Scabies, Psoriasis, Pityriasis, gewissen Ekzemformen, frischen Wunden und Geschwüren, Genitalblennorrhoen und bei Rachendiphtheritis mit Erfolg angewandt. Die Application geschah als Fettsalbe (5—15procentig) und in wässeriger Lösung. Der Hauptwerth des Mittels besteht in seiner desodorisirenden Wirkung Dejectionen und verdorbener Krankenzimmerluft gegenüber. In dieser Beziehung steht das Mittel weit über der Carbolsäure. A. van Harlingen sah ähnliche Resultate.

1624. **P. Schivardi,** *Nafta, Naftalina, Naftolo. Gazz. degli ospit. 1884, Nr. 8, 16 u. 18—20.*

1625. *Poisoning by Naphthaline. Pharmac. Journ. and Trans., 15 march 1884, p. 755.*

Eine Frau soll an Naphthalin (oder Naphtalin) gestorben sein, welches sie in suicidialer Absicht nahm.

1626. **Evers,** *Erkrankung, anscheinend hervorgerufen durch Naphthalin. Berl. klin. Wochschr. 1884, Nr. 37, p. 593.*

Nach dreiwöchentlichem Aufenthalt in einer Wohnung, wo viel unreines Naphthalin lag, erkrankte E. unter allgemeinem Unwohlsein und Magendarmbeschwerden. Entfernung aus der Atmosphäre brachte Heilung.

1627. **B. Testa,** *sull' azione biologica della naftalina. Gazz. degli ospit. 1884, Nr. 16, p. 125; Riv. clin. 1884, p. 706.*

1628. **M. J. Rossbach,** *über eine neue Heilwirkung des Naphthalins. Berl. klin. Wochschr. 1884, Nr. 21, p. 334.*

Bei veralteten Dünn- und Dickdarmkatarrhen sah R. scheinbar sehr gute Resultate. Zugleich werde der Harn desinficirt, indem es in denselben als Phenol übergehe. Dosis 0·4 pro die.

1629. **M. J. Rossbach,** *Einfluss des innerlichen Naphthalingebrauches auf die Harnfäulniss. Berl. klin. Wochschr. 1884, Nr. 46, p. 729.*

Bei innerlichem Gebrauche von Naphthalin werde ein Theil desselben resorbirt und erscheine im Harn als Naphthol oder Naphthalin und schütze dadurch den Harn vor Fäulniss.

1630. **M. Cagnoli,** *la naftalina nella diarrea. Giorn. d. R. Acc. di med. di Torino 1884, Nr. 45.*

1631. **G. v. Liebig,** *Naphthalineingiessungen gegen Darmpilze. Aerztl. Intgbl. 1884, Nr. 29, p. 321.*

Das von Rossbach gegen Darmpilze empfohlene Naphthalin bewährte sich auch gegen dieselben, wenn es in Chamillenthee suspendirt in den Darm per anum eingegossen wurde.

1632. **K. Jatzuta,** *Naphthalin als Wundverband. Wratsch 1884, Nr. 28, p. 464.*

Unter dem Gebrauche von Naphthalinpulver sah J. gute und schnelle Heilung eintreten. Reizerscheinungen fehlten.

1633. **Emil Schwarz,** *klinische Beobachtungen über Naphthalin. Centralbl. f. klin. Med. V, 1884, Nr. 50, p. 793.*

Bei Versuchen, welche in Zürich über die Behandlung von Diarrhoe mit Naphthalin (1·5—3·0 Gramm pro die) gemacht wurden, ergab sich, dass der Stuhl sehr rasch den fäcalen Geruch verlor, aber ein Aufhören der Diarrhoe erfolgte nur in wenigen Fällen und auch hier nur vorübergehend. Die im Darm lebenden Spaltpilze wurden durch das Mittel nicht beeinflusst.

Der Harn der Patienten wurde während der Medication dunkel, leicht burgunderfarbig und nahm einen aromatischen Geruch an. Beim Lassen desselben klagten die Patienten sehr über Schmerzen, die auch lange hinterher noch anhielten und auf die Blase und Härnröhre sich erstreckten.

17. Einige andere aromatische Substanzen.

1634. ***A. Bernthsen,*** *über das Juglon. Ber. d. deutsch. chem. Ges. XVII, 1884, p. 1945.*

Aus den Fruchtschalen von Juglans regia lässt sich ein schön gelbrother, krystallinischer Stoff gewinnen, den Vogel und Reischauer Juglon genannt haben. Derselbe hat nach B. die Formel $C_{10} H_6 O_3$ und muss als Oxynaphtochinon angesehen werden.

1635. ***Piero Giacosa,*** *sur la transformation des nitriles dans l'organisme. Ztschr. f. physiol. Chem. VIII, 1883—84, p. 95 und 195.*

Benzonitril wird als gepaarte Schwefelsäure ausgeschieden. Baumann bestätigt dies.

1636. ***C. Schotten,*** *über die Quelle der Hippursäure in Harn. Ztschr. f. physiol. Chem. VIII, 1883—84, p. 60.*

Die Amidophenylessigsäure geht im Organismus in Mandelsäure über und kommt als solche im Harn wieder zum Vorschein. Die in den Organismus eingeführte Mandelsäure findet sich im Harn unverändert vor.

1637. ***Georg Hoppe-Seyler,*** *über die Wirkung des Phenylhydrazins auf den Organismus. Ztschr. f. physiol. Chem. IX, 1884, p. 34.*

Das salzsaure Salz des Phenylhydrazins wirkte bei Kaninchen stark giftig. Die Symptome bestanden in weitgehender Blutzersetzung mit consecutiver Haematurie. Bei der Section fanden sich die Nieren stark geschwollen, auf dem Durchschnitt schwarzbraun mit radiären, blutigen Streifen. Die Harncanälchen enthielten zum Theil Blutkörperchen.

1638. **G. Hayem,** *de l'action des solutions chlorurées sodiques additionnées de violet de méthyle sur les éléments du sang. Gaz. hebdom. 1884, p. 513.*

1639. **C. Blarez,** *rapport du conseil central d'hygiène et de salubrité de la Gironde sur les matières colorantes destinées à colorer artificiellement les vins. 23 pp., Bordeaux 1884.*

1640. **Molènes** et **Lermoyez,** *étude sur une variété de toxicodermie observée chez les plumassières. Annal. d. dermat. et de syphiligr. T. V, 1884, Nr. 4.*

Eine Anzahl Frauen, welche mit Federn zu thun hatten, die mit Anilin-Orange gefärbt waren, bekamen ein Ekzem der Hände und Füsse, welches sehr juckte und mit Uebelkeit, Appetitlosigkeit und Fieber verbunden war.

M. und L. nehmen eine Intoxication durch empyreumatische Stoffe an.

XL. Die Gruppe der Säuren.

I. Mineralsäuren.

1641. **L. Garnier** et **Schlagdenhauffen,** *empoisonnement par l'acide sulfurique du commerce. Annal. d'hyg. publ. 1884, p. 227.*

1642. **L. Garnier,** *empoisonnement de deux enfants per l'acide sulfurique du commerce. Nancy impr. Berger-Levrault et Cie. 1884.*

1643. **A. Cameron,** *poisoning by sulfuric acid. The Lancet 1884, I, p. 226.*

1644. **H. Gehle** *(Heidelberg), über einen Fall von Vergiftung mit Salzsäure. Berl. klin. Wochschr. 1884, Nr. 22, p. 337.*

Nach Genuss eines Schluckes roher Salzsäure bildete sich bei einem bis dahin gesunden Manne nach Zurückgehen der Beschwerden von Seiten des Pharynx und Oesophagus eine hartnäckige Gastritis heraus, als deren Endproduct die Section nach fünf Monaten eine hochgradige Stenose des Pylorus mit secundärer Magendilatation ergab. Von Seiten der Nieren war zeitweise Albuminurie und Haematurie vorhanden gewesen.

1645. **Sinclair White,** *fatal case of hydrochloric acid poisoning. The Lancet 1884, I, p. 65.*

Nach Genuss von zwei Esslöffel roher Salzsäure trat binnen 17 Stunden der Tod unter Collaps ein. Die Section ergab Perforation des Magens und des Duodenums.

1646. ***Edm. Frank,*** *über das Verhalten von Infectionsstoffen gegenüber den Verdauungssäften. Deutsch. med. Wochschr. 1884, Nr. 20, p. 309.*

Aus vielen neueren Untersuchungen geht hervor, dass viele Mikroorganismen im Magen vernichtet werden. Fr. untersuchte diese Frage und kam auf Grund zahlreicher Experimente zu folgenden Resultaten. 0·3procentige Salzsäure mit 0·1procentigem Pepsin gemischt ist selbst nach sechsstündiger Einwirkung noch nicht im Stande, den Infectionsstoff der Tuberculose zu vernichten. Bei tagelanger Einwirkung ist das Resultat allerdings umgekehrt. Anthraxbacillen, welche eine ganze Stunde lang der Einwirkung von 0·12procentiger Salzsäure ausgesetzt werden, bleiben infectionsfähig. Aus obigem ergibt sich, dass im Magen wahrscheinlich die Organismen der Tuberculose und des Anthrax leben bleiben.

1647. ***G. Mayer,*** *über individuelle Antipyrese. Deutsch. med. Wochschr. X, Nr. 30, p. 469.*

Allen Kranken gibt M. bei Fieber (namentlich den Typhösen) Salzsäure, „da es ja bewiesen ist, dass bei hohem Fieber die Absonderung der Salzsäure im Magen stockt". Bekanntlich kann man, wie ich meine, umgekehrt auch sagen: weil im Fieber die Alkalescenz des Blutes schon sowie erniedrigt ist, soll man sie nicht noch künstlich durch Mineralsäuren herabdrücken.

1648. ***S. Talma,*** *zur Behandlung von Magenkrankheiten. Zeitschr. f. klin. Med. VIII, 1884, p. 406.*

Nach T. muss die medicamentöse Behandlung des Magenkatarrhs nicht in Zuführung von Alkalien, sondern von Salzsäure bestehen. Man genügt, so meint er, damit einer sehr wichtigen Indication: man macht die abnorme Gährung und damit die fortwährend neue Bildung von Krankheitsursachen unmöglich. Man genügt weiter durch Salzsäure der Medicatio symptomatica, indem man die normale Digestion möglich macht. Die Säure muss in 750facher Verdünnung gegeben werden. Selbst bei Magenkrebs erzielt man damit ausgezeichnete Resultate. Auch bei Magenulcus ist sie nicht contraindicirt.

1649. ***H. Krannhals,*** *eine Scheidewasservergiftung. Petersburger med. Wochschr. 1884, Nr. 40, p. 410.*

Ein 36jähriger Handwerker trank in der Trunkenheit ein Bierglas voll Scheidewasser und sofort viel Wasser und Milch nach. Trotzdem erfolgte am fünften Tage der Tod.

Section: Hautverschorfungen an Kinn und rechtem Mundwinkel. Oesophagus stark geschwollen; Schleimhaut desselben zum grössten Theil in eine schmierige schwarzgrüne Masse verwandelt; Muscularis bloss liegend. Dieselbe Verschorfung im Magen, wo sich die Schleimhaut als matsche, durchlöcherte Membran abstreifen lässt. Beträchtliche Schwellung in den übrigen Schichten, stellenweise auch die Muscularis verschorft. Im Anfangstheil des Duodenums Schwellung und Ekchymosirung der Schleimhaut. Kopf des Pancreas geschwollen. Im Jejunum, Ileum und Dickdarm nichts Abnormes. Leber leicht vergrössert, fleckweise verfettet. Läppchenzeichnung verwischt. Nieren normal gross, nicht mikroskopisch untersucht.

K. bezeichnet den Fall merkwürdigerweise als Schwefelsäurevergiftung.

1650. ***A. Schmitz*** *(Bonn), Vergiftung durch Einathmen von rauchender Salpetersäure. Berl. klin. Wochschr. 1884, Nr. 27, p. 428.*

Bei einer Magd traten danach krampfartiger Husten und Erstickungsanfälle, Kopfschmerzen, Schwindel, Brechneigung ein, was erst nach 14 Tagen völlig verschwand. Bei einem jungen Chemiker bestanden die Symptome in Abgespanntheit, Kopfschmerzen, Schwindel, Brechneigung, Halsschmerzen, Diarrhoe.

2. Borsäure.

a) Physiologisches und Chemisches.

Bei Versuchen, welche G. H. Schlenker (1883) an sich selbst über die Verwendbarkeit der Borsäure zur Conservirung von Nahrungsmitteln machte (Inaug.-Dissert. München), lässt sich schliessen, dass dieselbe entweder die Ausnutzung der Fette und Eiweissstoffe der Nahrung in allerdings nur geringem Grade beeinträchtigt, oder dass sie zu einer vermehrten Absonderung der Darmsäfte, sowie einer erhöhten Abstossung zelliger, eiweisshaltiger Bestandtheile von der Darmwand Veranlassung gibt, und zwar umsomehr, je grösser die in den Darm eingeführte Borsäuremenge ist. Ohne Zweifel folgt sonach, was die praktische Verwendung der Borsäure zum Conserviren von Speisen und Getränken anbetrifft, dass bei dem Gebrauche derselben als Zusatz von Nahrungsmitteln vorsichtig verfahren werden muss.

1651. ***J. Forster,*** *über die Verwendbarkeit der Borsäure zur Conservirung von Nahrungsmitteln. Arch. f. Hygieine, Bd. II, 1884, p. 75.*

Tritt eine Wirkung, wie sie bei den von Schlenker geschilderten Versuchen dargethan ist, bereits bei vorübergehendem Verbrauche von geringen Mengen der Säure und bei normalen Erwachsenen ein, so kann man kaum anders als annehmen, dass ein länger fortgesetzter Verbrauch auch von kleineren Quantitäten des Conservemittels leicht zu Uebelständen führt; die Borsäure würde sich hiernach nicht in dem Grade zur Conservirung von Speisen eignen, als man meist anzunehmen geneigt ist. Am wenigsten dürfte dann wohl die Borsäure zweckmässig sein zur Conservirung von Milch, die als Kindernahrungsmittel verwendet werden soll.

1652. ***Villaret,*** *von der Hygieineausstellung. Berl. klin. Wochschr. 1884, Nr. 3, p. 46.*

Das Conservesalz von Oppermann in Bernburg und das von Jannasch in Bernburg bestehen der Hauptsache nach aus Borsäure (die seit Auffindung der grossen Boraxlager in den Vereinigten Staaten sehr billig ist). Man legt Fleisch in eine Lösung von 8 Borax + 2 Borsäure + 3 Salpeter + 1 Kochsalz auf 100 Theile Wasser für 1—$1^1/_2$ Tag und verpackt es dann unter Zusatz von etwas von dieser Lösung. Auch Butter, Milch, Eier kann man so conserviren.

1653. ***Hogner,*** *Borsäurevergiftungen durch Ausspülen der Blase und des Magens. Eira 1884, p. 389.*

H. theilt drei Fälle von Borsäurevergiftung mit, von denen zwei durch Ausspülen des Magens und einer durch Ausspülen der Blase zu Stande kam. Zur Verwendung kam im letzten Falle etwa ein Liter einer vierprocentigen Lösung. Die Symptome bestanden in Tenesmus vesicalis, Diarrhoe und Blutharnen.

Nach dem Ausspülen des Magens kam es in dem einen Falle zu Anorexie, Mattigkeit, Erythema faciei und Purpura haemorrhagica am ganzen Truncus. In dem anderen Falle wurden 300 cc. einer 2·5procentigen Borsäurelösung in den Magen injicirt und gleich wieder entfernt. Trotzdem kam es zu Mattigkeit, Magenschmerzen, Purpuraexanthem, Muskelschwäche, unbewusstem Abgang von Harn und Koth und Tod nach sieben Tagen. Der Patient war 63 Jahre alt.

1654. ***L. W. Fox,*** *the ointment of boroglyceride. Med. News 1884, p. 324.*

Dass Borsäure und Glycerin eine Art von chemischer Verbindung eingehen, welcher grosse antiseptische Kraft nachgerühmt wird, ist bekannt. Flint gibt für dessen Bereitung an, 184 Gramm Glycerin in einer Porzellanschale auf 115⁰ zu erhitzen, und dann unter Rühren 124 Gramm gepulverte Borsäure zuzusetzen und bei der gleichen Temperatur die Bildung einer dicken Masse sich vollziehen zu lassen. Bei erheblicher antiseptischer Wirkung hat dieser Körper die Unschädlichkeit, eventuell auch die Geruchlosigkeit voraus vor Jodoform, Phenol, Thymol, Naphthalin und Resorcin. Seine 5procentige Lösung wird zu Gurgelwässern empfohlen. Nicht nur in Wasser, sondern auch in Weingeist ist das Borglycerin löslich. Zur Anwendung in Salbenform wird die folgende Formel angegeben: Borglycerin 30 Theile werden mit 20 Theilen Glycerin zusammengeschmolzen und dann eine vorher gesondert geschmolzene Mischung von weissem Wachs 10 Theilen und Vaselin 60 Theilen beigefügt, worauf man bis zum Erkalten agitirt. Uebrigens soll dem Borglycerin neben seiner antiseptischen auch eine direct heilende Wirkung zukommen. Auch mit Borax und borsaurem Kalk scheint das Glycerin Verbindungun einzugehen, wenigstens kommt beim Erhitzen eine innige Vereinigung zu Stande. Die amerikanische Pharmakopoe hat als „Glycerite of Borax" ein derartiges, aus 1 Theil Borax und 4 Theilen Glycerin hergestelltes Präparat aufgenommen.

b) Therapeutisches.

1655. ***W. Th. Parker,*** *boroglyceride, the new antiseptic. Philad. med. Times 1884, 20 sept., Nr. 430, p. 926.*

1656. ***W. Th. Parker,*** *boroglyceride. Americ. Journ. of obstetrics 1884, febr.*

P. lernte das Boroglycerid 1882 in London kennen und wendet es seitdem in sehr ausgedehntem Massstabe an. Er glaubt, dass es die Formel $C_3H_5BO_3$ hat und in wässeriger Lösung sich unzersetzt hält, wenn dieselbe nicht schwächer als 1 : 40 ist. Nach seiner Erfahrung reizt es Wunden gar nicht und macht keine Intoxicationen.

Die käuflichen Handelspräparate sind jedoch meist nichts werth, und man darf sich daher auf dieselben nicht verlassen. Bei Leucorrhoe, Vaginitis und Ulcerationen des Cervix empfiehlt sich das Mittel sehr. Man kann es in Form von Suppositorien und Stäbchen aus Gelatine 25procentig mit allen Schleimhäuten in Contact bringen. Gegen Oxyuris vermicularis sind derartige Suppositorien ein ausgezeichnetes Mittel. Bei chronischem Nasenkatarrh empfiehlt sich die Injection einer 5procentigen Lösung. Bei Conjunctivalerkrankungen sah Harbridge 1883 ausgezeichnete Erfolge davon. Chlarles L. Turnbull gebrauchte es mit bestem Erfolge bei Hospitalophthalmie. Bei Gonorrhoe, Vaginitis, Cystitis und Otorrhoe hat man ebenfalls sehr gute Resultate von seiner Anwendung gesehen.

1657. **R. C. Brandeis,** *Behandlung der eitrigen Mittelohrerkrankungen mit Boroglycerid. Ztschr. f. Ohrenheilkunde, Bd. XIII, 1884, p. 299.*

1658. **A. M. Rosebrugh,** *boroglyceride in the treatment of suppurative inflammation of the middle ear. New York med. News 1884, 14 june.*

1659. **C. J. Bond,** *treatment of burns by boracic acid oil. Brit. med. Journ. 1884, II, 20 dec., p. 1239.*

0·9 Gramm Borsäure werden in 4·0 Gramm heissem Glycerin gelöst und mit 30 Gramm Olivenöl unter Umschütteln gemischt. Die entstehende Schüttelmixtur ist ein guter Ersatz des Carbolöls zum Einölen von Instrumenten bei Verbrennungen etc.

1660. **F. L. Lebovicz,** *action thérapeutique de l'acide borique. Gaz. hebdom. de méd. et de chir. 1884, Nr. 38, p. 624.*

L., welcher Professor zu Salonichi ist, empfiehlt die Borsäure als allgemeines Antisepticum. Jeder Soldat sollte 30 Gramm derselben im Kriege bei sich führen.

1661. **C. Baumfeld,** *l'acide borique et ses applications thérapeutiques. 35 pp., Paris, Cusset.*

1662. **L. Connen,** *du traitement prophylactique de l'ophthalmie des nouveau-nés par l'acide borique. 35 pp., Paris, Davy 1884.*

1663. **Gielen,** *Borsäure in der Augenheilkunde. Deutsche med. Wochschr. 1884, p. 150.*

1664. **O. Lange,** *zur Antiseptik bei Staarextractionen. Zehender's klin. Monatsbl., Nov. 1884, p. 414.*

Aeusserlich wird bei geschlossenen Lidern mit Sublimat (1:1000) die ganze Umgebung des Auges gereinigt, und zwar schon 18—24 Stunden vor der Operation. Dicht vor der Operation wird das bis dahin verbundene Auge äusserlich nochmals ebenso, der Conjunctivalsack aber mit 4procentiger Borsäurelösung irrigirt, da Sublimat hier Brennen erregt und den Orbicularis zur Contraction bringt. Resultate dabei vorzüglich.

1665. **Rosenthal,** *Verwendung der Borsäure in der inneren Medicin. Heitler's Centralbl. d. ges. Therap. II, 1884, p. 94.*

Bei ammoniakalischer Harngährung und Blasenkatarrh überhaupt erwies sich der innerliche Gebrauch von 3procentiger Borsäurelösung nützlich, indem danach der Harn bald klar und sauer wurde.

3. Schweflige Säure.

1666. **de Pietra Santa Prosper,** *la désinfection par l'acide sulfureux. Journ. d'Hygiène 1884, Nr. 418, 25 sept.; Bull. gén. de thérap. 1884, Nr. 6, 30 sept.*

1667. **Aubert,** *de l'assainissement de la caserne du 28e de ligne à Elbeuf au moyen de l'acide sulfureux. Bullet. gén. de thérap. 1884, Nr. 7, oct.*

1668. **Dujardin-Beaumetz,** *désinfection par l'acide sulfureux. Journ. de méd. fondé par Lucas-Championnière T. LV, oct. 1884, p. 433; Bullet. gén. de thérap. 30 sept. 1884.*

Das Desinfectionsverfahren mit schwefliger Säure ist alt. In Frankreich ist es in den Lazarethen längst eingeführt. Auch aus Deutschland liegen viele Arbeiten darüber vor. D.-B. sucht jetzt zu beweisen, dass in einem so desinficirten Raume keine Mikroben mehr vorkommen, und erklärt die schwefelige Säure für das beste Desinficiens.

Pasteur und Roux sind derselben Ansicht. Der Artikel ist die Antwort auf eine von der Akademie gestellte Anfrage nach dem besten Desinfectionsverfahren. Die Technik des Verfahrens wird eingehend erörtert.

1669. **Massanori Ogata,** *über die Giftigkeit der schwefeligen Säure. Arch. f. Hygieine, Bd. II, 1884, p. 220.*

Die Versuche O.'s ergaben, dass weder bei verschiedenen Individuen einer und derselben Gattung, noch bei den verschiedenen Thiergattungen ein bestimmter Concentrationsgrad der schwefligen Säure immer die gleiche Wirkung hervorbringt, dass aber die freie schweflige Säure unter allen Umständen ein intensives Gift ist.

Schon ein Gehalt von 0·04 Procent bringt nach einigen Stunden Dyspnoe und Trübung der Hornhaut bei allen Thieren hervor. Am Menschen wurden keine Versuche angestellt. Die schädliche Wirkung der freien schwefeligen Säure auf den thierischen Organismus muss hauptsächlich in der Wirkung auf das Blut gesucht werden, welches die Säure zuerst absorbirt und dann sofort in Schwefelsäure umwandelt. Letztere Wirkung kommt nur den freien Säuren und nicht den Sulfiten zu.

1670. ***J. W. Miller***, *a contribution to the study of desinfectants. The Practitioner, vol. 23, 1884, p. 185 u. 258.*

Zum Desinficiren von Krankenzimmern ist schwefelige Säure ein ausgezeichnetes Mittel. Natürlich müssen die Zimmer während der Ausschwefelung von Menschen verlassen sein. Zur Ausführung der Desinfection empfehlen sich die Pastillen von Littlejohn, von denen jede 25 Gran Schwefel enthält, und die gut abbrennen. Zur Desinfection der Hände kann die schweflige Säure ebenfalls mit Vortheil benutzt werden.

1671. ***H. Collier***, *Lupus vulgaris; its treatment by the local application of sulphurous acid. Med. times and gaz. 1884, p. 551, 26 april.*

Bei Lupus vulgaris hält C. die Aufpinselung der in Glycerin oder Ricinusöl gelösten schwefeligen Säure für ein ausgezeichnetes Mittel. In England ist eine concentrirte alkoholische Lösung der Säure officinell.

4. Gallensäuren.

1672. ***G. Bufalini***, *action antiseptique des principes biliaires. Arch. ital. de biolog. T. V, 1884, fasc. 3, p. 374.*

B. will früher gefunden haben, dass sich die Galle in Berührung mit Hefe unter Entwicklung von Kohlensäure und brennbaren Gasen zerlegt, wofern Schleim anwesend ist. Die krystallisirten Gallenbestandtheile, die Gallensäuren gehen diese Umsetzung nicht ein. Die Galle in der Form, wie sie sich in den Darm ergiesst, hat nach B. nicht im Mindesten die Fähigkeit, Fäulnissprocesse zu verhindern, sie begünstigt im Gegentheil dieselben. Die Versuche von Maly und Emich, nach welchen die Gallensäuren gewisse fermentative Processe entschieden retardiren, ja ganz verhindern können, erkennt B. nicht an.

1673. ***A. Weiss***, *ce que devient de la bile dans le canal digestif. Tiré a part du bulletin de la soc. imp. des naturalistes de Moscou 1884.*

Die alte Angabe von Schiff, dass in den Darm eingeführte Galle von demselben resorbirt und von neuem als Galle abgeschieden wird, ist bekanntlich von Sokoloff scheinbar widerlegt worden. Bei Wiederaufnahme dieser Versuche gelang es W. zu zeigen, dass Rindergalle, welche Hunden innerlich gegeben wird, von denselben allerdings resorbirt und von neuem ausgeschieden wird, und zwar erscheint die eingeführte Cholalsäure als Taurocholsäure wieder, solange disponibles Taurin vorhanden ist. Bei Eingabe von cholalsaurem Natron nahm die Menge des Gallenfarbstoffes zu, nach Eingabe gepaarter Gallensäuren aber nicht.

1674. ***Valter Lindberger** (Upsala), über die Bedeutung der Galle für die Fäulniss im Dünndarm. Prager med. Wochschr. 1884, Nr. 50, p. 492.*

Freie Säuren auch in sehr geringer Menge besitzen die Eigenschaft, der Fäulniss von Pancreas-Infusionen entgegen zu wirken oder sie vollständig zu verhindern. Gewisse Säuren, wie Salzsäure und Essigsäure, wirken dabei viel kräftiger als die Milchsäure, so dass die ersteren sich selbst dann noch wirksam erweisen, wenn der Gehalt an freier Säure 0·01% nicht übersteigt.

Die Galle zeigt bei Gegenwart von freien Säuren eine ganz besondere Kraft, die Fäulniss zu verhindern, selbst wenn die Menge der freien Gallensäuren nicht grösser ist als 0·005%. Diese Eigenschaft der Galle ist nach L. von grosser Bedeutung für die Verdauung im Dünndarme. Bekanntlich reagirt der Inhalt im Dünndarm schwach sauer. Diese schwach saure Reaction ist kein Hinderniss der Trypsinverdauung, die sehr lebhaft in Gegenwart von Galle, selbst wenn nur geringe Mengen schwacher Säuren vorhanden sind, von Statten geht. Hierbei hat die Galle Gelegenheit, das Eiweiss an der Fäulniss zu hindern. Weiter unten im Dünndarm nimmt dann die saure Reaction ab und geht zunächst in neutrale, dann in alkalische über. Das meiste Eiweiss ist hier aber bereits resorbirt.

1675. ***W. Nicati**, choléra et cholémie. Compt. rend. de l'acad. des sc. T. 99, 1884, Nr. 21, p. 929.*

Bei der Cholera kommt es zu einer Anhäufung vou Gallenstoffen im Blute.

5. Einige organische Säuren.

1676. **M. Monique,** *des principales applications de l'acide acétique; l'acide pyroligneux rectifié dans le traitement de la teigne tondante et de quelques autres affections cutanées. 76 pp., Paris, Davy.*

1677. **Raguet,** *le vinaigre dans les hémorrhagies puerpérales. Le Moniteur thérapeutique XI, 1884, Nr. 12, p. 226.*

Bei Blutungen post partum wird Essig zu localer Anwendung empfohlen. Von anderen Autoren ist auch Essig innerlich zu demselben Zwecke verwandt worden.

1678. **H. Ritthausen,** *Vorkommen von Citronensäure in verschiedenen Leguminosensamen. Journ. prakt. Chem., Bd. 29, p. 357, 1884.*

Vor längerer Zeit haben Kreusler und R. das Vorkommen von Apfelsäure, Oxalsäure und Citronensäure in den Samen der gelben Lupine (Lupinus luteus), nachdem die Citronensäure vorher schon von Beyer nachgewiesen war, bestätigt. Die Citronensäure hat nun Verfasser auch in den Samen von Vicia sativa (Wicke), V. faba (Saubohne), verschiedenen Sorten Erbsen (Pisum sativum) und weissen Gartenbohnen (Phaseolus) gefunden.

1679. **G. Tinamore,** *la decozione di limone contro le febbri malariche. Il Morgagni 1884, aprile, Nr. 4.*

1680. **W. E. C. Nourse,** *a new and simple antipyretic. The Brit. med. Journ. 1884, II, 8 Nov., p. 907.*

Abkochungen der Schale der sauren Organe werden gegen Fieber empfohlen.

1681. **L. S. Beale,** *on gallic acid in haemorrhage from the urinary organs. The Lancet 1884, I, p. 466.*

Grosse Dosen von Gallussäure innerlich werden bei Blutungen der Harnwenge, z. B. beim Zottenkrebs der Blase, warm empfohlen. Man löse sie in Glycerin 1 : 4. Dosen von 0·5 Gramm dreistündlich werden gut vertragen.

1682. **Cantani,** *terapia del nephritis. Supplem. alla Gazz. d. Ospit. 1884, Nr. 19.*

Gallussäure wird für nicht acute Fälle von Nephritis warm empfohlen; nebenbei die gewöhnlichen Mittel.

1683. **Gottfried Hoffmann,** *experimentelle Untersuchungen über die Wirkung der Ameisensäure. Inaug.-Dissert. Greifswald 1884, 44 pp.; deutsche med. Wochschr. 1884, Nr. 28, p. 442.*

Blut mit 1% Ameisensäure versetzt fault selbst nach sechs Monaten noch nicht; Blut mit ameisensaurem Natron 1procentig versetzt fault sofort. Aehnliche Resultate gaben Faulflüssigkeiten und Pancreas. Die vergährende Kraft der Hefe auf Lösungen von Rohrzucker wurde gleich Null, wenn der Ameisensäuregehalt der Zuckerlösung 0·05% betrug, während das entsprechende Natronsalz selbst in 100mal grösserer Menge dies nicht that.

Bei Verdauungsversuchen konnte das Gemisch von Pepsin und Salzsäure durch ein Gemisch von Pepsin und Ameisensäure (in wechselnder Menge) absolut nicht ersetzt werden.

Paramaecien werden noch gelähmt bei Zusatz von 0·01% der Säure zu der sie enthaltenden Heujauche; bei einem Gehalt von 0·005% trat noch deutlich eine Beschränkung in der Beweglichkeit der meisten Thiere auf.

Blutegel starben in Wasser, welches 0·01% Ameisensäure enthielt, nach 24 Stunden, bei 0·05% schon in zwei Stunden.

Frösche starben in 0·5procentiger Ameisensäurelösung nach $1^1/_2$ Stunden, während sie in gleich starken Essigsäurelösungen nach dieser Zeit noch lebten.

1684. ***Filippowitsch**, a new antiseptic, trichloracetic acid. Gaz. méd. de Paris 1884, 22 nov.; Thérap. Gaz. IX, 1885, jan., p. 62.*

Die Trichloracetsäure ist ein starkes Antisepticum. Selbst in 0·2procentiger Lösung ist diese Wirkung noch vorhanden. In 5procentiger Lösung tödtet sie Bacterien, lässt aber Hefepilze unbeeinflusst. Dem Sublimat und dem Phenol steht die Säure in der Wirksamkeit nach, übertrifft aber Chlorzink, Borax und übermangansaures Kali. Der Geruch der Trichloracetsäure ist ein sehr angenehmer. Sie ist leicht in Wasser und in Alkohol löslich. Verdünnte Lösungen bedingen eine Hypersecretion von Speichel und heben die Fähigkeit des Speichels, Amylum zu saccharificiren, auf. Wunden heilen unter dem Einflusse solcher Lösungen schnell, ohne Reizungserscheinungen zu zeigen. Innerlich erwies sich das Mittel brauchbar bei Magenkatarrh, Sommerdiarrhoe der Kinder, bei Magencarcinom und als Preventivmittel bei Cholera. Zu äusserlicher Verwendung benutzt man am besten eine 1—2procentige Lösung; die innerliche Dose beträgt für Erwachsene 0·1—0·2 Gramm, für Kinder 0·02—0·05 Gramm dreimal täglich.

1685. ***O. Minkowski,*** *über das Vorkommen von Oxybuttersäure im Harne bei Diabetes mellitus. Ein Beitrag zur Lehre vom Coma diabeticum. Arch. f. exp. Pathol. u. Pharmac., Bd. XVIII, 1884, p. 35 u. 147.*

1686. ***E. Külz,*** *über eine neue linksdrehende Säure, Pseudooxybuttersäure. Zeitschr. f. Biol. XX, 1884, p. 165.*

Es ist eine bekannte Thatsache, dass man bei der Zuckerbestimmung im Harn mancher schwerer Diabetiker mit der polariskopischen Methode viel geringere Werthe erhält, als mittelst Titriren. Lässt man den Harn solcher Patienten vergähren, so findet sich in demselben dementsprechend eine linksdrehende Substanz, welche den Fehler bedingt hat. Külz hat diese sehr sorgfältig analysirt und Pseudooxybuttersäure genannt. Dieselbe ist manchmal in beträchtlichen Mengen vorhanden.

Unabhängig von K. hat Minkowski dieselbe Säure dargestellt und zuerst bekanntgemacht.

1687. ***M. Yanowski,*** *über die Einwirkung der Buttersäure auf die Nieren und über ihre hemmende Einwirkung auf das Nervensystem. Inaug.-Dissert. Petersburg, 1884.*

1688. ***M. Janowski,*** *über die deprimirende Wirkung der Natronsalze einiger flüchtigen Fettsäuren auf das Nervensystem. Jeshenedelnaja klinitsch. Gazeta 1884, Nr. 14.*

1689. ***F. Mirella,*** *l'acido picrico nella cura della risipela. Gazz. med. di Torino 1884, XXXV, p. 105.*

1690. ***Peter Macewan,*** *tartaline, a cream of tartar substitute. The Pharmac. Journ. and Trans. 1884, 1 march, p. 711.*

1691. ***G. Krauss,*** *über den Säuregehalt des Pflanzensaftes. Abhandl. d. naturf. Ges. zu Halle 1884; Bot. Ztg. 1884, Nr. 39.*

Eine sehr interessante Studie, aus der ich jedoch hier nur kurz Folgendes anführen kann. Die Säuren der Pflanzen sind Stoffe, welche beim Athmungsprocesse als Nebenproducte entstehen, wobei es dahingestellt bleibt, ob sie als directe Oxydationsproducte der Kohlenhydrate und Fette, oder aber, was Kr. wahrscheinlicher scheint, durch die bei der Athmung vor sich gehenden Spaltungen der Eiweisskörper, freilich in letzter Instanz auch auf Kosten der stickstofffreien Verbindungen, entstehen. In den Blättern nehmen des Nachts die reducirenden Substanzen absolut ab, während die Säuren zunehmen. Umgekehrt vermindert sich am Tage die Säure, während die reducirenden Substanzen ansehnlich zunehmen.

6. Kohlensäure.

1692. **Joseph Schnetter** *(New-York), zur Behandlung der Darmverschliessungen. Deutsch. Arch. f. klin. Med. 1884, Bd. 34, Heft 6.*

Injection von CO_2 im gasförmigen Zustande aus Siphons in den Dickdarm wird sehr warm empfohlen. 20 Liter genügen meist, um eine innere Einklemmung zu heben.

1693. **Leroux,** *sur le traitement de l'occlusion intestinale par des injections successives de solutions d'acide tartrique et de bicarbonate de soude. Gaz. méd. de Picardie (Amiens), 1884, II, p. 69.*

1694. **G. y Torres,** *un nuevo caso de miserere tratado por las enemas gasigenas. Siglo méd. (Madrid) 1884, XXXI, p. 326.*

1695. **Descoust** e **Yvon,** *sur quelque cas d'asphyxie par l'acide carbonique. Annal. d'hyg. publ. II, 1884, p. 69; Revue d'hyg. 1884, p. 96.*

1696. **Dastre** et **Morat,** *influence du sang asphyxique sur l'appareil nerveux de la circulation. Arch. de physiol. norm. et pathol. 3. S., T. III, 1884, p. 1.*

Bei der Erstickung kommt es zu einer gleichzeitigen Erregung aller cerebrospinalen Centren des Circulationsapparates. Neben der Erregung des hemmenden Herzvagus tritt auch eine Reizung der Beschleunigungsnerven des Herzens ein, die man natürlich nur nach Vagusdurchschneidung studiren kann. Für die Arterien bestätigen die Verfasser den Befund von Heidenhein, Grützner und Zuntz, dass die Gefässe der Baucheingeweide sich sämmtlichst bei der Erstickung contrahiren, die der Haut und der Muskeln sich dagegen sämmtlichst erweitern.

7. Anhang: Kohlenoxyd.

1697. **A. Montalti,** *nota critica sulle ricerche sperimentali intorno ai disturbi nervosi consecutivi all' asfissia prodotta dai vapori di carbone. Lo Sperimentale 1884, Nr. 9, p. 272.*

1698. **Arnozan** et **Planteau,** *étude experimentale des troubles nerveux consécutifs à l'asphyxie par les vapeurs de charbon chez la grenouille; anesthésie; paraplégie; eschares. Journ. de méd. de Bordeaux 1883—84, p. 367.*

1699. **C. J. B. Simon,** *des paralysies, névralgies, troubles trophiques et vasomoteurs sous l'influence de l'intoxication par le gaz oxyde de carbone. Paris 1884, Davy, 107 pp.*

1700. ***W. N. Chardin,*** *über die Veränderungen der Nervencentren bei Vergiftung durch Kohlenoxyd. Wratsch 1884, Nr. 31—33, p. 521 u. 540.*

Bei chronischer Kohlenoxydvergiftung von Hunden kommt es zu diffuser Entzündung der Nervencentra, charakterisirt durch Auswanderung und perivasculäre Anhäufung von Leukocythen, zu Degeneration der Ganglienzellen, Veränderungen des interstitiellen Gewebes, Degeneration der Nervenfasern und plasmatischer Exsudation. In Fällen von oft wiederholter aber kurzer Vergiftung kommt es nur zu beginnender parenchymatöser Degeneration einzelner Ganglienzellen.

1701. ***W. S. Halsted,*** *refusion in carbonic oxide poisoning. Medical News, 8 déc. 1883.*

Ein 57jähriger Mann wurde in einem mit Leuchtgas gefüllten Raume comatös vorgefunden. Die Glieder waren flectirt, die Lippen cyanotisch, die Haut bleich und kalt, die Respiration oberflächlich. Mittelst Aderlass wurden 512 cc. Blut entnommen, arterialisirt und nach $^3/_4$ Stunden wieder injicirt (natürlich defibrinirt). Nach Verlauf von weiteren $^3/_4$ Stunden wurden wieder 300 cc. Blut entzogen, arterialisirt und mit 128 cc. Blut eines anderen Menschen gemischt nach $^1/_2$ Stunde wieder eingespritzt, worauf alle Vergiftungserscheinungen rapid zurückgingen und binnen 50 Stunden völlige Heilung eintrat.

1702. ***H. Krannhals,*** *über Kohlenoxydvergiftung. Petersburger med. Wochschr. 1884, Nr. 40, p. 409.*

Kr. hat 1883 zwei Sectionen von Kohlenoxydvergiftungen zu machen gehabt. Eine derselben betraf einen 27jährigen Mann, welcher noch folgende Symptome der Vergiftung in vita darbot: Hemiparese der rechten Körperseite, sich schnell bis zur Hemiplegie steigernd, Stauungspapille, späterhin hochgradige Injection der Conjunctiven, Dämpfung und Bronchialathmen hinten unten links, schliesslich Decubitus an verschiedenen Körperstellen. Tod am dritten oder vierten Tage nach der Vergiftung.

Bei der Section fand sich hellkirschrothe Verfärbung des Blutes und der bluthaltigen Körpertheile, Hyperämie der drüsigen Organe der Bauchhöhle, in der Lunge mehrere wallnuss- bis apfelgrosse gangränöse Herde; Pia stark hyperämisch; im linken Streifenhügel, theilweise auch in den Sehhügel übergreifend, ein gut kirschgrosser grauer Erweichungsherd, der sich in den Seitenventrikel öffnet; in der Umgebung des Herdes hämorrhagische Verfärbung und beginnende Erweichung der Hirnsubstanz.

1703. **F. Falk** *(Berlin), über Kohlenoxydvergiftung. Du Bois-Reymond's Arch. 1884, Heft 1—2, Sitzungsber., p. 173.*

1704. **F. Falk** *(Berlin), über einen Fall von Kohlenoxydvergiftung. Vierteljahrschr. f. ger. Med. N. F., Bd. 40, 1884, p. 279.*

Bei einer an Kohlenoxydvergiftung gestorbenen Gravida liess sich das *CO* wohl im mütterlichen, aber nicht im kindlichen Blute nachweisen, während Liman in einem Falle dasselbe bei Mutter und Fötus nachweisen konnte. Falk injicirte nun defibrinirtes Blut in die Bauchhöhle von Thieren, welche kurz vor- oder nachher mit *CO* vergiftet wurden und fand auch hier das eingespritzte Blut nach dem Tode gewöhnlich frei von *CO*.

1705. **Hörbye** *und* **G. E. Bentzen,** *Leuchtgasvergiftung. Norsk Magazin for Laegevidenskab Forhandl. 1884.*

1706. **G. E. Bentzen,** *empoisonnement par le gaz d'éclairage de la totalité des habitants d'une maison à trois étages dépourvu de conduite de gaz. Nordiskt medicinskt Arkiv XVI, Nr. 3, 1884.*

Alle Einwohner der drei Stockwerke eines Hauses ohne Gasleitung wurden am 31. December 1883 in der Nacht mit Leuchtgas vergiftet infolge Ausströmens des Gases aus einem gebrochenen Rohre der Strassenleitung. Das Gas drang unterirdisch in das Haus ein.

1707. **Dévay,** *zur Leuchtgasvergiftung in Altofen. Pester med. chir. Presse 1884, p. 124.*

1708. **Dulácska,** *die giftige Wirkung des Leuchtgases. Gyógyászat 1884, Nr. 6.*

1709. **A. Dumitreanu,** *Vergiftung mit Leuchtgas. Közegészségügy és törvénysk. orvostan, Nr. 1, 1884; Pester med. chir. Presse 1884, p. 342; Orvosi hetilap 1884, Nr. 8.*

1710. **L. Boucher,** *perte de souvenir due à l'oxyde de carbone, et portant sur des faits antérieurs à l'intoxication chez une épileptique mélancolique. France méd. 1884, p. 525.*

1711. **F. J. B. Quinlan,** *on CO poisoning. The Dublin Journal. Oct. 1884, p. 354.*

Quinlan stellt zum Theil aus politischen Zeitungen einige Fälle von Kohlenoxydvergiftung zusammen.

Clark in New-York berichtet über eine Frau von 40 Jahren, welche 15 Stunden in einem mit Leuchtgas angefüllten Raume zugebracht hatte. Sie war bewusstlos, cyanotisch, hatte kalte Extremitäten, starre Muskeln und Trismus. Puls kaum wahrnehmbar; Lungenödem; Abgang von Harn; Temperatur 36° C.; Resp. = 40 pro Minute. Patientin wurde erwärmt, bekam trockene Schröpfköpfe, Digitalistinctur und Whisky subcutan und reinen Sauerstoff zum Einathmen. Die Wiederherstellung war eine vollkommene.

Quinlan selbst berichtet folgenden Fall:

Eine Mutter und fünf Kinder wurden infolge eines schadhaften Gasrohres mit Leuchtgas vergiftet. Um Mitternacht hörten Vorübergehende ihr Gestöne und kamen noch gerade recht, um sie zu retten. Frische Luft genügte zur Herstellung.

1712. **G. Wolff,** *ein zweifelhafter Todesfall. Vierteljahrschr. f. ger. Med. N. F., Bd. 40, 1884, Heft 1, p. 60.*

Es handelte sich um einen Fall von Erstickungstod, der herbeigeführt sein konnte durch Schnapsgenuss, durch Kohlenoxydgas oder durch Zuhalten von Mund und Nase. Obwohl die spectroskopische Untersuchung des Blutes das Kohlenoxydspectrum ergab, nimmt W. dennoch die *CO*-Vergiftung nicht als Hauptursache des Todes an.

1713. **B. W. Richardson,** *euthanasia for the lower animals. The Asclepiad, 1884, July.*

Kohlenoxyd wird zum Tödten von Thieren empfohlen, da es einen besonders sanften Tod bewirken soll.

1714. **M. Gruber,** *über die hygienische Bedeutung und die Erkennung des Kohlenoxydes. Arch. f. Hygieine, Bd. II, 2, 1884; cf. auch Bd. I, p. 503.*

1715. **D. P. Welitschkowski,** *experimentelle Untersuchungen über die Verbreitung des Leuchtgases und Kohlenoxydes im Boden. Wojenno med. shurnal (russisches militär-medicinisches Journal), Sept.-Oct. 1884.*

IV. Die Schwermetalle als Aetzmittel einerseits und Muskel- und Nervengifte andererseits.

Leider ist es wegen der Fülle der Publicationen mir in diesem Jahre unmöglich alle Metalle zu besprechen. Ich muss mich damit begnügen, dasjenige derselben zu berücksichtigen, welches in letzter Zeit mehr als alle anderen zusammengenommen von sich reden gemacht hat.

XLI. Die Gruppe des Quecksilbers.

Als Einleitung hierzu weise ich auf die ausführlichen Zusammenstellungen über Schwermetalle hin, welche ich für Schmidt's Jahrbücher Bd. 198, p. 185 und 281, 1883, und Bd. 205, p. 119, 1884, geliefert habe.

I. Chemisches und Pharmaceutisches.

1716. ***Schuster,*** *on the elimination of mercury during and after its cutaneous employment. Journ. of ven. and cut. diseases, vol. I, Nr. 12, 1884, p. 266; deutsch. med. Wochschr. 1884, p. 278; med. Centralbl. 1884, p. 273.*

Von Sch. rührt die Bestätigung der sehr interessanten und wichtigen Entdeckung von Saikowski her, dass auch bei Anwendung medicinaler Dosen von Quecksilberpräparaten äusserlich oder subcutan eine constante Ausscheidung von Quecksilber durch den Koth erfolgt. Saikowski glaubte, dasselbe stamme lediglich aus dem Speichel. Wie Leineweber (1883) gezeigt hat, wird ein weiterer Theil des Metalles im Magen ausgeschieden. Ein dritter, vielleicht sehr grosser Theil wird nach meiner Meinung von den Darmdrüsen ausgeschieden, und an den Stellen der intensivsten Ausscheidung entstehen die bekannten Ulcerationen und Geschwüre.

1717. ***J. Nega,*** *vergleichende Untersuchungen über die Resorption und Wirkung verschiedener, zur cutanen Behandlung verwandter*

Quecksilberpräparate. Strassburg, Trübner 1884, 102 pp.; cf. Gaz. lekarska 1884, Nr. 37.

Im Eingang der Arbeit bespricht N. die von ihm verbesserte Fürbringer'sche Methode des Quecksilbernachweises. Dieselbe ist jetzt so genau, dass man damit noch Bruchtheile eines Milligramms Quecksilber in einem Liter Harn bequem und sicher nachweisen kann.

Jedem, der solche Untersuchungen zu machen hat, sei die Nega'sche Methode hiermit auf's wärmste empfohlen. Vergl. über dieselbe Berl. klin. Wochenschr. 1884, p. 439.

N.'s klinische Versuche bezogen sich darauf, die praktische Verwerthbarkeit von vier Quecksilberpräparaten zu vergleichen, nämlich des Quecksilberoleats, der Lebeuf'schen Salbe, des Pflastermulls und der Mercurialseife.

Das oleo-stearinsaure Quecksilberoxyd ist 1857 von Venot als Ersatzmittel der grauen Salbe empfohlen und namentlich durch Marschall (1872) und Berkley Hill (1873) in Aufnahme gekommen. Zur Bereitung derselben werden 24 Gramm frisch gefälltes Quecksilberoxyd mit 100 Gramm reiner Oelsäure unter Druck erhitzt, bis fast völlige Lösung eingetreten ist. Es eignet sich sehr bequem zur Einreibung (z. B. in 10procentiger Lösung) und N. sah davon recht gute Resultate. Reizungserscheinungen von Seiten der Haut kamen nicht vor. Das Metall war bald nach dem Beginn der Cur im Harn nachweisbar. Auch Vajda (1874) spricht sich über das Mittel sehr lobend aus.

Während im eben genannten Präparate das gesammte Quecksilber im oxydirten Zustande enthalten ist, enthält *die Lebeuf'sche Salbe,* Ung. hydrarg. dupl. Ph. G., absolut kein oxydirtes, sondern nur regulinisches Qecksilber. Dieses Unguentum ist unserer gewöhnlichen Quecksilbersalbe entschieden vorzuziehen und sei daher die Darstellung desselben hier angeführt.

40·0 Aetheris sulf. + 20·0 Benzoës + 5·0 ol. Amygd. dulc. Misce, filtra.

Nachdem man diese Benzoëtinctur fertiggestellt hat, giesst man 1 Kilogramm Quecksilber in eine starkwandige Flasche mit weiter Oeffnung mit eingeriebenem Stöpsel von einer Capacität von circa 5—6mal dem Volumen des *Hg* und giesst die ätherische Tinctur darauf. Man schüttelt alsdann tüchtig und sorgt nur dafür, dass die gebildeten Aetherdämpfe von Zeit zu Zeit entweichen. Sobald das Quecksilber hinreichend zertheilt ist, lässt man einige Secunden absetzen und giesst dann den grössten Theil der überschwimmenden Flüssigkeit ab. Man schüttelt jetzt auf's neue und erhält so eine Art Paste, welche das *Hg*, ausserordentlich fein vertheilt, enthält. Gleichzeitig lässt man 920 Gramm Fett und 80 Gramm Wachs schmelzen. Sobald diese Mischung erkaltet ist, thut man die Hälfte derselben in eine Reibschale aus Marmor und giesst die Quecksilberpaste darüber. Man fängt sogleich an kräftig zu reiben, spült zu wiederholtenmalen die Flasche, welche das vertheilte Quecksilber enthielt, mit dem Theile der ätherischen Tinctur, welchen man abgegossen hatte, aus und fügt ihn jedesmal dem Gemische im Mörser zu. Nach 40—50 Minuten hat sich der Aether verflüchtigt und die Extinction des Metalles ist vollendet. Jetzt mischt man das noch übrige Fett zu.

Diese Salbe riecht angenehm und ist trotz ihres sehr hohen Quecksilbergehaltes ganz homogen. Sie ist das in Strassburg gewöhnlich verwandte Präparat, und eine hundertfältige Erfahrung spricht für ihre Brauchbarkeit. Man kann sie natürlich auch noch bequem verdünnen.

Die Mercurseife ist in der Charcot'schen Klinik aufgekommen. 1882 wurde sie durch Schuster und Oberländer in Deutschland empfohlen. 20 Gramm der Seife enthalten 4 Gramm Metall. Man muss darauf sehen, dass sie möglichst neutral reagirt. Sie wurde in Dosen von 3—6 Gramm pro die mit Glycerin und Wasser vermischt zu Einreibungen benutzt.

Die Beiersdorff-Unna'schen Quecksilberpflastermulle, welche seit 1881 üblich sind, sollen das Einreiben ganz überflüssig machen, sind aber sehr theuer.

Sie sind mit einer Auflösung von Gummi elasticum bestrichen, welche das metallische Quecksilber emulgirt enthält. Man legt sie als Pflaster auf; dabei ist eine Abdunstung des Metalles nach aussen fast unmöglich. Alle acht Tage wird $^1/_8$ Meter aufgelegt, und zwar immer auf eine andere Körperstelle. Dies kann man 12 Monate lang fortsetzen.

Nega fand, dass bei dieser Cur schnell eine Resorption von Quecksilber stattfindet. Schon nach 24 Stunden war es im Harn nachweisbar. Quantitativ betrachtet war die Aufnahme des Metalles in diesen Fällen eine viel reichlichere als bei Anwendung des Oleates, wenn beide in gleicher auf *Hg* berechneten Dose zur Verwendung kamen. Die auf theoretischen Voraussetzungen beruhende Annahme früherer Autoren, dass eine das Quecksilber in oxydirtem Zustande enthaltende Salbe leichter resorbirt werde als eine, die es in regulinischem Zustande enthält, findet also in Nega's Versuchen keine Bestätigung.

Demgemäss stand auch das Oleat der Lebeuf'schen Salbe in Bezug auf Resorptions- und Leistungsfähigkeit nach. Da das Oleat jedoch die Haut am wenigsten reizt und am seltensten Zahnfleischaffectionen hervorruft, so empfiehlt es Nega trotzdem für leichte Fälle von Syphilis; für schwere Fälle erklärt er die Lebeuf'sche Salbe für am passendsten.

Die Mercurseife in der von Oberländer empfohlenen Form übertraf an Resorptionsfähigkeit und an therapeutischer Wirkung das Oleat und steht bei geringerem Procentgehalt an regulinischem Metall der Lebeuf'schen Salbe an Resorptionsfähigkeit und Wirksamkeit sehr nahe, ist aber schwer zu beschaffen und macht bei der Einreibung Schwierigkeiten.

Die Ausscheidung des Quecksilbers im Harn lässt sich bei allen Methoden schon am zweiten Tage der Cur nachweisen und dauert mindestens drei Monate.

Um die Schuster'sche Angabe, dass das Quecksilber stets auch im Koth enthalten ist, zu prüfen, untersuchte N. bei vier Patienten mit Schmiercur den Koth auf *Hg* nach der Methode von Meyer (1877), und zwar immer mit positivem Erfolg.

1718. ***J. V. Shoemaker,*** *oleates; further investigations into their nature and action. Brit. med. Journ. 1884, II, p. 749.*

Oelsaures Quecksilber wird zur Inunctionscur und überhaupt als Ersatz aller Quecksilbersalben empfohlen. Vergl. darüber Nr. 1717. In ähnlicher Weise werden Oleate anderer Metalle, wie der Thonerde, des Arsens, Wismuths, Kupfers, Eisens, Bleis, Silbers und Zinks, sowie Oleate der Alkaloide (Aconitin, Atropin, Morphin, Chinin, Strychnin, Veratrin) empfohlen. Dieselben werden von Parke, Davis & Comp. geliefert. Als Hauptvorzug seiner Präparate führt Sh. übrigens ihre Unresorbirbarkeit an, was ich für das Quecksilberoleat nicht zugeben kann, da ein von Sh. selbst damit eingestellter Versuch schnell zu Vergiftungserscheinungen führte.

1719. **H. Stelwagon** *(Pennsylvania), the olates in cutaneous diseases. Med. and Surg. Rep. march 1884.*

Die Oleate des Quecksilbers, Zinks, Bleis, Wismuths, der Thonerde, des Kupfers, Eisens, Arsens und Silbers werden bei Hautkrankheiten zu äusserlicher Verwendung empfohlen.

1720. **E. Bourgoin,** *sur la solubilité de l'iodure mercurique dans l'eau et dans l'alcool. Bullet. de l'acad. de méd. 1884, p. 1258.*

1721. **Harold Senier,** *the presence of oxides of mercury in blue pill and in other mercurial preparations. The Pharmac. Journ. and Trans., 8 nov. 1884, p. 363.*

1722. **M. Dechan** *and* **T. Maben,** *report on the strength and condition of commercial specimens of hydrargyrum cum creta, pilula hydrargyri and unguentum hydrargyri. The Pharmac. Journ. and Transact. 20 Sept. 1884, p. 230.*

2. Physiologisches.

1723. *Discussion sur les antiseptiques et les desinfectants. Compt. rend. gén. I, 1884, Nr. 52.*

1724. **Ferran,** *la médecine antiseptique et la dosimétrie, médecine des antiferments. Lyon 1884, George.*

1725. **D. Giordano,** *nota sulla setticemia e su alcuni antisettici. Giornale dell' Accademia di Medic. di Torino 1884, XXXII, p. 16.*

1726. **Tarnier,** *leçon d'ouverture. Faculté de médecine de Paris. Annales de gynécologie 1884, avril.*

T. ist naiv genug, zu behaupten, dass die Sublimattherapie durch die Franzosen, speciell durch Davaine und ihn aufgekommen sei, der dasselbe seit 1880 klinisch verwendet. Dieser ganz falschen Angabe muss entschieden widersprochen werden. Auf die so ausserordentlich starke antiseptische Kraft des Sublimats machte zuerst Buchholz in Dorpat (cf. mein Referat in Schmidt's Jahrb., Bd. 194, p. 5) aufmerksam (1876) und dadurch veranlasst, hat v. Bergmann schon seit 1878 die Sublimatwundbehandlung angewandt, und Martin sen. damit schon seit noch längerer Zeit die Vagina ausgespült, während die Versuche Davaine's erst 1881 angestellt worden sind. Uebrigens sind diese Versuche gar nicht im Entferntesten gleichwerthig mit den Versuchen, welche Koch über die Einwirkung des Sublimats auf Milzbrandsporen gemacht hat. Die jetzt allgemeine Verwendung des Sublimats zur Vernichtung von Mikroorganismen und deren Keimen wird daher Niemand auf Rechnung Davaine's sondern Jedermann auf die Koch's setzen. Diese Versuche sind übrigens seitdem mehrfach wiederholt und etwas modificirt worden. So fand Warrikoff 1883 (Inaug.-Dissert. Dorpat), dass Milzbrandbacillen durch Sublimat erst bei einer Concentration von 1:2000 getödtet werden, während nach Koch schon eine Concentration von 1:300000 genügen soll.

1727. ***Mikulicz** (Krakau), über Sublimatwirkung. Bericht über den Chirurgencongress; Chirurg. Centralbl. Nr. 23, 1884, Beilage, p. 10.*

Der Koch'sche Satz, dass das Sublimat schon bei vieltausendfacher Verdünnung antiseptische Eigenschaften entfaltet, gilt nur für eiweissfreie Lösungen. Beim Wundverband in der Chirurgie haben wir es damit aber nie zu thun; es bildet sich vielmehr stets Quecksilberalbuminat, und dieses ist ein relativ schwaches Antisepticum. Nach den Versuchen von M. wird die Fäulniss und die Bacterienentwicklung in Blutwasser (Blut und Brunnenwasser āā) durch einen Zusatz von Sublimat im Verhältniss von 1:2000 noch nicht merklich behindert, sondern erst bei 1:1000; ganz auszubleiben pflegt die Fäulniss aber erst bei 1:400, während bei Carbolsäure die Concentration auch blos 1:200 zu sein braucht, um dasselbe zu erreichen, woher M. den grossen Vorzug des Sublimats vor der Carbolsäure bestreitet.

1728. ***E. Schill** und **B. Fischer**, über die Desinfection der phthisischen Sputa. Mittheilungen des kaiserl. Gesundheitsamts, Bd. II, 1884, p. 131.*

Aus dieser sehr gründlichen Experimentaluntersuchung interessirt uns hier nur der Satz, dass eine 0·2procentige Sublimatlösung selbst bei 24stündiger Einwirkung nicht ausreicht, das Sputum von Phthisikern zu desinficiren, während 5procentige Carbolsäure diese Wirkung sicher hervorruft. Vergl. auch Nr. 1503.

1729. ***Johann Olsen**, ist Sublimat bei einer Verdünnung von 1:1000 ein zuverlässiges Desinfectionsmittel? Norsk Magazin for laegevidenskab 1884, p. 363.*

Schimmelpilze werden erst bei einer Concentration des Sublimates von 1:400 und Bacterien erst bei 1:300 getödtet.

1730. ***Richard A. Hayes**, notes of some antiseptic fluids. Transactions of the academy of medicine in Ireland, vol. I, ed. by W. Thomson. Dublin 1883, Fannin & Co.*

Eine Sublimatlösung 1 : 15000, ja : 75000 besitzt noch immer starke antiseptische Eigenschaften und ist doch gar nicht mehr giftig beim Gebrauche zum Wundverband und zum Ausspülen von Wundhöhlen. Auch Zinkchlorid 1 : 3000—5000 wirkt ähnlich.

1731. **Perroncito,** *über die Einwirkung der Desinficientien auf Milzbrand. Annal. univ. d. Med., July 1884.*

Die Sporen des Milzbrandes widerstanden selbst 10procentigen Carbolsäurelösungen und 50procentigen alkoholischen Lösungen der Salicylsäure. Thymol, phenolschwefelsaures Zink und Phenolnatrium und schwefelige Säure waren ganz ohne Einwirkung auf sie. Frisch bereitetes Chlorwasser tödtete sie jedoch in $1^1/_2$ Stunden. Gesättigte Lösung von Kali hypermaganicum tödtet selbst bei 52stündiger Einwirkung die Sporen nicht. In 5procentiger Schwefelsäure blieben die Sporen sieben Tage und in 15procentiger 17 Stunden intact.

Pyrogallussäure, Glycerin, Natronlauge, Ammoniak, Picrinsäure, Chinin, Eisessig, absoluter Alkohol liessen die Sporen ziemlich unbeeinflusst. Concentrirte Lösungen von Chlorzink waren fast ohne Einwirkung.

Zweiprocentige Sublimatlösung dagegen tödtete die Sporen in weniger als 20 Minuten, 0·4procentige in 35 Minuten und 0·1procentige in einer Stunde. Wegen der den gleichen Gegenstand betreffenden Angaben von Koch und von Warrikoff siehe Nr. 1726.

1732. **Miquel,** *organismes vivant de l'atmosphère. Annuaire de Montsouris pour 1884.*

Diese Arbeit bildet eine Fortsetzung der These des Verfassers (Thèse de Paris 1883, Nr. 94). In derselben wird folgende Reihenfolge der keimtödtenden Substanzen aufgestellt: 1. Hydrarg. bijodat. rubr., 2. Sublimat, 3. Wasserstoffsuperoxydwasser, 4. Jodoform, 5. Kupfersulfat, 6. Chlorzink (4procentig), 7. Borsäure, 8. Phenol (4procentig), Alkohol.

1733. **R. Koch,** *über Cholera. Conferenz zur Erörterung der Cholerafrage. Berl. klin. Wochschr. 1884, Nr. 31, p. 477, und Nr. 32, p. 493.*

Bei den Versuchen, die Kommabacillen durch Antiseptica zum Absterben zu bringen, zeigte sich das Sublimat allen anderen Substanzen weit überlegen, denn es tödtete die Bacillen noch in einer Verdünnung von 1 : 100000, während Carbolsäure eine Concentration von 1 : 400 verlangt, Chinin 1 : 5000, Kupfersulfat 1 : 2500 und Pfefferminzöl 1 : 2000.

1734. **S. Hunt**, *über die Desinfectionslehre und ein praktisches Mittel zur Vertilgung der Infectionskeime. Inaug.-Dissert. Petersburg 1884, 259 pp., mit 4 Tafeln u. 24 Zeichnungen; russisch.*

Sublimat und Chlor werden auf Grund eigener Versuche als die werthvollsten Mittel gegen die sibirische Pest empfohlen.

1735. **W. D. Miller**, *über die Gährungsvorgänge im menschlichen Munde und ihre Beziehung zur Caries der Zähne und zu verschiedenen Krankheiten. Besond. Beil. zu Nr. 36 der deutsch. med. Wochschr. 1884, p. 43.*

In cariösem Zahngewebe kommen 5 Sorten von Pilzen vor, welche die Eigenschaft besitzen, Lösungen von gährungsfähigen Kohlehydraten in Gährung zu versetzen, wobei inactive Aethylidenmilchsäure gebildet wird. Bei Versuchen, diese Pilze durch antiseptische Zusätze zu tödten, zeigte sich das Sublimat allen anderen Mitteln weit überlegen; es hemmte die Wirkung derselben bereits bei einer Concentration von 1 : 500000 und hob sie bei 1 : 100000 gänzlich auf.

1736. **L. Gosselin**, *dernières recherches sur la coagulation intravasculaire antiseptique. Compt. rend. de l'acad. des sc. T. 99, 1884, Nr. 23, p. 1003.*

An der Schwimmhaut von aufgespannten Fröschen wurden Versuche über den Einfluss von äusserlich aufgepinselten Substanzen auf die Circulation in den Gefässen gemacht. Jodtinctur, alkoholische Salicylsäurelösung, Quecksilberjodidjodkaliumlösung brachten bei genügender Concentration natürlich sofort Stase hervor. Bei Sublimatlösung 1 : 1000 dauerte es fast eine Stunde, ehe die Circulation durch 7—8maliges Aufpinseln gestört wurde.

1737. **W. Biedermann**, *Beiträge zur allgemeinen Nerven- und Muskelphysiologie. Wiener akad. Sitzungsber., III. Abth., Bd. LXXIX bis LXXXVIII, 1883—1884.*

Bei Versuchen über die durch chemische Veränderung der Muskelsubstanz bewirkten Veränderungen der polaren Erregung durch den elektrischen Strom ergab sich, dass es 2 Gruppen chemischer Substanzen gibt, welche bei örtlicher Application die Erregbarkeitsverhältnisse des entnervten Muskels in entgegengesetztem Sinne verändern, indem die einen die polare Erregung durch den elektrischen Strom zu hemmen, die anderen zu begünstigen vermögen. Zu den die Erregbarkeit herabsetzenden Substanzen gehören ausser Sublimat die anorganischen und einige organische Säuren. Erregbarkeit steigernd wirken die Natronsalze und Veratrin.

3. Vergiftungen.

Ich beginne mit Besprechung der Fälle, wo Hautausschläge auftraten.

1738. ***P. Reichel,*** *Fall von einem durch Sublimatgazeverband erzeugtem Erythema universale. Berl. klin. Wochschr. 1884, Nr. 2, p. 18.*

Engelmann sah schon 1879 nach Calomel innerlich (3 × 0·15 Gramm) ein sehr starkes Erythem auftreten. R. sah Aehnliches nach einem Sublimatverband am Knie am 5. Tage der Behandlung. Es war ein papulo-vesiculöses Ekzem unter dem Verband und ein Erythem über den ganzen Körper.

1739. ***Hastreiter,*** *Sublimatekzem. Med. chir. Correspbl. f. deutsch-amerik. Aerzte, Bd. II, 1884, p. 273, Juni.*

1740. ***Johan Kier,*** *om Sublimat som antiseptisk Saarbehandlingsmiddel. Hospitals Tidende 1884, Nr. 23; dänisch.*

Auf Grund von 356 mit Sublimat behandelten Fällen (Amputationen, complicirte Fracturen etc.) erklärt K. das Sublimat für das beste aller Verbandmitteldesinficientien. Uebrigens ist er für die Schattenseiten des Präparates durchaus nicht blind. So sah er z. B. in 10·7 Procent aller Fälle Ekzem um die Wunde her auftreten, besonders bei Kindern und Frauen. Einmal trat universelles Erythem und dreimal ausgeprägte Vergiftungen auf. Bisweilen stanken die Verbände beim Abnehmen. Quecksilber im Harn konnte schon am 5., ja am 4. Tage der Behandlung bei einigen, aber lange nicht bei allen Patienten nachgewiesen werden.

1741. ***Kümmel,*** *die Waldwolle als antiseptisches Verbandmaterial. Deutsche med. Wochschr. 1884, Nr. 35, p. 564.*

K. bestreitet es entschieden, dass das Sublimat leicht Ekzeme verursache. Wenigstens hat er bei ausgedehnter sachgemässer externer Verwendung dieses Mittels niemals etwas derartiges gesehen.

1742. ***M. Bott,*** *Beiträge zur Sublimatwundbehandlung. Inaug.-Dissert. Bern 1884.*

Im Stadtspital zu Solothurn hat sich das seit Anfang 1883 als Antisepticum eingeführte Sublimat als sehr brauchbar erwiesen. Dasselbe wurde von der äusseren Haut, von den Schleimhäuten und den serösen Häuten durchaus gut ertragen, und es konnte ungestraft zu Ausspülungen der Bauch- und Brusthöhle, der Gelenke, der Harnblase, der Nase, des Mundes, des Mastdarmes und der Gebärmutter verwandt werden. Nur in einem einzigen Falle kam es wegen zu starker Concentration der Lösung zu einem heftigen Ekzem an der Applicationsstelle.

Die grösste Aufmerksamkeit wurde auf das etwaige Auftreten von *Hg*-Vergiftungen verwandt, aber auch nicht bei einem einzigen der 300 mit dem Präparat chirurgisch behandelten Kranken haben Erscheinungen von Intoxication nachgewiesen werden können, obwohl man mit dem Mittel nicht sparsam umging, beispielsweise einen Monat hindurch eine nahezu den ganzen Oberschenkel betreffende Wunde mit 2—3mal täglich wiederholten feuchten Sublimatumschlägen behandelte. (Vergl. jedoch Nr. 1763.)

Um die hier obwaltenden Verhältnisse genauer zu erforschen, untersuchte Bott den Urin verschiedener mit Sublimat behandelten Patienten auf Quecksilber und constatirte dabei, dass, während sich nach dem innerlichen Gebrauche von nur 10 Milligramm Sublimat schon am ersten Tage und nach subcutaner Injection bereits nach $1/2$ Stunde und auch nach Einreibung grauer Salbe bald das Mittel sich im Urin sicher nachweisen liess, der Versuch eines solchen Nachweises bei der mannigfachsten äusseren Anwendung des Sublimats stets resultatlos blieb. Bott vertritt daher mit Entschiedenheit die Meinung, dass das Sublimat bei äusserer Anwendung überhaupt nicht resorbirt werde, also auch dem Organismus nichts schade.

1743. ***Steinberg*** *(Warschau), Erythema universale, hervorgerufen durch Emplastrum de Vigo. Russkaja Medicina 1884, Nr. 14.*

Bei einem 8jährigen Mädchen entstand mehrmals nach Vigo'schem Pflaster ein juckendes Erythem. Dieses nach dem Leibarzte des Papstes Julius II. benannte, überaus complicirt zusammengesetzte Pflaster wird bei uns gar nicht mehr angewandt, sondern ist durch das Emplastrum Hydrargyri ersetzt worden.

1744. ***Alexander,*** *ein Fall von acutem universellen Mercurialekzem. Vierteljahrschr. f. Dermatologie u. Syphilis 1884, XI, p. 105.*

Ein zu Ekzem disponirtes 21jähriges Dienstmädchen bekam nach Einreibung weisser Präcipitatsalbe in's Gesicht binnen wenigen Stunden ein heftiges Gesichtsekzem.

1745. ***W. E. Green,*** *unusual symptoms following the use of unguentum hydrargyri ammoniati. Brit. med. Journ. London 1884, I, p. 853.*

1746. ***Mäurer,*** *zur Sublimatintoxication. Gynäk. Centralbl. VIII, 1884, Nr. 17, p. 257.*

Mäurer hat in seiner chirurgischen Praxis bei mehreren hundert Operationen die von Kümmell gepriesenen Vorzüge der Sublimatbehandlung kennen gelernt, bei drei Fällen jedoch, welche scrophulöse Individuen mit zarter weisser Haut betrafen, starke Erytheme gesehen, welche schon am Tage der Operation oder am darauffolgenden beginnend sich am 2. oder 3. Tage über den ganzen Körper ausdehnten und 5—7 Tage anhielten. Bei sämmtlichen Fällen war die Wunde nur nach Vollendung der Operation gründlich mit Sublimatlösung ausgespült und danach ein Lister'scher Verband angelegt worden.

In seiner geburtshilflichen Praxis sah Mäurer folgenden Vergiftungsfall:

Nach einer Zangengeburt spülte er die Scheide mit Sublimatlösung (1 : 2000) aus. Als er nach 8 Stunden wegen Urinretention wieder zur Wöchnerin gerufen wurde, fand er diese fiebernd (39°), und bei Application des Katheters fiel ihm auf, dass die Scheide heiss und roth war; auch hatten die äusseren Genitalien sowie die Innenseite der Schenkel und die Bauchhaut bis zum Nabel bereits eine intensiv rothe Farbe. Dabei klagte Patientin über grosses Hitzegefühl, brennenden Durst und sehr lästiges Hautjucken. Am andern Morgen fanden sich auf den gerötheten Hautstellen zahllose stecknadelkopf- bis hirsekorngrosse erhabene Pünktchen, und die diffuse Röthung hatte sich bereits über den ganzen Rumpf sowie über die Oberschenkel verbreitet. Die Stuhlentleerungen waren zum Theil leicht blutig tingirt. Dabei grosse Aufregung der Patientin; Schwindel; Puls = 120; Temperatur = 39·5; Urinretention. Der per Katheter entleerte Urin hatte ein graugrünliches Aussehen und war stark eiweisshaltig. Die Lochien waren reichlich und begannen zu riechen.

Abends Puls = 128, Temperatur = 40·0. Das Erythem erreicht die Unterschenkel, das Gesicht und die Oberarme. Grosse Aufregung, Delirien, Brechen. Am 3. und 4. Tage status idem, nur hört das Erbrechen auf. Morgentemperatur = 39·5, Abends = 40·0. Die rothen Pünktchen an den Geschlechtstheilen und an den Oberarmen bekamen weisse Köpfchen; das Erythem ging weiter bis auf Hände und Füsse; Zahnfleisch und Zungenrand rötheten sich und wurden empfindlich; Salivation trat jedoch nicht ein.

Vom 5. Tage ab allmäliges Abfallen der Temperatur; dieselbe erreichte jedoch erst am 11. Tage den normalen Stand. Am 5. Tage traten reichliche Schweisse ein, und das subjective Hitzegefühl schwand. Der Diarrhoe folgte hartnäckige Verstopfung. Die rothen Pünktchen in der Vagina wurden gelb und flossen zu unregelmässig gestalteten Geschwüren zusammen. Am 5. Tage begann auch die Haut sich zu schälen, und zwar zuerst an den äusseren Schamtheilen und der Innenseite der Oberschenkel, sodann auf dem Bauche etc. Die Schälung der Extremitäten erreichte erst mit dem Ende der 3. Woche ihren Abschluss. Der Urin nahm erst am 7. Tage eine normale Färbung an und wurde reichlich; spontan konnte er erst am 12. entleert werden. Der Eiweissgehalt wurde in der 2. Woche geringer und schwand erst am Ende der 3. Woche vollständig.

1747. ***Winter,*** *gegen die übermässige Sublimatdesinfection in der Geburtshilfe. Centralbl. f. Gynäk. 1884, p. 677.*

1748. ***S. Jerzykowski,*** *ein Fall von Sublimatvergiftung im Wochenbett. Gazeta lekarska 1884, 2. S. IV, p. 419.*

1749. ***R. Cadbury,*** *salivation from corrosive sublimate dressings. Philad. med. Times XIV, 20 sept. 1884, p. 952.*

1750. ***W. Bokelmann*** *(Breslau), Operation eines Scheiden- und Mastdarmvorfalles mit Sublimatintoxication. Gynäk. Centralbl. VIII, 1884, Nr. 11, p. 161.*

Nach Ausspülung des Anus einer an Scheiden- und Mastdarmvorfall operirten Patientin mit Sublimat traten am sechsten Tage fortwährende brennende Schmerzen im Munde, Stechen in den Ohren, Salivation und Gingivitis ein. Die Zunge war dick belegt, geschwollen, schmerzhaft, an den Rändern und der Unterseite geröthet. Nach dem Aussetzen der Sublimatbehandlung trat schnell Besserung ein.

1751. ***J. C. Vöhtz*** *(Aarhus), Sublimatvergiftung durch intrauterine Injection nach Abort. Hospitals Tidende, 3. Reihe, Bd. 2, 1884, p. 557.*

Nach dem Entfernen des Eies bei einer 33jährigen Gravida wurden 175 cc. einer Sublimatlösung von 1:750 intrauterin injicirt. Schon während der Injection klagte Patientin über intensive Schmerzen im Abdomen. Später bekam sie Erbrechen und Empfindlichkeit in der Fossa iliaca dextra. Puls = 92, Temp. = 36·2. Am nächsten Tage heftiges Erbrechen, starke Durchfälle und Tenesmus; ferner Stomatitis und Suppressio urinae. Nach einigen Tagen kamen zum erstenmale einige Tropfen stark albuminhaltiger Harn. Tod unter Bewusstlosigkeit nach 10 Tagen. In den letzten Tagen waren die Stühle blutig und im Rectum traten Ulcerationen auf. Section wurde leider nicht gemacht.

1752. ***A. Goldhaber,*** *zur Sublimatwundbehandlung. Przeglad lekarski 1884, Nr. 38.*

Nach Eröffnung eines Mammaabscesses wurde die Wundhöhle zweimal mit 1°/₀₀ Sublimatlösung ausgespritzt und im Ganzen dabei kaum 200 cc. = 0·2 Gramm Sublimat verbraucht.

Trotzdem traten nach einigen Stunden heftige Leibschmerzen, Erbrechen, starker Tenesmus und sehr stinkende blutige Stuhlentleerungen ein. Am folgenden Tage war Patientin stark collabirt; das Zahnfleisch geschwollen, leicht blutend; es bestand starke Salivation. Bei Abstinenz von Quecksilber ging die Vergiftung nach einigen Tagen zurück.

Mikulicz in seiner bereits (Nr. 727) erwähnten Publication führt eine durch ein mit Sublimat imprägnirtes Sägespänekissen zu Stande gekommene Vergiftung an, wobei es zunächst zu heftiger Dermatitis, dann zu blutigen Diarrhoen, Albuminurie, Gingivitis und tödtlichem Ausgang am neunten Tage kam.

1753. ***A. Stadtfeld,*** *sind als Desinficiens in der Geburtshilfe Sublimatlösungen der Carbolsäure vorzuziehen? Gynäk. Centralbl. VIII, 1884, p. 98 u. 274.*

In Kopenhagen kam folgender interessante Fall zur Beobachtung. Eine 23jährige gesunde Primipara verlor wegen Retention der Placenta etwa einen Liter Blut. Die Placenta wurde sodann manuell entfernt und der Uterus mit Carbolsäure ausgespült. Am 4. Tage wurde wegen bestehenden Fiebers Nachmittags eine Ausspülung mit Sublimatlösung 1 : 1500 vorgenommen. Als ungefähr 1100 cc. durchgeflossen waren, bekam Patientin Kopfschmerz und eine erstickende Empfindung im Schlunde. Aussehen leidend und verwirrt. Antworten träge. Sehr bald traten heftige Schmerzen im Hypogastrium auf, welche in die Inguina und nach den Lenden ausstrahlten. Unterleib etwas empfindlich, aber ohne Auftreibung. Nach 1—2 Stunden profuser Schweiss, Schwindel und Mattigkeit. Abends Tenesmus und dünne Stühle. Der per Katheter entleerte Harn sehr eiweissreich. Wieder mehrere flüssige Stühle mit Blut. Kopfschmerz, Schwindel, schleimiges Erbrechen. Am folgenden Tage immer noch Diarrhoe, Tenesmus, Erbrechen. Zunge empfindlich, zeigt auf der Unterfläche gegen die Ränder hin graue Ulcerationen. Am darauffolgenden Tage immer noch Diarrhoe und Erbrechen, Durst. Später Anurie, Collaps und Tod 5 Tage nach der Ausspülung.

Section: Beide Nieren gross, schlaff; Kapsel leicht abziehbar; Corticalis bedeutend geschwollen, graugelb, an mehreren Stellen beinahe weiss, undurchsichtig. Pyramiden blauroth. Mikroskopisch in den gewundenen Canälen ein stark körnig geschwollenes, an mehreren Stellen mit feinen Fetttropfen angefülltes Epithel. Dieselben Veränderungen, nur schwächer entwickelt, in den geraden Canälchen. In der Schleimhaut des Dickdarmes zahlreiche Ulcerationen von unregelmässiger, meist rundlicher Form, mit graugelben, zum Theil abschabbaren Krusten bedeckt. Schleimhaut überall hyperämisch. Der entzündungsartige ulcerative Process besonders im Rectum entwickelt, verliert aufwärts an Intensität, setzt sich aber doch bis zum Coecum fort. Im untersten halben Meter des Dünndarmes die Schleimhaut hyperämisch und das Epithel leicht abschabbar. Sonst alle Organe normal. In Gehirn, Leber und Nieren kein *Hg* nachweisbar; Dickdarm leider darauf nicht untersucht.

1754. ***Fr. Dahl,*** *anatomischer Nachtrag zum Vorigen. Ibid, Nr. 13, p. 195.*

Bei späterer genauerer Untersuchung der Nieren fand D. sowohl in den geraden wie in den gwundenen Nierencanälchen reichliche Ablagerungen von amorphen, dunkelconturirten halbdurchsichtigen Massen, welche sich in Schwefelsäure unter Gasentwicklung und Bildung von Gypskrystallen lösten. Sie fanden sich am reichlichsten in der Rindensubstanz und nur spärlich in den Pyramiden. Auf der Schnittfläche getrockneter Nierenstückchen sah D. zahlreiche weisse kreidige Streifen und auf der Oberfläche zahlreiche weisse Körner, welche sich als Kalkmetastasen erwiesen.

Da sonst nirgends im Körper Kalkablagerungen gefunden wurden, so ist dies ein sicheres Zeichen, dass wir es hier wirklich mit einer durch Sublimatvergiftung erzeugten Kalkniere zu thun haben.

1755. ***A. Stenger,*** *ein Fall von Sublimatintoxication im Wochenbett. Gynäk. Centralbl. VIII, 1884, Nr. 13, p. 196.*

Bei einer Geburt, wo die Lösung der Eihäute etwas spät erfolgte, sonst aber alles normal verlief, wurden mehrfach Ausspülungen der Vagina, theilweise auch des Uterus mit Sublimatlösung (erst 1 : 1000, dann 1 : 2000) vorgenommen.

Nachdem am 3. Wochenbettstage Früh nochmals eine vaginale Ausspülung gemacht worden war, stellten sich im Laufe des Vormittags sehr starke kolikartige Schmerzen im Leibe ein, denen bald in kurzen Zwischenräumen drei copiöse Entleerungen per anum folgten, deren erste noch Fäces enthielt, während die folgenden nur aus hochroth blutigem Schleime bestanden. Bei genauer Betrachtung fand sich übrigens, dass die entleerten Schleimmassen nicht wirklich diffus roth gefärbt waren, sondern dass sich in ihnen ein Gewirr zahlreicher feinster Blutfädchen befand, wodurch aus der Entfernung die ganze Flüssigkeit gleichmässig blutig gefärbt erschien. Ein sehr schmerzhafter Tenesmus bestand fortwährend. Ausser über diese, die Wöchnerin und ihre Umgebung sehr beunruhigenden Erscheinungen hatte Erstere noch über andauernde Brechneigung zu klagen, ohne dass es zu wirklichem Brechen kam. Das Gesicht der sonst so standhaften Frau war durch die starken Schmerzen verzerrt; sie sah blass und collabirt aus.

Obwohl von jetzt ab die Sublimatausspülungen sistirt wurden, hielt doch der ganze Symptomencomplex noch bis zum 6. Wochenbettstage an. Am 5. Wochenbettstage stellte sich ausserdem Schwellung und Schmerzhaftigkeit der Mundschleimhaut, sowie Salivation ein, welche Erscheinungen verbunden mit gänzlichem Appetitmangel bis zum neunten Tage anhielten, trotz fleissigster Reinigung des Mundes und Gebrauch von Kali chloricum.

Urin wurde während der beiden ersten Tage der Intoxication auffallend wenig entleert. Derselbe war klar, von normalem specifischen Gewichte, enthielt keinen Zucker, wohl aber deutliche Spuren von Eiweiss, welche später wieder schwanden. Die aus dem Darm entleerten Schleimmassen wurden leider nicht auf *Hg* untersucht.

Trotz dieses Vergiftungsfalles verficht Stenger eifrigst die Einführung des Sublimats in die geburtshilfliche Praxis. Derselben Ansicht ist Dionys v. Szabó, der die Sublimatbehandlung seit September 1883 in der geburtshilflichen Klinik zu Budapest mit angesehen hat (cf. Gynäkol. Centralbl. VIII, 1884, Nr. 35, p. 545). Vergl. darüber übrigens auch noch Nr. 1789.

1756. ***Max Elsässer,*** *Sublimatvergiftung im Wochenbett. Gynäk. Centralbl. VIII, 1884, Nr. 29, p. 449.*

Bei einer Hebamme, die im 5. Wochenbett sich durch ihre undesinficirten Hände selbst inficirt hatte und hoch fieberte, verordnete Els. am 9. Wochenbettstage (9. V) Einreibungen von grauer Salbe, Darreichnng von zweistündlich 0·05 Calomel und Sublimatbehandlung des Uterus und der Vagina. Das Sublimat wurde in 5procentiger Lösung ordinirt und davon ein Esslöffel zu einem Liter Wasser zum Zweck der Ausspülungen der Scheide benutzt, und zwar wurden Morgens und Abends je 2 Liter dazu verbraucht. Von der Lösung wurden ausserdem täglich zweimal je 3—4 cc. mittelst Braun'scher Spritze in die Uterushöhle injicirt. Auf diese Weise wurden im Laufe der folgenden 14 Tage 56 Gramm Sublimat, 30 Gramm graue Salbe und 1·2 Gramm Calomel verbraucht!

Schon nach 2 Tagen trat natürlich Durchfall ein. Am 23. V fand E. die Patientin in äusserst collabirtem Zustande; es hatten über Nacht circa 8 dünne, zum Theile blutige Stühle, sowie zweimaliges heftiges Erbrechen sich eingestellt. Der Puls war an den Radialarterien kaum zu fühlen und betrug 140 pro Minute; Druck auf's Epigastrium äusserst schmerzhaft; Salivation fehlte; dagegen klagte Patientin über Schmerzhaftigkeit des Zahnfleisches, welches sich geröthet und geschwollen zeigte, sowie über einen abscheulichen metallischen Geschmack im Munde. Die copiösen, äussert übelriechenden Entleerungen, sowie das Erbrechen wiederholten sich im Verlaufe der nächsten vier Tage und im Anschluss an den Collaps entwickelte sich eine Thrombose beider Venae femorales mit beträchtlichen schmerzhaften Oedemen beider Unterextremitäten, sowie eine diffuse Bronchitis mit zähem braunrothen Sputum, ähnlich dem bei croupöser Pneumonie. Der Urin wurde in normalen Mengen entleert und war etwas eiweisshaltig. Natürlich wurde die Quecksilberbehandlung sofort aufgegeben, aber Patientin erholte sich nur äusserst langsam.

Wie angesichts der oben genannten geradezu ungeheuren Quecksilberdosen E. die Naivetät haben kann zu behaupten, dass nur dieser Therapie Patientin ihr Leben zu danken habe, ist mir unverständlich.

1757. *H. Taenzer, zur Sublimatfrage. Gynäk. Centralbl. VIII, 1884, p. 481.*

T. berichtet über 624 Fälle, welche in der Breslauer geburtshilflichen Klinik und Poliklinik mit Sublimat behandelt wurden. Bei nur 4 Wöchnerinnen traten sichere Zeichen einer Sublimatvergiftung ein, die jedoch nach dem Aussetzen des Mittels schnell schwanden.

Bei 109 Geburten und Aborten kam gar keine Intoxication vor. Da wo Vergiftungserscheinungen beobachtet wurden, bestanden diese in wässerigen Diarrhoen, Tenesmus, Kolikschmerzen, Salivation, Stomatitis, Wackeln der Zähne, Brechen, profusen Schweissen. Er gibt zu, dass die Hauptgefahr in der intra-uterinen Anwendung des Mittels liegt, und dass man hierbei nicht vorsichtig genug sein kann.

1758. ***F. A. Kehrer,*** *Beiträge zur klinischen und experimentellen Geburtskunde und Gynäkologie. II, 1884, 2.*

Die Gesundheitsverhältnisse der Wöchnerinnen hoben sich bei K. nach Anwendung des Sublimats (1 : 4000), indem die Procentzahl der völlig fieberfreien Puerperae von 22 Procent auf 58 Procent stieg. Von Sublimatvergiftung sah K. nur vier Fälle, und zwar hatten zwei der erkrankten Personen noch von früher her Quecksilber im Körper (Inunctionscur und Calomelgebrauch). Die Vergiftungserscheinungen waren leicht (Stomatitis, Urticaria). K. wünscht, dass das Sublimat allgemein eingeführt werde.

1759. ***J. Maximowitsch,*** *eine Vergiftung mit Sublimat. Wratsch 1884, Nr. 50.*

Infolge einer Verwechslung trank ein Mensch eine Sublimatlösung und war nach 10 Stunden pulslos und nach 12 Stunden todt. Die Section ergab Magendarmentzündung und die charakteristischen Darmulcerationen.

1760. ***Stadthagen,*** *Vorstellung eines Falles von Quecksilbervergiftung. Deutsch. med. Wochschr. X, 1884, Nr. 13, p. 202.*

Dieser Fall betrifft einen 27 Jahre alten Mann, welcher vom 12. bis 23. Jahre als Hutmacher in Galizien das Geschäft gehabt hatte, Quecksilber in Königswasser aufzulösen und damit Hasenfelle einzureiben.

Bis 1869 war derselbe ganz gesund. Um diese Zeit fiel es ihm auf, dass seine Finger zitterten; er arbeitete aber trotz ärztlichem Abrathen mit dem *Hg* fort. Das Zittern verbreitete sich allmälig weiter, zunächst auf beide Hände und Arme, dann auch auf die Unterextremitäten. Patient litt ferner von da ab häufig an Kopfschmerz, Schwindel, Stomatitis. Die Arbeit gab er aber immer noch nicht auf. Im Februar 1880 zeigten sich die ersten convulsivischen Zuckungen im rechten Arm; diese verbreiteten sich jedoch bald auf den ganzen Körper. Patient sah sich nun endlich genöthigt, in der Krakauer Klinik Hilfe zu suchen. Der Schlaf fehlte jetzt ganz; Patient hatte Schwindel, Unruhe, Herzklopfen, Stomatitis Oppressionsgefühl, sowie heftige Schüttelkrämpfe. Im Harn wurde reichlich *Hg* gefunden. Nach mehrmonatlicher Behandlung wurde Patient wesentlich gebessert entlassen. Nachdem er mehrere Bäder besucht hatte, fand er 1881 Aufnahme in Pester und Wiener Spitälern. Im Winter 1882 war er so weit hergestellt, dass er eine Stelle als Hausdiener annehmen konnte. Wohl unter dem Einflusse der körperlichen Anstrengungen dieser Stelle stellte sich das Zittern bald wieder ein. Im Jahre 1883 machte Patient eine zweite lange Cur in der Krakauer Klinik durch, wobei immer noch *Hg* im Harn gefunden wurde, und wurde wesentlich gebessert.

Unter dem Einflusse eines unordentlichen Lebenswandels und schwerer Anstrengungen erkrankte er jedoch bald wieder von neuem. Excesse in Baccho et Venere hat er angeblich nie begangen und auch nie Luës gehabt. Seit vier Jahren hat er nichts mehr mit *Hg* zu thun.

Die Untersuchung des mit gutem Panniculus versehenen, jedoch etwas blassen Kr., ergab jetzt folgenden Befund: Zähne fehlen. Keine Salivation. Ausserordentlich starker, sehr ausgebreiteter Tremor. Sämmtliche 4 Extremitäten und ein Theil der Rumpfmuskeln zittern beständig, am stärksten die rechtsseitigen. An den Gesichtsmuskeln sieht man häufig zuckende Bewegungen, besonders um die Mundwinkel. Das Zittern ist kein Intentionszittern und hört nur auf, wenn Patient längere Zeit absolute Ruhe hat, und im Schlafe. Wenn Patient stärker erregt ist, steigert sich das Zittern zu vollkommen convulsivischen Zuckungen. Dazwischen kommt es auch oft zu schmerzhaften tonischen Contractionen, wobei Finger, Hand und Unterarm in starker Beugestellung sind und der Fuss in Equinusstellung verharrt, während in den anderen Gelenken starke Streckstellung besteht. Nach einigen Minuten werden dann die tonischen wieder von klonischen Krämpfen oder von Tremor abgelöst. Die Zunge wird stark zitternd hervorgestreckt; beim Sprechen tritt Stottern ein. Die grobe Kraft der rechtsseitigen Glieder ist etwas herabgesetzt; alle Bewegungen werden langsam ausgeführt und Patient ermüdet leicht. Elektrische Erregbarkeit intact; Haut- und Sehnenreflexe deutlich, z. Th. sogar bedeutend, erhöht. Klopfen auf die Patella erzeugt lebhaften Klonus von mehreren Secunden Dauer; Fussphänomen beiderseits ziemlich stark ausgebildet; Triceps- und Bicepsreflexe vorhanden; Kremasterenreflexe lebhaft. Psychische Erregbarkeit enorm gesteigert: ein gleichgiltiges, an Patient gerichtetes Wort genügt, ihn ausser Fassung zu bringen, er wird wie mit Blut übergossen, schwitzt u. s. w. Ueberhaupt besteht ein grosser Erethismus der Gefässe und starke Neigung zum Schwitzen. Urtheil und Gedächtniss haben nicht gelitten. Patient ist stets verstopft, klagt ausserdem über Kopfschmerz und Rheumatismus in der rechten Schulter.

In durch Pilocarpininjection erhaltenem Speichel und Schweiss wurde niemals Quecksilber gefunden, im Harn nur einmal nach längerem Jodkaliumgebrauch. Die Faeces wurden leider nie untersucht.

1761. ***J. Maschka**, zwei Fälle von Sublimatvergiftung. Prager med. Wochschr. 1884, Nr. 5 u. 6; cf. 1883, Nr. 14.*

Die 2 Fälle, denen sich ein dritter aus dem vorigen Jahre anschliesst, sind kurz folgende:

Fall I. Eine Frau hatte eine grössere Menge Sublimatlösung getrunken und war nach 6 Stunden gestorben. — Section: Magenschleimhaut hämorrhagisch-nekrotisch; die Gefässe mit Gerinnseln gefüllt. Dünndarmschleimhaut blutig suffundirt. Nieren braunroth, blutreich; an der Basis der Pyramiden kleine Extravasate. Leber hyperämisch.

Fall II. Ein junges Mädchen hatte nach dem Genuse einer Sublimatlösung noch 6 Tage gelebt. Die Symptome hatten in Erbrechen, blutigen Stühlen und Eiweissharn bestanden; ausserdem war 4 Tage hindurch Anurie vorhanden gewesen. — Die Section ergab keine Verfettung des Herzmuskels, geringe Fettinfiltration der Leber und Verfettung des Epithels der Harncanälchen. Magen, mit Aussnahme einiger stecknadelkopfgrossen Ekchymosen, normal. Schleimhaut des Dickdarmes von Mastdarm bis zum Coecum geschwollen, dunkelbraunroth, mit zahlreichen gelbgrünen Schorfen besetzt. Diese Schorfe hatten rundliche Form, die Grösse einer Bohne, die Dicke von 2—3 Millimeter und standen symmetrisch stets drei nebeneinander in Reihen nach der Längsachse des Darmes. Einzelne hatten sich abgelöst und Geschwüre hinterlassen. An der Schleimhaut des Dünndarmes bemerkte man in der Nähe der Cökalklappe quergestellte Verschorfungen einzelner Falten. Im weiteren Verlaufe erschien die Schleimhaut geschwollen, gelockert, aber ohne Schorfe.

Fall III. Ein 25jähriger Commis hatte von derselben Lösung wie das Mädchen getrunken und noch 4 Tage gelebt. Die Symptome bestanden anfangs in schaumigblutigen Stühlen, liessen aber dann nach, und Patient fühlte sich wohler. Am letzten Tage setzte sich Patient im Bette auf, blieb einige Minuten sitzen, fiel dann aber zurück und war todt.

Section: Magen schon von aussen bräunlich; im Innern bräunlich-gelbe, neutral reagirende Flüssigkeit; Mucosa dunkelbraun, geschwollen, blutig suffundirt, tief verschorft, das Epithel abgelöst. Schleimhaut des dünnen Darms wenig geschwollen und ohne Verschorfungen, die des Dickdarms hingegen an zahlreichen Stellen, namentlich im Quergrimmdarm, hochgradig verschorft, und zwar in der Art, dass die Verschorfungen, welche eine rundliche Form und die Grösse einer grossen Erbse hatten, symmetrisch nach der Längsachse in Reihen gelagert waren. Dieselben drangen bis zum serösen Ueberzug durch, waren aber stellenweise, namentlich in der Flexura sigmoidea, in Geschwüre verwandelt. Milz geschwollen, Leber mässig fettinfiltrirt, Nieren hochgradig verfettet.

Maschka setzt hinzu, dass derartige Verschorfungen des Dickdarms bei Sublimatvergiftungen sehr häufig gefunden worden sind, so von Barthélemy, von Taylor, von Anderseck und Hamberger (1864) und von Vidal (1864). Maschka glaubt, dass dieselben zu Stande kommen, „indem das in seiner Beschaffenheit veränderte Blut auf die Schleimhaut reizend einwirkt".

1762. ***N. A. Randolph** and **A. E. Roussel**, on certain untoward effects following the administration of turpeth mineral. The Medical News 1884, p. 275, 8. März.*

Acht Menschen hatten als Brechmittel je 0·3 Gramm Turpethum minerale (basisch-schwefelsaures Quecksilberoxyd) erhalten und, als binnen 30 Minuten keine Wirkung eintrat, noch 0·15 Gramm, worauf heftiges Erbrechen, aber nach 10—20 Stunden auch profuseste wässerige Diarrhoe mit heftigen Koliken und Collaps eintrat; bei einem der Patienten kam es auch zu einer schweren Stomatitis.

1763. ***Tuttle**, Cosmetica. The New York med. Record, 8 march 1884.*

Blei, Quecksilber, Zink und Wismuth sollen in keinem Kosmeticum enthalten sein, denn sie können bei Application auf die Haut in die Blutbahn übergehen und dann allgemeine constitutionelle Störungen verursachen, als Dyspepsie, Ekel, Verstopfung, Diarrhoe, Kolik, Abzehrung, Tremor, Paralyse und Schwachsinn.

1764. *Mysterious poisoning case at Salford. The Lancet 1884, I, p. 1038.*

Ein Mann erhielt statt Seidlitzpulver ein quecksilberhaltiges Gemisch, welches sich als rothes Pulver im Wasser absetzte. Schneller Tod. Section: Entzündung des Magendarmcanales.

1765. ***Arthur-Hippolyte Dupré,*** *de l'hydrargyrie. Thèse de Paris 1884, Nr. 82, 36 pp., 4°.*

1766. ***Wilhelm Mayer,*** *über die sanitären Zustände der Quecksilberbeleger in Fürth. Friedreich's Blätter f. ger. Med. XXXV, 1884, p. 176 u. 285.*

Vorliegende Schrift ist ein Nothschrei des ärztlichen Vereines zu Fürth über die Indolenz der Regierung gegen die dortigen Spiegelfabriksbesitzer.

Zunächst constatirt der Verein, dass dieselben Missstände, wie sie jetzt bestehen, schon vor 36 Jahren genau dieselben waren wie jetzt, und dass er (der Verein) unablässig gegen dieselben geeifert hat und beim Ministerium deshalb vorstellig geworden ist — aber umsonst. Aus den Erhebungen des Vereines ergibt sich nun, dass alle Belegarbeiter, welche dauernd dieses deletäre Gewerbe treiben, an Quecksilbervergiftung ernsterer Art erkranken. Gesunde Arbeiter gibt es also nur unter den Neulingen. Alle Fabrikanten, denen doch daran liegen muss, ihre Arbeiter möglichst gesund erscheinen zu lassen, gestehen zu, dass ihre Arbeiter die reizbarsten Menschen seien, dass z. B. ein noch nicht einmal scharf ausgesprochener Tadel sie gleich in die furchtbarste Aufregung versetze, und dass deshalb die subtilste Behandlung nöthig sei, wolle man seine Arbeitskräfte überhaupt beisammen behalten. Nach Mayer heisst das in das Wissenschaftliche übersetzt doch weiter nichts, als dass alle längere Zeit in den Belegen arbeitenden Leute an Erethismus mercurialis leiden.

Die häufigste Krankheitsform, welche zur ärztlichen Behandlung kommt, ist der Tremor mercurialis, welcher manchmal so heftig auftritt, das fast das Binden im Bett nöthig ist, um Unfälle zu verhüten. Stomatitis geht dem Tremor nicht immer vorher. Weiter klagen die Arbeiter häufig über heftige Kopfschmerzen im Hinterkopf, Gliederreissen, Schwindel, Ausfall der Zähne. Die interessante Frage, woran die Arbeiter schliesslich zu Grunde gehen, und ob bei der Section sich eine Metallniere, Knochenveränderungen, sowie Quecksilber in den Organen und wie viel findet, konnte leider von Mayer nicht beantwortet werden.

Schutzmassregeln gegen diese so furchtbaren Gefahren bestehen gar nicht. Es ist den Arbeitern nicht verboten, die Fenster der Arbeitsräume zu schliessen; eine andere Ventilation ist aber nicht vorhanden. Das Quecksilber steht Tag und Nacht in grossen offenen Gefässen da und verdampft, so dass Morgens die Arbeiter in eine mit *Hg*-Dämpfen gesättigte Atmosphäre kommen. (Es ist nämlich verboten, die Fenster während der Nacht offen zu lassen!) Die Arbeiter werden nicht angehalten, sich Abends umzukleiden und zu baden, ja sie dürfen sogar in den Arbeitsräumen essen. Der Lohn ist endlich ein so kärglicher, dass dieselben, da ausreichende Krankencassen nicht bestehen, in den vergifteten Räumen arbeiten müssen, bis sie ihren Leiden erliegen.

1767. ***N. P. Raymond,*** *l'intoxication mercurielle aux mînes d'Almaden. Le Progrès med. 1884, Nr. 49, p. 1017.*

Von den 7000 Einwohnern von Almaden sind die meisten in den Minen beschäftigt, wo das Quecksilber theils als Zinnober, theils im regulinischen Zustande gefunden wird und die Ventilation eine sehr mangelhafte ist. Das als Zinnober gewonnene Metall wird dann weiter an Ort und Stelle in regulinisches übergeführt. Unter solchen Umständen kommen natürlich viele Vergiftungen vor. Dieselben äussern sich hauptsächlich in Stomatitis, Zittern, Kachexie und grosser Empfindlichkeit gegen Kälte. Schwere Nieren- und Knochenveränderungen kommen jetzt gar nicht mehr zur Beobachtung. Ob die Quecksilbervergiftung die Arbeiter vor Syphilis schützt, liess sich nicht feststellen, weil Geschlechtskranke zur Aufnahme in's Krankenhaus nicht berechtigt sind.

Obwohl die Atmosphäre des ganzen Ortes Quecksilber enthält, werden doch nur die direct mit dem Metalle beschäftigten Arbeiter krank. Ihre Weiber und Kinder erfreuen sich guter Gesundheit.

Merkwürdig ist, dass man von der Anwendung des Jodkalium gegen die Hydrargyrose ganz abgekommen ist, da man von demselben niemals Erfolge gesehen hat. Gegen die Mundaffectionen wird meist chlorsaures Kali und ein Schwefelsäure-linctus angewandt.

1768. **E. Baumeister,** *über gleichzeitige Anwendung von Calomel und Jodkali. Ein Beispiel zur Warnung. Berl. klin. Wochschr. 1884, p. 688.*

1769. **Andrew H. Smith,** *on the tolerance of corrosive sublimate in small and frequent doses. The New York medical Record, 20 sept. 1884, p. 312.*

In 5 von 11 Fällen, welche Smith in New York mit 1- bis 2stündlich $^1/_{25}$—$^1/_{16}$ Gran Sublimat innerlich behandelte (meist Phthisiker), traten keine Vergiftungserscheinungen ein, 3mal trat Diarrhoe (selbst blutige) und 2mal Ptyalismus auf. Auch Stomatitis und Brechen kam vor. Zwei Kinder unter 7 Jahren ertrugen das Mittel auffallend gut. Bei einigen Patienten schien eine diuretische Wirkung vorhanden zu sein.

4. Therapeutisches.

a) Chirurgie.

1770. **P. Vogt,** *Mittheilungen aus der chirurg. Klinik in Greifswald. Wien 1884, Urban u. Schwarzenberg, 198 pp.*

V. empfiehlt (p. 173) unter Beobachtung der nöthigen Cautelen das Sublimat sowohl örtlich als auch allgemein anzuwenden, und zwar bei den verschiedensten Infectionen. Vergiftungen könne man vermeiden.

1771. **J. Port,** *Taschenbuch der feldärztlichen Improvisationstechnik. Stuttgart, Enke 1884.*

Neben der Carbolsäure hat sich seit Jahren das von P. für nicht flüchtig erklärte Sublimat in der Wundbehandlung so ungemein bewährt, dass man dasselbe in Rücksicht auf seine Wirksamkeit in minimalen Dosen und seine leichte Verarbeitungsfähigkeit zu Verbandstoffen auch für den Krieg den Carbolpräparaten zum mindesten gleichstellen darf.

Ganz im Gegensatz zum obigen theilt der sub Nr. 727 erwähnte Mikulicz nach Versuchen von Lazarski Folgendes mit.

Aus offen aufbewahrten Stücken von Sublimatgaze verschwand binnen 51 Tagen ein Drittel des Sublimats, aus den in gut schliessender Cartonschachtel aufbewahrten Proben ein Sechstel. 3 Monate später, also 20 Wochen nach der Imprägnirung, waren aus den offen aufbewahrten Stücken $1/2$—$2/3$ und aus den geschlossen aufbewahrten fast $1/4$ der ursprünglichen Sublimatmenge verschwunden. Damit stimmt überein, dass Kratschmer und Fillenbaum in einer nach Bergmann bereiteten, in einer Blechbüchse aufbewahrten Sublimatgaze nach 3 Monaten nur noch Spuren davon fanden.

1772. ***Weir,*** *Antiseptica in New York Hospital. Boston med. and surg. Journ. 1884, 31 jan., p. 106.*

W. wendet in Sublimatlösung (etwas glycerinhaltig) getauchten Mull an und sah ausgezeichnete Erfolge. Etwas Kochsalz dem Sublimat zugesetzt soll dessen Zersetzung verhüten.

1773. ***P. Bruns,*** *über den Sublimatverband mit Holzwolle. XIII. Chirurgencongress 1884. Bericht des Centralbl., p. 7; Langenbeck's Arch., Bd. 31, 1884, p. 92.*

Der von B. empfohlene Sublimat-Holzverband, über welchen Berl. klin. Wochschr. 1883, Nr. 20, p. 295 nachzulesen ist, wird seit 15 Monaten in der Tübinger Klinik angewandt. Neusterdings wird auch Hartmann'sche Holzwatte dazu benutzt. Der Verband kann mehrere Wochen unberührt liegen bleiben, da er die Secrete zur Austrocknung bringt (Trockenverband). Als Vortheile dieses Verbandes führt B. an: Fehlen der Hautreizung und der Intoxication, geringe Wundsecretion und grösseren Schutz gegen Erysipel Es empfiehlt sich, diesen Verband auch für den Krieg einzuführen.

1774. ***G. Walcher,*** *über die Verwendung des „Holzstoffes" zum antiseptischen Verbande, insbesond. den Sublimatholzwolleverband. Mitth. a. d. chir. Klinik zu Tübingen, Heft 1, p. 168, 1884.*

1775. ***A. Bergstrand,*** *om Sublimat-Holzwolle förbandet. Hygiea (Stockholm) 1884, XLVI, p. 311.*

1776. ***Leisrink*** *(Hamburg), der Moosfilzverband. Deutsche medicin. Wochschr. 1884, Nr. 34, p. 546.*

Das Moos wird gereinigt, hydraulisch comprimirt und mit $1/10$procentiger Sublimatlösung besprengt; nach dem Trocknen findet theilweise eine nochmalige Imprägnation mit Sublimat statt. Sehr billiges Material für Unterlagen.

1777. ***Hofmokl,*** *über Sublimatwundbehandlung. Wiener med. Presse XXV, 1884, Nr. 16, p. 492 bis Nr. 20, p. 625; Heitler's Centralbl. d. Ther. 1884, p. 235.*

Moostorf und Holzwolle als Träger des Sublimats erwiesen sich als recht zweckmässig. Die Sublimatwundbehandlung erwies sich jeder anderen antiseptischen Wundbehandlung zum mindesten als ebenbürtig. Irgend welche nachtheiligen Folgen auf den Organismus kamen nicht zur Beobachtung. *Hg* konnte im Harn nur in 2% der Fälle nachgewiesen werden.

1778. ***Ch. Meigs Wilson,*** *how to prepare antiseptic dressing of mercuric bichloride. Philad. med. Times XIV, 1884, p. 897.*

1779. ***Meusel,*** *einige Beiträge zur Behandlung der Wunden mit Sublimat. Correspbl. des allgem. ärztl. Vereins f. Thüringen 1884, p. 97.*

Bericht über 7 geheilte Laparotomien und 5 complicirte Fracturen, die mit Sublimat behandelt waren.

1780. ***Terrillon,*** *sur les pansements antiseptiques. Bull. gén. de thér. 1884, p. 175.*

1781. ***Alberti,*** *Mittheilungen über allgemeine Wundbehandlung. Charité-Annalen IX, 1884, Separat-Abdruck.*

Die wesentlichste Modification (im letzten Berichtsjahre) der antiseptischen Wundbehandlung war die ausgiebige Anwendung des Sublimats zu desinficirenden Waschungen und zur Irrigation von Wunden, aber auch zu feuchten Verbänden, z. B. bei allen Erysipelen.

1782. ***M. Schede,*** *die antiseptische Wundbehandlung mit Sublimat. Volkmann's Sammlung klin. Vorträge Nr. 251.*

1783. ***M. Schede,*** *die antiseptische Wundbehandlung mit Sublimat. Chirurg. Centralbl. 1884, Nr. 42, p. 699.*

Das Sublimat hat sich nach Sch. als Antisepticum auf's trefflichste bewährt, denn bei seinen vom März 1882 bis August 1884 ausgeführten 3700 grossen Operationen hat er damit durchwegs gute Resultate erzielt. Von Vergiftungen hat er mehrmals Durchfälle und Salivation, aber nur einmal einen Todesfall gesehen.

Koeberlé entgegnet darauf, dass er seit 1874 nur Leinen und reines Wasser als Verbandmittel anwendet und bessere Resultate erzielt hat als Schede.

1784. ***J. N. Ritter v. Nussbaum,*** *Anleitung zur antiseptischen Wundbehandlung. Leipzig 1884, Breitkopf u. Härtel.*

1785. ***A. Freudenberg*** *(Berlin), über die Anwendung des Sublimats zur permanenten Irrigation. Berl. klin. Wochschr. 1884, Nr. 22, p. 339.*

Drei Wochen lang wurde Berieselung einer Extremität mit Sublimat 1 : 5000 vorgenommen, ohne dass Mercurialismus eingetreten wäre.

Steht es auch nach allem Obigen fest, dass das Sublimat zum Wundverband sich ausgezeichnet eignet, so darf man daraus noch nicht schliessen, dass es die Entwicklung aller pflanzlichen Organismen dabei hemmt. So berichtet Kier (Nr. 1740), dass es unter den Verbänden oft zu Schimmelbildung kommt. Christian Gram konnte in den eben abgenommenen Verbandstücken Aspergillus niger in Gestalt grosser Rasen nachweisen.

1786. ***Joseph Lister,*** *on corrosive sublimate as a surgical dressing. The Lancet, 25 Oct. 1884, p. 723.*

Um das Sublimat beim Wundverband weniger gefährlich zu machen, wendet L. dasselbe in Gestalt von mit Sublimatserum getränkter Gaze an. Die reizenden Eigenschaften des Sublimates sollen dabei ganz in Wegfall kommen. Das Sublimatserum wird hergestellt, indem man Pferdeblutserum im frischen Zustande mit 1—2$^0/_0$ Sublimat versetzt. Dieses Serum hält sich beliebig lange.

1787. ***Wyley's*** *sublimated serum gauze. London med. Record, 15 dec. 1884, p. 552.*

b) Geburtshilfe.

Wir haben oben gehört, dass Koeberlé gegen Schede hervorhob, er habe ohne jedes Antisepticum seine Operationen ohne Eiterungen jederzeit heilen sehen. Es ist dies nicht wunderbar, denn ausgewählt gute Fälle kann man ohne Zuhilfenahme von Carbolsäure und Sublimat wohl zur Heilung bringen. In den Kliniken muss man aber immer auf ausgewählt schlechte Fälle gefasst sein, die ohne antiseptisches Mittel nicht heilen würden. So ist es auch erklärlich, dass Robert Felkin (Edinburgh med. Journ. 1884, April, p. 922) im Innern Afrikas von den Wilden einen Kaiserschnitt ausführen sah, bei dem es fast ohne Fieber zur Heilung kam. In den Spitälern darf man auf so günstigen Verlauf aber nicht rechnen.

Auf diejenigen Mittheilungen aus geburtshilflichen Kliniken, in welchen es zu Vergiftungserscheinungen kam, habe ich bereits oben aufmerksam gemacht.

Tarnier (Nr. 1726) benutzt in der geburtshilflichen Klinik zu Paris das Sublimat als Liquor van Swieten, d. h. in 0·1procentiger alkoholischer Lösung meist dann noch mit Wasser verdünnt. Alle in das Gebärzimmer tretenden Personen müssen sich damit waschen; auch die Instrumente werden damit benetzt. Die Kreissende erhält vor der Geburt eine vaginale Ausspülung mit Sublimat, die bis zur Beendigung der Geburt alle 3 Stunden wiederholt wird. Nach Entfernung der Placenta erfolgt abermals eine solche, aber warme, Ausspülung von Scheide und Uterus. Bei normalem Wochenbettverlauf werden dann keine weiteren Ausspülungen gemacht, wohl aber bei pathologischen, und zwar täglich 2—3mal.

Bei Uterusruptur oder ausgedehnten Verletzungen wird 3 Tage lang halbstündlich die Scheide mit unverdünntem liq. van Swieten ausgespült. Dabei wurde nie Salivation, höchstens Gingivitis gesehen.

1788. ***Kehrer,*** *Vaginalinjectionen von Sublimatlösungen in Puerperio. Arch. f. Gynäk. XXII, Heft 1, 1884.*

K. sprach sich über das Mittel auf der Naturforscherversammlung zu Freiburg ebenfalls sehr lobend aus. Seine Resultate waren vorzüglich. Das einzig Unangenehme ist, dass die Haut und die Instrumente rauh werden. K. empfiehlt eine Lösung 1 : 4000. Bei concentrirteren Lösungen sah Prochownick bei dem Personal des Hamburger Spitals Vergiftungserscheinungen, besonders dysenterische Durchfälle eintreten. (Vergl. Nr. 1758.)

Fraenkel hat nach Angabe von K. gefunden, dass der Gonococcus am sichersten durch Sublimat (1 : 2000) vernichtet wird.

1789. ***Dionys v. Szabó*** *(Budapest), Sublimat in der Geburtshilfe. Gynäk. Centralbl. VIII, 1884, Nr. 35, p. 545; Orvosi hetilap 1884, Nr. 38.*

In der geburtshilflichen Klinik zu Budapest wurde im September 1883 das Sublimat als Desinficienz eingeführt. Die bis jetzt gewonnenen Resultate sprechen zu Gunsten des Sublimats, indem um 14·8 Procent weniger fiebernde Wöchnerinnen vorkamen. Ulcera und parametritische Exsudate haben dabei sehr abgenommen. Die halbpromillige Sublimatlösung genügte in 71% der nicht vereinigten Dammrisse zur Desinfection im Wochenbette, und es erfolgte keine Temperatursteigerung, während 1procentige Carbollösung nur in 32% genügte. Bei der Anwendung verursachte die halbpromillige Sublimatlösung auf der Schleimhaut und auf Wundflächen ein Brennen, welches aber nicht so stark war als das Brennen bei 2procentiger Carbollösung.

Bei puerperalen Erkrankungen des Endometriums wurde das Sublimat als therapeutisches Mittel nur in 19 Fällen angewandt, und zwar in Form von intrauterinen Irrigationen. Der Erfolg war ein zufriedenstellender.

Intoxicationen wurden wegen der sehr vorsichtigen Anwendungen des Mittels nicht gesehen. In zwei aus anderen Gründen letal verlaufenden Fällen wurden jedoch reiswasserähnliche Stühle wahrgenommen.

1790. ***W. Fuhrmann*** *(Breslau), zur Sublimatbehandlung in der Geburtshilfe. Gynäk. Centralbl. VIII, 1884, Nr. 12, p. 179.*

Von 100 mit Sublimat behandelten Wöchnerinnen ist ihm keine gestorben und empfiehlt er daher die allgemeine Einführung dieses Desinficiens.

1791. ***E. Bidder,*** *die Gesundheitsverhältnisse der Wöchnerinnen im St. Petersburger Gebärhause unter dem Einflusse des Sublimats. Petersb. med. Wochschr. 1884, Nr. 26 u. 27.*

Die Einführung des Sublimats beförderte die Asepsis und Antisepsis in ausserordentlich hohem Grade. Carbolsäure kann damit nicht im Entferntesten concurriren.

1792. ***Jerzykowski,*** *Beitrag zur Anwendung des Sublimates in der Geburtshilfe. Gazeta lekarska 1884, Nr. 22, p. 419.*

Bei Wochenbetterkrankungen lieferte das Sublimat ausgezeichnete Resultate. Seine desinficirende Kraft überragt die aller Antiseptica. Trotz alledem ist sein Gebrauch nicht zu empfehlen, da bei aller Vorsicht Intoxicationen vorkommen. Verfasser sah sogar einen Fall tödtlich enden. Er wendet daher jetzt wieder Carbolsäure an.

1793. ***Karl Schroeder,*** *Lehrbuch der Geburtshilfe. VIII. Aufl. Bonn 1884.*

In jeder geburtshilflichen Tasche soll eine Flasche mit Sublimat 20 + Alkohol 80 sein, wovon 5 cc. zum Liter verdünnt eine 0·1procentige Lösung geben.

1794. ***Ch. Jewett,*** *antisepsis in midwifery. New York med. Journ. 1884, II, p. 481.*

1795. ***G. Gaglio,*** *alcune osservazioni cliniche sulla medicatura endouterina con il bicloruro di mercurio nella infezione puerperale. Annali di ostetricia, ginecologia e pediatria, agosto-settembre 1884.*

1796. **Bonnet**, *du sublimé corrosif en obstétrique et en particulier dans la putréfaction foetale. Thèse de Paris 1884, 18 juin; Davy.*

1797. **A. Beuve**, *le sublimé en obstétrique; cinq mois d'observations à la clinique d'accouchements. 31 pp. Paris 1884, Davy.*

1798. **T. Bastaki**, *du bichlorure et du biiodure de mercure en obstétrique. Paris 1884, Ollier-Henry.*

1799. **A. Mijulieff**, *het sublimat in de verloskunde. Nederl. tijdschr. v geneesk. 1884, p. 814.*

1800. **Winter** *(Berlin), gegen die übermässige Sublimatdesinfection in der Geburtshilfe. Gynäk. Centralbl. 1884, Nr. 43, p. 677.*

Eine intrauterine Anwendung von 1⁰/₀₀ Sublimatlösung für Geburt und Wochenbett darf nicht mehr stattfinden und ist durch 3—5mal schwächere Lösungen zu ersetzen.

1801. **G. Leopold**, *über den Gebrauch schwacher Sublimatlösungen in der Geburtshilfe. Gynäk. Centralbl. 1884, Nr. 46, p. 721.*

Schwache Sublimatlösungen (1 : 4000), höchstens mittlere (1 : 2000), erwiesen sich bei Gebärenden und Wöchnerinnen als von genügender Desinfectionskraft und verhinderten jede Intoxication. Die Lösung 1 : 1000 wurde nur zur Desinfection der Hände verwandt, aber nie zu Einspülungen während oder nach der Geburt.

c) Augenheilkunde.

1802. **Sattler**, *über die Anwendung der Antiseptica in der Ophthalmologie, besonders des Sublimats etc. Ber. über die 15. Vers. d. ophth. Ges. zu Heidelberg 1883, p. 89.*

Das Chlorwasser übertraf alle anderen Antiseptica. Diesem stand ebenbürtig das Sublimat zur Seite (0·5—1·0 : 1000).

1803. **B. Pernice**, *il sublimato corrosivo in oculistica. Gazz. degli ospit. 1884, Nr. 83, p. 661.*

1804. **Awsitidiski**, *Sublimat bei Augenkrankheiten. Russkaja Medicina 1884, Nr. 19.*

1805. **S. Iwanow**, *das Sublimat bei Augenkrankheiten. Russkaja Medicina 1884, Nr. 42.*

1806. **R. Ramboldi**, *ancora delle iniezioni ipodermiche di calomelano alla tempia nella terapia oculare. Annali d. ottalmologia XIII, fasc. 1, 1884, und als Abdruck Pavia 1884, Bizzoni.*

1807. **A. Quaglino**, *degli antisettici nella cura consecutiva dell' estrazione della cateratta. Gazz. degli ospit. 1884, Nr. 17.*

1808. **Dujardin,** *über Sublimat bei Granulosa. Centralbl. f. Augenheilkunde 1884, April-Mai, p. 142; Recueil d'Ophthalm., jan., 1884.*

D. empfiehlt bei Granulationen ein Gemisch von 1·0 Sublimat + 10·0 Alkohol + 240·0 Aq. dest. Mit dieser Mischung werden die umgeschlagenen Lidplatten bepinselt. Der Erfolg ist besonders bei alten Fällen vorzüglich. Hirschberg bemerkt hierzu, dass er sich einer Lösung von 2:1000 schon seit Jahren bei Ulc. syphilit. conjunct. et palp. bedient.

1809. **M. Reich,** *über Sublimatbehandlung des Trachoms. Westnik ofthalm. Chodina (Chodin's Zeitschr. f. Ophthalm. Kiew) I, Heft 6, 1884—85.*

1810. **R. Hogner,** *Sublimat-behandeling vid invetererad pannus och fördunkling af cornea. Eira 1884, p. 812.*

1811. **L. Leleu,** *de la kératite interstitielle et de son traitement par les injections sous-cutanées de bichlorure de mercure. Thèse de Paris, avril 1884, 46 pp., Davy.*

Es gibt gewisse Fälle von maligner interstitieller Keratitis, welche auf Behandlung mit den gewöhnlichen Mitteln nicht besser werden. Für diese werden Sublimatinjectionen (5 Milligramm pro die) empfohlen. Bei dieser Behandlung tritt schnell Besserung ein.

1812. **Abadie,** *traitement de la kératite interstitielle grave par les injections sous-cutannées de bichlorure de mercure. Annales d'Oculistique 1884, p. 145.*

Eine Lösung von 1 Sublimat + 2 Chloratrium in 100 Wasser wird unter die Rückenhaut gespritzt ganz wie bei Syphilis. Heilung soll selbst bei veralteten Keratitiden eintreten.

d) Krankheiten der Ohren und der Nase.

1813. **K. Bürckner,** *zur Behandlung der Ohreneiterungen. Berl. klin. Wochschr. 1884, Nr. 1, p. 9.*

Das Quecksilbersublimat und das rothe Präcipitat erwiesen sich bei Ohreneiterungen sehr nützlich. Letzteres wird trocken eingebracht und empfiehlt sich besonders bei grosser Perforation aber geringer Eiterung. Bei Furunkeln und Granulationen bringe man es in Salbenform (1:15 ung. paraffini) ein.

Sublimat wurde in 0·1procentiger alkoholischer Lösung zum Ausspritzen und Einträufeln verwandt und erwies sich besonders bei foetiden copiösen Eiterungen trefflich, indem selbst sehr alte Fälle dabei zur Heilung kamen.

Wagenhäuser hat bei Ohreneiterungen mit dem Sublimat ähnliche Erfahrungen gemacht.

1814. ***J. Gottstein****, die Anwendung des Calomels in der Behandlung der Otorrhoe. Zeitschr. f. Ohrenheilkunde XIII, Nr. 9, 1884, p. 318.*

G. empfiehlt die combinirte Anwendung des Calomels mit Sublimatlösung. Man spritzt erst mit Sublimat aus, trocknet und bläst mit dem Kabierske'schen Pulverbläser Calomel ein. Resultate recht gut.

1815. ***A. Eitelberg****, zur Behandlung der Otorrhoe mit Sublimatlösung. Wiener med. Presse 1884, Nr. 33.*

Wagenhäuser und Bürckner haben zwar bei perforirendem eitrigen chronischen Mittelohrkatarrh Sublimatinjectionen empfohlen. E. sah davon wenig Nutzen, wohl aber von der 1869 von Weber-Liel empfohlenen Anwendung des Sublimats bei der diffusen Entzündung des äusseren Gehörganges.

1816. ***John W. Mackenzie****, the local use of bichloride of mercury in diseases of the nose and the throat. Maryland med. Journ. 15 febr. 1883.*

M. empfiehlt eine Lösung von Sublimat 1 : 900 als Spray bei abundanter stinkender Nasensecretion.

1817. ***Wilh. Roth****, über die Behandlung der Ozaena. Heitler's Ctrlbl. d. Ther. II, 1884, Febr., p. 49.*

Sublimat wird zum Einstäuben (0·02 : 100) und Einpinseln (1—2 : 100) empfohlen.

e) Diphtheritis.

Die Behandlung der Diphtheritis mit Quecksilberpräparaten ist keineswegs neu. Siehe darüber Schmidt's Jahrbücher, Bd. 201, 1884, p. 192. Im Jahre 1884 sind zur Behandlung derselben besonders drei Quecksilberverbindungen benutzt worden, nämlich Calomel, Cyanquecksilber und Sublimat.

1818. ***J. J. Mulheron****, the collective investigation of diphtheria, as conducted by the therapeutic Gazette. Detroit 1883, 120 pp.*

Dieses Buch ist in Deutschand erst 1884 bekannt geworden. Es versteht sich von selbst, dass man in Amerika die Diphtheritisfrage ebensowenig gelöst hat, als dies bei uns geschehen ist. Die genannte Schrift kommt zu dem Resultate, dass zu localer Verwendung Tinct. ferri chlorati und zu innerlicher Calomel in grossen Dosen zu empfehlen ist. Nebenbei gebe man reichlich Wein.

Die specifische Wirkung des Calomels bei Diphtheritis hat in Amerika zuerst Reiter (1882) behauptet.

1819. **Coester** *(Bieberich), zur Abortivbehandlung der Diphtherie. Berl. klin. Wochschr. 1884, Nr. 16, p. 251.*

C. gab gleich im Beginn der Krankheit 0·2—0·6 Gramm Calomel innerlich innerhalb zwei Stunden und will davon vortreffliche Resultate gesehen haben.

1820. **C. G. Rothe** *(Altenburg), die Diphtherie; ihre Entstehung, Verhütung und Behandlung. Leipzig 1884, A. Abel.*

R. empfiehlt das Hydrargyrum bicyanatum innerlich, nebenbei auch Sublimat.

1821. **H. Selldén,** *über die Behandlung der Diphtherie mit Quecksilbercyanid. Eira VII, p. 9, 1883.*

Von einer Lösung 0·01 : 100·0 wurde stündlich ein Theelöffel (auch Nachts) gegeben. Eine 10mal stärkere Lösung musste wegen Eintritt von Vergiftungserscheinungen ausgesetzt werden. Die Resultate waren sehr gut; ebenso bei Angina tonsillaris et faucium. Die meisten Patienten sollen die heilsame Wirkung fast augenblicklich empfunden haben. Auch Gurgelungen mit der Lösung hatten gute Erfolge.

1822. **A. Jacobi,** *the medicinal, mainly mercurial treatment of pseudomembranous croup. New York med. Record 1884, Nr. 21, mai, p. 573.*

1823. **v. Koszutzki,** *zur Quecksilberbehandlung der Diphtherie. Wiener med. Blätter 1884, 10. Jan.; allgem. med. Centralzeitung 1884, p. 1.*

1824. **F. Dazio,** *il sublimato corrosivo nella difterite. Giorn. internaz. de scienze med. 1884, p. 717.*

1825. **W. Thallon,** *the treatment of diphtheria and croup by large doses of bichloride of mercury. New York med. Journ. 1884, p. 401.*

Th. wandte nach dem Vorgange von Pepper in 10 Fällen von Diphtheritis grosse Dosen von Sublimat (20—30 Milligramm pro Tag) innerlich bei Kindern an, sah niemals Vergiftungserscheinungen, wohl aber meist schnelle Heilung. Armor, Skene, F. Stuart haben bei derselben Behandlungsweise ebenfalls gute Resultate gesehen.

1826. ***Henoch,*** *klinische Mittheilungen über Diphtherie. Berl. klin. Wochschr. 1884, Nr. 46, p. 741.*

H. berichtet über 319 Fälle von Diphtherie, bei denen die subcutane oder locale Anwendung von Sublimat absolut keine Wirkung hatte, sobald der Fall wirklich einen ernsten Verlauf annahm. Ebenso waren Arsen mit Eisen und Papayotin ganz erfolglos.

1827. ***R. Canstatt,*** *die Behandlung der Diphtherie mittelst Sublimatlösung. Aerztl. Intelligbl. 1884, Nr. 4, p. 99.*

Die ergriffenen Theile wurden mit Sublimatlösung 1:10000 stündlich gepinselt. Gute Resultate.

1828. ***Hugo Schulz,*** *zur Therapie der Diphtheritis. Deutsche med. Wochschr. 1884, Nr. 1, p. 7.*

1883 hat Sch. vorgeschlagen, die Diphtheritis mittelst Subcutaninjection von Sublimat zu behandeln, ein Vorschlag, der von H. Koester (Finstingen) bald darauf einer abfälligen Kritik unterzogen wurde. Jetzt hat ihn Sch. selbst zurückgenommen, da ihm von 8 Fällen 4 starben. Er empfiehlt jetzt wie Rothe (Nr. 1820) Hydrarg. bicyanatum (0·01 : 120·0) innerlich in stündlichen Dosen von 1 Theelöffel bis 1 Esslöffel.

f) Syphilis.

1829. ***J. P. H. Boileau,*** *treatment of syphilis without mercury. Indian med. Journ. (Allahabad) III, 1884, p. 68.*

B. stellt sich im Grossen und Ganzen auf den Standpunkt des bekannten Antimercurialisten Joseph Hermann in Wien. Siehe über des Letzteren theilweise gute Resultate in Schmidt's Jahrb. Bd. 202, 1884, p. 101.

1830. ***J. Caspari,*** *zur Syphilistherapie. Deutsche med. Wochschr. X, 1884, Nr. 13, p. 194.*

Der ältere Zeissl in der ersten Auflage seines bekannten Lehrbuches (1864) empfahl, jeden Luëtiker zu schmieren; später, wo er eine viel grössere Erfahrung hatte, sagte er (vierte Auflage 1882), er vermeide die Quecksilberbehandlung nach Möglichkeit. Sigmund, am Ende einer 40jährigen enormen Praxis 1879, räth, nur 2 Fünftel aller Syphilitischen mit Quecksilber zu behandeln. Ganz dem analog räth auch C. auf Grund langer praktischer Erfahrung, mit dem Quecksilber vorsichtig umzugehen und es nicht in zu grossen Dosen und nicht zu oft anzuwenden.

Der jüngere Zeissl (Habilitationsvortrag 1883) ist kein absoluter Gegner der Quecksilbertherapie, will sie jedoch nur da angewandt wissen, wo andere Methoden der Behandlung nicht zum Ziel geführt haben. Solche sind Kaltwasserbehandlung, exspectatives Verfahren, Localbehandlung, Fernhaltung von Reizen, Darreichung von Jodkalium, Jodeisen und Jodnatrium.

1831. **Levenson-Tartenson,** *vollständige Heilung der Syphilis ohne Mercur. Petersburg 1884, 117 pp. Selbstverlag des Arztes Ussas.*

Der Gebrauch des *Hg* wird nicht ganz verworfen, meist aber durch warme Bäder ersetzt.

1832. **J. R. Leaming,** *Therapeusis of mercury. Aesculapian 1884, p. 149.*

1833. **J. Roche,** *Syphilis and Mercury. The Lancet I, 1884, p. 844.*

Eine Krankengeschichte ohne Bedeutung wird mitgetheilt.

1834. **N. Wulfsberg,** *Quecksilber und Jod gegen Syphilis. Tidskr. f. prakt. Med., Bd. 4, Nr. 18—19, 1884.*

1835. **Alfred Cooper,** *syphilis and pseudo-syphilis. Philadelphia 1884, Blakiston, Son & Co., 339 pp.*

C. ist für das zeitige Darreichen von Mercurialien, noch ehe Zeichen der Generalisirung des Giftes vorhanden sind, also gleich nach der beginnenden Induration des Geschwürs.

1836. **A. Copper,** *syphilis, its prevalence, nature and treatment. British med. Journ. 1884, I, p. 755.*

Die beste Behandlungsmethode der Syphilis ist die mit blauen Pillen.

1837. **S. Lustgarten,** *über ein neues Quecksilberpräparat. Wiener med. Wochschr. 1884, p. 11, 301, 339, 370 und 405; Wiener med. Blätter 1884, 10. Jan.*

Das Hydrargyrum oxydulatum tannicum ist ein Pulver, welches innerlich verabfolgt wird und in Dosen von 3 × 0·1 Gramm bei Syphilis von Nutzen war. Es erscheint schnell im Harn wieder.

1838. **J. Pauly,** *über Hydrargyrum tannicum. Berl. klin. Wochschr. 1884, Nr. 47, p. 752.*

P. probirte das von Lustgarten empfohlene Hydrargyrum tannicum in Dosen von 3mal täglich 0·1 Gramm innerlich an 13 Patienten. Die syphilitischen Erscheinungen waren dabei leicht zum Verschwinden zu bringen; es trat aber oft Diarrhoe auf. Im Harn war während der Cur nicht immer *Hg* nachweisbar.

1839. ***Köbner*** *(Berlin), über therapeutische Verwerthung des localen antisyphilitischen Wirkung des Quecksilbers. Deutsche med. Wochschr. X, 1884, Nr. 47, p. 757.*

K. empfiehlt frischbereitete graue Salbe als local wirkendes Mittel bei Hautsyphiliden und gegen die syphilitischen Drüsenpackete.

1840. ***L. Jullien,*** *quelques mots sur les injections hypodermiques de calomel dans le traitement de la syphilis. Annal. de dermat. et syph., vol. V, Nr. 2, 1884, p. 73.*

Das von Scarenzio (1865), Th. Kölliker (1877), Smirnoff (1883) und J. ausserordentlich brauchbar befundene Injectionspräparat gegen Syphilis ist: Hydrarg. chlor. vap. par. 0·1 + gummi arab. 0·05 + aq. dest. 1·0. Zwei solche Dosen werden im Beginn der Behandlung in die Nates injicirt und nach drei Wochen abermals. Einige Tage nach der Injection werden die Injectionsstellen schmerzhaft und abscediren wohl auch. Die beinahe immer auftretende Salivation beweist die Resorption des Salzes.

1841. ***A. Neisser,*** *zur Syphilisbehandlung. Deutsche med. Wochschr. X, 1884, Nr. 2, p. 22.*

N. hält die Schmiercur für die beste Methode der Quecksilber-Allgemeinbehandlung und zieht sie der Injectionscur wie der Application per os und der durch Bäder vor. Die letztgenannten Methoden verwendet er nur, wo die Inunction äusserer Verhältnisse wegen unmöglich ist, oder wo es sich um zweite, dritte Curen handelt. Als Injectionsmittel sei am besten die Müller-Stern'sche Lösung zu verwenden, über welche ich auf mein Referat in Schmidt's Jahrb., Bd. 205, 1884, p. 119, verweise.

1842. ***Th. Görges,*** *über den heutigen Stand der Syphilisbehandlung. Beil. zu X, Nr. 31 der Deutsch. med. Wochschr., p. 29; Wiener med. Wochschr. 1884, Nr. 38, p. 1131.*

G. empfiehlt trotz aller Anpreisung des Sublimats die Schmiercur. Besser sei jedoch vielleicht die Injection von Formamidquecksilber. Seine Resultate mit Müller-Stern'scher Flüssigkeit sind jedoch auch nicht schlecht.

1843. ***H. Engel,*** *injections of corrosive sublimate solutions into the inguinal glands and into the spleen in syphilis. Philad. med. Times 1883—84, XIV, p. 678.*

1844. ***L. Martineau,*** *traitement de la syphilis par les injections hypodermiques mercurielles. Rev. de clinique méd. et chir., Paris 1884—85, p. 29.*

1845. **M. Streits,** *traitement de la syphilis par les injections hypodermiques. Quelques formules nouvelles. Archives de méd. 1884, p. 78.*

1846. **J. V. Shoemaker,** *remarks on the treatment of syphilis by hypodermic injections of corrosive sublimate. Lancet 1884, II, p. 406.*

1847. **Barduzzi,** *le iniezioni mercuriali nella cura della sifilide. Giornale italiano delle malattie veneree e della pelle (Milano) 1884, marzo-aprile, Nr. 2.*

Shoemaker empfiehlt subcutane Injectionen von 30 Milligramm Sublimat pro dosi, meint aber, dass auch noch grössere Dosen ohne Schaden injicirt werden könnten. 20—30 Injectionen seien genügend. Der Erfolg sei sehr gut.

Alle anderen Autoren empfehlen wie er centigrammatische Dosen zur Subcutaninjection, ein Verfahren, gegen welches nur H. Koester (1883) ein ernstes Veto eingelegt hat.

g) Hautkrankheiten.

1848. **R. W. Taylor,** *on the treatment of eczema marginatum and of ringworm in general. Journ. of cut. and ven. diseases, vol. II, Nr. 2, 1884.*

Bei Herpes tonsurans und Eczema marginatum sah T. sehr gute Erfolge von Anwendung des Sublimats, einprocentig in Myrrhen- oder Benzoëtinctur gelöst. Mach Verdunstung des Alkohols bildet sich auf der Haut ein Ueberzug, unter dem die Sublimateinwirkung vor sich geht.

1849. **Alder Smith,** *the treatment of ringworm. Brit. med. Journ. 1884, II, p. 858, 1 nov.*

Quecksilberoleat wird empfohlen.

1850. **Doutrelepont,** *zur Therapie des Lupus. Monatshefte f. prakt. Dermatologie III, 1884, p. 1.*

In 0·1procentige Sublimatlösung getauchte Compressen wurden auf die lupösen Stellen gebunden und dabei gute Erfolge erzielt. Manchmal wurde gleichzeitig innerlich Arsen gegeben.

1851. **P. G. Unna,** *die Ziele und Resultate der neueren Lupusbehandlung. Monatshefte f. prakt. Dermatologie III, 1884, Nr. 2—3.*

Obenan steht bei U.'s Lupusbehandlung die Volkmann'sche Ausschabung mit nachträglicher Aufpinselung von sulfoichthyolsaurem Kali (5—10procentig), im Falle zurückgebliebener erheblicher Lupusreste unter Zusatz von 0·1—0·5% Sublimat. Bei Verweicherung der Operation wird Sublimatpflastermull angewandt.

h) Andere Krankheiten.

1852. **Chameron,** *traitement de la blennorrhagie par les injections de bichlorure de mercure. Thèse de Paris 1884.*

Durch Constantin Paul ist die Sublimatbehandlung des Trippers in Frankreich eingeführt. Es werden täglich drei Injectionen von folgender Lösung gemacht: liq. van Swieten 10 + aq. dest. 190. Die Resultate sollen recht gut sein.

1853. **E. L. Keyes,** *experiments with recently recommendet remedies in gonorrhoea. Journ. of ven. and cut. diseases, vol. II, Nr. 3, 1884.*

Sublimatinjection 0·1 : 300·0 wurden nur von Personen mit resistenter Harnröhre (chron. Tripper) vertragen; im Uebrigen reizten sie sehr und nützten nichts.

1854. **M. Petithan,** *iodure intus, mercure extra; myélite grave, guérison. Arch. med. belges II, 1884, p. 73.*

1855. **P. Vogt,** *Mittheilungen aus der chirurgischen Klinik in Greifswald. Wien 1884, Urban und Schwarzenberg, 198 pp., mit 28 Holzschnitten.*

V. lobt die örtliche (in Form parenchymatöser, intraarticulärer Injection benutzte) und allgemeine Anwendung des Sublimates bei Arthritis gonorrhoica, tuberculosa etc., während er von der Arsenikbehandlung in dieser Hinsicht nichts Gutes gesehen hat. (Vergl. Nr. 1770.)

1856. **Henry B. Millard,** *a treatise on Bright's disease of the kidneys; its pathology, diagnosis and treatment. New-York 1884, W. Wood & Co., 346 pp.*

Obwohl M. viele Behandlungsweisen der Nephritis gelten lässt, wie z. B. die mit Ergotin, Fuchsin, gerbsaurem Natron, Nitroglycerin, Helonias dioica (= Veratrum luteum L.), Evonymus atropurpureus, so tritt er doch nur für eine lebhafte ein, und zwar für die mit Quecksilber, welches sowohl die acute als die chronische Nephritis günstig beeinflussen soll. Bei interstitieller Nephritis gibt er Calomel und bei croupöser Sublimat.

1857. **Droux de Chapois,** *de l'action résolutive du calomel à dose très-réfractée dans le traitement de la pneumonie. Bull. gén. de la thérap. II, 1884, p. 67.*

1858. **J. A. Macdougall**, *on the value of mercury in the treatment of pleurisy. Practitioner 1884, p. 427.*

1859. **K. Ananiin**, *Behandlung der Phthise mit Sublimat. Medic. Obosrenje 1884; cf. Heitler's Centralbl. 1884, Juni, p. 249.*

Bei sechs Phthisikern nutzten weder Subcutaninjectionen von 1% Sublimatlösung noch Einathmungen von Sublimatwasserdämpfen etwas.

1860. **Lilienfeld**, *über Typhusbehandlung. Berl. klin. Wochschr. 1884, Nr. 9, p. 142.*

L. sah am Cap der guten Hoffung von kleinen Calomeldosen bei Typhus vorzügliche Erfolge.

Heubner bemerkt dazu, das Calomel wandle sich im Darme in Sublimat um (wie bekanntlich schon Traube gefunden haben will) und wirke dadurch desinficirend. Einen Beweis dafür bringt er natürlich nicht bei.

Strümpell will das Calomel bei Typhus nur als Abführmittel gelten lassen.

1861. **A. Mereci**, *contributo alla cura della febbre tifoidea mediante l'uso del calomelano. Gazz. med. di Torino 1884, XXXV, p. 73.*

1862. **Zülzer**, *über Abdominaltyphus. Eulenburg, Realencyklopädie II. Aufl., 1884, p. 61 (cf. Nr. 1).*

Zwei Mittel haben nach Z. in der Therapie des Abdominaltyphus eine gewisse Bedeutung erlangt, Calomel und Jodkalium. Das Jodkalium soll die Mortalität einschränken und ist besonders von Jélenski (1883) sehr warm empfohlen worden. Das Calomel soll ähnlich wirken.

Baptisia tinctoria (1—4stündlich 1—3 Tropfen der Tinctur) soll den Verlauf abkürzen, die Diarrhoen mässigen und Delirien verhindern. Ich verzichte darauf, in diesem Jahrgange über dieses Mittel mich zu verbreiten, da ich im nächsten ausführlich darüber zu sprechen haben werde.

1863. **Ebstein**, *die Behandlung des Abdominaltyphus. Deutsche med. Wochschr. 1884, X, Nr. 40, p. 648.*

Auf Grund von 235 Beobachtungen an Typhuskranken stellt E. den Satz auf: die sogenannte Abortivbehandlung des Abdominaltyphus mit Calomel ist nützlich und sehr empfehlenswerth.

1864. **Rosenzweig**, *zur Cholerabehandlung. Deutsche med. Wochschr. 1884, X, Nr. 35, p. 568.*

R. empfiehlt hauptsächlich warme Bäder; nebenbei aber wünscht er Versuche über Sublimateingiessungen in den Darm der Cholerakranken bei 34° R.

1865. **Fr. Dornblüth,** *zur Behandlung der Cholera. Deutsche med. Wochschr. 1884, X, Nr. 29, p. 455.*

D. empfiehlt Calomel als das stärkste und zuverlässigste Darmdesinficienz.

1866. **E. Whittle,** *on the treatment of cholera by minute doses of calomel frequently repeated. Brit. med. Journ. 1884, nov., p. 929.*

1867. **Bonamy,** *des frictions mercurielles à hautes doses à experimenter dans le traitement du choléra. Bullet. gén. de thérap. 1884, Nr. 5.*

Schluss.

Ich hoffe, im Vorstehenden gezeigt zu haben, dass es mein redliches Bestreben war, eine Uebersicht über Alles zu geben, was auf pharmakologischem und pharmakotherapeutischem Gebiete im Jahre 1884 geleistet worden ist. Leider hat sich während der Arbeit herausgestellt, dass ein derartiges Unternehmen der Quantität des Stoffes wegen undurchführbar ist. Ich muss daher das Manuscript über weitere 1600 Publicationen, welches mir vorliegt, für jetzt unberücksichtigt lassen, denn wohl keiner der Leser dürfte Lust haben, ein Buch von 50 Bogen jährlich zu kaufen. Im nächsten Jahrgang werde ich jedoch die werthvolleren dieser unberücksichtigt gebliebenen Arbeiten mit besprechen, so dass eine gewisse Vollständigkeit dann doch erreicht wird.

So viele werthlose Arbeiten im vorliegenden Berichtsjahre auch erschienen sind, so kann man trotzdem ohne Zweifel behaupten, dass das Interesse an Arzneimitteln in letzter Zeit bedeutend gewachsen ist. Fahren wir denn fort für diesen so lange stiefmütterlich behandelten Zweig der medicinischen Wissenschaften auch fernerhin liebevolle Hingebung zu zeigen!

Der Verfasser.

Autorenregister.

Die Zahlen beziehen sich auf die fortlaufenden *Nummern* des Buches, und nur da, wo ausdrücklich *p.* bemerkt ist, auf die *pagina*.

Sachregister.[1])

[1]) Namen von Krankheiten sind nicht aufgenommen.

Druckfehler-Verzeichniss.

Seite 18 lies „Waring" statt „Wawing".
„ 28 „ „Strychnin" „ „Strichnin".
„ 35 „ „$C_{25}H_{34}O_{14}$" „ „$C_{15}H_{34}O_{14}$".
„ 35 „ „einer dritten activen Substanz" statt „eines dritten Alkaloides".
„ 37 „ „Botrytis" statt „Botrylis".
„ 60 „ „Lamarck" „ „Lamarque".
„ 175; der Satz: „Schmiedeberg bezeichnet die Oxalsäure als Protoplasmagift" ist zu streichen.
„ 292 lies „Winckel hat sich des Ergotins" statt „Winkel hat sich des Ergotinins".

Einige im Text falsch gedruckte Namen, wie „Eykmann" statt „Eykman" etc., sind bereits im Register verbessert worden.

K. k. Hofbuchdruckerei Carl Fromme in Wien.

FSC
www.fsc.org
MIX
Papier | Fördert
gute Waldnutzung
FSC® C083411

Kolibri 360 GmbH
Ferdinand-Jühlke-Straße 7
99095 Erfurt, Deutschland
produktsicherheit@kolibri360.de